全国高等医药院校医学检验技术专业特色规划教材

全国高等医药教材建设研究会规划教材

供医学检验技术专业用

临床骨髓细胞检验形态学

主　编　王霄霞　夏　薇　龚道元

副主编　莫武宁　陈婷梅　林东红　岳保红　陈海生　胡志坚

人民卫生出版社

U0658859

临床骨髓细胞检验形态学

主　编　王霄霞　夏　薇　龚道元

副主编　莫武宁　陈婷梅　林东红　岳保红　陈海生　胡志坚

编　者　（按姓氏音序排列）

陈大鹏	重庆医科大学附属儿童医院	乔凤伶	成都中医药大学
陈海生	南方医科大学附属佛山市中医院	石洪琼	昆明医科大学第一附属医院
陈婷梅	重庆医科大学	王霄霞	温州医科大学附属第一医院
邓小燕	广州医科大学金域检验学院	夏　薇	北华大学
龚道元	佛山科学技术学院医药工程学院	肖继刚	中国医学科学院血液病医院
管洪在	青岛大学医学院	徐菲莉	新疆医科大学附属中医院
韩　峰	九江学院附属医院	许议丹	中国医学科学院血液病医院
郝艳梅	蚌埠医学院	杨军军	温州医科大学附属第二医院
和迎春	大理大学第一附属医院	杨学农	河北医科大学第三医院
胡王强	温州医科大学附属第一医院	杨再林	重庆医科大学附属第三医院(捷尔医院)
胡志坚	九江学院	余　江	四川大学华西医院
姜朝新	广东省中西医结合医院	岳保红	郑州大学第一附属医院
李晓征	新疆医科大学附属中医医院	张　宏	苏州大学附属第二医院
梁松鹤	哈尔滨医科大学	张　杰	齐鲁医药学院
林东红	福建医科大学	张式鸿	中山大学附属第一医院
林满华	广东医科大学医学技术学院	周芙玲	武汉大学中南医院
刘　文	川北医学院	周少雄	佛山市禅城区中心医院
莫武宁	广西医科大学第一附属医院	周迎春	广州中医药大学第一附属医院
欧阳丹明	湘南学院		

人民卫生出版社

图书在版编目（CIP）数据

临床骨髓细胞检验形态学 / 王霄霞，夏薇，龚道元
主编 . —北京：人民卫生出版社，2019
ISBN 978–7–117–27965–9

Ⅰ. ①临⋯　Ⅱ. ①王⋯②夏⋯③龚⋯　Ⅲ. ①骨髓细胞 – 血细胞 – 血液检查 – 医学院校 – 教材　Ⅳ.
①R446.11

中国版本图书馆 CIP 数据核字（2019）第 020451 号

| 人卫智网 | www.ipmph.com | 医学教育、学术、考试、健康，购书智慧智能综合服务平台 |
| 人卫官网 | www.pmph.com | 人卫官方资讯发布平台 |

临床骨髓细胞检验形态学

主　　编：王霄霞　夏　薇　龚道元
出版发行：人民卫生出版社（中继线 010-59780011）
地　　址：北京市朝阳区潘家园南里 19 号
邮　　编：100021
E - mail：pmph @ pmph.com
购书热线：010-59787592　010-59787584　010-65264830
印　　刷：三河市潮河印业有限公司
经　　销：新华书店
开　　本：889×1194　1/16　印张：22
字　　数：697 千字
版　　次：2019 年 4 月第 1 版　2024 年 6 月第 1 版第 5 次印刷
标准书号：ISBN 978-7-117-27965-9
定　　价：120.00 元
打击盗版举报电话：010-59787491　E-mail：WQ @ pmph.com
（凡属印装质量问题请与本社市场营销中心联系退换）

前　言

　　血液系统疾病是全身性疾病，它涉及临床多个学科。血液系统疾病的诊断在很大程度上依赖实验室检查，包括骨髓细胞形态学、细胞免疫学、细胞遗传学及分子生物学检查，其中骨髓细胞形态学是最基本、最实用、最快速的临床检验手段，能及时、准确地为临床提供至关重要的信息，使患者得到及时救治。为此，我们组织全国多家临床一线、高校的专家，共同编写这本《临床骨髓细胞检验形态学》特色教材，作为医学检验形态学系列教材之一。

　　本书由五篇、十四章组成，第一篇为骨髓细胞检验形态学的基本理论和技术，第二篇为红细胞疾病的检验形态学，第三篇为血液系统肿瘤的检验形态学，第四篇为与血液系统相关疾病的检验形态学，第五篇为血液系统疾病的临床案例与分析。本书本着为医学检验专业学生、检验人员服务的宗旨，注重实用，兼顾学科进展，并突出了以下几个方面的内容：①本书内容以细胞形态学及其检验为主线，密切结合临床，并有许多临床经验积累的体现。②疾病部分主要介绍与形态学相关内容，按概述、血象、骨髓象、细胞化学染色、诊断意见及鉴别诊断来阐述。③书中有约1700帧高清晰、染色良好、真实的临床彩图及鉴别图，所有彩图中细胞大小、色彩等均具有可比性（默认为瑞-吉染色、×1000视野），能很好帮助读者进行有效学习。④配备了20个临床案例与分析，这有助于分析问题、判断疾病等综合能力的培养。⑤附录中有最基本、最新的疾病分类、诊断标准及骨髓报告单样本等，以供大家参考。⑥提供了在线资源，读者可通过手机扫描封底的二维码激活图书，进行在线学习、测试。本书的主要阅读对象为在校医学检验专业学生及教师、临床检验工作者、血液内科医生等。

　　本书在编写过程中自始至终得到人民卫生出版社、参编单位的支持，尤其是温州医科大学附属第一医院胡王强编委，为本书提供了约2/3的高质量彩图，在此表示衷心的感谢。感谢所有编者，是他们的辛勤汗水成就了这本书；同时感谢被引用的参考书作者。

　　本书编者对各章节内容均进行了反复讨论、修改，但缺点及错误在所难免，敬请各位专家和读者批评指正。

王霄霞　夏　薇　龚道元

2019年2月

目　录

第二篇　红细胞疾病的检验形态学

第三篇　血液系统肿瘤的检验形态学

第四篇　与血液系统相关疾病的检验形态学

第五篇　血液系统疾病的临床案例与分析

附录

第一篇

骨髓细胞检验形态学的基本理论和技术

骨髓细胞检验形态学是诊断血液系统疾病、判断疗效及监测病情变化的最简单、最实用的实验室检查手段,与其相关的基本理论和技术包括骨髓细胞形态学、细胞化学染色及骨髓细胞检验技术。

第一章

骨髓细胞形态学

血细胞由造血干细胞分化发育而来,其生长发育过程分为造血干细胞、造血祖细胞、原始细胞、幼稚细胞及成熟细胞,前两者无法通过形态学进行识别。造血祖细胞分为髓系祖细胞、淋系祖细胞,前者分化为粒细胞系统、单核细胞系统、红细胞系统、巨核细胞系统,后者发育为淋巴细胞系统、浆细胞系统。血细胞的发育是一个连续过程,为了研究等目的而人为地将其划分为各个阶段。各系细胞根据发育成熟水平分为原始、幼稚、成熟三个阶段;粒细胞系统、红细胞系统的幼稚阶段又再分为早幼、中幼、晚幼三个阶段;根据粒细胞胞质中的特异性颗粒不同,将粒细胞分为中性粒细胞、嗜酸性粒细胞、嗜碱性粒细胞。六大系统血细胞的发育成熟过程简图及细胞名称见图 1-1。

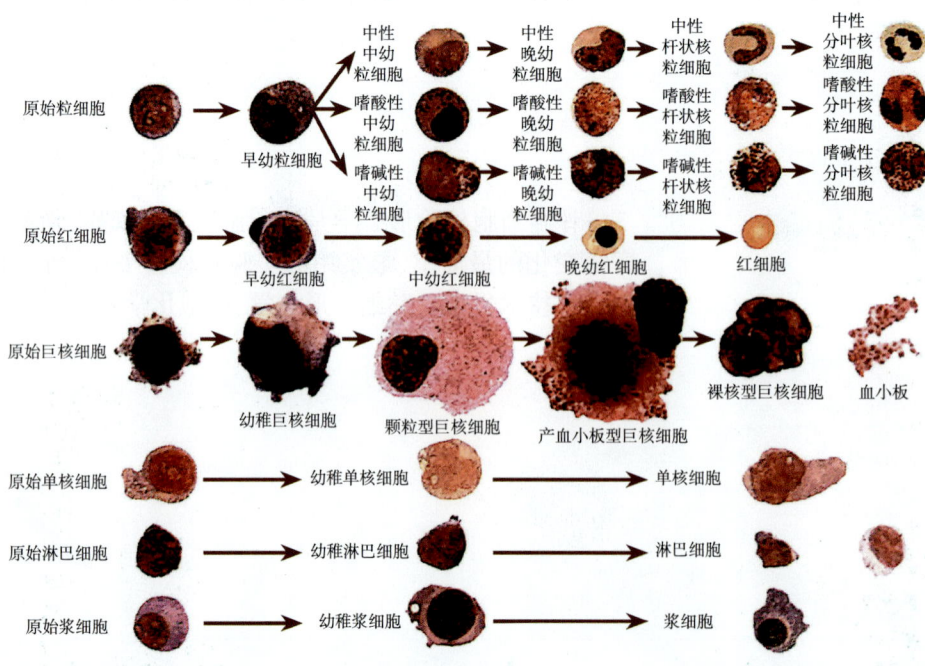

图 1-1　骨髓血细胞的发育成熟过程简图及细胞名称

各系细胞从原始细胞到成熟细胞发育过程中形成了各自形态学特点,但在成熟过程中一般遵循一定规律,见表 1-1。各系、各阶段的细胞具有不同形态特点,但有些特征不明显而易导致细胞系列、细胞阶段划分困难,故需综合各方面的特点进行分析。

表 1-1　血细胞发育成熟过程中形态演变一般规律

项目	形态演变一般规律	备注
胞体大小	大→小	早幼粒细胞比原始粒细胞大,巨核细胞由小变大
胞核大小	大→小	巨核细胞由小到大,红细胞的胞核消失
核质比值 *	大→小	淋系细胞(大淋巴细胞除外)核质比值均较大
核形	规则→不规则	红系、浆系的胞核一般都呈圆形
染色质	细→粗→块状→团块状	淋巴细胞、单核细胞的副染色质常不明显
核仁	清晰→模糊→消失或无	原始巨核细胞的核仁常不清晰
胞质量	少→多	淋系和浆系变化常不大
胞质颗粒	无→有	红系无颗粒
胞质嗜碱性	强→弱,蓝色→淡蓝色	红系胞质从深蓝色→灰蓝色→灰红色→淡红色

注:* 核质比值是指胞核与胞质在容积上的比值。

第一节　红细胞系统

红细胞系统(erythrocytic system),简称红系,包括原始红细胞、早幼红细胞、中幼红细胞、晚幼红细胞和红细胞。病理情况下红系有多种形态改变,故按正常、异常红细胞系统形态特点叙述。

一、正常红细胞系统形态特点

1. 原始红细胞(pronormoblast)　简称原红,见图 1-2。其胞体直径 15~25μm,圆形或椭圆形,常有瘤状

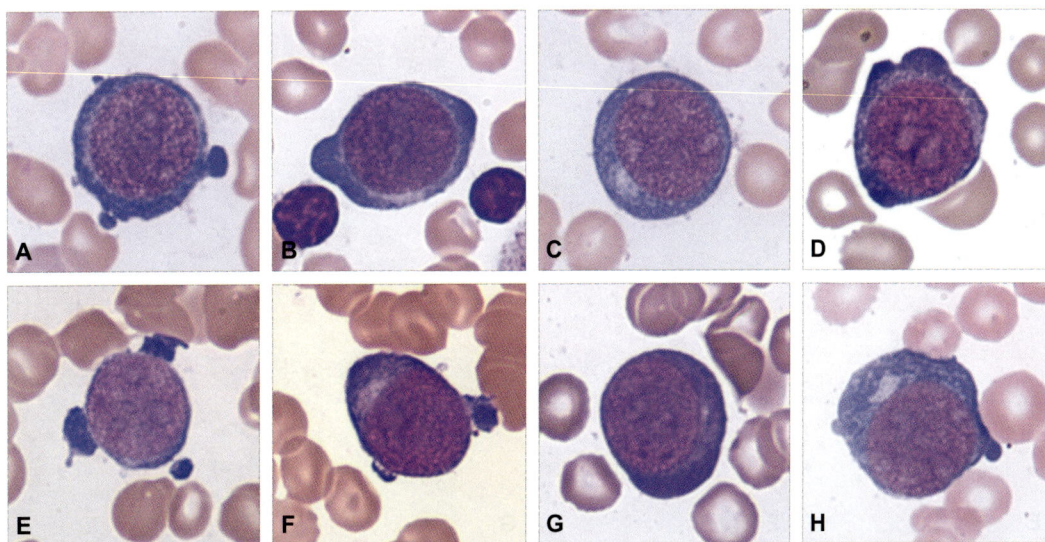

图 1-2　原始红细胞
A、B、D、E、F、H. 均可见瘤状突起。E、F. 胞质偏少

突起。胞核圆形,居中,染色质呈粗颗粒状;核仁 1~3 个,边界常不清晰。胞质较多,深蓝色、油画蓝感,无颗粒,胞核周围常形成淡染区。

2. 早幼红细胞(early normoblast)　简称早幼红,见图 1-3。其胞体直径 15~20μm,圆形或椭圆形,常有瘤状突起。胞核圆形,常居中,染色质呈粗颗粒状或小块状,核仁模糊或消失。胞质较多,深蓝色、油画蓝感,胞质无颗粒,核周常形成淡染区。

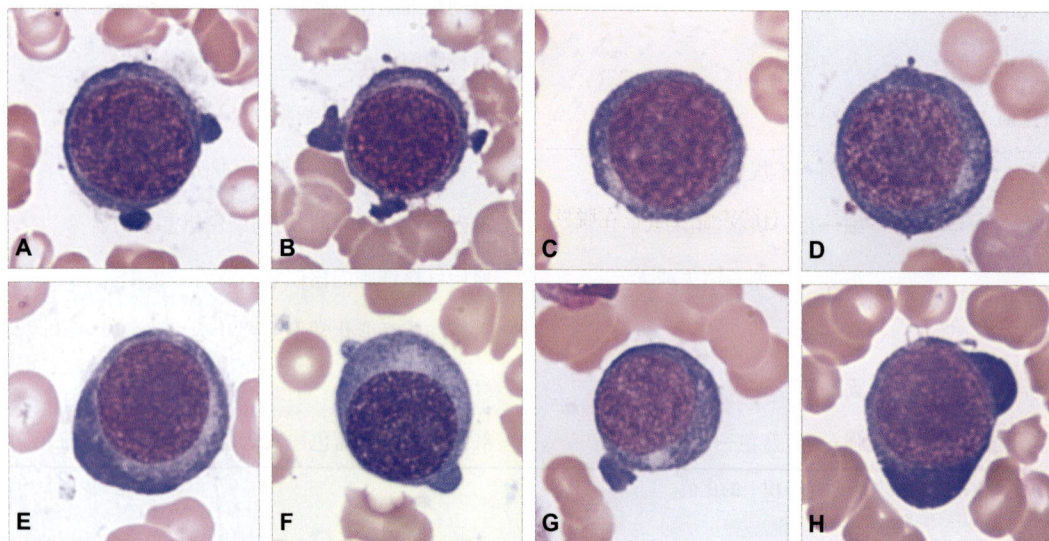

图 1-3　早幼红细胞
A、B、F~H. 均可见瘤状突起

3. 中幼红细胞(polychromatic normoblast)　简称中幼红,见图 1-4。其胞体直径 8~15μm,多呈圆形,偶见胞质突起。胞核圆形,常居中,染色质呈块状,副染色质(即块状染色质之间的空隙)明显且较透亮,宛如打碎的墨砚,无核仁。胞质多且无颗粒,由于血红蛋白合成逐渐增多而嗜碱性物质逐渐减少,使胞质呈多色性(蓝灰色、灰色、灰红色)。

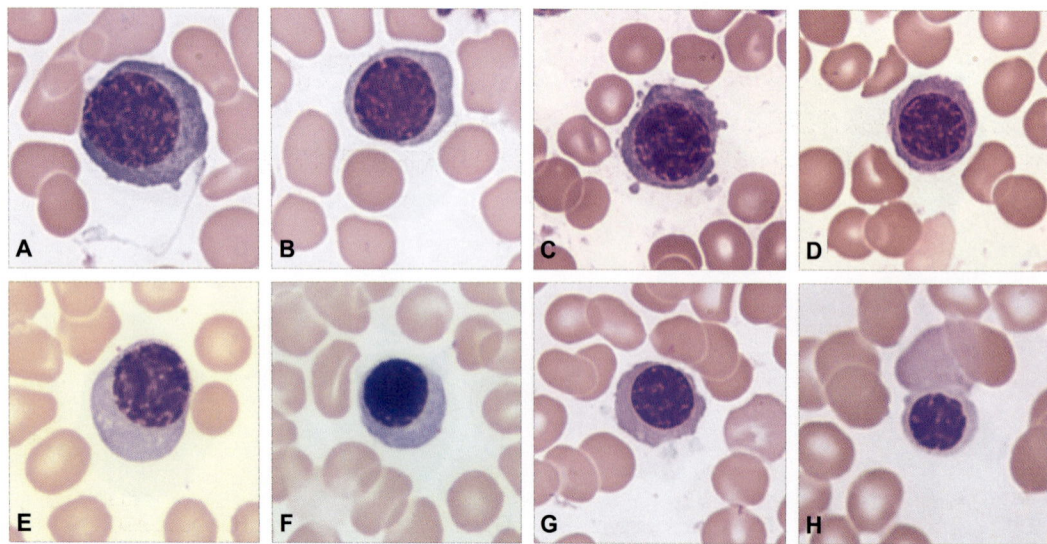

图 1-4　中幼红细胞
A~H. 胞质均呈不同程度多色性。C. 可见胞质突起

4. 晚幼红细胞(orthochromatic normoblast)　简称晚幼红,见图 1-5。其胞体直径 7~10μm,圆形或椭圆形。胞核小(比红细胞小)、常圆形,居中或偏位,染色质聚集呈紫黑色团块状(俗称碳核),副染色质消失或少见。胞质多,淡红色或灰红色,无颗粒。

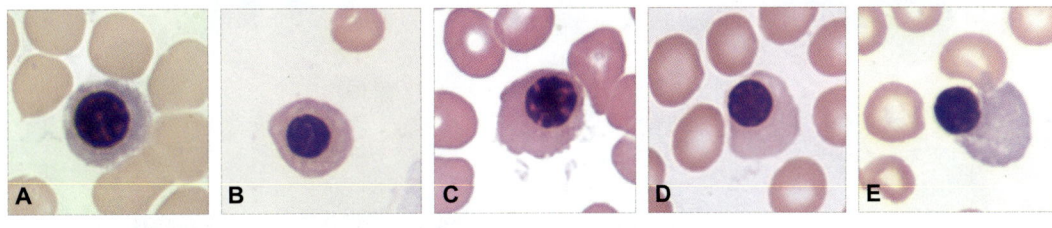

图 1-5　晚幼红细胞
A、E. 胞质呈多色性。C、D. 胞核偏位。E. 正在脱核

5. 红细胞(erythrocyte)　见图 1-6。其胞体直径 6~9μm,平均 7.5μm,两面呈双凹圆盘状,无核,胞质呈粉红色,中央有生理性淡染区(大小约为红细胞直径的 1/3)。

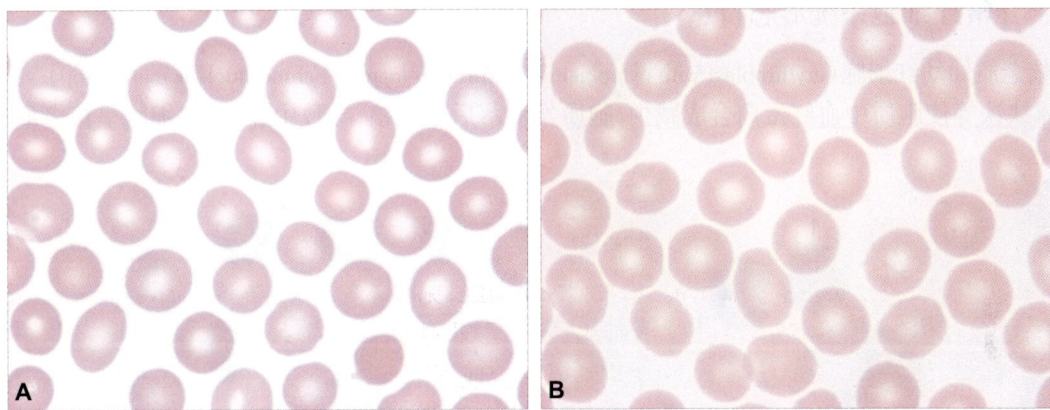

图 1-6　正常红细胞

有核红细胞形态具有以下主要特征,①胞体:一般较规则,圆形或类圆形;②胞核:圆形、居中;③胞质:较多,无颗粒,胞质颜色从深蓝色→蓝灰色→灰红色→淡红色。

各阶段有核红细胞具有不同形态特点,因有的阶段划分点不是很明显,故有时较难划分,特别是中、晚幼红细胞的划分。各阶段红细胞的划分要点见图 1-7。

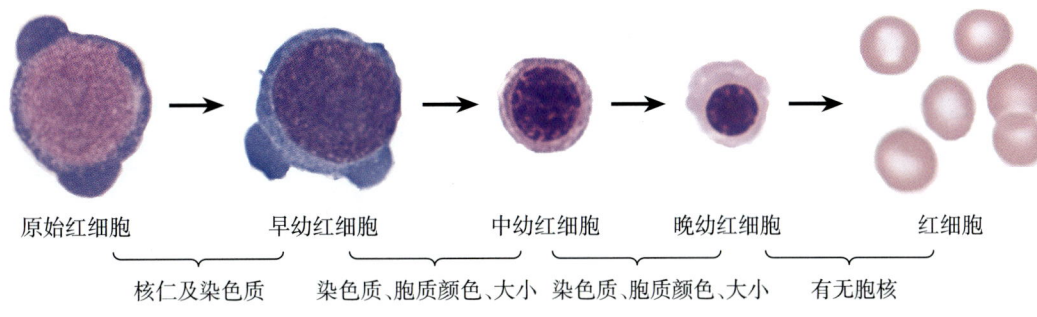

原始红细胞　　早幼红细胞　　中幼红细胞　　晚幼红细胞　　红细胞

核仁及染色质　　染色质、胞质颜色、大小　　染色质、胞质颜色、大小　　有无胞核

图 1-7　各阶段红细胞的划分要点

红系造血旺盛者,常可见有核红细胞造血岛,亦称幼红细胞岛(erythroblastic island),即多个有核红细胞围绕吞噬细胞(通常为巨噬细胞),见图1-8。

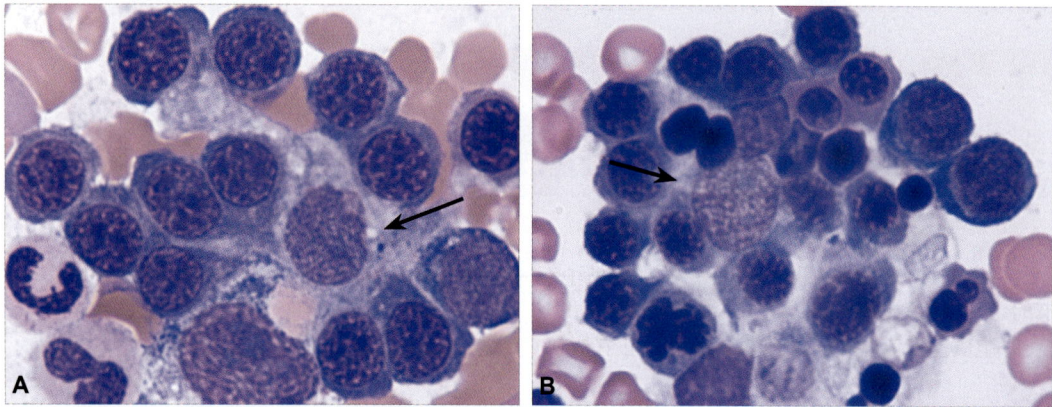

图1-8   幼红细胞岛(箭头所指为位于中央的巨噬细胞)

二、异常红细胞系统形态特点

1. 核老质幼幼红细胞(erythroblast with cytoplasmic maturation lagging behind nuclear maturation)   见图1-9。由于机体缺铁等使胞质中血红蛋白合成减少,胞质发育落后于胞核,导致中、晚幼红细胞呈核老质幼改变。

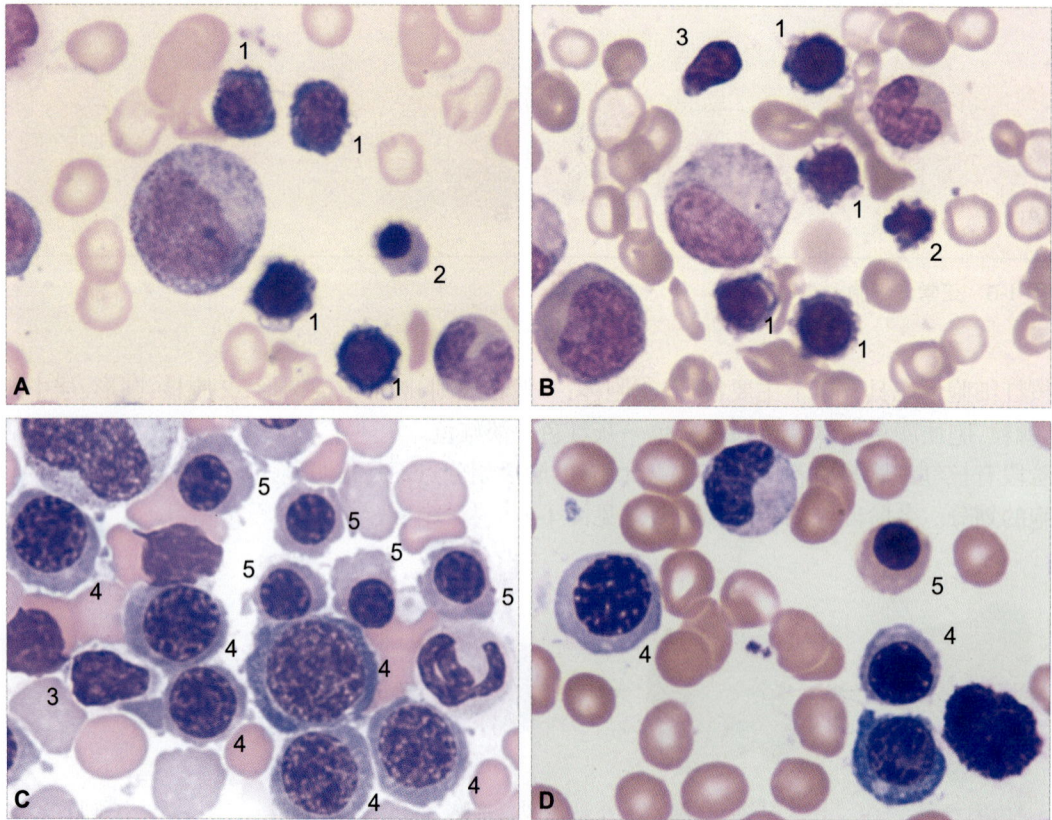

图1-9   正常及核老质幼的幼红细胞
1. 核老质幼的中幼红细胞。2. 核老质幼的晚幼红细胞。3. 淋巴细胞。4. 正常中幼红细胞。5. 正常晚幼红细胞

其特点为：胞体小，边缘不整齐，胞核相对小、染色质致密，胞质少且偏蓝，似淋巴细胞，故俗称淋巴样幼红细胞，其需与小淋巴细胞鉴别，见表1-2。见于缺铁性贫血、珠蛋白生成障碍性贫血（地贫）、慢性病贫血等。

表1-2 淋巴样幼红细胞与小淋巴细胞的鉴别

细胞名称 鉴别点	淋巴样幼红细胞	小淋巴细胞
胞体	边缘常不整齐	较规则，有时见胞质突起
胞质	围绕核周，蓝灰色、灰红色	少且位于局部，淡蓝色，有时较深蓝
颗粒	无，有时可见嗜碱性点彩	常无颗粒，但有时可有少许
核形	常圆形，有时不规则	类圆形、小切迹、凹陷
染色质	碳核或块状、副染色质明显	致密、均匀，副染色质不明显
核仁	无	可有假核仁

2. 核幼质老幼红细胞（erythroblast with nuclear maturation lagging behind cytoplasmic maturation） 包括巨幼变、巨幼样变，形态学上两者时常难区分。巨幼变指叶酸、维生素 B_{12} 缺乏使胞核发育落后于胞质，呈核幼质老的一类细胞，分为巨原始红细胞、巨早幼红细胞、巨中幼红细胞、巨晚幼红细胞等，见图1-10，其共

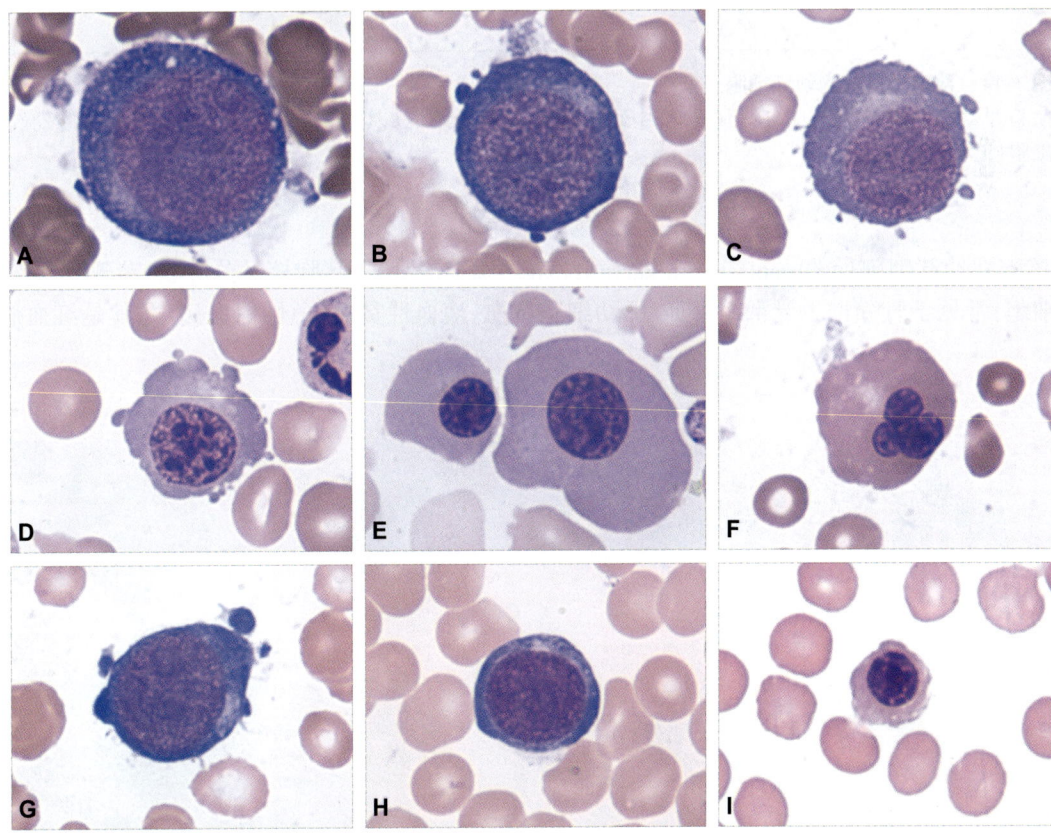

图1-10 正常及核幼质老的幼红细胞
A.巨原始红细胞。B.巨早幼红细胞。C、D.巨中幼红细胞。E、F.巨晚幼红细胞，F胞核呈花瓣状。G.（正常）原始红细胞。H.（正常）早幼红细胞。I.（正常）晚幼红细胞

同特点为：胞体、胞核大，染色质较疏松、细致，胞质发育正常但量丰富。巨幼样变指与叶酸、维生素 B₁₂ 缺乏无明显关系但类似巨幼变，故又称类巨变，形态与巨幼变相似，见图 1-10，但有时胞质较少、多核，见图 1-11。巨幼变见于巨幼细胞贫血，巨幼样变常见于骨髓增生异常综合征、急性白血病、化疗后、骨髓增生异常 / 骨髓增殖性肿瘤、苯中毒等。

3. 双核及多核幼红细胞（erythroblast with dual-nuclei and multiple-nuclei）　见图 1-11。其胞核≥2 个，出现于各阶段幼红细胞，常与巨幼样变同时存在，常见于骨髓增生异常综合征、化疗后、急性白血病（尤其是红血病），偶见巨幼细胞贫血。

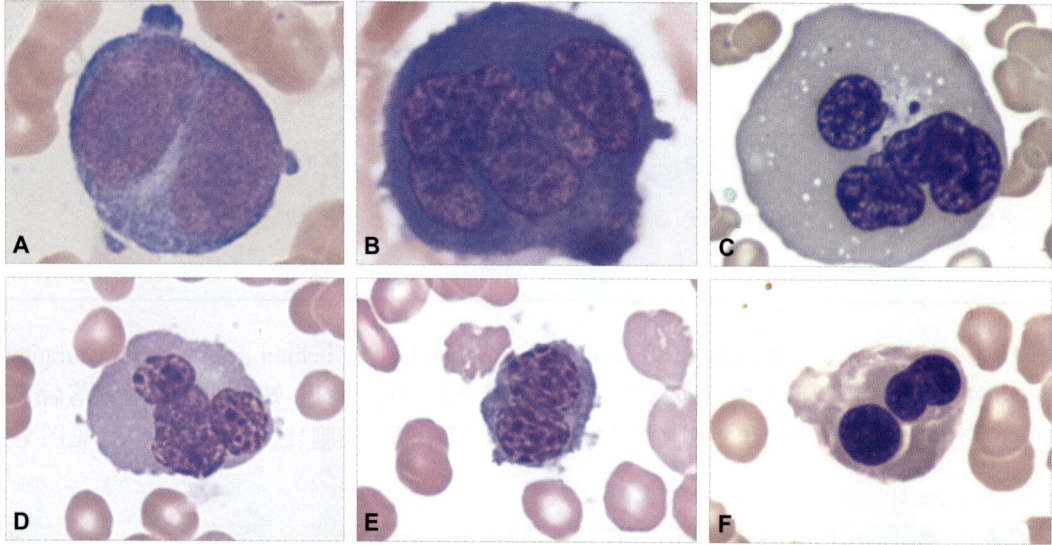

图 1-11　双核及多核的幼红细胞
A. 巨早幼红细胞（双核）。B~E. 巨幼样变中幼红细胞（双核及多核），其中 E 胞质不多。F. 巨幼样变晚幼红细胞（三核）

4. 核碎裂幼红细胞（erythroblast with karyorrhexis）　见图 1-12。其胞核呈分叶状、花瓣状等，见于晚、中幼红细胞，常见于骨髓增生异常综合征、巨幼细胞贫血、溶血性贫血、急性白血病（尤其是红血病）、化疗后等。

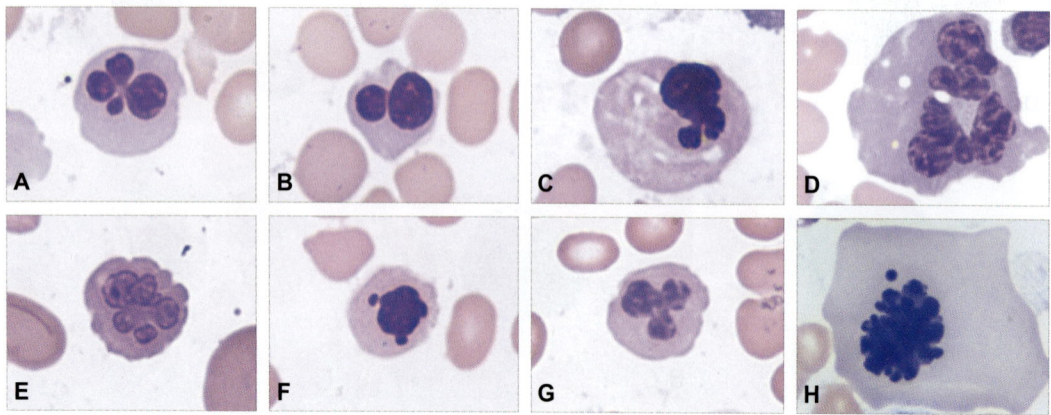

图 1-12　核碎裂的幼红细胞
D. 胞核碎裂成多个。H. 可见一个豪 - 焦小体

5. 豪 - 焦小体（Howell-Jolly body）　又称为染色质小体（也可见于粒系等），是核碎裂或核溶解后的残余物，其直径 1~2μm，1~ 数个，呈圆形、紫红色，见于中幼红细胞、晚幼红细胞及红细胞，见图 1-13。豪 - 焦小体常见于巨幼细胞贫血、溶血性贫血、急性白血病（尤其是红血病）、骨髓增生异常综合征、化疗后、脾功能减退、切脾后等。

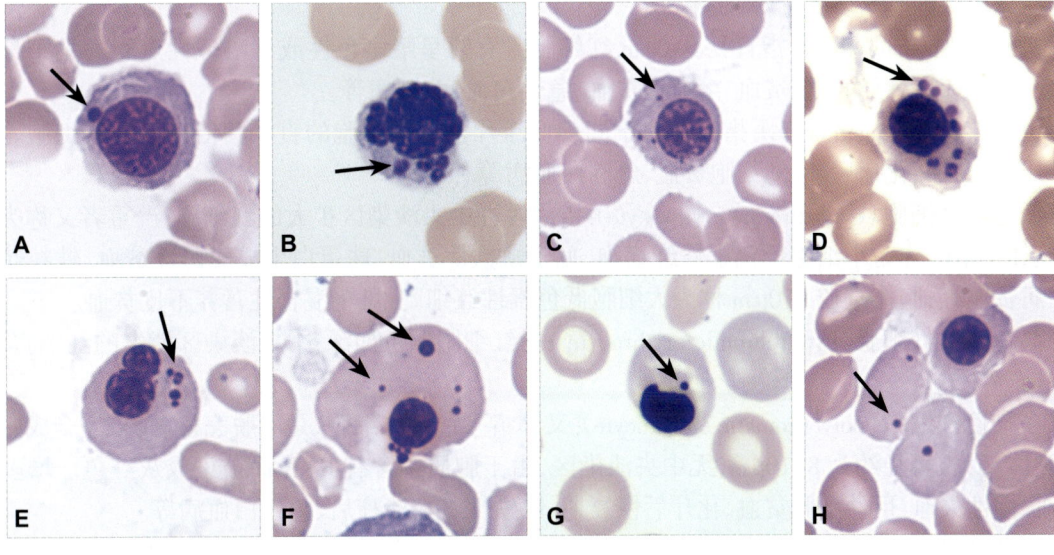

图 1-13　豪 - 焦小体（见箭头）
A. 中幼红细胞（巨幼样变）。B~G. 晚幼红细胞（巨幼样变）。H. 嗜多色性红细胞、晚幼红细胞

6. 嗜碱性点彩（basophilic stippling）　指细胞内出现大小不一、多少不等、蓝色或灰蓝色的点状物质，见图 1-14。见于中幼红细胞（包括分裂象细胞）、晚幼红细胞及红细胞。嗜碱性点彩红细胞（basophilia stippling cell）指含有嗜碱性点彩的细胞，增多常作为铅中毒的诊断指标，嗜碱性点彩还可见于巨幼细胞贫血、溶血性贫血、急性白血病、骨髓增生异常综合征、化疗后等。

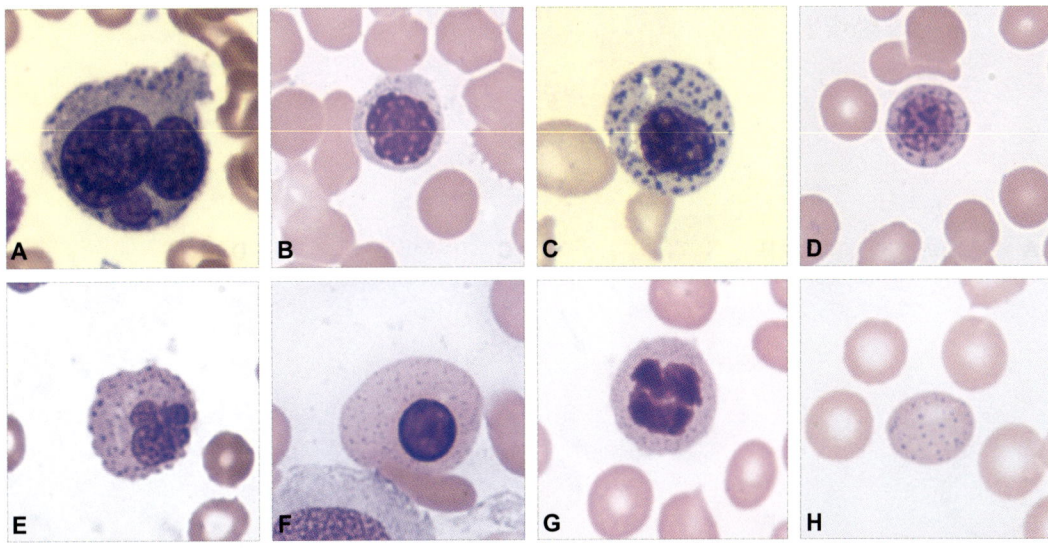

图 1-14　含嗜碱性点彩的有核红细胞及红细胞
A~F. 含嗜碱性点彩的中、晚幼红细胞。G. 含嗜碱性点彩的红系分裂象细胞。H. 嗜碱性点彩红细胞

7. 异常红细胞(abnormal erythrocyte)　红细胞大小及色素异常包括小红细胞、大红细胞、巨大红细胞、低色素红细胞、高色素红细胞、多染性红细胞、嗜碱性红细胞等,见图 1-15;红细胞形态异常包括球形、椭圆形、口形、靶形、泪滴形、棘形、皱缩及裂片红细胞等,见图 1-16;红细胞排列异常包括红细胞自凝现象、红细胞缗钱状排列,见图 1-17。

(1) 小红细胞(microcyte):指直径 <6μm 红细胞。见于缺铁性贫血、珠蛋白生成障碍性贫血、慢性病贫血、遗传性球形红细胞增多症、严重脱水等。

(2) 大红细胞(macrocyte):指直径 >10μm 红细胞。有时呈嗜多色性或含嗜碱性点彩。见于骨髓增生异常综合征、化疗后、巨幼细胞贫血、溶血性贫血、急性白血病、肝病等。

(3) 巨大红细胞(gigantocyte):指直径大于同一血涂片常见红细胞的直径两倍以上的红细胞。见于骨髓增生异常综合征、化疗后、巨幼细胞贫血、急性白血病等。

(4) 低色素红细胞(hypochromic erythrocyte):指生理性中央淡染区扩大的红细胞,严重者又称为环形红细胞。胞体 <6μm 称为小细胞低色素性红细胞,见于缺铁性贫血、珠蛋白生成障碍性贫血、铁粒幼细胞贫血、慢性病贫血等;胞体直径 >10μm 称为大细胞低色素性红细胞,见于混合性营养不良贫血。

(5) 高色素性红细胞(hyperchromic erythrocyte):指红细胞颜色加深、中央淡染区消失的红细胞,见于巨幼细胞贫血等。

(6) 多染性红细胞(polychromatic erythrocyte):又称嗜多色性红细胞,是刚脱完核、尚未完全成熟的红细胞。其胞体偏大,直径约为 8~10μm,无中央淡染区,由于胞质中含有 RNA 而被染成灰红色。增多见于溶血性贫血、慢性失血、巨幼细胞贫血、化疗后恢复期、缺铁性贫血治疗后、急性白血病等。

(7) 嗜碱性红细胞(basophilic erythrocyte):为更幼稚的红细胞,其胞质含有丰富嗜碱性物质而被染成蓝色,细胞中央无淡染区。见于巨幼细胞贫血、溶血性贫血、红血病、骨髓增生异常综合征等。

(8) 球形红细胞(microspherocyte):是指直径 <6μm、厚度增加的似球形的红细胞。其特点为:胞体小、染色深、中央淡染区消失。增多见于遗传性球形红细胞增多症、自身免疫性溶血性贫血、烧伤等。

(9) 椭圆形红细胞(elliptocyte):红细胞呈卵圆形、雪茄形,其长轴可大于短轴 3~4 倍。增多见于遗传性椭圆形红细胞增多症、缺铁性贫血、巨幼细胞贫血等。

(10) 口形红细胞(stomatocyte):红细胞中央有一条苍白的裂缝,中心苍白区呈扁平状,似张开的嘴巴。增多见于遗传性口形红细胞增多症、酒精性肝病、某些贫血等。

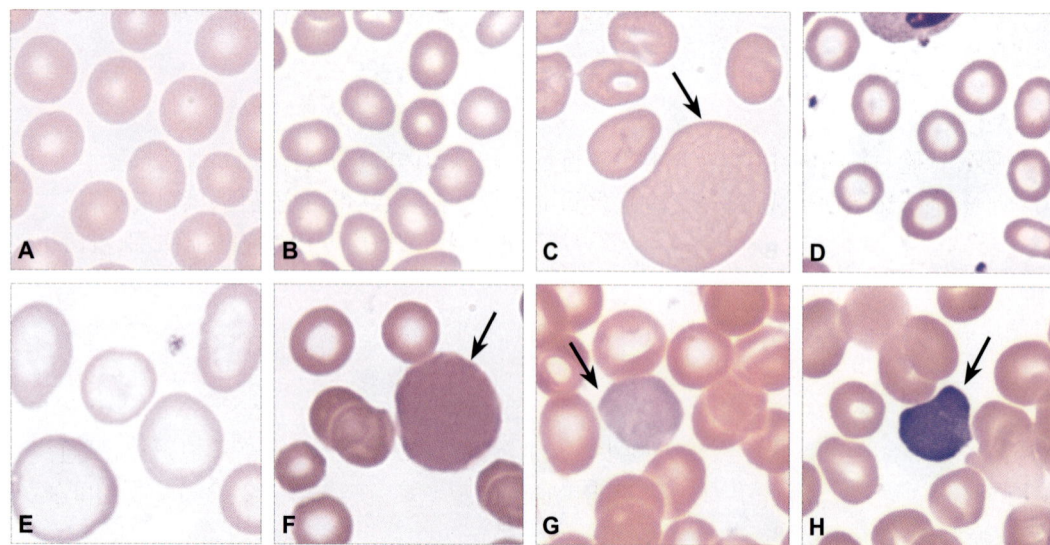

图 1-15　血红蛋白含量和胞体大小改变的红细胞
A. 正常红细胞。B. 小红细胞。C. 巨大红细胞(见箭头)。D. 小细胞低色素性红细胞。E. 大细胞低色素性红细胞。F. 大细胞高色素性红细胞(见箭头)。G. 多染性红细胞(见箭头)。H. 嗜碱性红细胞

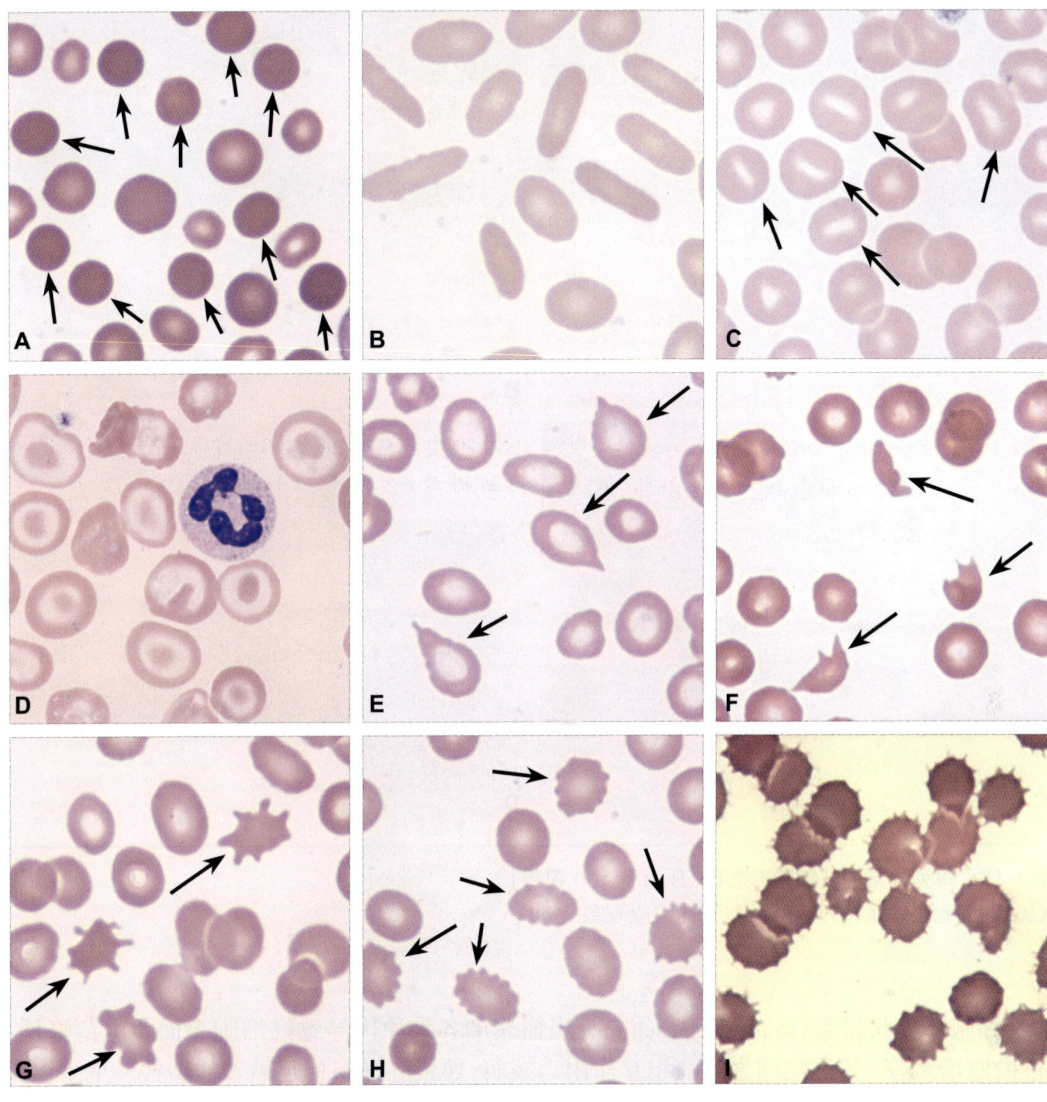

图 1-16 常见红细胞形态改变
A.球形红细胞。B.椭圆形红细胞。C.口形红细胞。D.靶形红细胞。E.泪滴形红细胞。F.裂片红细胞。G.棘形红细胞。H、I.皱缩红细胞

(11) 靶形红细胞(target cell):红细胞中心部位染色较深,其外周为苍白区域,而细胞边缘又深染,形如射击的靶。增多见于珠蛋白生成障碍性贫血、严重缺铁性贫血、血红蛋白病、肝病、脾切除后等。

(12) 泪滴形红细胞(dacryocyte):红细胞呈泪滴形或梨状。增多见于骨髓纤维化、珠蛋白生成障碍性贫血、骨髓病性贫血等。

(13) 裂片红细胞(schizocyte):又称破碎红细胞,为红细胞碎片或不完整红细胞。其大小、形态不一,如盔形、三角形、扭转形及不规则。增多见于弥散性血管内凝血、血栓性血小板减少性紫癜、微血管病性溶血性贫血、严重烧伤、肾病等。

(14) 棘形红细胞(acanthocyte):红细胞缺少中央淡染区,细胞表面具有多个不规则突起,通常 3~12 个,突起的尾端略圆,突起的宽度和长度不等。见于棘形红细胞增多症、无 β 脂蛋白血症、脾切除后、维生素 E 缺乏、严重肝病等。

(15) 皱缩红细胞(echinocyte):其红细胞表面呈皱缩状,有多条短、排列紧密、大小相似且分布均匀的突起,约 10~30 条,其外端较尖。增多见于严重肝病、尿毒症、铅中毒、严重溶血性贫血、丙酮酸激酶缺乏症等;此外,还可见于人为因素导致的制片不当、陈旧血常规标本等。

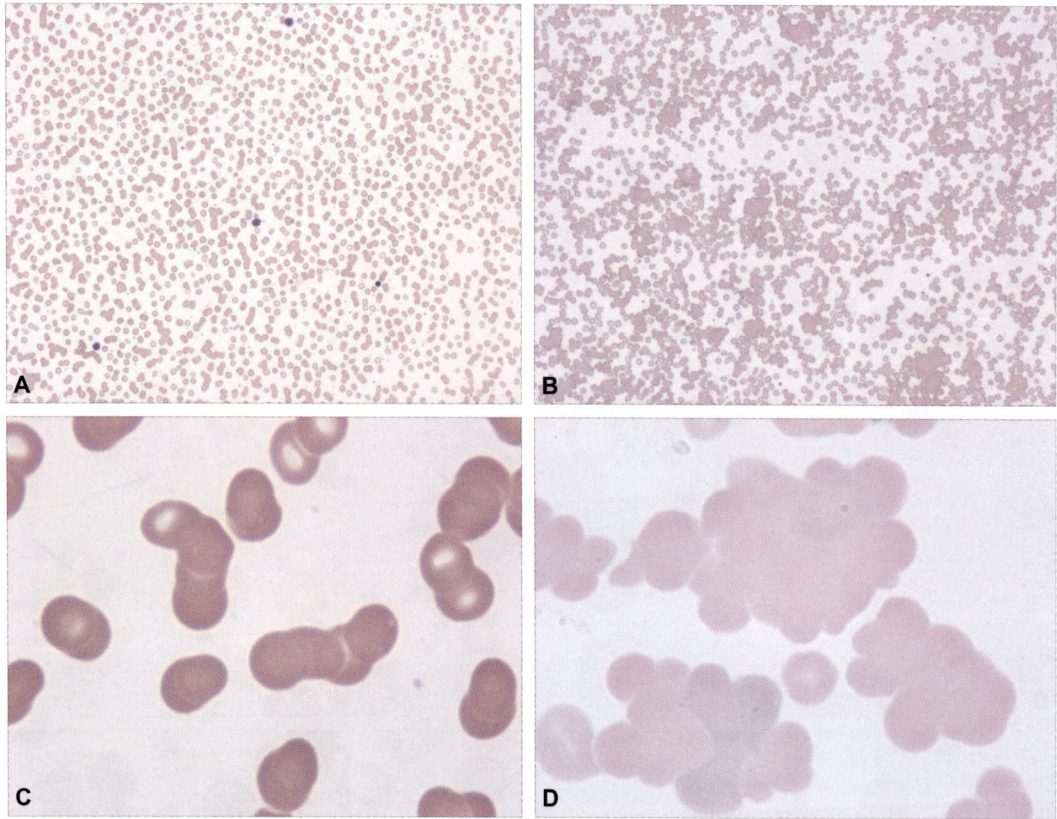

图 1-17　排列异常的红细胞形态（A、B 为 ×100 视野）
A、C. 红细胞缗钱状排列。B、D. 红细胞自凝现象

　　（16）红细胞缗钱状排列（rouleaux formation）：当血浆中各种原因导致红细胞表面负电荷降低（如球蛋白、纤维蛋白原增多等），使红细胞之间的相互作用力减弱，导致红细胞相互黏着如缗钱。见于多发性骨髓瘤、巨球蛋白血症、恶性淋巴瘤伴免疫球蛋白增多、冷凝集素综合征等。

　　（17）红细胞自凝现象（self-agglutinating）：血涂片上红细胞出现凝集成堆、成团现象。多见于冷凝集素综合征、自身免疫性溶血性贫血等。

第二节　粒细胞系统

　　粒细胞系统（granulocytic system）简称粒系，包括原始粒细胞、早幼粒细胞、中幼粒细胞、晚幼粒细胞、杆状核粒细胞和分叶核粒细胞。粒细胞特点为胞质中常含有较多颗粒，根据胞质颗粒性质不同分为非特异性颗粒（即 A 颗粒）、特异性颗粒（即 S 颗粒），特异性颗粒又分为中性颗粒、嗜酸性颗粒、嗜碱性颗粒。病理情况下粒系有多种形态改变，故按正常、异常粒细胞系统形态特点叙述。

一、正常粒细胞系统形态特点

　　1. 原始粒细胞（myeloblast）　简称原粒，见图 1-18。其胞体直径 10~20μm，类圆形。胞核常类圆形，居中，染色质呈细颗粒状，核仁 2~5 个，较小，清晰。胞质较少，呈蓝色、深蓝色，颗粒常无或有少量细小颗粒。原始粒细胞分为 Ⅰ 型、Ⅱ 型，Ⅰ 型为典型原粒，胞质中无颗粒，Ⅱ 型具有原粒特征，胞质量较少，有少量、细小颗粒（一般认为 <20 颗）。

　　2. 早幼粒细胞（promyelocyte）　简称早幼粒，见图 1-19。其胞体直径 12~25μm，较原始粒细胞大，圆形或椭圆形，偶见瘤状突起。胞核大，常圆形、椭圆形，常偏位；染色质较细致，核仁常清晰可见。胞质常较丰

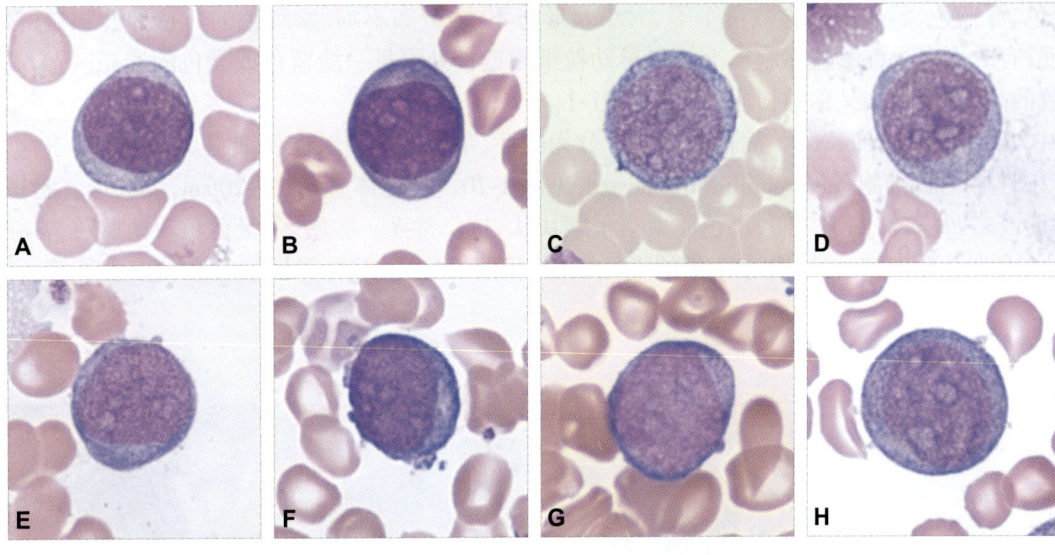

图 1-18　原始粒细胞

A~F. Ⅰ型原粒。G、H. Ⅱ型原粒,其胞质内见少许、细小颗粒

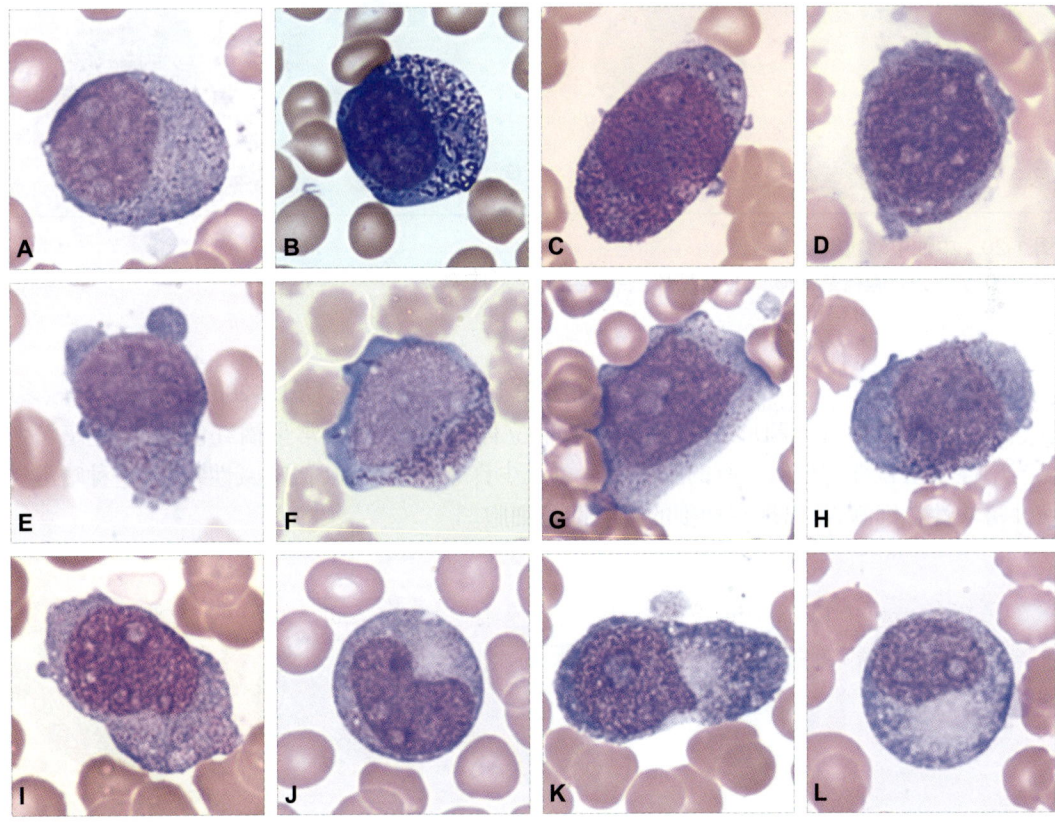

图 1-19　早幼粒细胞

C. 少数颗粒覆盖胞核上。D、E、I. 可见瘤状突起。J. 胞核呈肾形,并见较明显的初质。K、L. 可见较明显的初质,胞质内 A 颗粒较少

富,呈蓝色、深蓝色,胞质内常含数量不等、大小及形态不一、分布不均、紫红色的非特异性颗粒,常在近核处先出现,有时可有少许覆盖在胞核上。在早幼粒细胞近核处可见一淡蓝色或无色的透亮区,为高尔基体发育所致的高尔基体区,又称为初质,见图 1-19J~L。

3. 中幼粒细胞(myelocyte)　简称中幼粒。分为中性、嗜酸性及嗜碱性粒细胞。

(1) 中性中幼粒细胞(neutrophilic myelocyte):见图 1-20。其胞体直径 10~20μm,类圆形。胞核呈椭圆形、半圆形或略凹陷,常偏于一侧,染色质聚集呈索块状,核仁常无。胞质多,呈蓝色或淡蓝色,常在近核处出现细小、大小及形态较一致、分布密集的中性颗粒,呈淡粉红色,非特异性颗粒数量多少不等,常分布在细胞边缘。

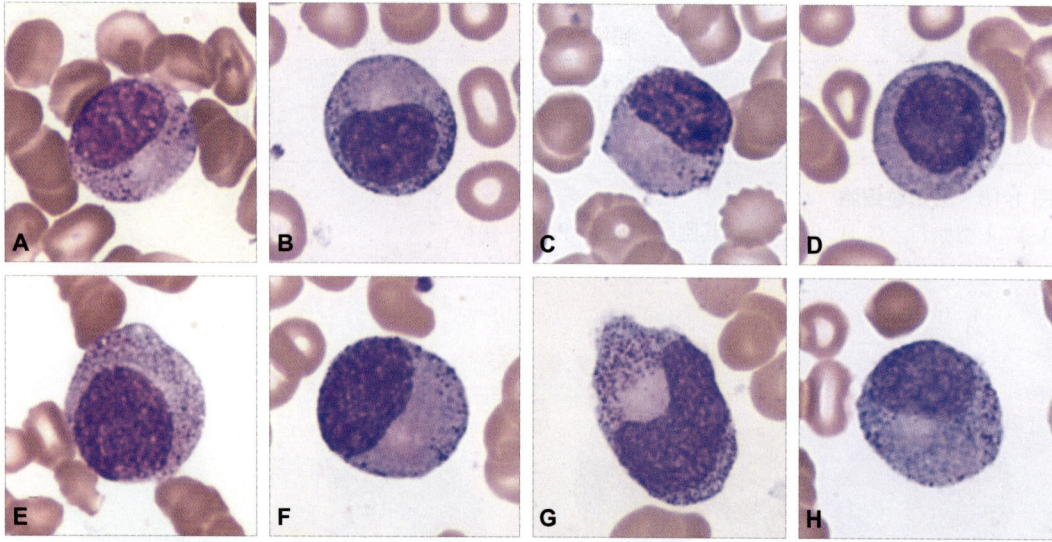

图 1-20　中性中幼粒细胞
D. 胞核居中。G. 胞核呈肾形。H. 偶见核仁

(2) 嗜酸性中幼粒细胞(eosinophilic myelocyte):见图 1-21。其胞体直径 15~20μm,胞质中含较多的粗大、大小一致、分布均匀、圆形或椭圆形的嗜酸性颗粒,有立体感及折光性,常呈橘红色,有时呈暗黄色、褐色,其他特点与中性中幼粒细胞相似。有的胞质中还可见少许紫黑色颗粒,似嗜碱性颗粒,这种嗜酸性粒细胞称为双染性嗜酸性粒细胞,常出现在幼稚的嗜酸性粒细胞。

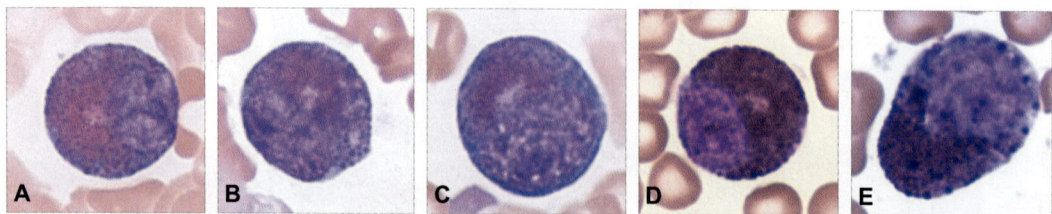

图 1-21　嗜酸性中幼粒细胞
A~C. 近核处可见明显嗜酸性颗粒。E. 为双染性嗜酸性中幼粒细胞

(3) 嗜碱性中幼粒细胞(basophilic myelocyte):见图 1-22。其胞体直径 10~15μm。胞核类椭圆形等,染色质较细致。胞质量中等,蓝色,胞质内含有数量不多、颗粒粗大、大小及形态不一、分布不均的嗜碱性颗粒,呈深紫红色、深紫黑色,部分颗粒常覆盖在胞核上。

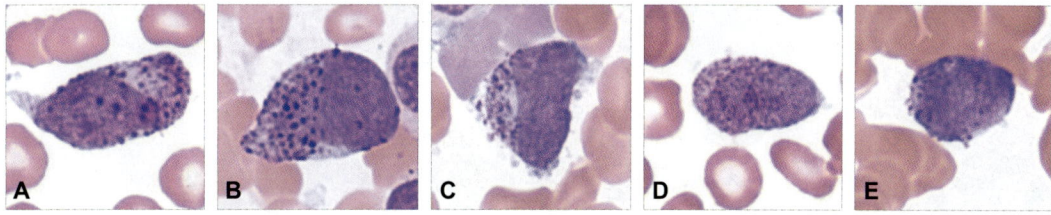

图 1-22　嗜碱性中幼粒细胞

非特异性颗粒、三种特异性颗粒等各具有一定的特点,对鉴别粒系细胞非常重要,鉴别要点见表 1-3。

表 1-3　粒细胞胞质中五种颗粒的鉴别

颗粒 鉴别点	非特异性颗粒	中性颗粒	嗜酸性颗粒	嗜碱性颗粒	中毒颗粒 *
大小	大小不一 较中性颗粒粗大	大小一致 最细小	大小一致 粗大	大小不一 最粗大	大小不一 较 A 颗粒细小
形态	形态不一	细颗粒状	圆形	形态不一	形态不一
色泽	紫红色	淡粉红色	橘红色、暗黄色	深紫红、深紫黑色	紫红色、紫黑色
数量	少量或较多	多	多	常不多	少量或较多
分布	不均匀 有时覆盖在胞核上	均匀	均匀	不均匀 常覆盖在胞核上	较均匀

* 中毒颗粒由中性颗粒变性而形成的

4. 晚幼粒细胞(metamyelocyte)　简称晚幼粒。根据特异性颗粒不同分为中性、嗜酸性及嗜碱性晚幼粒细胞。晚幼粒及以下细胞常根据胞核凹陷程度与假设胞核直径之比来划分各阶段细胞,见表 1-4。

表 1-4　粒细胞胞核凹陷程度划分标准

细胞 划分依据	晚幼粒细胞	杆状核粒细胞	分叶核粒细胞
	<1/2	>1/2	核丝
核凹陷程度 假设核直径			

(1) 中性晚幼粒细胞(neutrophilic metamyelocyte):见图 1-23。其胞体直径 10~16μm,类圆形。胞核常凹陷,呈肾形、半月形,其胞核凹陷程度 / 假设胞核直径之比 <1/2,胞核常偏一侧,染色质聚集呈小块状,副染色质较明显,无核仁。胞质多,呈淡蓝色,常因充满中性颗粒而掩盖了胞质的颜色,A 颗粒无或少。

(2) 嗜酸性晚幼粒细胞(eosinophilic metamyelocyte):见图 1-24。其胞体直径 10~16μm,胞质中充满嗜酸性颗粒,常无 A 颗粒,有时可见少量紫黑色颗粒,其他基本同中性晚幼粒细胞。

(3) 嗜碱性晚幼粒细胞(basophilic metamyelocyte):见图 1-25。其胞体直径 10~14μm,胞核呈肾形或轮

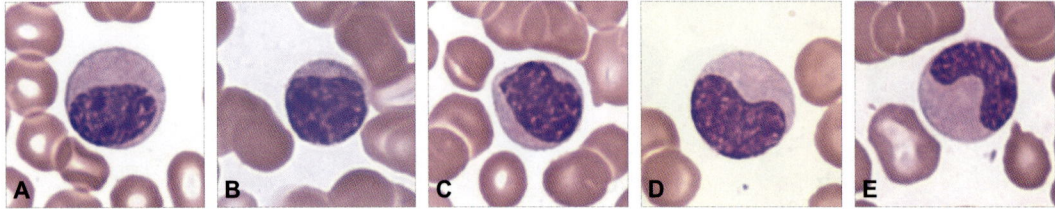

图 1-23   中性晚幼粒细胞
A.胞核凹陷不明显。B、C.胞体偏小、胞质也少,胞核略凹陷。D、E.胞核明显凹陷呈肾形

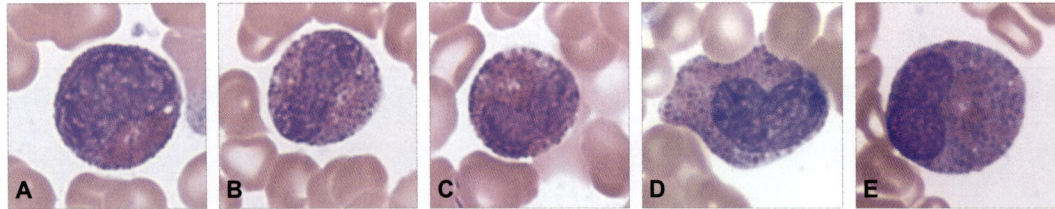

图 1-24   嗜酸性晚幼粒细胞

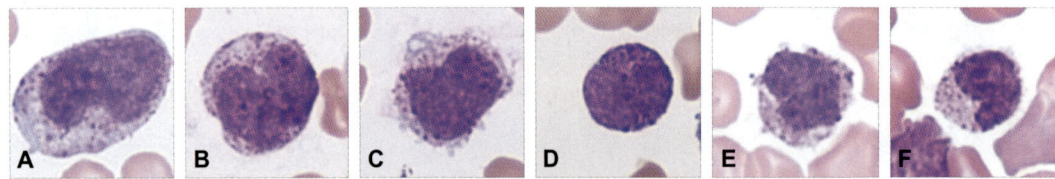

图 1-25   嗜碱性晚幼粒细胞

廓不清,染色质聚集,胞质常较少,呈淡蓝色,胞质内及胞核上有少量嗜碱性颗粒。

5. **杆状核粒细胞**(stab granulocyte)   根据特异性颗粒不同分为中性、嗜酸性及嗜碱性杆状核粒细胞。

(1) 中性杆状核粒细胞(neutrophilic stab granulocyte):见图 1-26。其胞体直径 $10\sim15\mu m$,类圆形。胞核凹陷程度/假设胞核直径之比 >1/2,染色质呈粗块状,副染色质明显,胞核呈杆状、"S"形、"U"形等。胞质丰富,呈淡蓝色,胞质充满中性颗粒,无 A 颗粒。

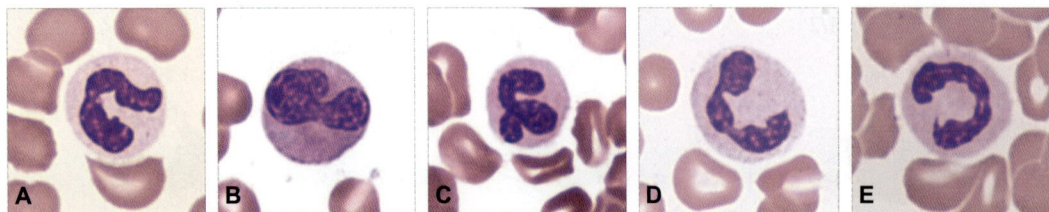

图 1-26   中性杆状核粒细胞
C.胞核杆状并折叠。D.胞核最窄处为桥核,故属杆状核

(2) 嗜酸性杆状核粒细胞(eosinophilic stab granulocyte):见图 1-27。其胞体直径 $11\sim16\mu m$,胞质中充满嗜酸性颗粒,其他特点基本同中性杆状核粒细胞。

(3) 嗜碱性杆状核粒细胞(basophilic stab granulocyte):见图 1-28。其胞体直径 $10\sim12\mu m$,常因胞质和

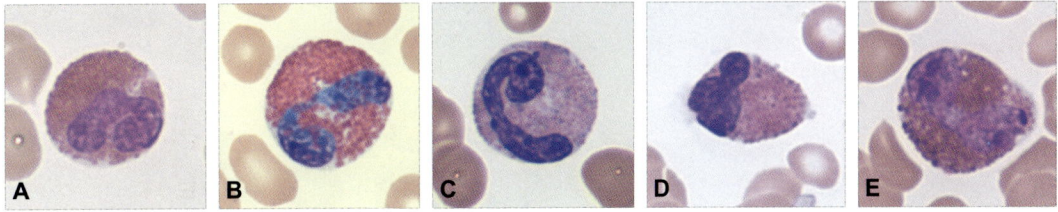

图 1-27 嗜酸性杆状核粒细胞

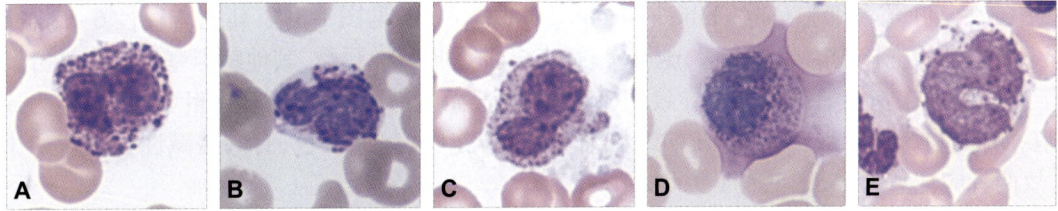

图 1-28 嗜碱性杆状核粒细胞
C、D. 嗜碱性颗粒较多、大小较一致，其中 D 胞体周围有明显红晕

胞核上覆盖嗜碱性颗粒，使胞核结构模糊不清，有的胞体周围可见红晕，其他特点基本同中性杆状核粒细胞。

6. 分叶核粒细胞（segmented granulocyte） 根据特异性颗粒不同分为中性、嗜酸性及嗜碱性分叶核粒细胞。

（1）中性分叶核粒细胞（neutrophilic segmented granulocyte）：见图 1-29。其胞体直径 10~14μm，圆形。胞核呈分叶状，分 2~5 叶，叶与叶之间有核丝相连，有时核折叠、扭曲在一起，导致核丝隐蔽（图 1-29F），这时胞核常有明显的切痕，有的胞核上可见核棘突（即鼓槌体）。其他特点基本同中性杆状核粒细胞。

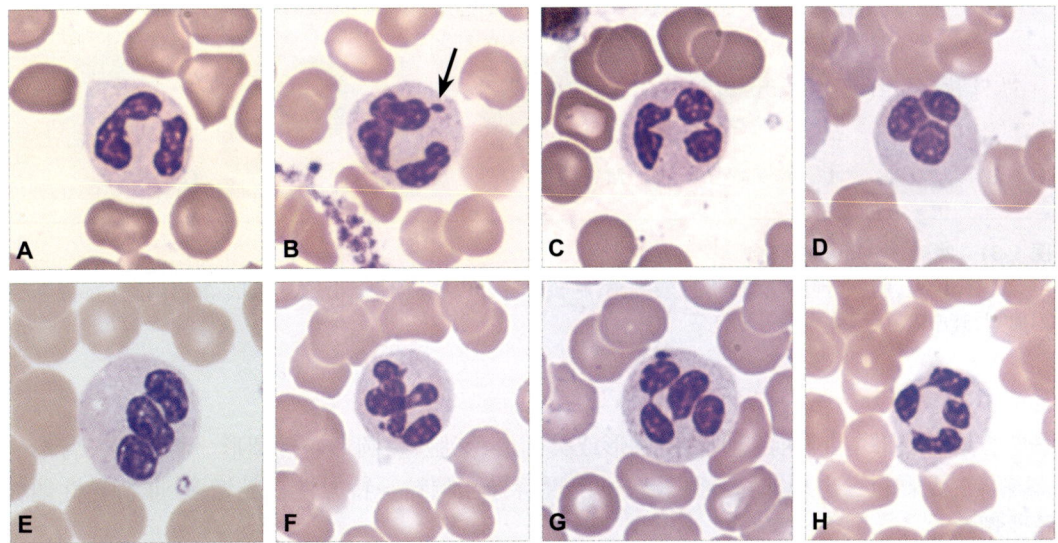

图 1-29 中性分叶核粒细胞（箭头所指为鼓槌体）

（2）嗜酸性分叶核粒细胞（eosinophilic segmented granulocyte）：见图 1-30。其胞体直径 11~16μm，胞质充满嗜酸性颗粒，其他特点基本同中性分叶核粒细胞。

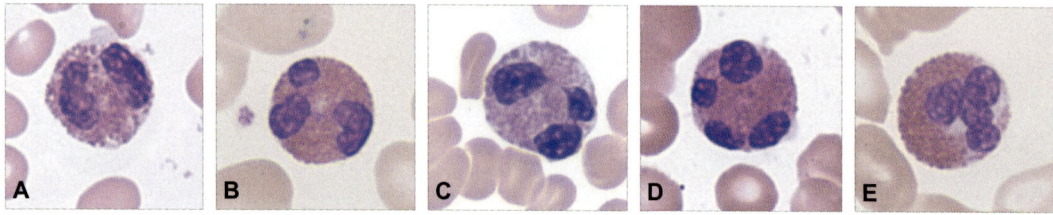

图 1-30   嗜酸性分叶核粒细胞

(3) 嗜碱性分叶核粒细胞(basophilic segmented granulocyte):见图 1-31。其胞体直径 6~12μm,胞核分叶状或不分叶,有的胞核轮廓模糊不清,胞质常较少,含少量嗜碱性颗粒,其他特点基本同中性分叶核粒细胞。由于颗粒覆盖在胞核上等原因常导致胞核轮廓不清,而不易区分杆状核、分叶核,可统称为成熟嗜碱性粒细胞。有的嗜碱性粒颗粒不典型,如颗粒细小而使"胞质"呈紫红色;有的嗜碱性粒细胞如小淋巴细胞大小,故两者应注意区分,详见表 1-9。

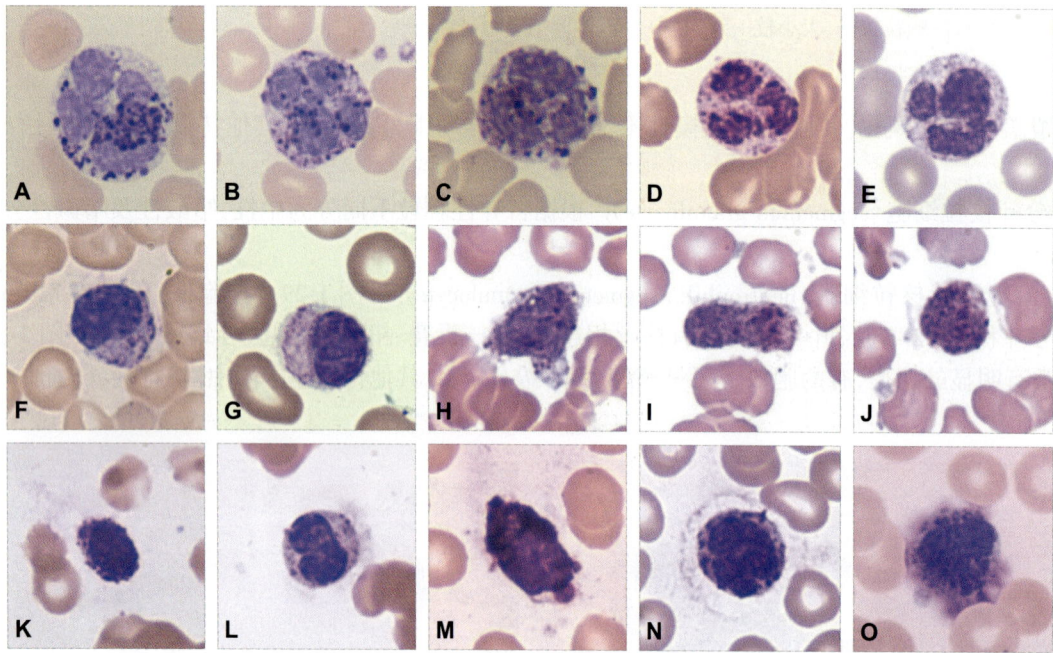

图 1-31   嗜碱性分叶核粒细胞
A~C. 颗粒典型,胞核分叶。D、E. 颗粒较细小,胞核分叶。F~O. 胞体较小(大小如小淋巴细胞),部分颗粒不典型,其中 K~O 胞体周围可见红晕

粒系形态具有以下主要特征:①胞体:圆形或类圆形;②胞核:圆形→椭圆形→半圆形→肾形→杆状→分叶状;③颗粒:无颗粒→出现非特异性颗粒→出现特异性颗粒→特异性颗粒增多、非特异性颗粒减少→仅有特异性颗粒。

各阶段粒细胞根据颗粒、核形及染色质特点等一般较易区分,但有时界限较模糊,各阶段粒细胞的划分要点见图 1-32。

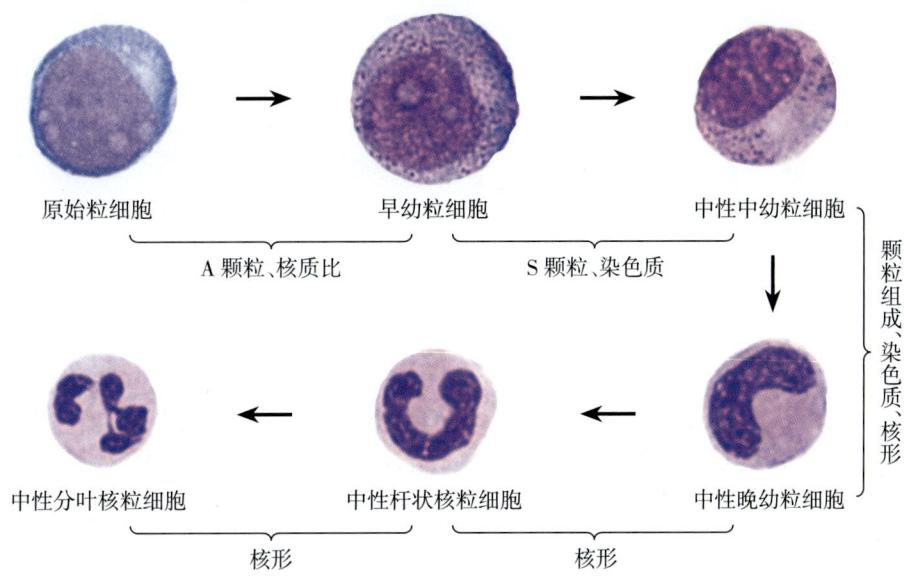

图 1-32 各阶段粒细胞的划分要点

二、异常粒细胞系统形态特点

异常粒细胞包括白血病性原始粒细胞、异常早幼粒细胞、异常中幼粒细胞、含棒状小体的粒细胞等；还包括巨幼（样）变、颗粒减少、多核及双核、分叶过多、分叶过少粒细胞等，这些形态改变可单一，也可多种叠加。

1. 白血病性原始粒细胞（leukemic myeloblast） 是生物学特性已发生改变的原始粒细胞，见图 1-33。其形态有的似正常原始粒细胞，有的则不同，如可见 1 条至数条棒状小体、胞核不规则、胞体较大或胞体较小等，故有的似原始淋巴细胞，有的似原始单核细胞等，因此仅借助常规染色难以区分。白血病性原始粒细胞主要见于急性髓细胞白血病（指 M1 及 M2）、急性粒单核细胞白血病、慢性粒细胞白血病、骨髓增生异常综合征、骨髓增生异常/骨髓增殖性肿瘤等。

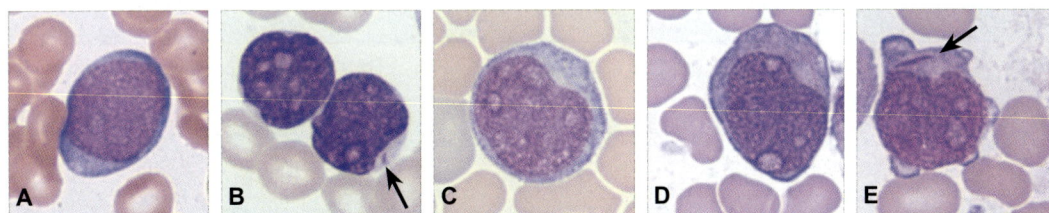

图 1-33 白血病性原始粒细胞
A. 典型的原始粒细胞。B. 胞体偏小，似原始淋巴细胞，但可见棒状小体（见箭头）。C. 胞体偏大，其他特征似原始粒细胞。D、E. 似原始单核细胞。E. 可见棒状小体（见箭头）

2. 异常早幼粒细胞（abnormal promyelocyte） 见图 1-34。其形态特点为：胞体大小及形态不一，常可见瘤状突起；染色质较细致，有的可见核仁，胞核多不规则，呈折叠、扭曲、分叶、蝴蝶样等；胞质丰富，常含有丰富的紫红色颗粒。根据颗粒特点分为：①粗颗粒型：颗粒丰富且粗大；②细颗粒型：颗粒丰富但细小；③变异型：颗粒少或无。异常早幼粒细胞常可见内质（含有丰富的 A 颗粒）、外质（无颗粒）分明现象，易见棒状小体；若胞质中有多条棒状小体，形似柴捆，称之为柴捆细胞（faggot cell）。其与正常早幼粒细胞鉴别见表 1-5。异常早幼粒细胞见于急性早幼粒细胞白血病（M3），柴捆细胞多见于 M3。

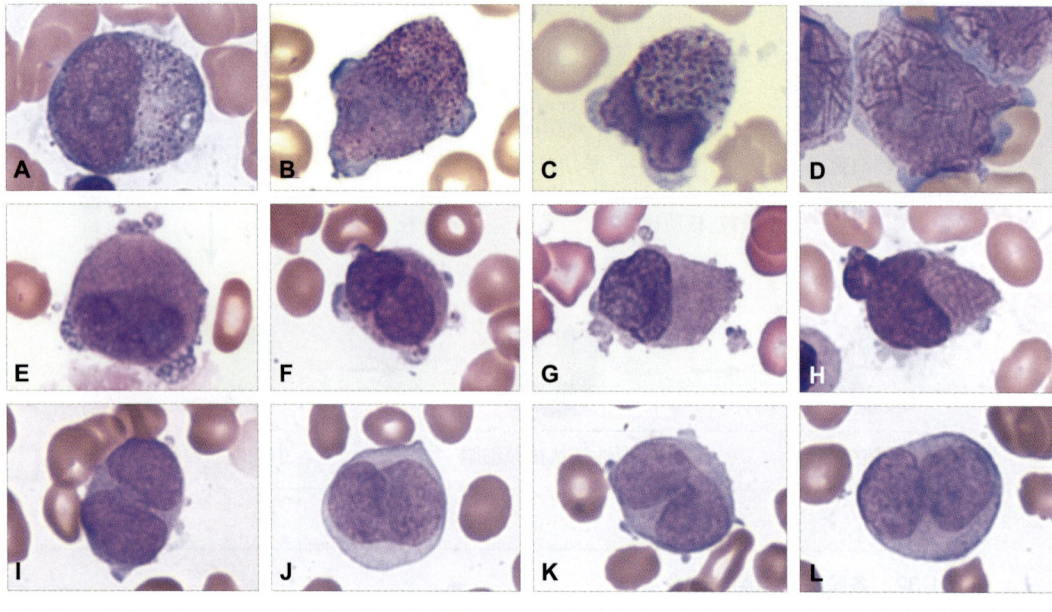

图 1-34　正常及异常早幼粒细胞

A. 正常早幼粒细胞。B、C. 粗颗粒型异常早幼粒细胞,可见内、外胞质分明现象。D. 柴捆细胞。E~H. 细颗粒型异常早幼粒细胞,可见内、外胞质分明现象,其中 H 为柴捆细胞。I~L. 变异型异常早幼粒细胞,颗粒极少,与幼稚单核细胞极相似

表 1-5　正常与异常早幼粒细胞的鉴别

细胞名称 鉴别点	正常早幼粒细胞	异常早幼粒细胞
胞体	较规则,偶见瘤状突起	常不规则,常可见瘤状突起
胞核	圆形、椭圆形	不规则,常折叠、扭曲、分叶、蝴蝶样等
核仁	清晰	清晰或不清晰
颗粒量	常较多	丰富,为粗或(和)细颗粒;或极少、无
棒状小体	无	易见
内外胞质分明现象	无	易见

　　3. **异常中幼粒细胞**(abnormal myelocyte)　见图 1-35。指核质发育明显不平衡的中性中幼粒细胞,其主要形态特点为:胞质中含有丰富的中性颗粒且常充满整个胞质,无 A 颗粒,有时可见内、外质分明现象,胞核常较规则,染色质细致、疏松,核仁常明显可见。其与正常中性中幼粒细胞鉴别见表 1-6。该细胞见于 AML 伴 *RUNX1-RUNX1T1*(相当于我国 AML 分型中的 M2b),还见于急性粒细胞白血病成熟型(M2a)、骨髓增生异常综合征、骨髓增生异常/骨髓增殖性肿瘤、化疗后等。

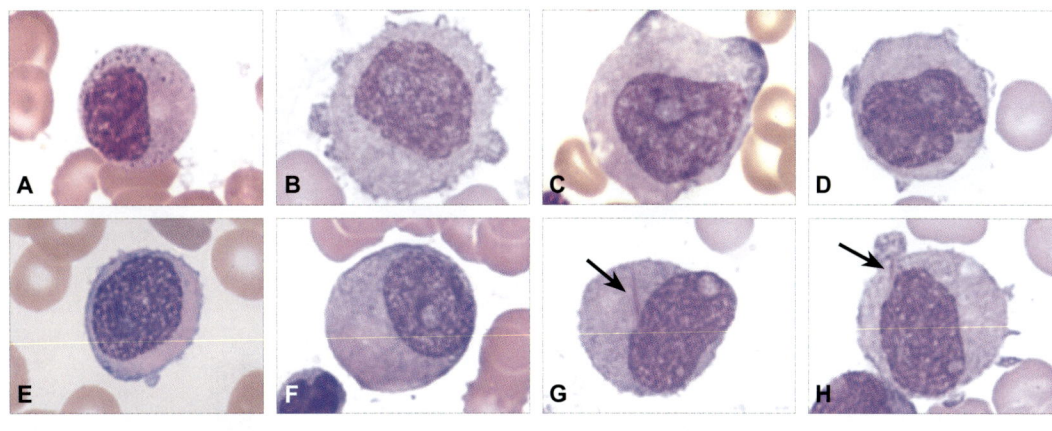

图 1-35　正常及异常中性中幼粒细胞
A. 正常中性中幼粒细胞。B~H. 异常中性中幼粒细胞，其中 G、H 还可见棒状小体（见箭头）

表 1-6　正常与异常中性粒细胞的鉴别

细胞 鉴别点	正常中性中幼粒细胞	异常中性中幼粒细胞
染色质	索块状	细致，疏松
核仁	常无	明显
内外胞质分明现象	无	有时可见
棒状小体	不见	有时可见
颗粒	有中等量中性颗粒、A 颗粒	常充满中性颗粒而无 A 颗粒

　　4. 含棒状小体的粒细胞（granulocyte with Auer rods）　棒状小体又称为奥氏小体（Auer rods），是由胞质中嗜天青颗粒融合而成，常呈紫红色棒状，见图 1-36。棒状小体多见于原始粒细胞、异常早幼粒细胞、原始单核细胞、幼稚单核细胞，有时也可见于中性幼稚、成熟粒细胞及退化粒细胞等。棒状小体见于急性髓细胞白血病（以急性早幼粒细胞白血病最多见）、骨髓增生异常综合征、骨髓增生异常/骨髓增殖性肿瘤。

　　5. 双核及多核粒细胞（granulocyte with dual-nuclei and multiple-nuclei）　见图 1-37。指含≥2 个胞核的粒细胞，多见于幼稚及成熟粒细胞。见于骨髓增生异常综合征、急性髓细胞白血病、骨髓增生异常/骨髓增殖性肿瘤、化疗后、苯中毒等。

　　6. 颗粒减少中性粒细胞（hypogranular neutrophil）　见图 1-38。颗粒减少粒细胞的主要特征是胞质中非特异性颗粒和（或）特异性颗粒明显减少，以特异性颗粒减少临床意义更大。颗粒减少粒细胞需与单核细胞等鉴别，见表 1-7。以特异性颗粒减少更具临床意义，多见于骨髓增生异常综合征、急性髓细胞白血病、骨髓增生异常/骨髓增殖性肿瘤、化疗后等。

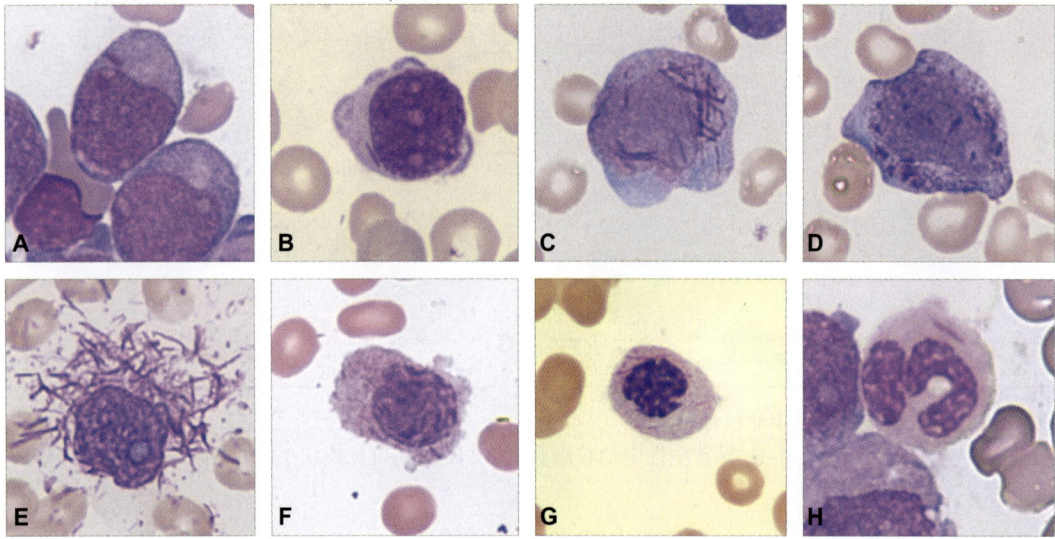

图 1-36   含棒状小体的粒细胞

A、B. 含棒状小体的原始粒细胞。C. 异常早幼粒细胞,也为柴捆细胞。D. 含棒状小体的异常早幼粒细胞。E. 退化的柴捆细胞。F. 中性中幼粒细胞,也为柴捆细胞。G. 分叶过少的中性粒细胞,也为柴捆细胞。H. 含棒状小体的中性粒细胞

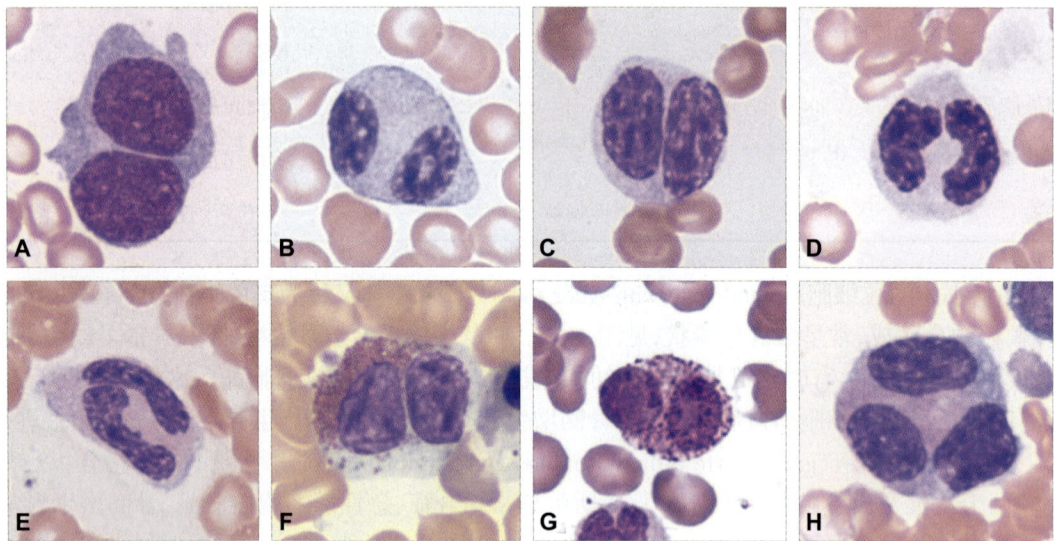

图 1-37   双核及多核粒细胞

A. 原始粒细胞(双核)。B. 中性中幼粒细胞(双核,伴颗粒减少)。C、D. 中性晚幼粒细胞(双核伴中性颗粒减少)。E. 中性杆状核粒细胞(双核)。F. 嗜酸性中幼粒细胞(双核,伴嗜酸性颗粒减少)。G. 嗜碱性中幼粒细胞(双核)。H. 中性中幼粒细胞(三核)

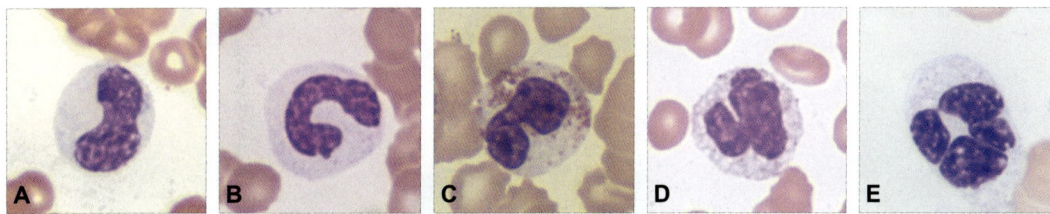

图 1-38　颗粒减少粒细胞
A. 中性晚幼粒细胞。B. 中性杆状核粒细胞。C. 嗜酸性晚幼粒细胞。D. 嗜碱性粒细胞。E. 中性分叶核粒细胞

表 1-7　颗粒减少粒细胞与单核细胞的鉴别

细胞 鉴别点	颗粒减少粒细胞	单核细胞
胞质颜色	淡蓝色	毛玻璃样,浅灰蓝色、淡蓝色
空泡	常无	可有
颗粒	常有少许中性颗粒和(或)A 颗粒	常有细小、粉尘样的紫红色颗粒
核形	椭圆、半圆、肾形、杆状、分叶等	常不规则,扭曲、折叠、杆状等
染色质	块状、副染色质明显,或较疏松	疏松,可呈条索状、小块状

7. 巨幼(样)变中性粒细胞(megaloblastic neutrophil)　由叶酸和维生素 B_{12} 缺乏导致称为巨幼变,其他原因引起的称为巨幼样变,粒系巨幼(样)变主要见于中性晚幼粒、杆状核粒细胞阶段,嗜酸性粒细胞也可有巨幼(样)变。其特点为:胞体大,约 18~30μm;胞核肥大,常呈肾形、杆状(有的肥大杆状核呈环形,又称环形核粒细胞),染色质疏松,有的可见折叠、扭曲;胞质多,见图 1-39。其常需与单核细胞鉴别,见表 1-8。多见于巨幼细胞贫血、骨髓增生异常综合征、骨髓增生异常/骨髓增殖性肿瘤、化疗后、苯中毒等。

表 1-8　巨幼(样)变粒细胞与单核细胞的鉴别

细胞 鉴别点	巨幼(样)变粒细胞	单核细胞
胞体	大,18~30μm	较大,12~20μm
胞质颜色	淡蓝色	毛玻璃样,浅灰蓝色、淡蓝色
空泡	常无	可有
颗粒	有丰富特异性颗粒,A 颗粒少或无	常有细小、粉尘样的紫红色颗粒
核形	常呈肾形、杆状	常不规则,呈扭曲、折叠、杆状等

8. 分叶过多中性粒细胞(hypersegmented neutrophil)　分叶过多粒细胞指分叶核粒细胞的核分叶 >5 叶,主要见于中性粒细胞,嗜酸性粒细胞也可有,见图 1-40。见于巨幼细胞贫血、严重感染、骨髓增生异常

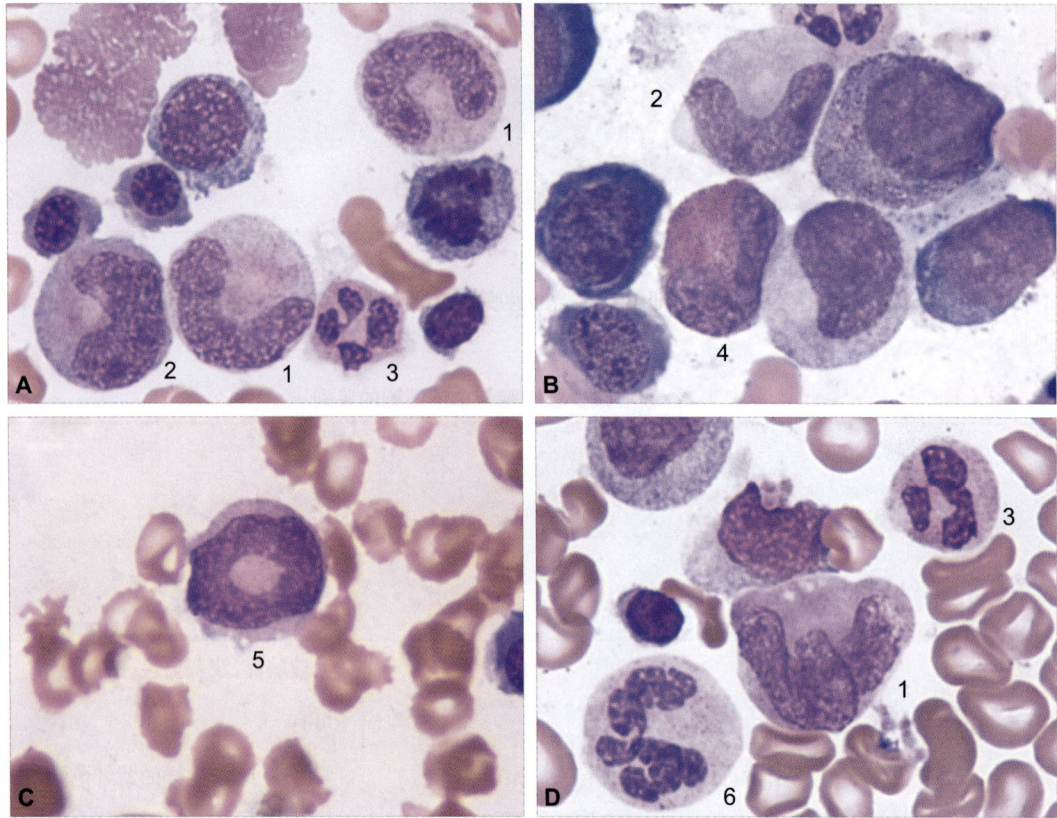

图 1-39 巨幼(样)变粒细胞
1.巨幼(样)变的中性杆状核粒细胞。2.巨幼(样)变的中性晚幼粒细胞。3.(正常)中性分叶核粒细胞。
4.巨幼(样)变的嗜酸性杆状核粒细胞。5.中性环形核粒细胞。6.分叶过多中性粒细胞

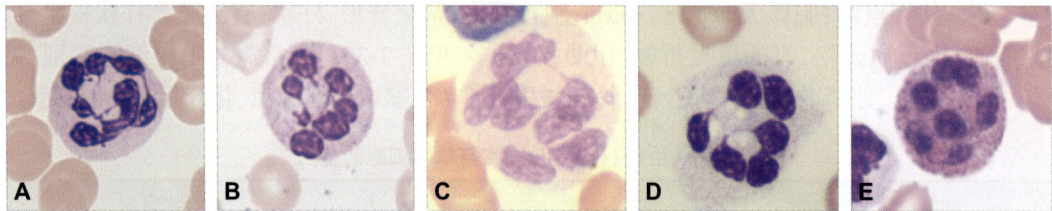

图 1-40 分叶过多粒细胞
A、B.中性分叶核粒细胞。C.中性分叶核粒细胞(伴巨幼样变)。D.中性分叶核粒细胞(伴中性颗粒减少)。
E.嗜酸性分叶核粒细胞

综合征、骨髓增生异常/骨髓增殖性肿瘤、化疗后等。

9. 分叶过少中性粒细胞(hyposegmented neutrophil) 分叶过少粒细胞指粒细胞胞核不分叶而呈圆形、椭圆形、杆状、哑铃形、眼镜形等,其间难以形成核丝,主要见于中性粒细胞,嗜酸性粒细胞也可有,见图1-41。见于遗传性 Pelger-Hüet 畸形、骨髓增生异常综合征、急性髓细胞白血病、骨髓增生异常/骨髓增殖性肿瘤、化疗后等。

10. 毒性改变粒细胞(neutrophil with toxic granules) 毒性改变包括中毒颗粒、杜勒小体、空泡等,见图1-42A~O。中毒颗粒是由中性粒细胞受刺激后引起中性颗粒变性而形成,其特点为:中性颗粒变粗大、大小及形态不一、分布较均匀、紫红色或紫黑色,与粒细胞其他颗粒的鉴别见表1-3。杜勒小体是核质发育不平衡表现,为胞质中嗜碱性区域,呈圆形、梨形或云雾状,淡蓝色、灰蓝色,直径1~2μm。空泡是粒细胞受

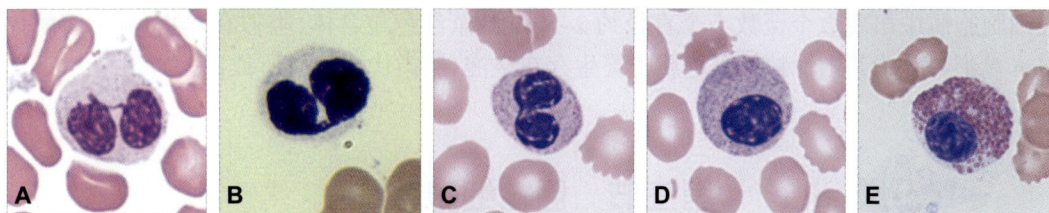

图 1-41　分叶过少粒细胞
A~D. 中性粒细胞,其中 B 伴中性颗粒减少。E. 嗜酸性粒细胞

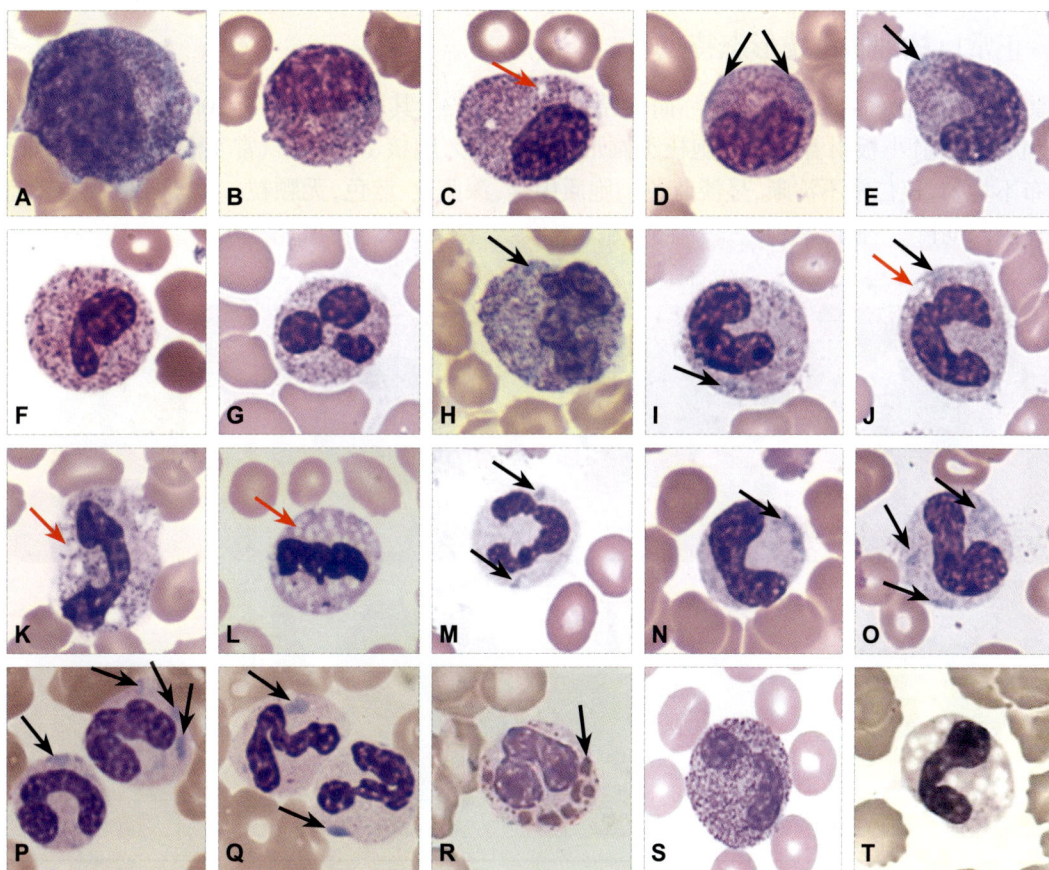

图 1-42　毒性改变粒细胞及鉴别
A~O. 粒细胞均有毒性改变,红色箭头所指为空泡,黑色箭头所指为杜勒小体,A~K. 均含中毒颗粒,A~C. 为中性中幼粒细胞且含中毒颗粒及 A 颗粒。D、E. 为中性晚幼粒细胞且含许多中毒颗粒。F~O. 均为中性粒细胞且有毒性改变。P、Q. May-Hegglin 畸形,胞质内可见类似杜勒小体(见箭头)。R. Chédiak-Higashi 畸形,胞质内含包涵体(见箭头)。S. Alder-Reilly 畸形,胞质内充满颗粒,类似中毒颗粒。T. Jordan 畸形,胞质内有较多空泡

损后,胞质发生脂肪变性。三者既可单独出现也可同时出现在一个细胞中,其中以中毒颗粒最常见。粒细胞毒性改变常见于急性化脓性感染、败血症、粒细胞缺乏症、白细胞减少症、急性中毒、创伤、化疗后等。

　　毒性改变粒细胞应注意与遗传性粒细胞畸形鉴别,如 May-Hegglin 畸形(May-Hegglin anomaly)、Alder-Reilly 畸形(Alder-Reilly anomaly)、Chédiak-Higashi 畸形(Chédiak-Higashi anomaly)、Jordan 畸形(Jordan anomaly)鉴别等,见图 1-42P~T。May-Hegglin 畸形特点为各阶段粒细胞胞质内终身含有淡蓝色包含体(为细胞器破坏产物),类似杜勒小体,但常较大而圆,也可呈条状等。Alder-Reilly 畸形为中性粒细胞胞质中含深紫红色的嗜天青颗粒,其颗粒粗大而类似中毒颗粒(溶酶体不能分解黏多糖所致)。Chdiak-Higashi 畸形

特点为粒细胞胞质中出现数个至数十个直径约 2~5μm 的紫红色包含体,类似吞噬物(异常溶酶体融合所致)。Jordan 畸形特点为其中性粒细胞胞质中终生存在空泡(脂类代谢障碍所致)。

(周少雄)

第三节　巨核细胞系统

巨核细胞系统(megakaryocytic system)简称巨系,包括原始巨核细胞、幼稚巨核细胞、颗粒型巨核细胞、产血小板型巨核细胞、裸核型巨核细胞及血小板,颗粒巨及产板巨属于成熟巨核细胞。巨核细胞属于多倍体细胞,是骨髓中最大的造血细胞。病理情况下巨系有多种形态改变,故按正常、异常巨核细胞系统形态特点叙述。

一、正常巨核细胞系统形态特点

1. 原始巨核细胞(megakaryoblast)　简称原巨,见图 1-43。其胞体直径 15~30μm,圆形或不规则,常可见胞质指状突起、血小板附着现象。胞核类圆形、类椭圆形,胞核 1 到多个(常 1 个);染色质较细致,排列紧密,分布不均匀,核仁常不清晰,呈淡蓝色。胞质中等,深蓝色、蓝色,无颗粒。由于原巨周边常有血小板黏附,需注意与幼巨、产板巨鉴别。

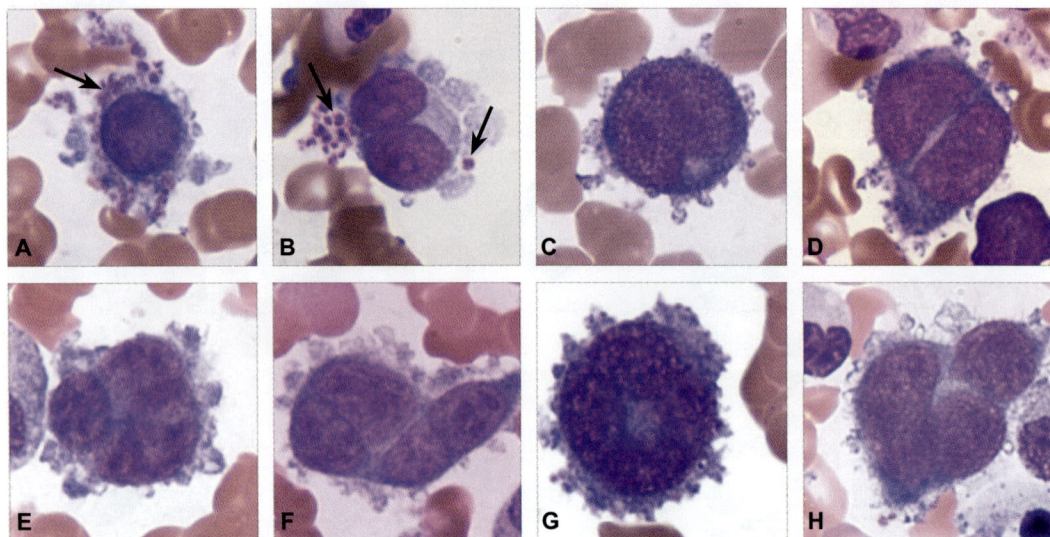

图 1-43　原始巨核细胞
A、B. 箭头所指为黏附的血小板。A、C. 单核。B、D. 双核。E~H. 四个胞核

2. 幼稚巨核细胞(promegakaryocyte)　简称幼巨,见图 1-44。其胞体直径 30~50μm,常不规则,可见胞质突起、血小板附着现象。胞核多不规则,染色质变粗、聚集成小块状,核仁常无。胞质较丰富,深蓝色、蓝色,近核处可见少许至较多的细小、大小一致的淡紫红色颗粒。由于幼巨周边常有血小板黏附,需与产板巨鉴别。

3. 颗粒型巨核细胞(granular megakaryocyte)　简称颗粒巨,见图 1-45。其胞体直径 40~70μm,胞体类圆形或不规则,胞膜完整。胞核巨大且不规则(胞核高度分叶后重叠),染色质致密呈块状、条索状。胞质极丰富,淡蓝色,充满大量细小、大小一致、分布较均匀的淡紫红色颗粒,有的可见细胞内、外胞质分明现象(即内质充满颗粒,外质无颗粒)。有时颗粒巨周边有少许血小板附着,易误认为产板巨。

4. 产血小板型巨核细胞(thrombocytogenic megakaryocyte)　简称产板巨,见图 1-46。其胞体直径 40~70μm,有的更大。胞质颗粒丰富并可聚集成簇(称为雏形血小板),胞膜不完整,其外侧可见释放的血小板,其他特征同颗粒巨。

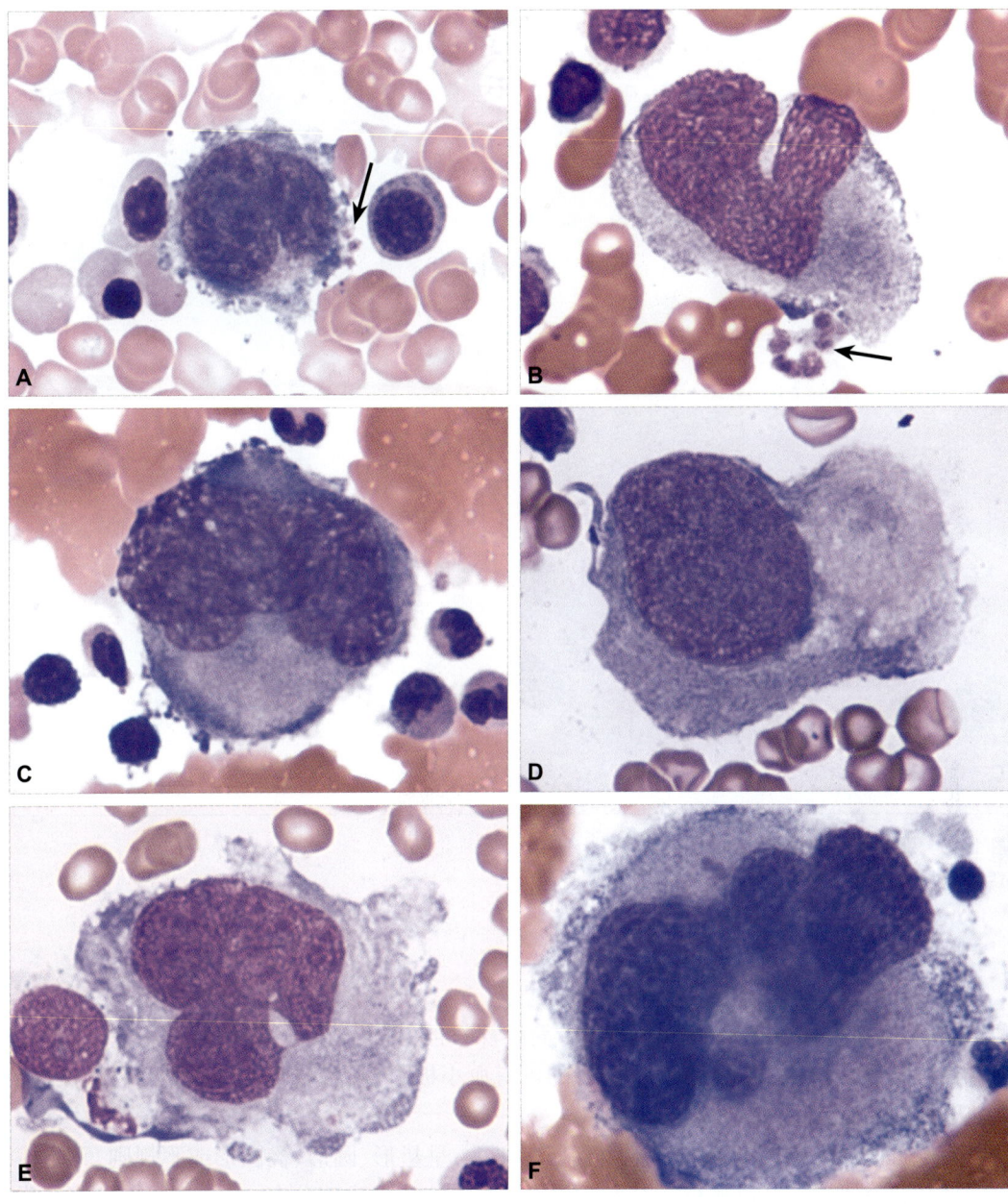

图 1-44　幼稚巨核细胞

A、B. 箭头所指为黏附的血小板,其中 A 胞核凹陷处可见细小颗粒。E. 胞质颗粒偏少

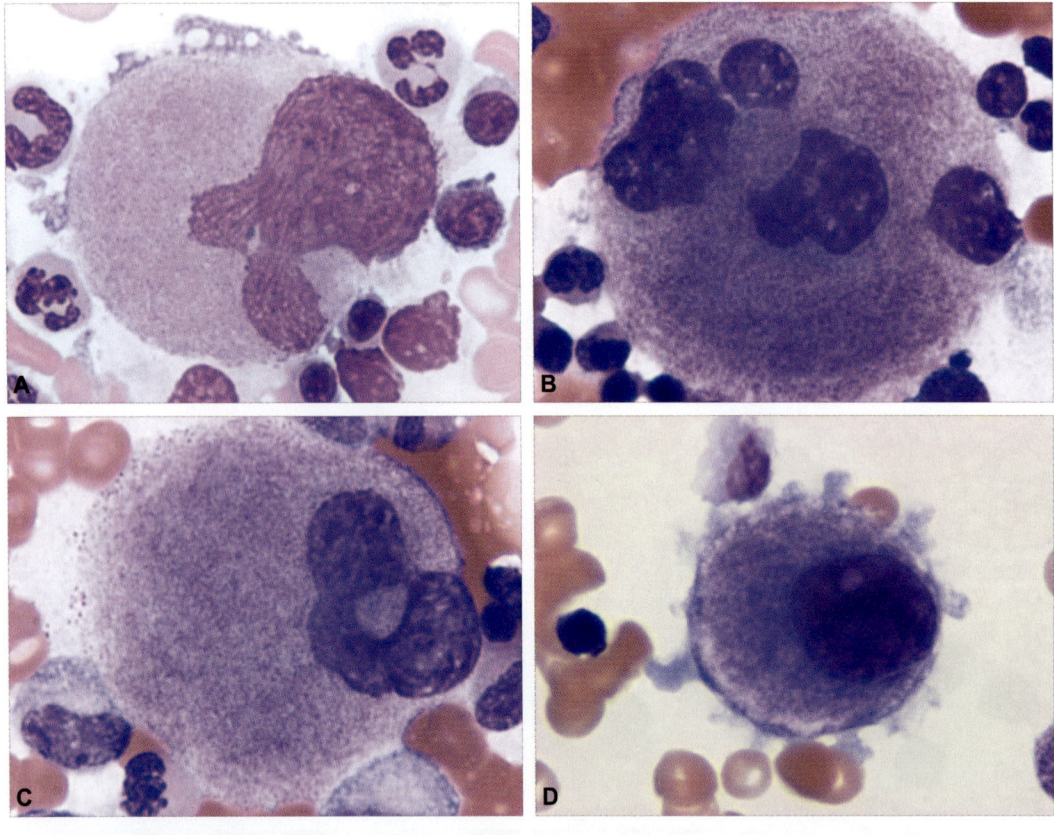

图 1-45   颗粒型巨核细胞
A~C. 胞质充满细小颗粒。D. 呈内外胞质分明现象

5. 裸核型巨核细胞（naked megakaryocyte）   简称裸核巨，见图 1-47。其胞膜不完整，胞核往往巨大，呈不规则、折叠、染色质块状，胞质无或少许，有的可有血小板附着，需与产板巨鉴别。有的裸核巨是制片时将胞核推出细胞外所致。

6. 血小板（platelet）   见图 1-48。其胞体直径 2~4μm，呈星形、圆形、椭圆形或不规则，无胞核；胞质淡蓝色，分布着均匀细小、淡紫红色颗粒。血小板在非抗凝血涂片上成簇分布，在抗凝血中呈散在分布。

巨系形态的主要特征为（除原巨外）：胞体及胞核巨大、胞质丰富且含细小、大小一致的淡紫红色颗粒。各阶段巨核细胞的划分要点见图 1-49。

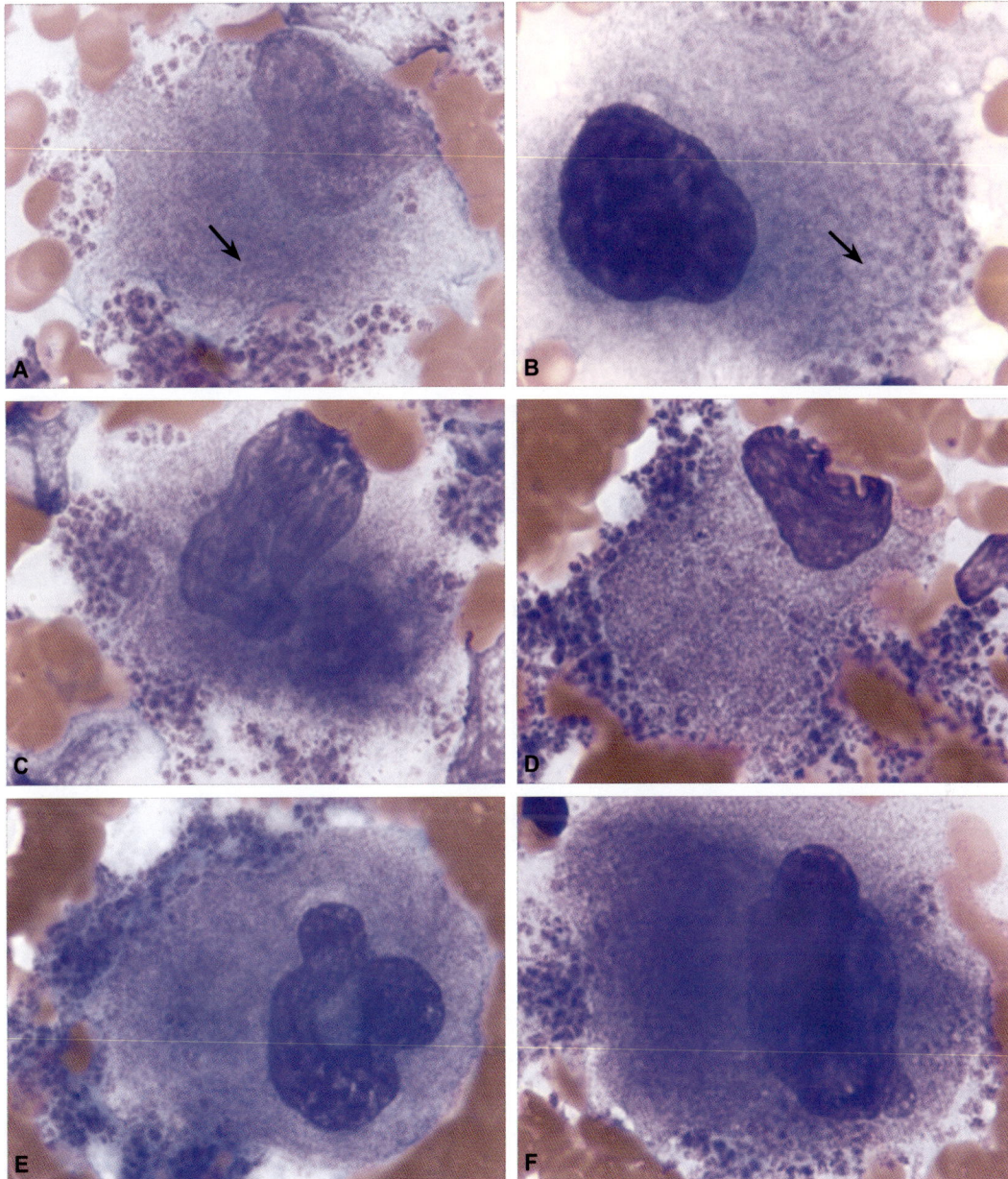

图 1-46 产血小板型巨核细胞
A、B. 箭头所指为雏形血小板

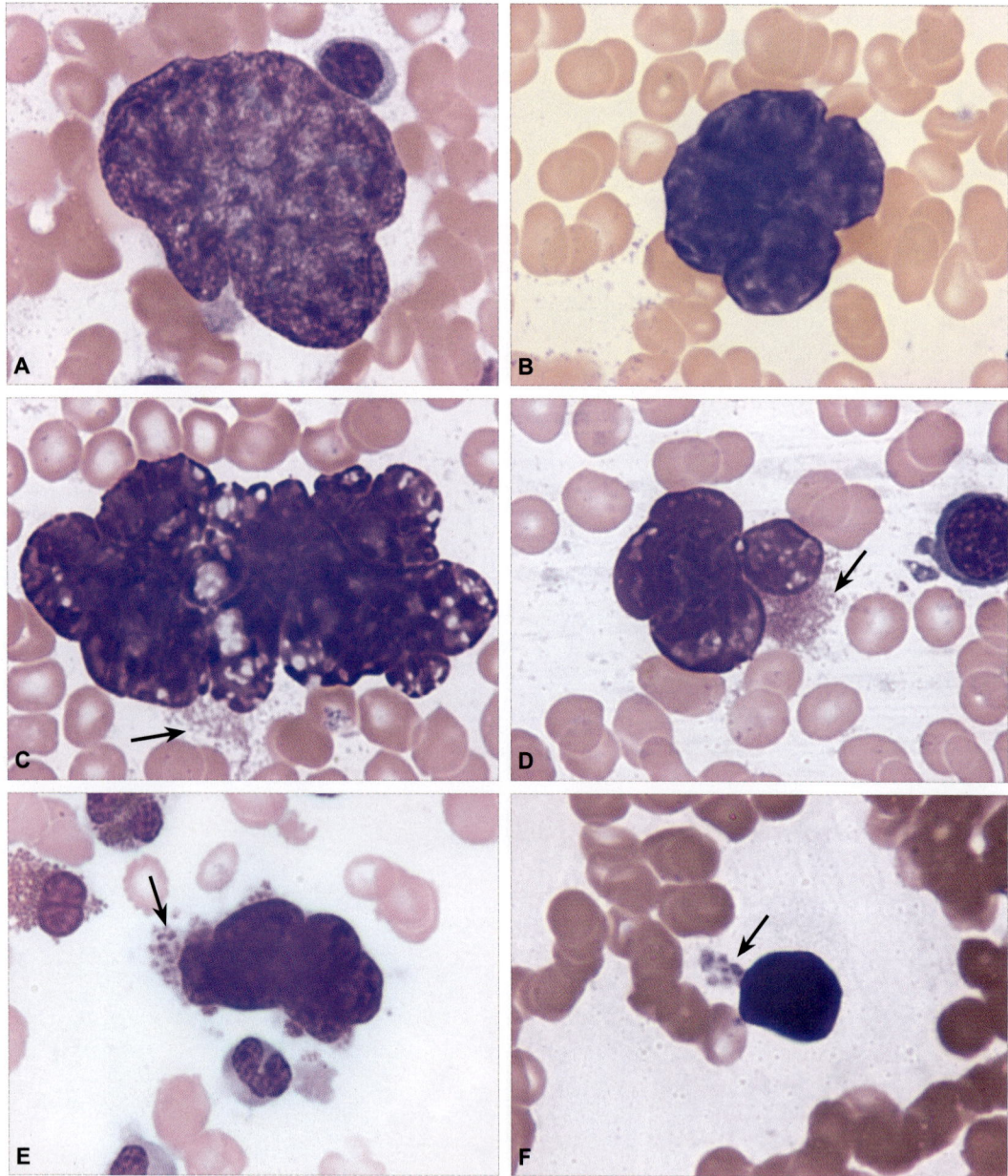

图 1-47　裸核型巨核细胞

C、D. 有少许胞质（见箭头）。E、F. 有血小板黏附（见箭头）

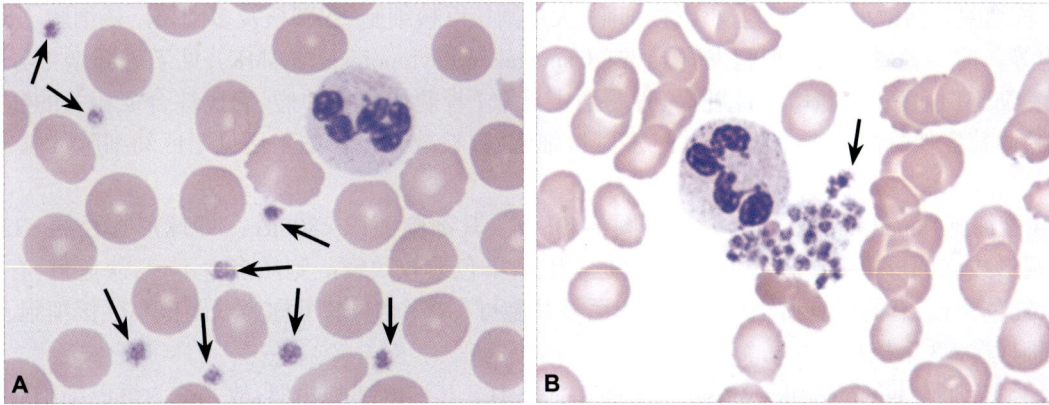

图 1-48　血小板
A. 抗凝血中散在分布的血小板（见箭头）。B. 非抗凝血中成堆分布的血小板（见箭头）

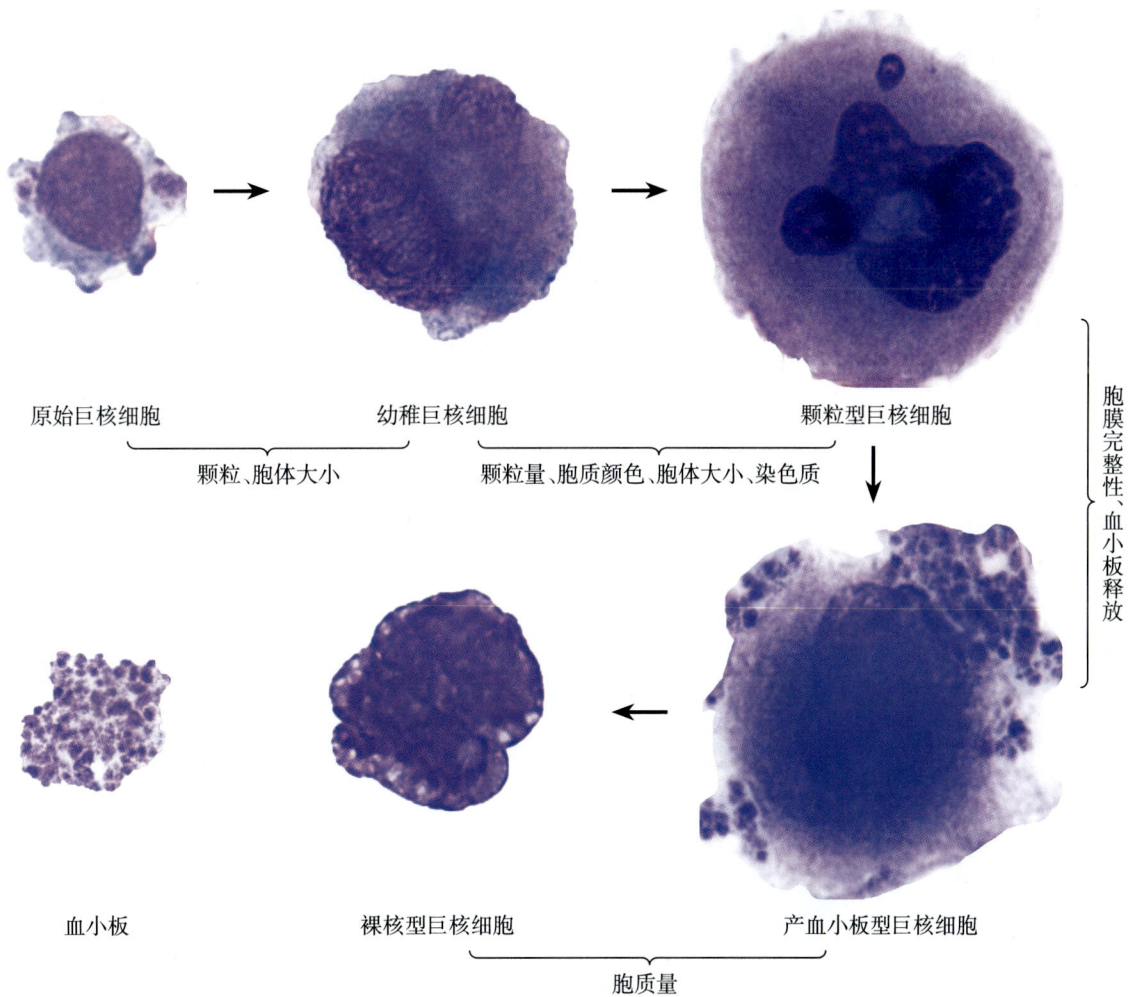

原始巨核细胞　　　　　　幼稚巨核细胞　　　　　　颗粒型巨核细胞

颗粒、胞体大小　　　　颗粒量、胞质颜色、胞体大小、染色质

胞膜完整性、血小板释放

血小板　　　　裸核型巨核细胞　　　产血小板型巨核细胞

胞质量

图 1-49　各阶段巨核细胞的划分要点

二、异常巨核细胞系统形态特点

异常巨核细胞包括微小巨核细胞、小巨核细胞、大单圆核巨核细胞、双圆核及多圆核巨核细胞、分叶过多巨核细胞等。前四者属于巨核细胞发育异常(dysmegakaryocytopoiesis,dysMK),见于骨髓增生异常综合征、急性髓细胞白血病、骨髓增殖性肿瘤、骨髓增生异常/骨髓增殖性肿瘤、唐氏综合征相关的髓系增殖、急性全髓增殖症伴骨髓纤维化等;分叶过多巨核细胞、颗粒减少巨核细胞还见于巨幼细胞贫血、化疗后等。

1. 小巨核细胞(small megakaryocyte) 见图 1-50I~Y。其细胞面积 <800μm^3,即球形直径约 <32μm。胞核较小、圆形或椭圆形,1~ 数个(常 1 个),无核丝相连,染色质较致密。胞质多少不一,淡蓝色,有较多细小的淡紫红色颗粒,有的可有血小板附着。小巨核细胞可有多个胞核,可称为双圆核小巨核细胞、多圆核小巨核细胞(指≥3 个核)。

2. 微小巨核细胞(micromegakaryocyte) 见图 1-50A~H。其淋巴细胞相似,故又称为淋巴细胞样巨核细胞。其胞体直径 5~8μm。胞核 1 个,胞质少,其他特征基本同小巨核细胞。该细胞与淋巴细胞相似,需

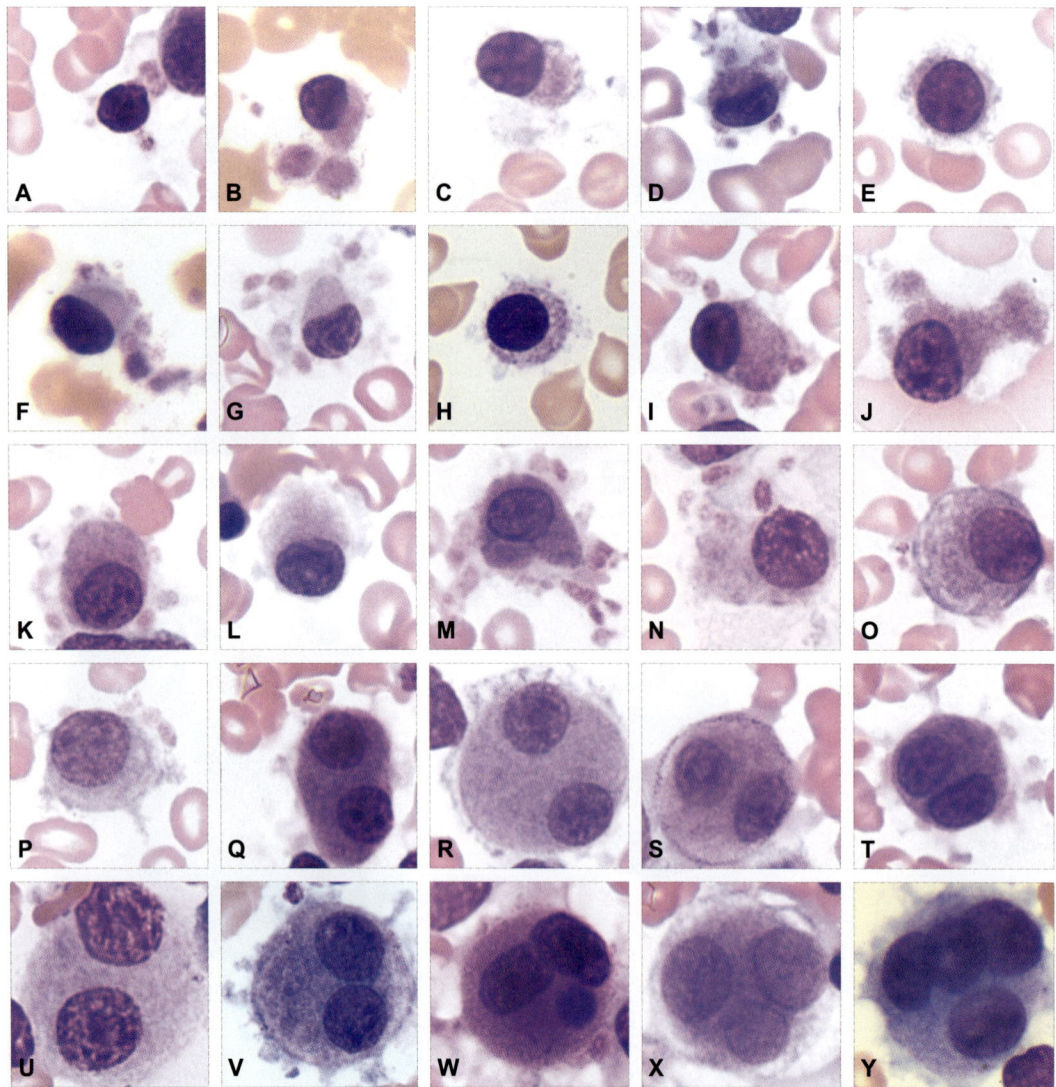

图 1-50 微小巨核细胞及小巨核细胞
A~H. 微小巨核细胞,其中 E~H 伴颗粒减少。I~Y. 小巨核细胞,其中 P、Y 伴颗粒减少。Q~Y. 双圆核或多圆核小巨核细胞

注意鉴别,其鉴别要点在于胞质,前者胞质与血小板相同。

3. 大单圆核巨核细胞(Large mononuclear megakaryocyte) 见图 1-51。其胞体大、较规则。胞核大、1个、不分叶而呈圆形,常偏位,染色质粗。胞质丰富,有许多紫红色颗粒,有的可见血小板附着。

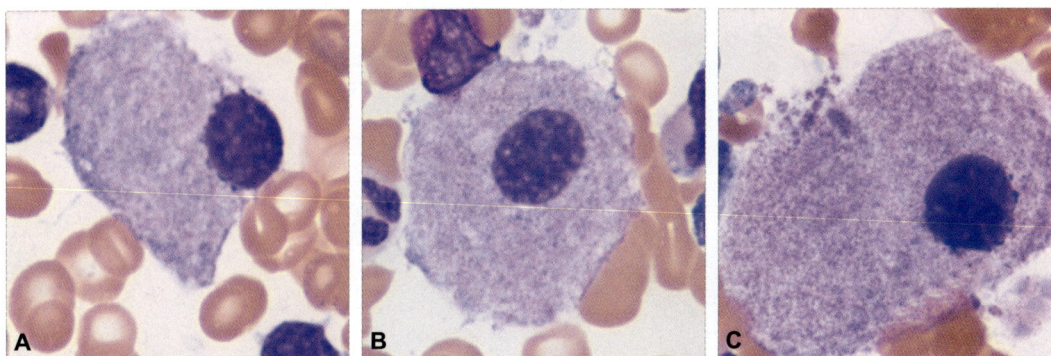

图 1-51 大单圆核巨核细胞

4. 双圆核及多圆核巨核细胞(megakaryocyte with double and multiple separated nuclei) 见图 1-52。其胞体大或较小(如细胞面积 $<800\mu m^2$ 又属于小巨核细胞)、多较规则;胞核圆形、2 个或多个,无核丝相连,染色质粗;胞质丰富,有许多紫红色颗粒,有的可有血小板附着。

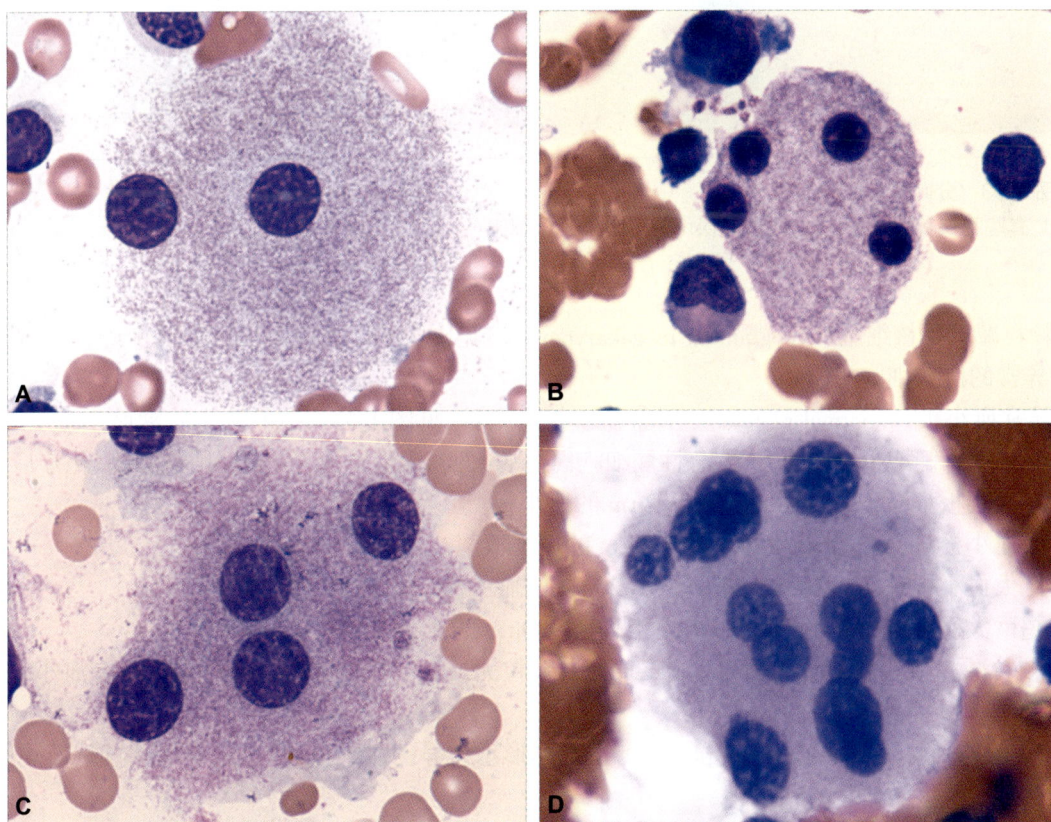

图 1-52 双圆核及多圆核巨核细胞

5. 分叶过多巨核细胞(hyperlobulation megakaryocyte) 见图 1-53。其主要特点为胞核分为多叶且呈散在分布,有些叶与叶之间有核丝相连,见于成熟巨核细胞。由于有的分叶核之间无核丝相连,需注意与多圆核巨核细胞鉴别,后者胞核大小及形态较一致、圆形,均无核丝相连。

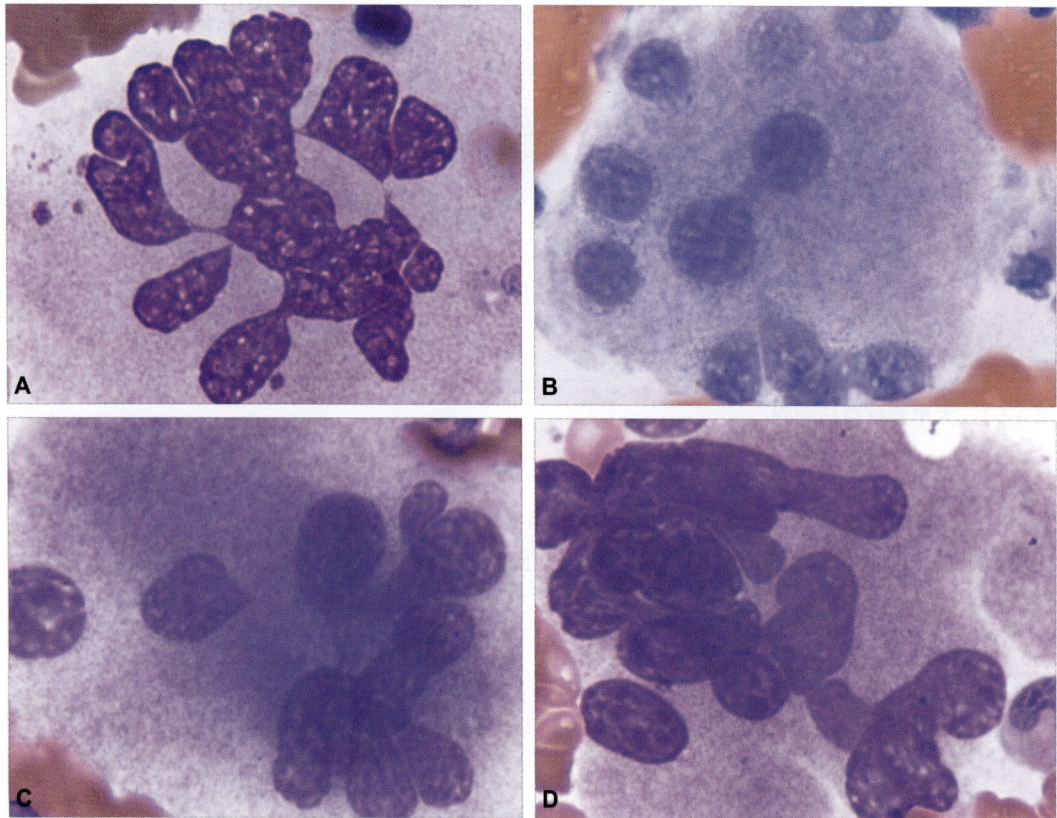

图 1-53 分叶过多巨核细胞
B. 有些胞核较圆且无核丝相连,易误认为多圆核巨核细胞

6. 颗粒减少巨核细胞(hypogranular megakaryocyte) 见图 1-54。其除胞质颗粒减少外,其他特征与同期正常、异常的巨核细胞相似。

7. 异常血小板(abnormal platelet) 异常血小板有多种,见图 1-55。一般认为异常血小板 >10% 具有临床意义,见于骨髓增生异常综合征、急性髓细胞白血病、骨髓增生异常 / 骨髓增殖性肿瘤、化疗后等。

(1) 小血小板(small platelet):指直径 <2μm 的血小板。

(2) 大血小板(large platelet):指直径 5~7μm 的血小板。

(3) 巨大血小板(giant platelet):指直径 8~20μm 的血小板。

(4) 超巨大血小板(supergiant platelet):指直径 >20μm 的血小板。

(5) 颗粒减少血小板(hypogranular platelet):指颗粒无或减少的血小板,有的同时伴有血小板大小的异常。

(6) 畸形血小板(bizarre shape of platelet):指胞体形态怪异的血小板,常呈长条状、蛇形、不规则等,且胞体常巨大、超巨大。

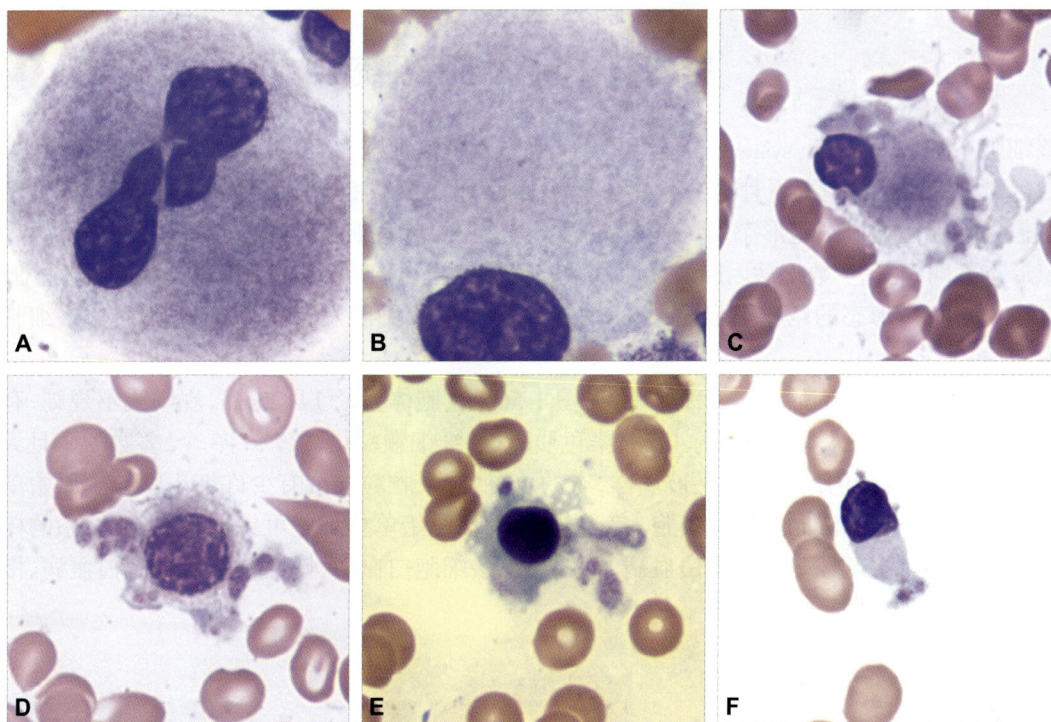

图 1-54　颗粒减少巨核细胞

A、B. 胞体大的颗粒巨，其中 B 为大单圆核巨核细胞。C. 小巨核细胞。D~F. 微小巨核细胞

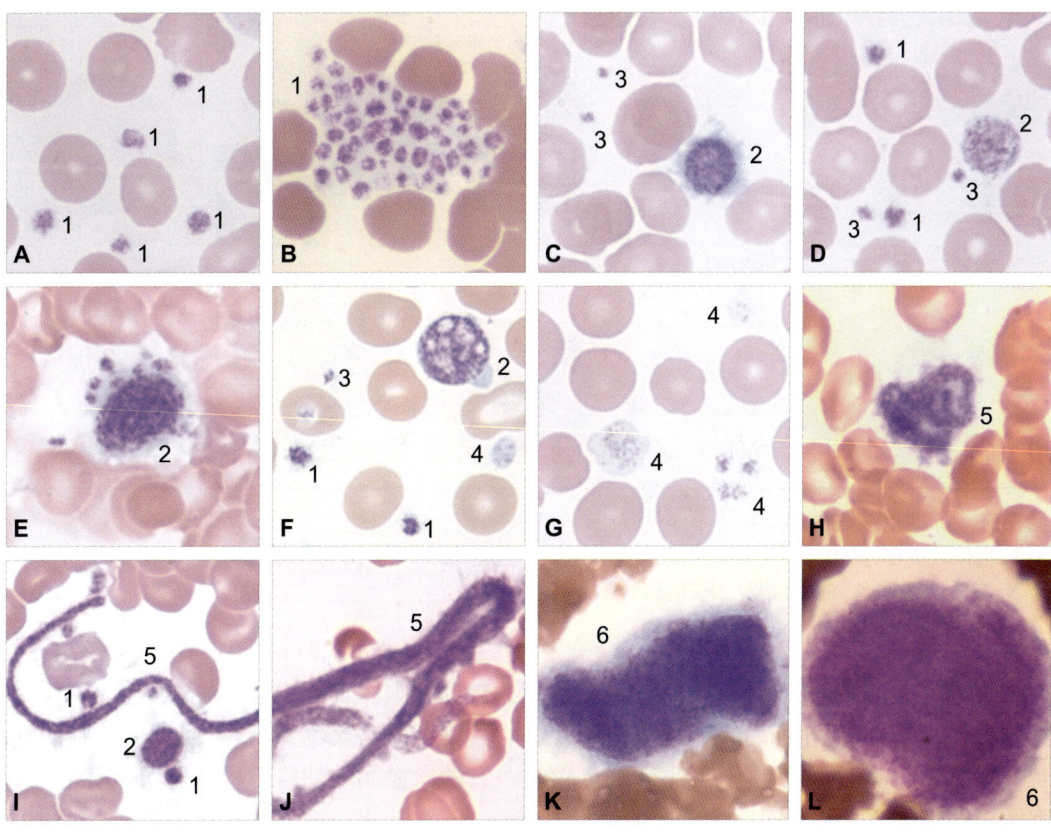

图 1-55　正常及异常血小板

1. 正常血小板（成堆或散在）。2. 大血小板。3. 小血小板。4. 颗粒减少血小板。5. 畸形血小板。6. 超巨大血小板

第四节 单核细胞系统

单核细胞系统(monocytic system)简称单系,包括原始单核细胞、幼稚单核细胞、单核细胞和进入组织中转变的巨噬细胞。正常情况下骨髓中有少许单核细胞,原始及幼稚单核细胞偶见或罕见,病理情况下数量可增多但往往无法通过细胞形态确认其本质,故正常、异常单系细胞合在一起叙述。此外,巨噬细胞在不同组织形态不同,而且少数疾病因脂质代谢酶缺陷而导致脂类物质代谢障碍,累及单核-巨噬细胞系统,而在骨髓中出现特殊形态的巨噬细胞,如戈谢细胞、尼曼 - 匹克细胞及海蓝组织细胞等,这些细胞将在其他细胞中叙述。

1. 原始单核细胞(monoblast) 简称原单,见图 1-56。其胞体直径 14~25μm,规则或不规则,有时可见胞质突起。胞核规则或不规则,常折叠、扭曲,染色质疏松、纤细颗粒状;核仁 1~3 个,多数 1 个且大、清晰。胞质较多,呈灰蓝色或蓝色,不透明、毛玻璃样,有的可见空泡,颗粒无或有少许细小颗粒。原始单核细胞可分为Ⅰ型、Ⅱ型,分型方法同原始粒细胞。有的白血病性原始单核细胞可见棒状小体,单系的棒状小体往往较细长。增多见于急性单核细胞白血病、急性粒单核细胞白血病、慢性粒单核细胞白血病、慢性粒细胞白血病(急单或急粒单变)等。

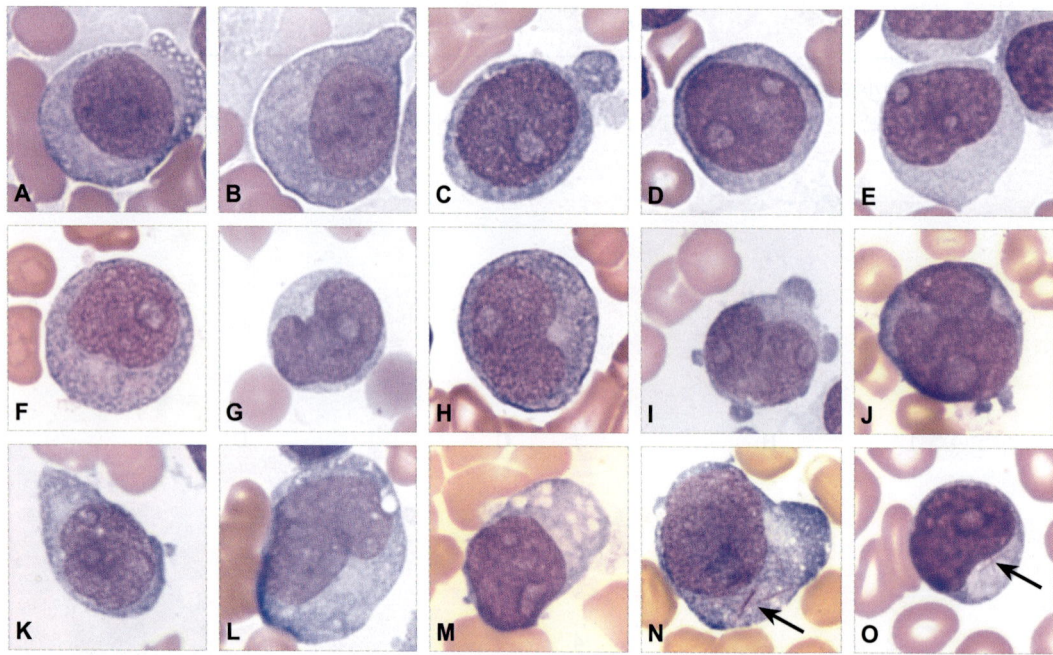

图 1-56 原始单核细胞
A~F.胞核较规则,其中 A 可见少许空泡,F 见少许细小颗粒。B、C、I、J、N.可见瘤状突起。G~L.胞核不规则。K~N.胞质可见空泡。N、O.可见细长的棒状小体(见箭头)

2. 幼稚单核细胞(premonocyte) 简称幼单,见图 1-57。其胞体直径 15~25μm,规则或不规则,有时可见伪足。胞核多不规则,呈扭曲、折叠,或类圆形、凹陷等,染色质略聚集,核仁有或消失。胞质较多,呈不透明的灰蓝色、蓝色,有时可见空泡、细小紫红色颗粒。有的白血病性幼稚单核细胞可见棒状小体。幼稚单核细胞增多的临床意义基本同原始单核细胞。

3. 单核细胞(monocyte) 见图 1-58。其胞体直径 12~20μm,类圆形或不规则,可见伪足。胞核常不规则,呈折叠、扭曲状,或呈大肠状、马蹄形、S 形、分叶形、笔架形等,染色质疏松,可呈条索状、小块状,核仁消失。胞质丰富,浅灰蓝色、淡蓝色,如毛玻璃样半透明,有的可见空泡,常有细小、紫红色的粉尘样颗粒,

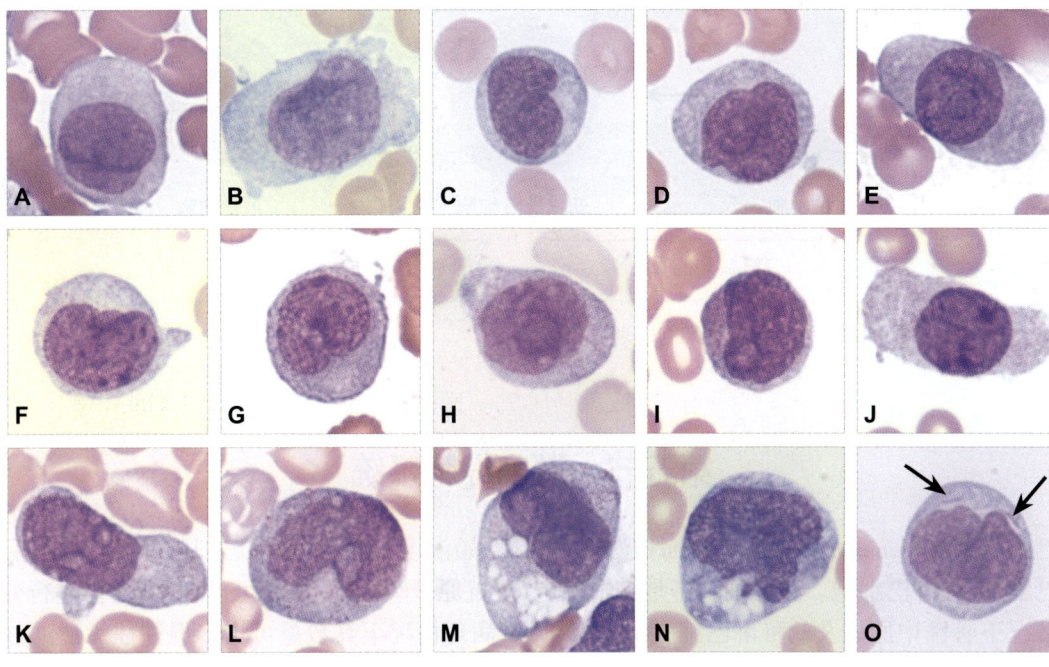

图 1-57　幼稚单核细胞

A~E. 颗粒不明显。F~J. 含较多细颗粒。K、L. 似早幼粒细胞。M、N. 含空泡。O. 可见棒状小体(见箭头)

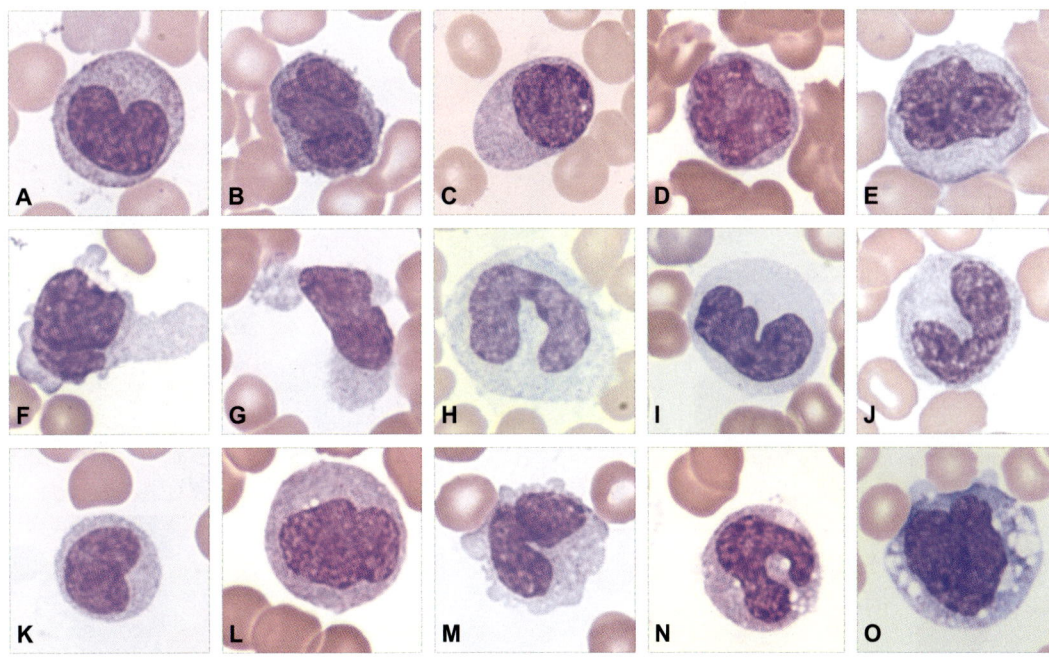

图 1-58　单核细胞

A~E. 含较多细颗粒。F~J. 胞质较清,其中 F~H 可见胞质突起。K. 胞体较小。L~O. 胞质含空泡

有的因大量细小颗粒而使"胞质"呈淡紫红色(图 1-58A~D、L、N)。

单系形态的主要特征为:胞体较大,常不规则;染色质疏松、胞核常不规则;胞质较丰富,可有空泡及细小紫红色颗粒。各阶段单核细胞的划分要点见图 1-59,由于单核细胞染色质较疏松,幼稚单核细胞与单核细胞之间鉴别比较困难。

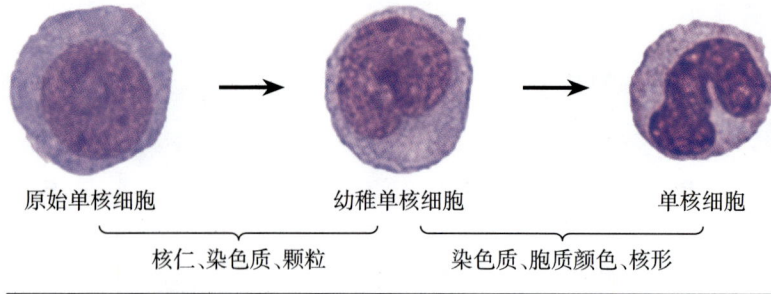

图 1-59   各阶段单核细胞的划分要点

第五节   淋巴细胞系统

淋巴细胞系统(lymphocytic system)简称淋系,包括原始淋巴细胞、幼稚淋巴细胞、淋巴细胞,后者又分为小淋巴细胞、大淋巴细胞。淋巴细胞不是终末细胞,受抗原、丝裂原刺激后可母细胞化,再进行分裂。成人正常情况下骨髓中原始及幼稚淋巴细胞偶见或罕见,病理情况下其数量可增多但往往无法通过细胞形态确认其本质,故正常、异常淋系细胞合在一起叙述。

1. 原始淋巴细胞(lymphoblast)   简称原淋,见图 1-60。其胞体直径 10~18μm,规则或不规则,有的可见胞质突起。胞核类圆形、不规则,染色质呈颗粒状,常有凹凸不平感,核仁 1~2 个,较清晰。胞质少,蓝色或深蓝色,一般无颗粒,有的可见空泡,无棒状小体,有的近核处可有一透明区。增多见于急性淋巴细胞白血病、慢性粒细胞白血病急淋变、淋巴瘤白血病、淋巴瘤侵犯骨髓等。

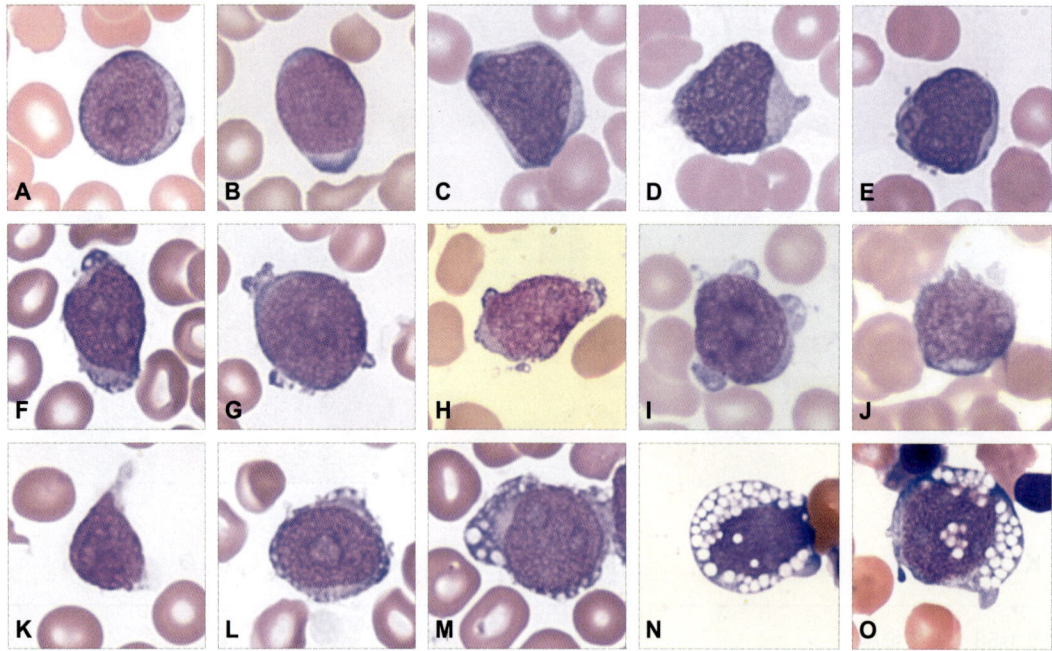

图 1-60   原始淋巴细胞
D~K. 可见胞质突起。L~O. 可见较多空泡

2. 幼稚淋巴细胞(prelymphocyte)   简称幼淋,见图 1-61。其胞体直径 10~16μm,规则或不规则,有的可见胞质突起。胞核类圆形、不规则,核仁模糊或消失,染色质聚集。胞质少,蓝色,有的可见空泡,偶有少许紫红色颗粒,无棒状小体。幼稚淋巴细胞增多的临床意义基本同原始淋巴细胞。

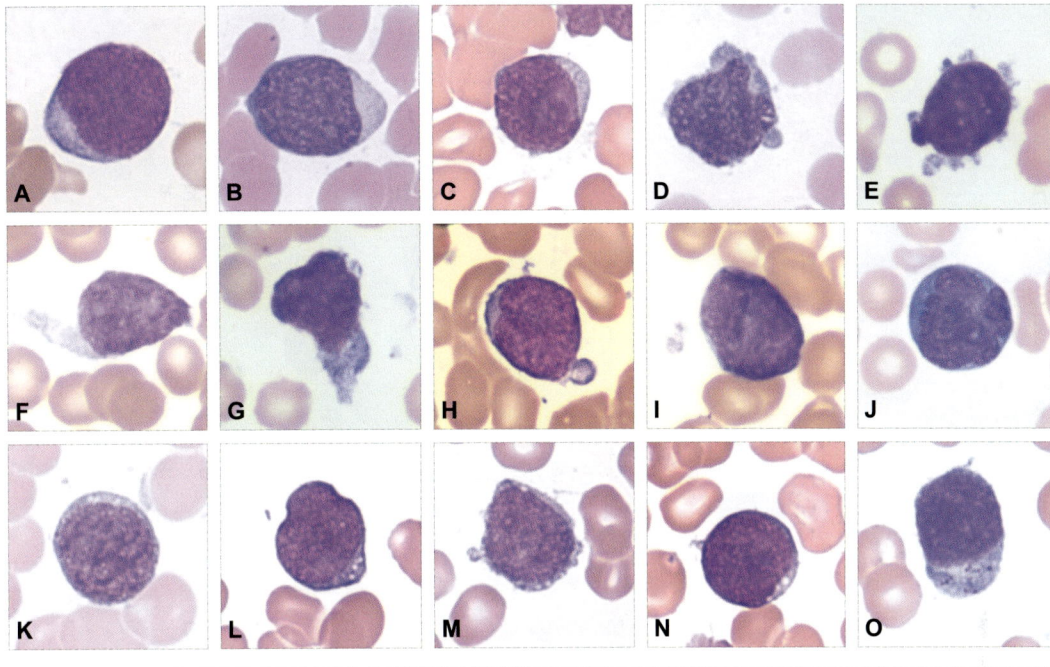

图 1-61　幼稚淋巴细胞
A~C. 胞体较规则。D~H. 可见胞质突起。H~J. 胞核欠规则。K~N. 胞质可见空泡。O. 可见少许颗粒

3. 淋巴细胞（lymphocyte）

（1）小淋巴细胞（microlymphocyte）：见图 1-62。其胞体直径 6~9μm，类圆形或不规则等。胞核类圆形或有小切迹、凹陷等，染色质致密，呈大块状，副染色质不明显，核仁消失，可有假核仁。胞质少或极少（颇似裸核），呈淡蓝色、蓝色，常无颗粒。有时需与胞体较小的嗜碱性粒细胞鉴别，见表 1-9。

表 1-9　小淋巴细胞与小嗜碱性粒细胞的鉴别

鉴别点	小淋巴细胞	小嗜碱性粒细胞
胞质	极少或似无，淡蓝色、蓝色	极少或似无，有时"胞质"呈淡紫红色
颗粒	常无，有时可见少许紫红色颗粒	有少许深紫红、紫黑色颗粒，常覆盖胞核上
核形	类圆形、小切迹、凹陷	常不清楚

（2）大淋巴细胞（macrolymphocyte）：见图 1-63。其胞体直径 12~15μm，圆形或不规则。胞核常呈椭圆形、偏一侧，染色质排列紧密而均匀，核仁消失。胞质较多，呈清澈透明的淡蓝色，常有少许紫红色颗粒。

淋系形态的主要特征为：胞体较小，胞体及胞核常较规则，胞质较少。各阶段淋巴细胞的划分要点见图 1-64。淋巴细胞受抗原刺激后，胞体可变大、胞质变多且变蓝，有时与幼稚淋巴细胞较难区分。

4. 异型淋巴细胞（atypical lymphocyte）　简称异淋，2015 年国际血液学标准化委员会（ICSH）建议称谓反应性淋巴细胞（reactive lymphocyte）。Downey 根据异淋形态特点，将其分为 Ⅰ 型、Ⅱ 型、Ⅲ 型。

（1）Ⅰ 型异淋：又称浆细胞型或空泡型异淋，见图 1-65。其胞体较正常淋巴细胞大，多为圆形。胞核多偏位，呈圆形、椭圆形、肾形或不规则，染色质较致密，呈粗网状、块状。胞质较丰富，呈深蓝色，常含有大小不一的空泡，一般无颗粒。

（2）Ⅱ 型异淋：又称单核细胞型或不规则型异淋，此型最常见，见图 1-66。其胞体较 Ⅰ 型大，常不规则。

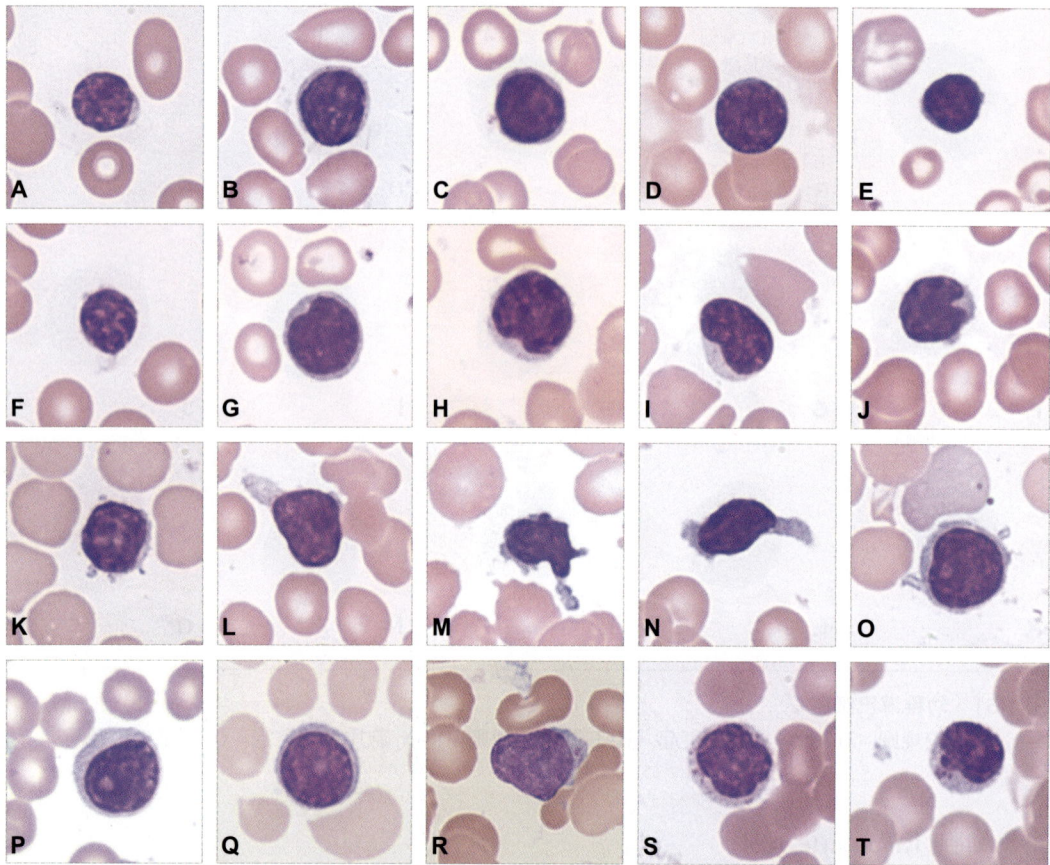

图 1-62　小淋巴细胞
A~F. 胞体较规则。G~J. 可见核凹陷。K~O. 可见胞质突起。O~Q. 可见假核仁。R~T. 可见少许颗粒

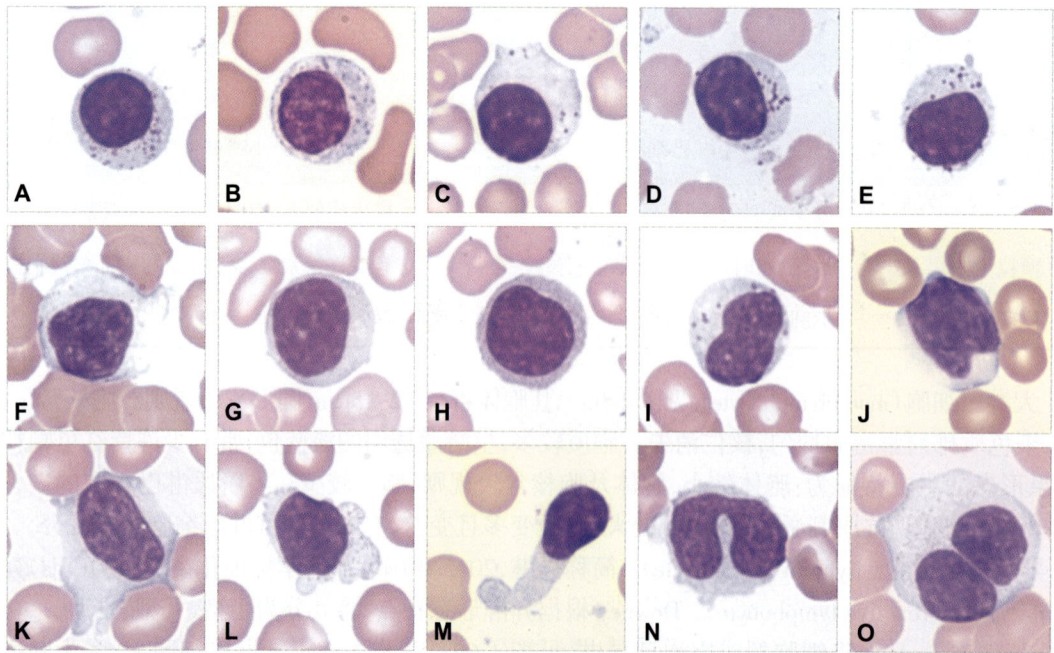

图 1-63　大淋巴细胞
A~E. 胞质可见颗粒。F~H. 胞质颗粒较少或无。I、J. 胞核可见凹陷。K~M. 胞体不规则。N. 胞核呈马蹄形。
O. 双核淋巴细胞

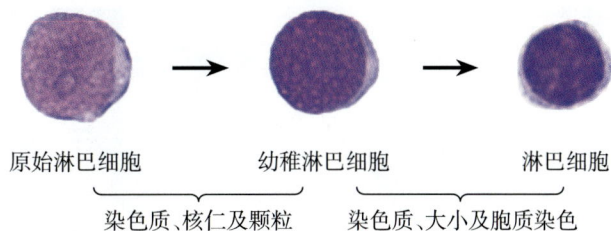

原始淋巴细胞　　　　　　幼稚淋巴细胞　　　　　　淋巴细胞

染色质、核仁及颗粒　　　染色质、大小及胞质染色

图 1-64　各期淋巴细胞的划分要点

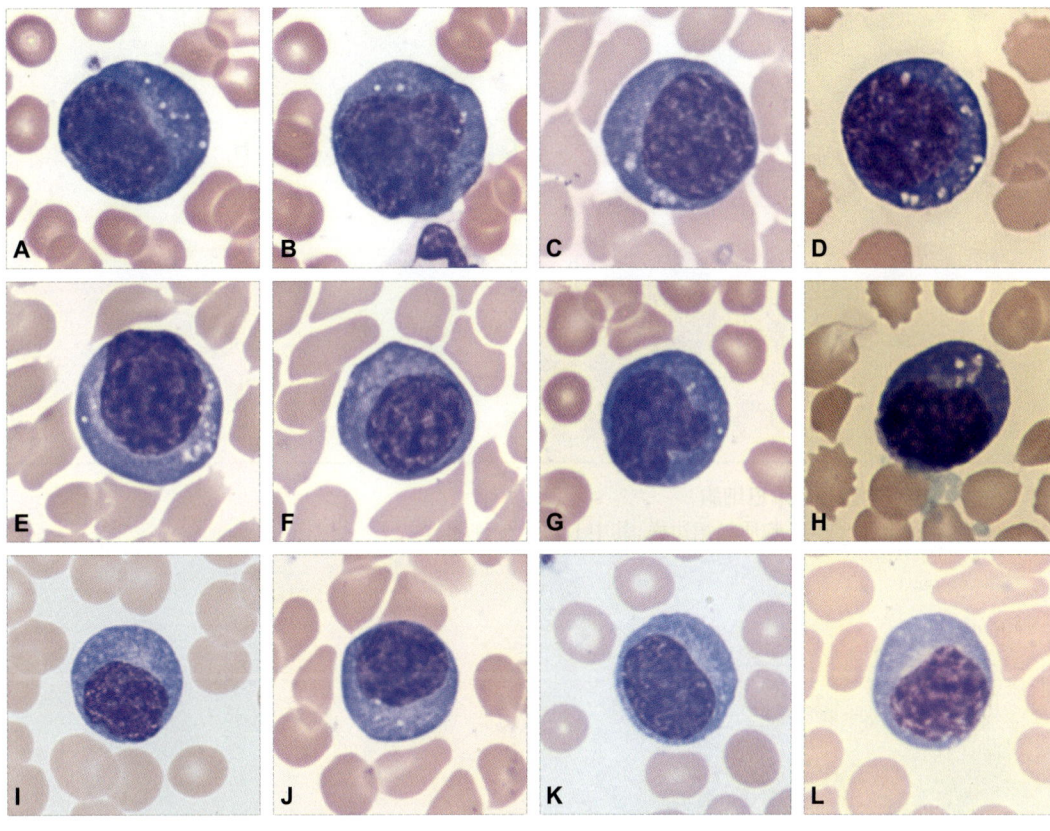

图 1-65　浆细胞型异型淋巴细胞

胞核不规则,染色质较Ⅰ型细致、疏松。胞质丰富,呈蓝色,或有透明感,胞质边缘处可较深蓝而似裙边,可有少许空泡及颗粒。

　　(3) Ⅲ型异淋:又称幼淋巴细胞型、幼稚型异淋,见图 1-67A~D。其胞体较大,较规则。胞核较大呈圆形、椭圆形,染色质较细致,有的可见模糊核仁。胞质较少,呈深蓝色,多无颗粒,偶有小空泡。

　　Ⅲ型异淋需与原始、幼稚细胞相鉴别,后两者染色质更细致,核质比大些,但有时鉴别比较困难,还需结合外周血其他白细胞形态、临床等特点,进行综合分析后再做出判断,见图 1-67E~H。异淋主要见于病毒感染。

　　5. 淋巴瘤细胞(lymphoma cells)　淋巴瘤细胞具有明显多形性,其形态特点取决于其组织学类型。淋巴瘤细胞一般形态特点为:胞体大小常明显不一,大者如成熟巨核细胞,小者如小淋巴细胞,胞体规则、长条状、不规则,胞质突起、出毛;胞核规则、不规则,可扭曲、折叠、凹陷等,染色质粗细不一,常比同期血细胞染色质粗,核仁有或无,有的核仁大而清晰,胞核常 1 个,也可多核;胞质多少不一,深蓝色、蓝色,有的可见空泡,少数可见紫红色颗粒。

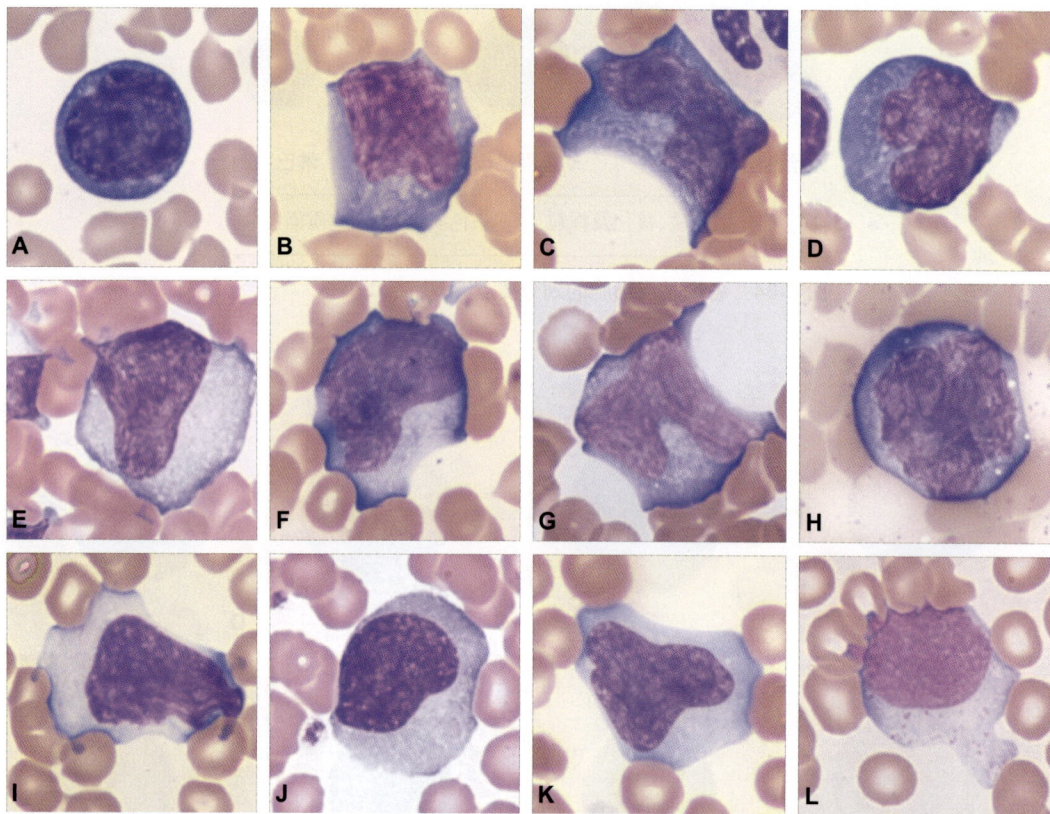

图 1-66　单核细胞型异型淋巴细胞
A~D. 胞质呈深蓝色。E~L. 胞质呈裙边样,其中 L 可见少许颗粒

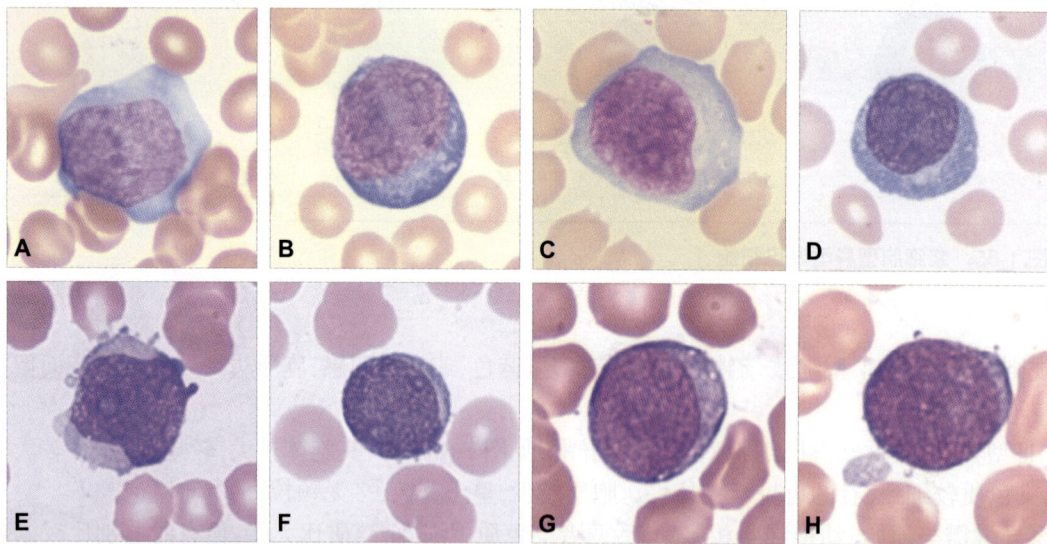

图 1-67　幼稚型异型淋巴细胞和原始细胞
A~D. 为幼稚型异型淋巴细胞。E~H. 为原始细胞

　　从细胞形态学来看,可将淋巴瘤细胞分为原始、幼稚及成熟的淋巴瘤细胞,见图 1-68、图 1-69,有些淋巴瘤是以成熟淋巴细胞为主,如慢性淋巴细胞白血病 / 小淋巴细胞淋巴瘤、滤泡淋巴瘤、套细胞淋巴瘤、脾边缘区淋巴瘤、毛细胞白血病、大颗粒淋巴细胞白血病、Waldenström 巨球蛋白血症、成人 T 细胞白血病 / 白血病

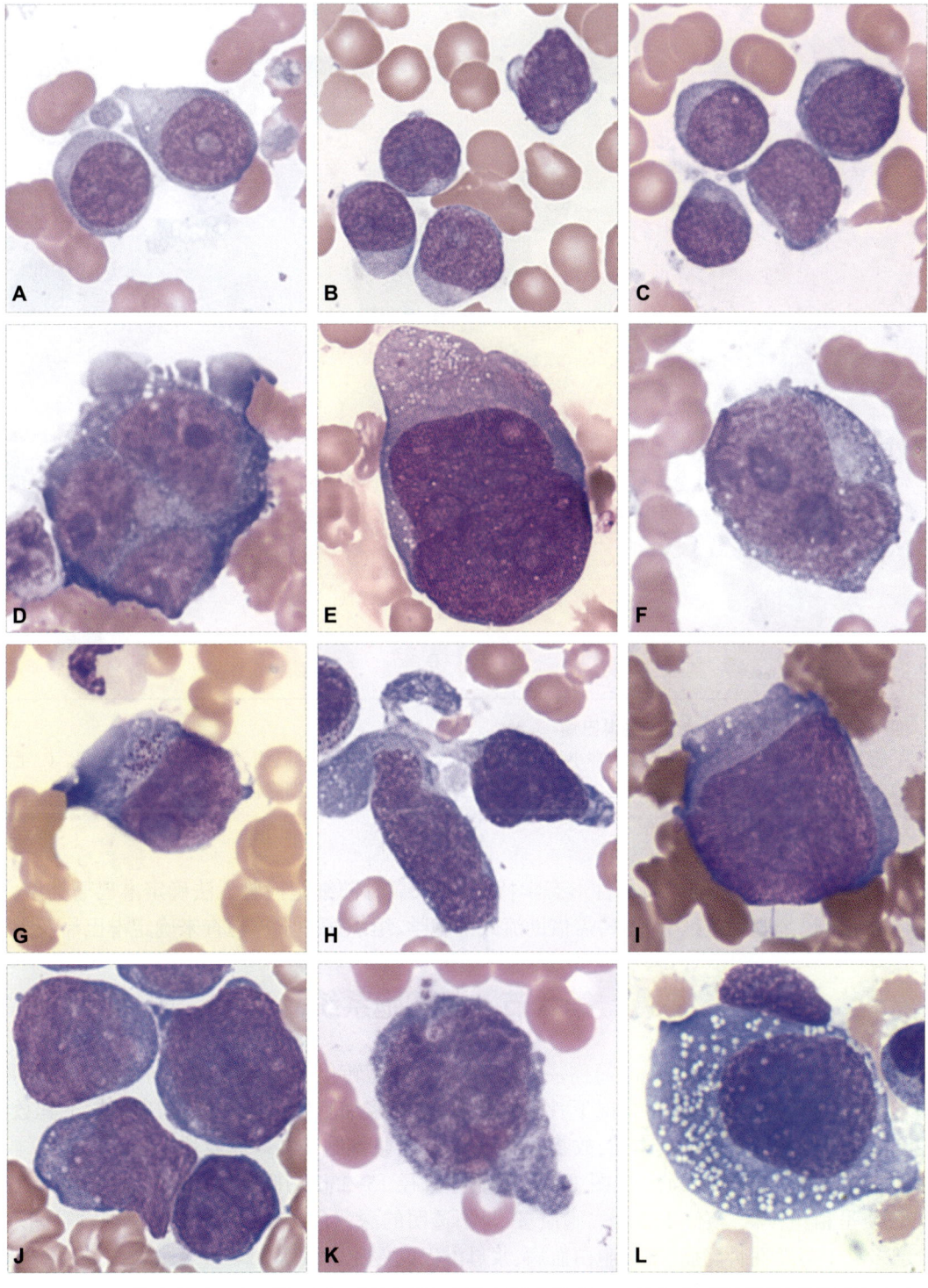

图 1-68　各种原始及幼稚阶段淋巴瘤细胞
A~F. 原始淋巴瘤细胞。G~L. 幼稚淋巴瘤细胞。G. 可见一小撮颗粒。E、L. 含较多空泡

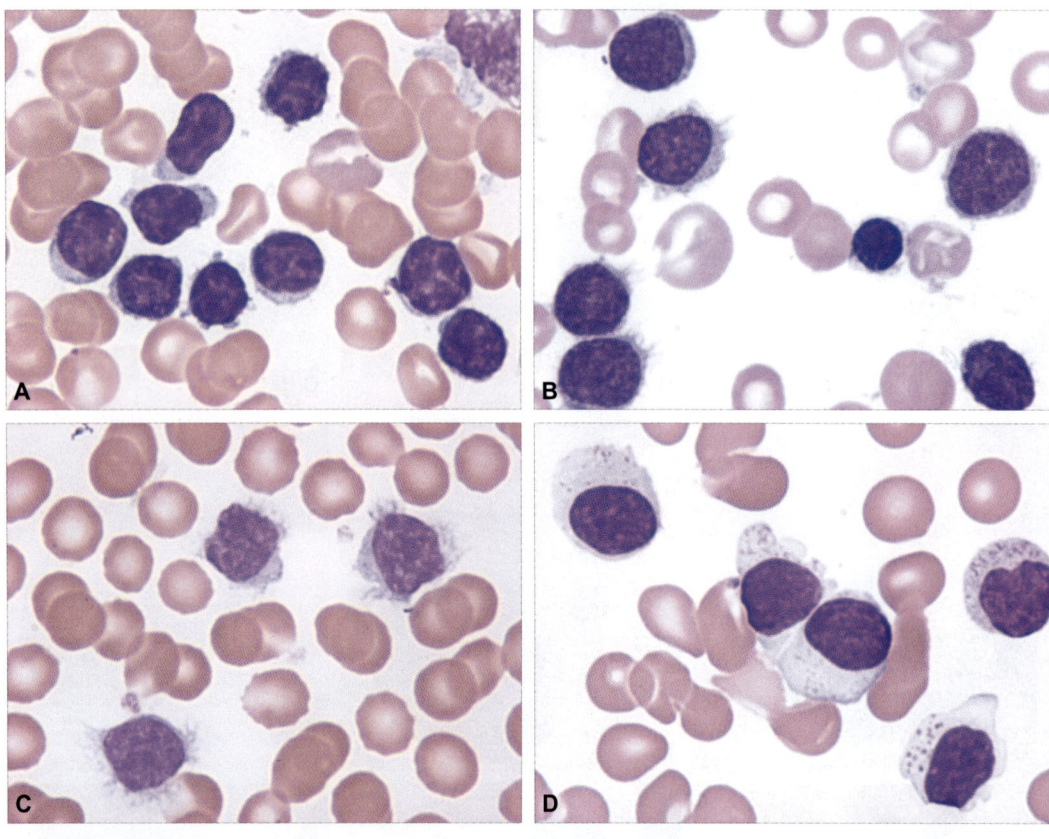

图 1-69   以成熟淋巴细胞为主的淋巴瘤
A. 慢性淋巴细胞白血病,细胞与正常小淋巴细胞相似。B. 脾边缘区淋巴瘤,细胞可见极性突起。C. 毛细胞白血病,细胞可见较多、较长突起。D. 大颗粒淋巴细胞白血病,多数细胞含有颗粒

等,由于其形态多样且有些缺乏特异性形态学特征,故仅靠骨髓细胞检验无法确定淋巴瘤类型,有时也无法将其与正常淋巴细胞完全区分开来,需借助流式细胞学、组织病理学等检查来确定淋巴瘤及类型。

第六节   浆细胞系统

浆细胞系统(plasma cell system)简称浆系,由 B 淋巴细胞转化而来,包括原始浆细胞(简称原浆)、幼稚浆细胞(简称幼浆)、浆细胞。正常情况下骨髓中原始、幼稚浆细胞偶见或罕见,病理情况下其数量可增多但往往无法通过细胞形态确认其本质,故浆系的正常、异常浆细胞合在一起叙述。

1. 原始浆细胞(plasmablast)   见图 1-70。其胞体直径 15~25μm,椭圆形、圆形。胞核圆形,常偏位,常1 个,染色质呈粗颗粒状,核仁 1~2 个。胞质多,呈不透明的深蓝色,常见核旁淡染区(呈半月形)、空泡,无颗粒。增多见于多发性骨髓瘤、浆细胞白血病、浆母淋巴瘤侵犯骨髓等。

各系原始细胞形态有一些共同特征,如胞体及胞核较大、核质比大、染色质细致、核仁清晰、胞质较蓝等特点,故需要鉴别,见表 1-10。

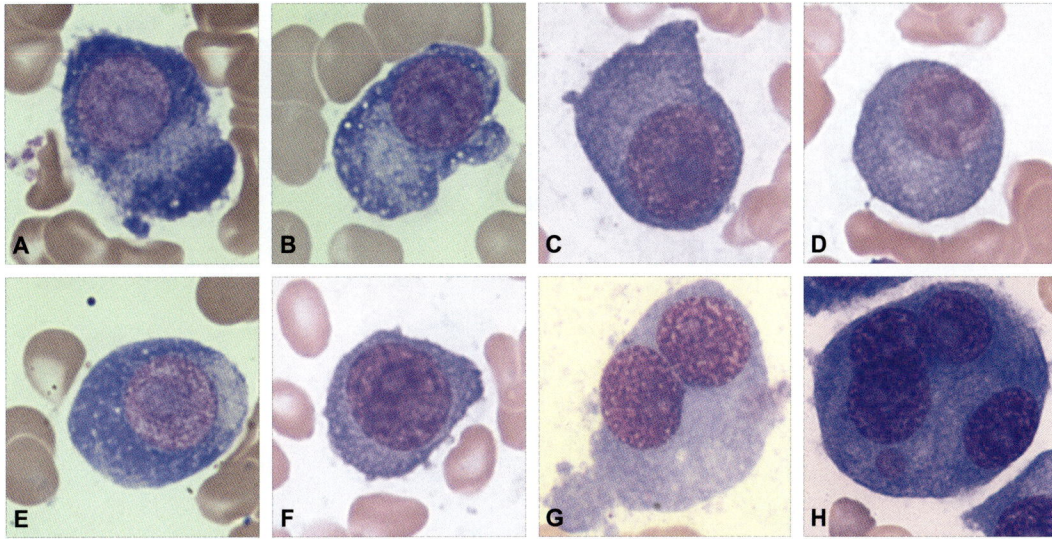

图 1-70 原始浆细胞

表 1-10 各种原始细胞的主要鉴别点

细胞\鉴别点	原淋	原粒	原单	原红	原浆	原巨
胞体大小	10~18μm	10~20μm	14~25μm	15~25μm	15~25μm	15~30μm
胞体形态	规则或不规则可突起	类圆形	规则或不规则可见突起	圆形、椭圆形常有瘤状突起	椭圆形或圆形	类圆形常有指状突起
核形	类圆形、不规则	类圆形	常不规则	圆形居中	圆形偏位	类圆形或类椭圆形
染色质	颗粒状	细颗粒状	纤细颗粒状	粗颗粒状	粗颗粒状	较细,排列紧密
胞质量	少	较少	较多	较多	丰富	中等
胞质颜色	蓝色、深蓝色	蓝色、深蓝色	灰蓝色、蓝色	深蓝色	深蓝色	深蓝、蓝色
胞质颗粒	常无	可有少许	可有少许	无	无	无
胞质空泡	可有	常无	可有	无	常多	无
其他		可有棒状小体	可有棒状小体	核周淡染区	核旁淡染区	血小板常附着

2. 幼稚浆细胞(proplasmacyte) 见图 1-71。其胞体直径 12~16μm,常呈椭圆形或不规则。胞核圆形,多偏位,染色质聚集,核仁模糊或无。胞质丰富,呈不透明的深蓝色,常有核旁淡染区、空泡,偶有少许紫红色的颗粒。幼稚浆细胞增多的临床意义基本同原始浆细胞。

3. 浆细胞(plasmacyte) 见图 1-72。其胞体大小不一,直径 8~15μm,常呈椭圆形。胞核常圆形,较小,多偏位,有时可见双核或多核,染色质呈块状,副染色质较明显,核仁无。胞质丰富,常呈深蓝色,常有较多空泡,称为泡沫浆,易见核旁淡染区,偶见少许紫红色的颗粒。有的浆细胞胞质呈红色(细胞分泌的免疫球

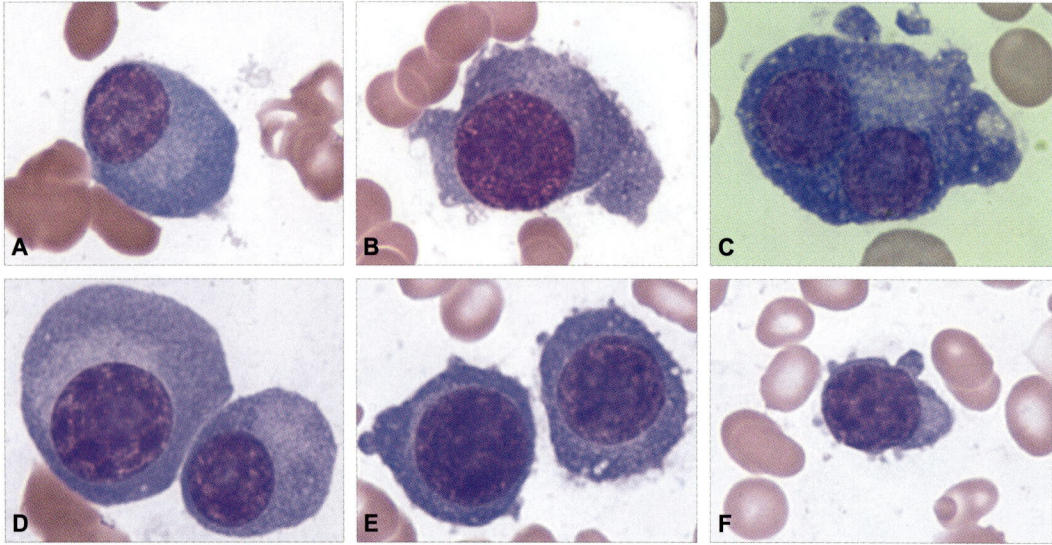

图 1-71 幼稚浆细胞(F 为胞质较少的幼稚浆细胞)

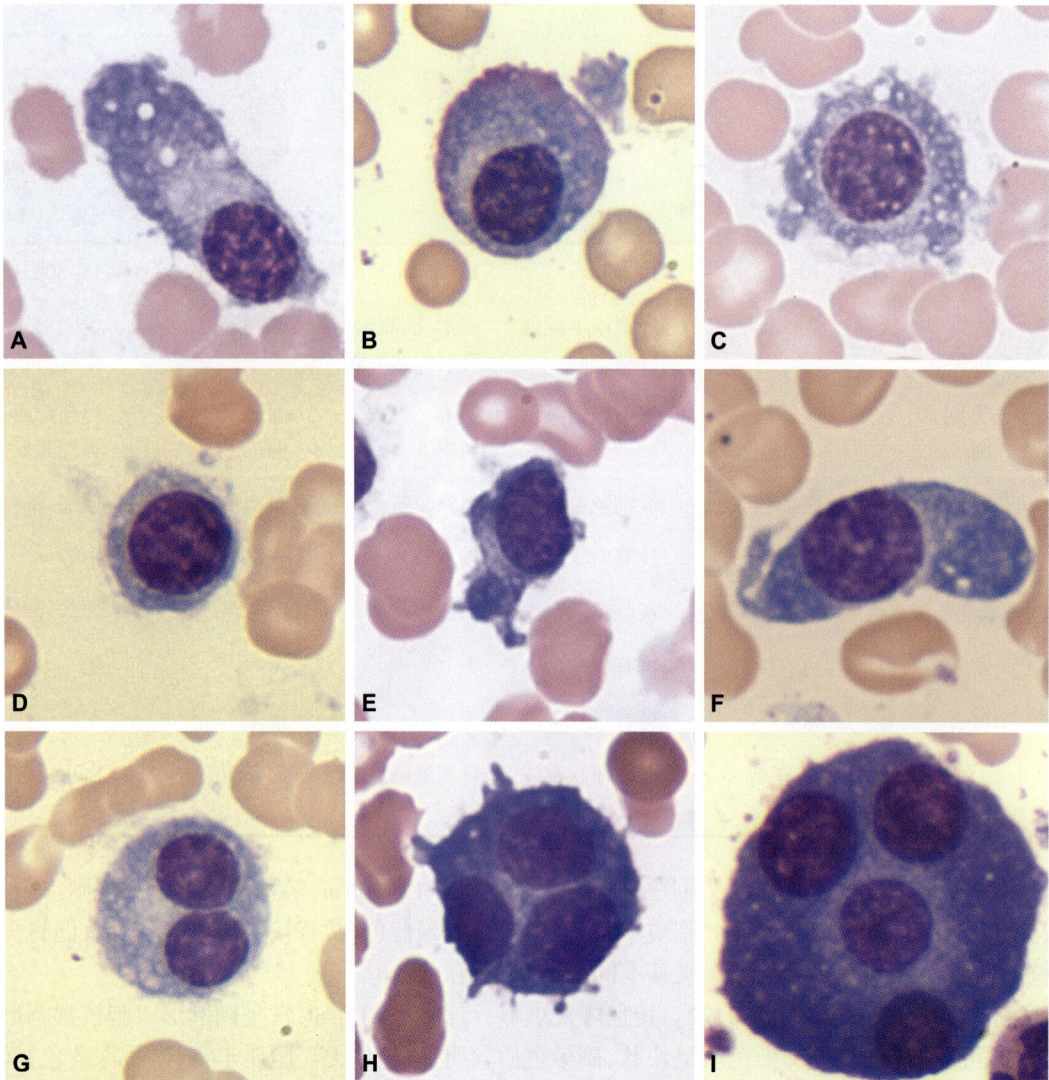

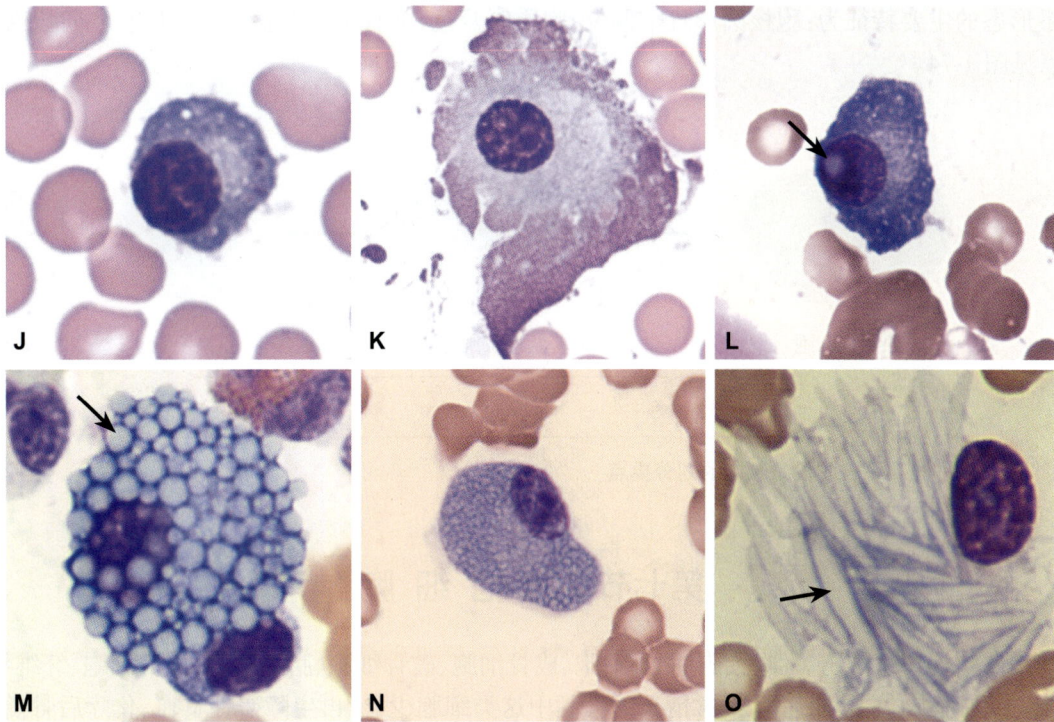

图 1-72　浆细胞

A~F. 单个核。G~I. 双核及多核。J. 浆细胞可见少许颗粒。K. 火焰细胞。L. Dutch 小体(见箭头)。M. Mott 细胞充满鲁氏小体(见箭头)。N. 桑葚细胞。O. 棒状结晶(见箭头)

蛋白所致),称为火焰细胞(flame cell)。有的浆细胞胞质中免疫球蛋白聚集,形成多个淡蓝色或红色、圆形、大小不等、直径 2~3μm 的包含体,称为鲁氏小体(Russell body);有的包含体覆盖在胞核上或内陷核中,称为 Dutch 小体(Dutch body);胞质内充满鲁氏小体的浆细胞称为 Mott 细胞(mott cell),有的形似桑葚而又称为桑葚细胞(mulberry cell);有的胞质免疫球蛋白浓缩、结晶而呈无色或紫红色棒状。浆细胞增多见于多发性骨髓瘤、浆细胞瘤、浆细胞白血病、意义未定的单克隆免疫球蛋白病、Waldenström 巨球蛋白血症、再生障碍性贫血、感染、反应性浆细胞增多等。

有时多个浆细胞(一般 3 个以上)围绕着巨噬细胞,称之为浆细胞岛(plasmacytic island),见图 1-73。见于感染、自身免疫性疾病、多发性骨髓瘤等。

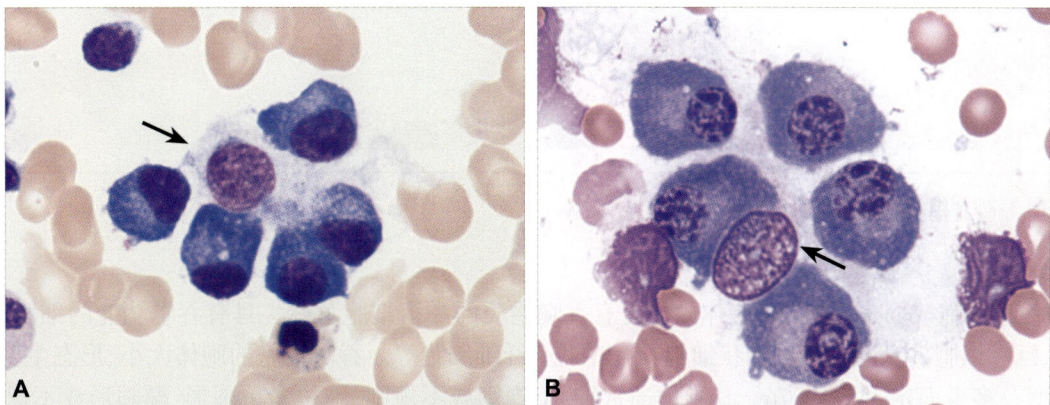

图 1-73　浆细胞岛(箭头所指为岛中央的巨噬细胞)

　　浆系形态的主要特征为:胞核圆形且常偏位,胞质深蓝色,常有空泡及核旁淡染区。各阶段浆细胞的划分要点见图 1-74。

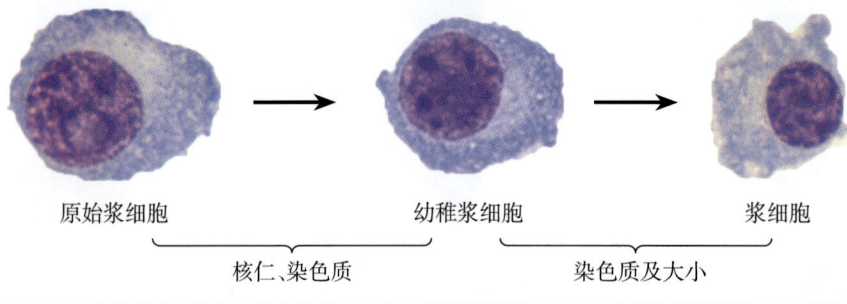

图 1-74　各阶段浆细胞的划分要点

第七节　其　他　细　胞

　　其他细胞包括组织细胞、吞噬细胞、肥大细胞、成骨细胞、破骨细胞、脂肪细胞、内皮细胞、纤维细胞、分裂象细胞、退化细胞、凋亡细胞等,正常情况下骨髓中这类细胞少见,再生障碍性贫血、化疗后骨髓抑制等常易见组织细胞、肥大细胞、成骨细胞、破骨细胞、脂肪细胞等。病理情况下还可见转移癌细胞等。

　　1. 组织细胞(histiocyte)　一般认为组织细胞就是"网状细胞(reticulum cell)"。实际上网状细胞除组织细胞外还包括其他细胞,光学显微镜很难将两者区分开来,必须借助于电镜、免疫组化等方法,故组织细胞不能完全替代网状细胞。见图 1-75。其胞体大小不一,常较大,呈不规则或长椭圆形,长轴直径可达 20~50μm 以上,胞膜多不完整,边缘呈撕纸状(常与黏性很大的间质黏在一起,故抽出时常遭破坏)。胞核常呈椭圆形,染色质呈粗网状,核仁 1~2 个,较清晰。胞质较丰富,淡蓝色,可有少许紫红色颗粒,具有吞噬功能。

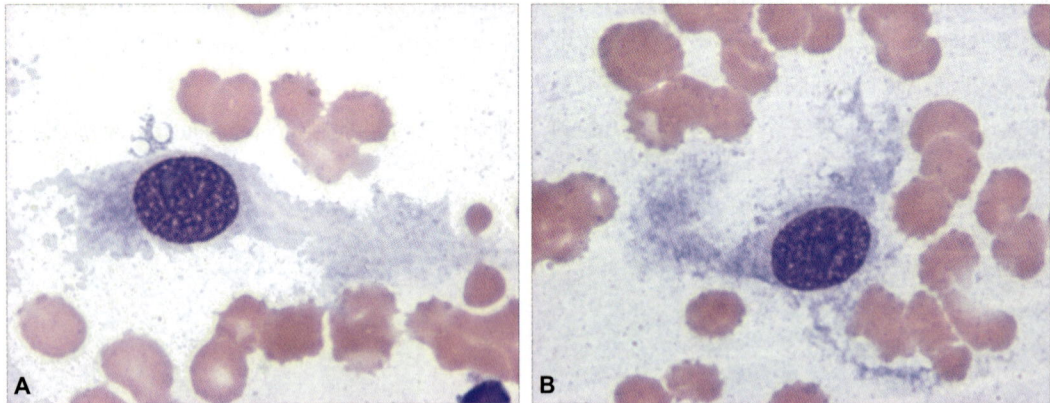

图 1-75　组织细胞

　　2. 吞噬细胞(phagocyte)　是胞体内包含有吞噬物质的一组细胞总称。具有吞噬功能的细胞包括:单核细胞、巨噬细胞、中性粒细胞、网状细胞、内皮细胞、纤维细胞等。吞噬细胞的胞体大小、形态主要由吞噬物的类型及多少而定,见图 1-76。其胞体通常较大,规则或不规则;胞核多呈圆形、椭圆形或不规则,常 1 个,胞核可被挤至细胞的一侧,染色质较疏松,核仁有或无;胞质多少不一,淡蓝色,常有空泡,并有数量不等的吞噬物,包括颗粒样物质、碳核、脂类、病原体、血细胞等。有时吞噬细胞成堆存在。当吞噬细胞吞噬

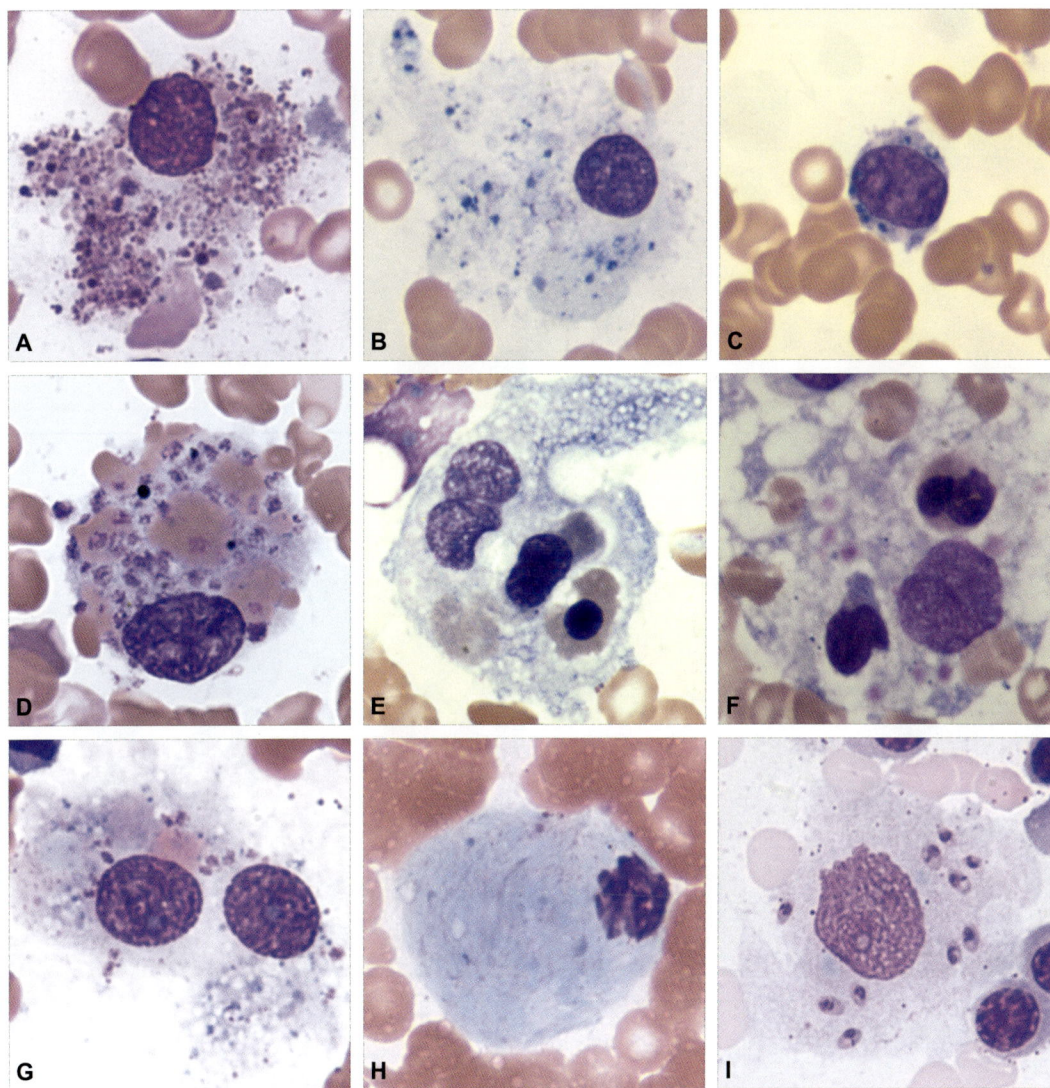

图 1-76　吞噬细胞

A~C.吞噬颗粒样物质。D~F.吞噬多种血细胞。G.吞噬血小板、红细胞及颗粒样物质。H.戈谢样吞噬细胞。
I.吞噬利杜小体

较多血细胞时称为噬血细胞（hemophagocyte）。

　　此外，少数疾病因酶的缺陷而导致脂类物质代谢障碍，在骨髓中出现特殊形态的巨噬细胞，如戈谢细胞、尼曼 - 匹克细胞及海蓝组织细胞。

　　（1）戈谢细胞（Gaucher's cell）：见图 1-77。其胞体大，直径 20~80μm，呈卵圆形或不规则。胞核较小，圆形、椭圆形，偏位，常 1 个，染色质较致密，有的可见核仁。胞质丰富，淡蓝色，无空泡，充满交织成网状的粗暗条纹样结构，如蜘蛛网状、洋葱皮样。

　　（2）尼曼 - 匹克细胞（Niemann-pick cell）：见图 1-78。其胞体巨大，直径 20~90μm，圆形、椭圆形或不规则。胞核较小，圆形、椭圆形，偏位，常 1 个，染色质较致密，有的可见核仁。胞质丰富，充满泡沫状神经鞘磷脂，似桑葚状、泡沫状，故又称"泡沫细胞"。

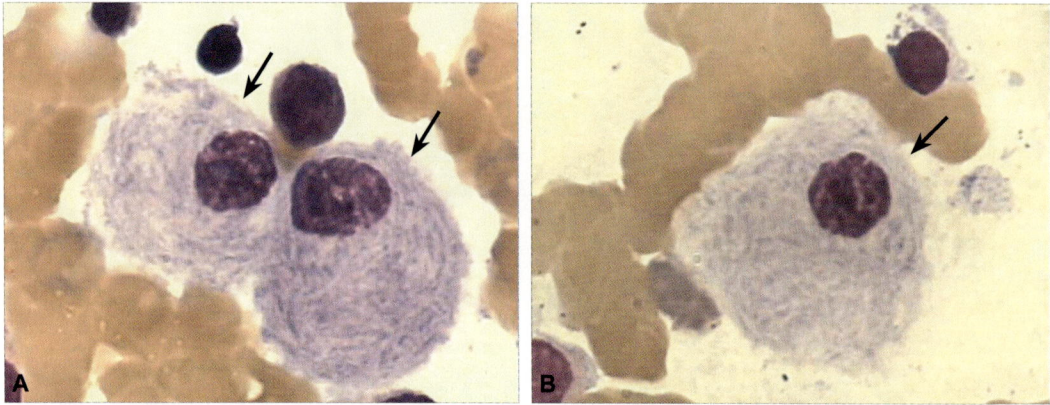

图 1-77   戈谢细胞

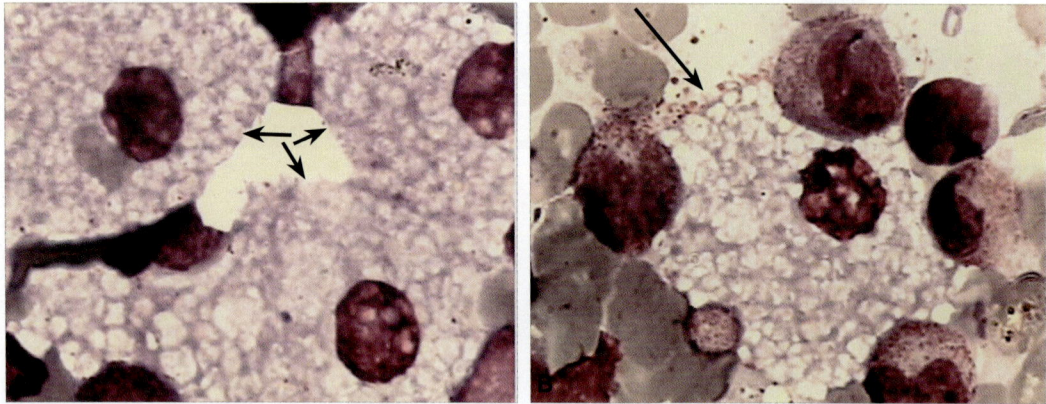

图 1-78   尼曼 - 匹克细胞

（3）海蓝组织细胞（sea blue histiocyte）：见图 1-79。其胞体较大，直径 20~60μm，圆形或椭圆形。胞核圆形，较小，偏位，多 1 个，染色质较致密，有的可见核仁。胞质丰富，含有数量不等、大小不一的海蓝色、蓝绿色颗粒。根据形态分为三型，Ⅰ型：胞质中充满大小不等的海蓝色颗粒，空泡不明显；Ⅱ型：胞质呈泡沫样，似尼曼 - 匹克细胞，但有的泡壁较厚且泡内常含有淡粉色物质；Ⅲ型：介于Ⅰ型与Ⅱ型之间，在泡沫状胞质中有大小不一、数量不等的海蓝色颗粒。

3. 肥大细胞（mast cell，MC）   又称组织嗜碱细胞（tissue basophilic cell），见图 1-80，易出现在骨髓小粒中。其胞体直径 12~20μm，呈多形性，如蝌蚪形、梭形、圆形、椭圆形、多角形、不规则等。胞核较小，圆形、椭圆形，染色质块状，无核仁，但由于时常被颗粒遮盖而使结构模糊不清。胞质丰富，充满粗大、大小一致、排列紧密、圆形、深紫红色或紫黑色的颗粒，常在胞质的边缘可见突出的颗粒，有时胞体周围可见淡紫红色的红晕。有的组织嗜碱细胞胞质中颗粒排列非常致密、着色深，使整个细胞呈黑色，易被误认为杂质而被忽略。肥大细胞应注意与嗜碱性粒细胞、双染性嗜酸性粒细胞鉴别，见表 1-11。

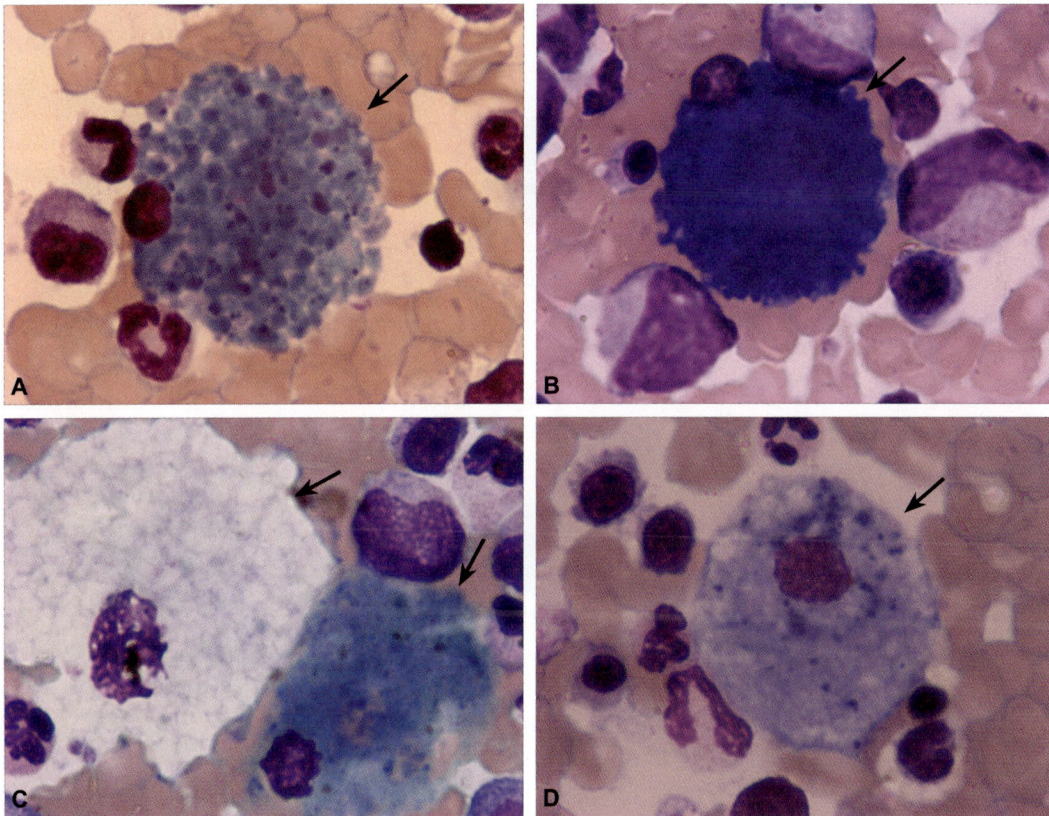

图 1-79　海蓝组织细胞（见箭头）
A、B. Ⅰ型。C. Ⅰ型（右），Ⅱ型（左）。D. Ⅲ型

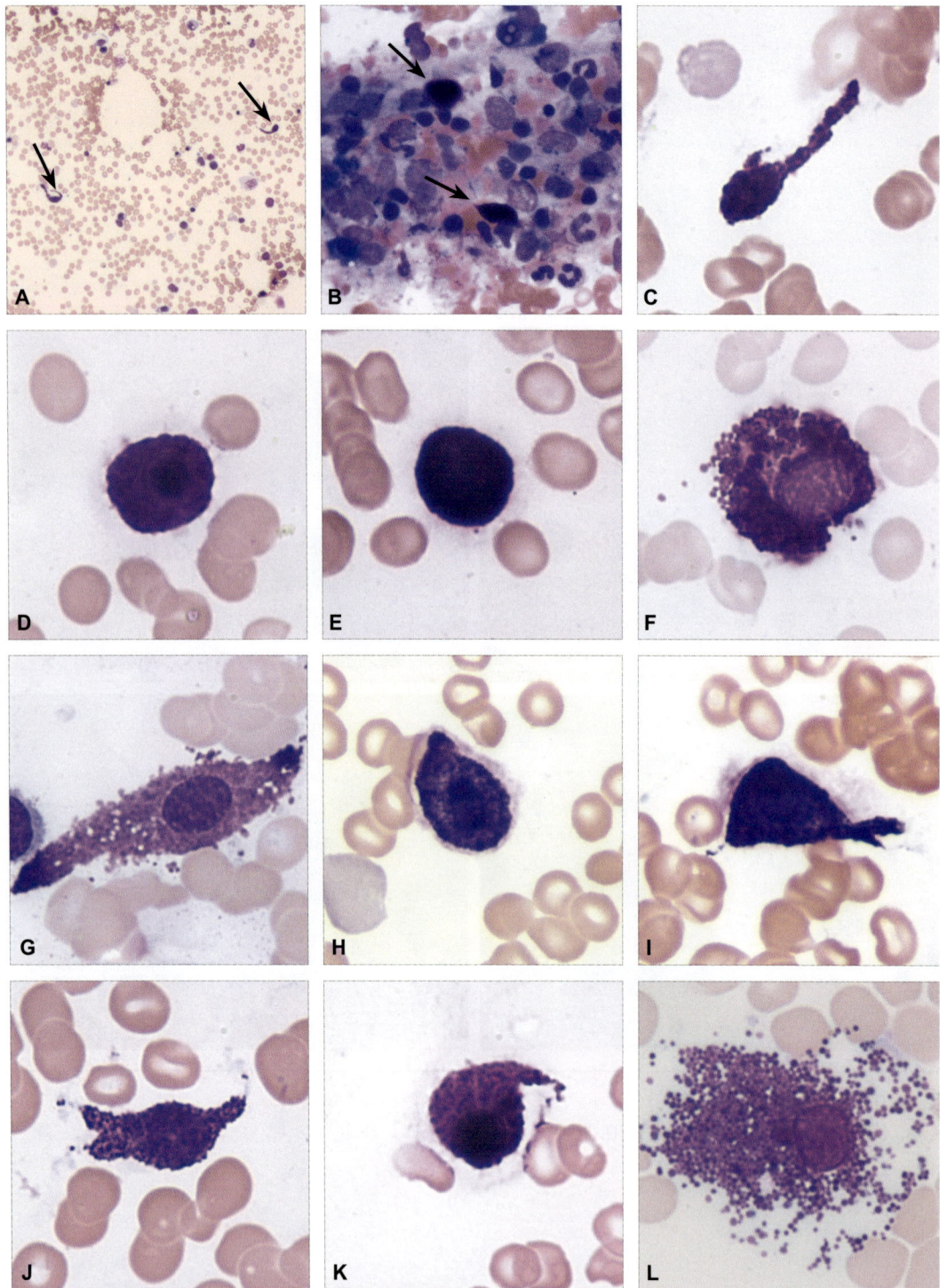

图 1-80　肥大细胞（A 为 ×100 视野，B 为 ×400 视野）
A. 低倍镜下 MC（见箭头）。B. 高倍镜骨髓小粒中的 MC（见箭头）。C. 蝌蚪形 MC。D~F. 圆形 MC，其中 D、E 细胞周边有红晕。G. 梭形 MC。H. 椭圆形 MC 且有红晕。I. 多角形 MC 且有红晕。J、K. 不规则 MC。L. 破碎的 MC

表 1-11　肥大细胞与嗜酸性及嗜碱性粒细胞的鉴别要点

细胞\鉴别点	肥大细胞	嗜碱性粒细胞 *	嗜酸性粒细胞 *
胞体	12~20μm 圆形、梭形、蝌蚪形等	6~15μm 规则	10~20μm 规则
核形	多呈圆形	肾形、杆状、分叶等 或核形不清楚	半圆形、肾形、杆状及分叶核
染色质	块状	较细、块状或结构不清	较细致或块状
胞质量	丰富	常较少	较丰富
颗粒特点	量多,粗大,圆形,大小一致,分布均匀,紫红色或紫黑色	量常不多,(较)粗大,大小及形态不一,分布不均,常覆盖核上,紫黑色	量多,粗大,圆形,大小及形态一致,分布均匀,橘黄色或暗黄色,还可有少量紫褐色颗粒

* 包括幼稚阶段细胞。

　　4. 成骨细胞(osteoblast)　又称为造骨细胞,见图 1-81。其胞体直径 20~40μm,常为长椭圆形或不规则,胞体边缘呈云雾状或较清楚,常成堆分布,有时单个存在。胞核常椭圆形,偏于一侧,染色质呈粗网状,核仁 1~3 个,较清晰,蓝色。胞质丰富,深蓝色、蓝色,远离胞核处常有椭圆形淡染区,常有空泡,偶见少许紫红色颗粒。成骨细胞与浆细胞非常相似,应注意鉴别,两者的主要鉴别要点见表 1-12。

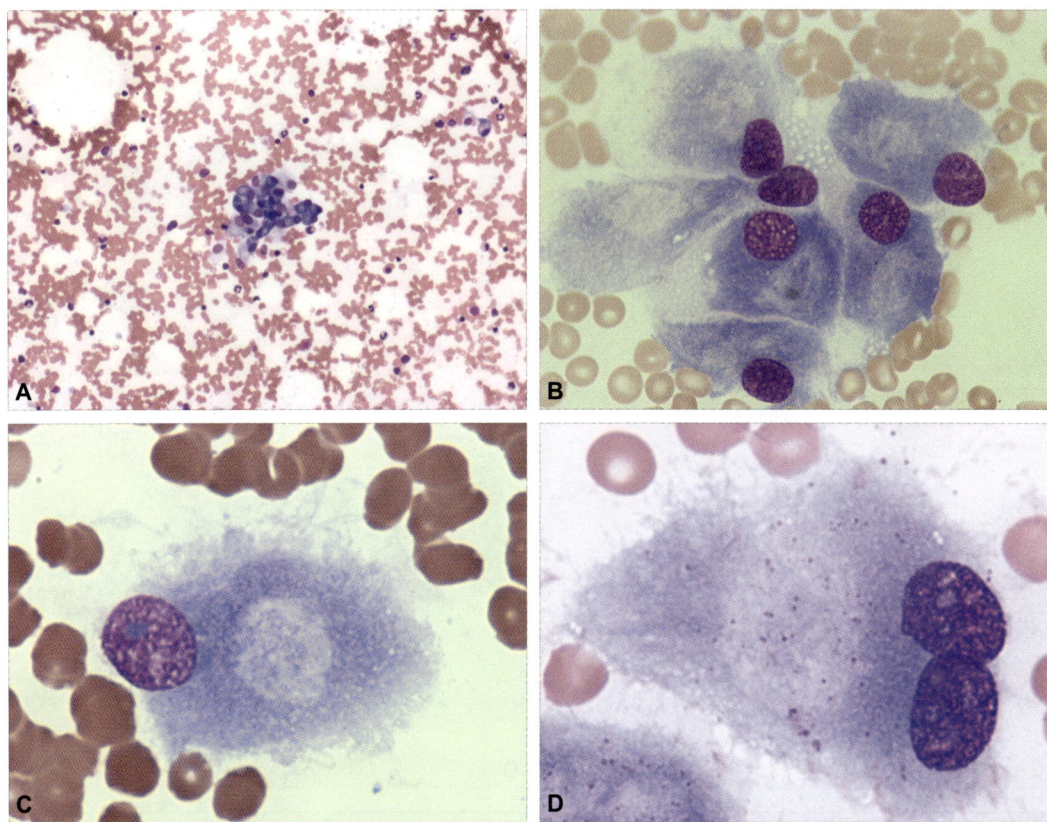

图 1-81　成骨细胞(A 为 ×100 视野,B 为 ×400 视野)

A、B. 成骨细胞(成堆)。C. 成骨细胞(单个)。D. 成骨细胞(双核),并见紫红色颗粒

表 1-12　成骨细胞与浆细胞的鉴别要点

细胞 鉴别点	成骨细胞	浆细胞 *
胞体大小	20~40μm	8~25μm
胞质	丰富(比浆细胞更多)	丰富
染色质	粗网状	细致,或聚集呈块状
核仁	常有,1~3 个	常无
淡染区	远离胞核处,卵圆形	近胞核处,半月形
存在方式	常成堆分布	常单个散在分布

* 包括原始及幼稚浆细胞。

　　5. 破骨细胞(osteoclast)　为骨髓中最大的多核细胞之一,见图 1-82。其胞体直径 60~100μm,形态多不规则,边缘清楚或不整如撕纸状。胞核数常较多,1~ 几十个,常椭圆形,孤立存在,无核丝相连,染色质

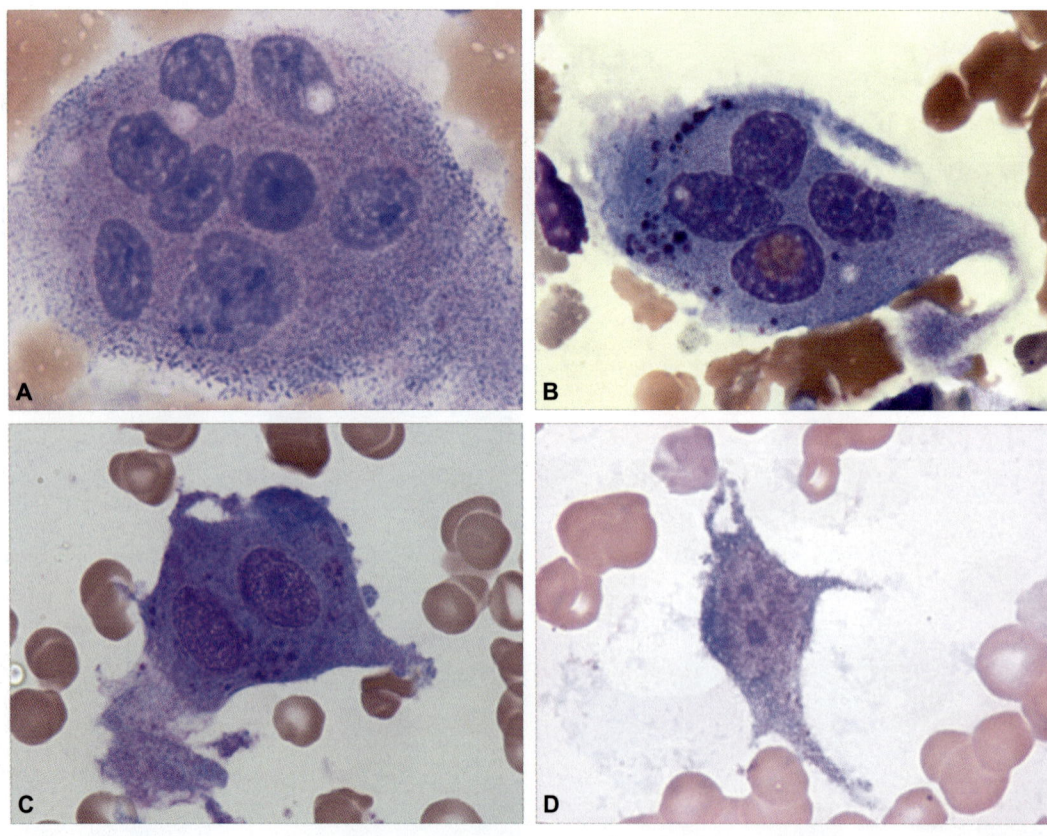

图 1-82　破骨细胞
A. 破骨细胞(10 个核)。B. 破骨细胞(4 个核),同时可见粗大的紫黑色颗粒。C. 破骨细胞(2 个核),同时可见较粗大的紫红色颗粒。D. 破骨细胞(1 个核),可见少许的细小颗粒

呈粗网状,核仁 1~2 个、较清晰、淡蓝色。胞质极丰富,有大量较细小淡紫红色颗粒,常同时伴有不等粗大紫红色颗粒。破骨细胞与成熟巨核细胞有许多相似之处,需进行鉴别,两者的鉴别要点是胞核、颗粒,见表1-13。

表 1-13 破骨细胞与成熟巨核细胞的鉴别要点

细胞 鉴别点	破骨细胞	成熟巨核细胞
核形	圆或椭圆,常多个,彼此孤立,无核丝相连	不规则,分叶或重叠,叶大小不一,有的核丝相连
染色质	粗网状	条状或块状
核仁	较清晰	无
颗粒	有大量较细小、大小一致的淡紫红色颗粒,有时同时存在粗大的紫黑红色颗粒	有大量较细小、大小一致的淡紫红色颗粒

6. 脂肪细胞(fatty cell) 是组织细胞摄取脂肪滴形成的,易出现在骨髓小粒中,见图 1-83。其胞体直

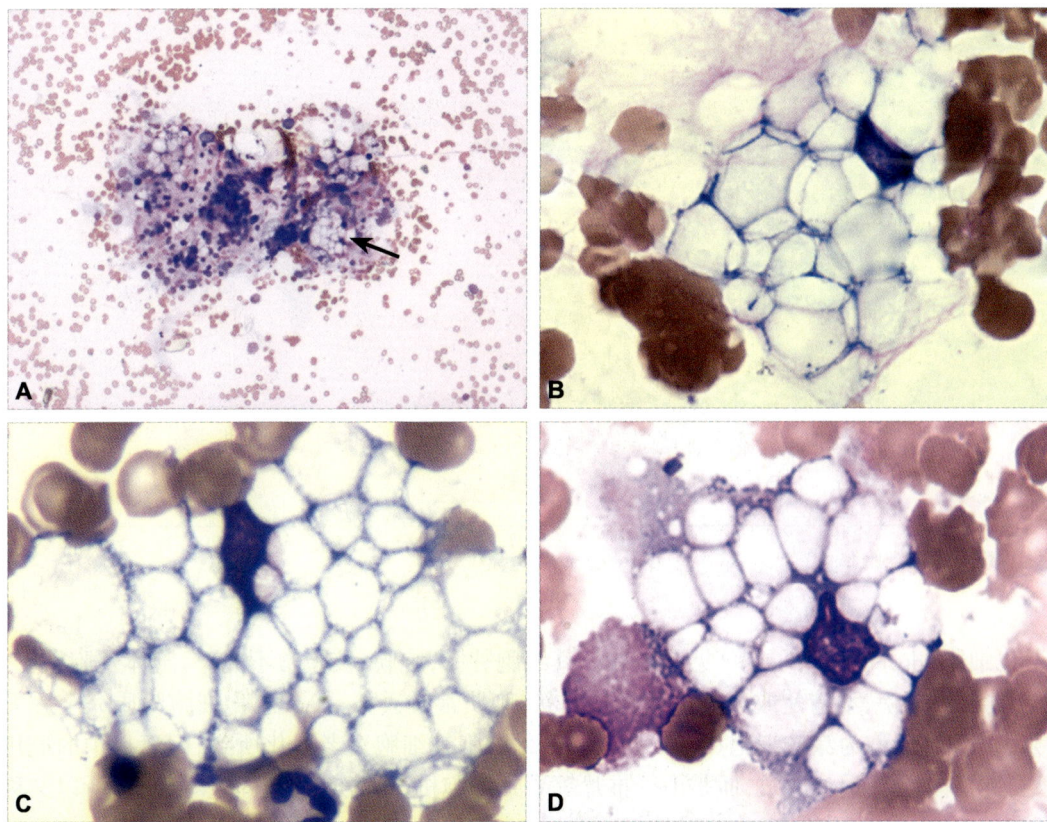

图 1-83 脂肪细胞(A 为 ×100 视野,见箭头)

径30~50μm,圆形、椭圆形或不规则,胞膜易破裂,边缘不整齐。胞核较小,常被挤在一侧,形状不规则,染色质致密,无核仁。胞质多,淡蓝色,胞质中充满大量大小不一的脂肪空泡。起初为小脂肪空泡,之后逐渐变大,最后融合成大脂肪空泡,中间有网状细丝。

7. 内皮细胞(endothelial cell)　见图1-84。其胞体直径25~30μm,极不规则,多呈长尾形、梭形,胞膜完整,边界清晰。胞核椭圆形、圆形或不规则,染色质呈网状,多无核仁。胞质较少,分布于细胞的一端或两端,呈淡蓝色或淡红色,可有细小的紫红色颗粒,具有吞噬功能。

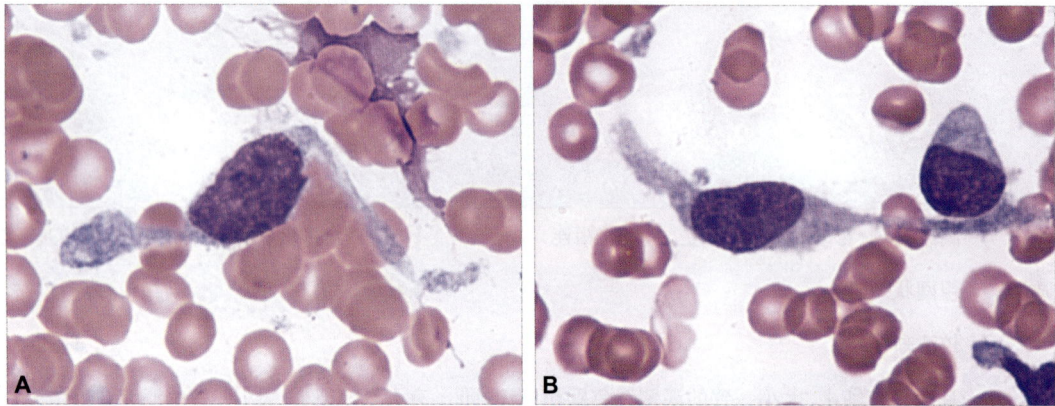

图 1-84   内皮细胞

8. 纤维细胞(fibrocyte)　其胞体较小,多呈长梭形、多角形;胞核较小,长条状,染色质致密;胞质较少,呈弱嗜酸性。见图1-85。

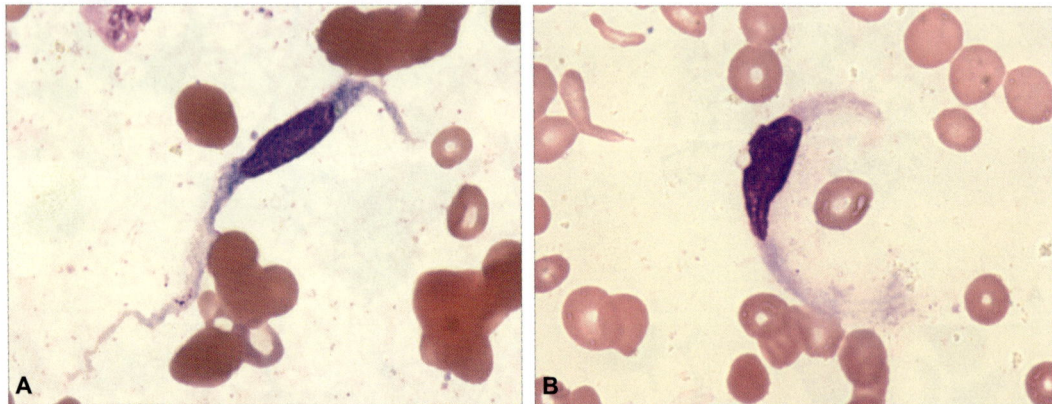

图 1-85   纤维细胞

9. 退化细胞(degenerated cell)　见图1-86。其细胞肿胀,胞膜、核膜常不完整,胞体及胞核变大,胞核浅染,染色质结构疏松、不清楚或无结构而呈均匀状,胞质常有丢失;如果退化细胞胞质完全丢失且胞核结构模糊、均匀状,又称为涂抹细胞(smear cell)。退化细胞是细胞衰老退化所致,但涂片中的退化细胞绝大多数实际上并非真正退化所致,而是由于推片等导致细胞机械损伤、细胞固定不佳等,所以又称为破碎细胞。

10. 凋亡细胞(apoptotic cell)　凋亡是由基因控制的细胞自主、有序的死亡,见图1-87。其胞膜、胞核清晰,胞体变小、变圆;胞核固缩,并常碎裂而形成大小不一的核小体;胞质多少不一。其胞质特征与凋亡

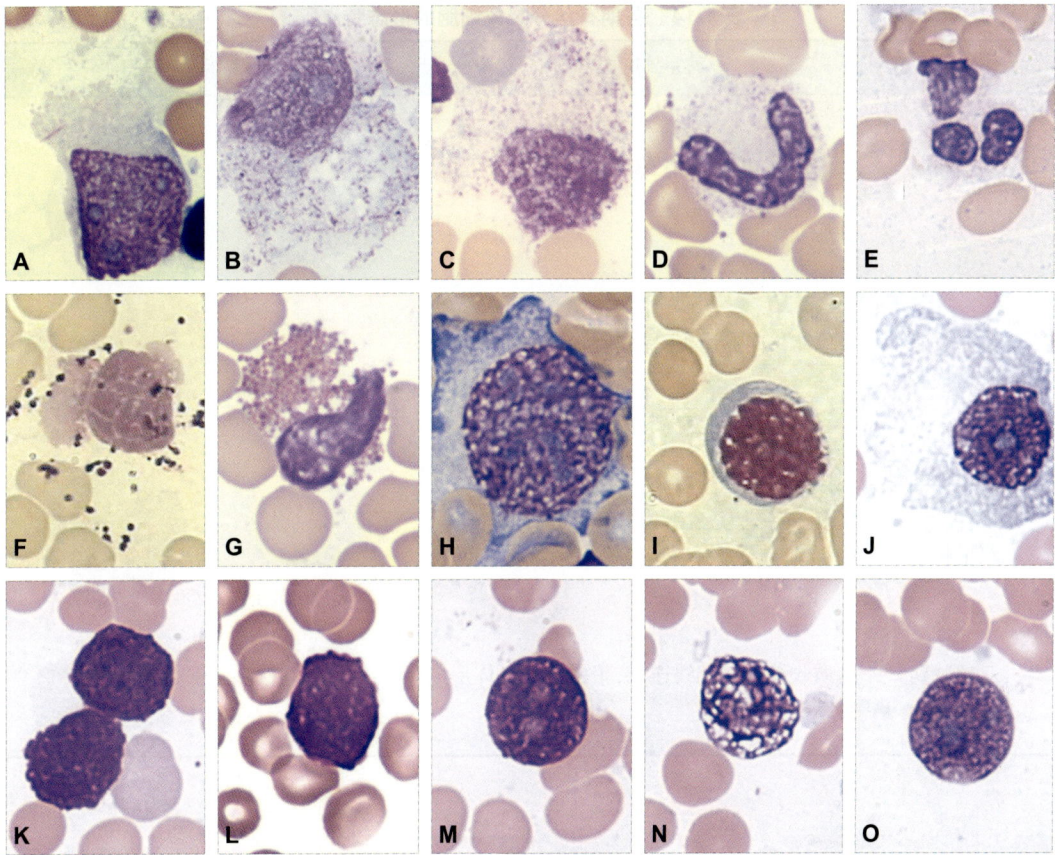

图 1-86 退化细胞及涂抹细胞

A. 原始细胞(含棒状小体)。B. 早幼粒细胞。C. 中性中幼粒细胞。D. 中性杆状粒细胞。E. 中性分叶核粒细胞。F. 嗜碱性粒细胞。G. 嗜酸性粒细胞。H. 早幼红细胞。I. 中幼红细胞。J. 浆细胞。K~O. 涂抹细胞

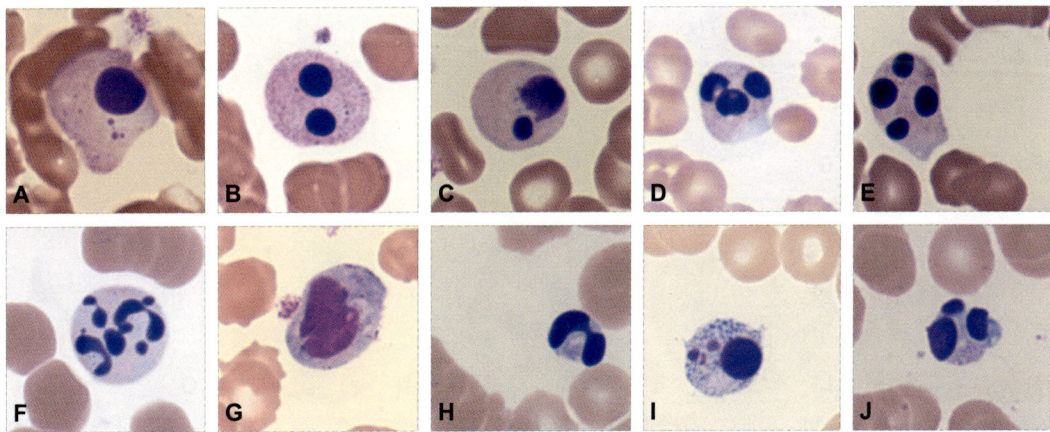

图 1-87 凋亡细胞

A~F. 凋亡的中性粒细胞。G~J. 凋亡的淋巴细胞

细胞本身胞质特点相似,故根据胞质特点、结合周边细胞形态一般都能较准确地判断凋亡细胞的来源。

11. 分裂象细胞(splinter cell) 有丝分裂是血细胞主要的增殖方式,根据分裂过程分为前期、中期、后期和末期,各期分裂象细胞的形态特点见表 1-14、图 1-88。

表 1-14 各期有丝分裂象细胞的形态特点

分期	别名	形态特点	细胞图
前期	单丝球期	核仁消失、核膜不清,染色质聚集形成染色体,形似线团样结构	
中期	赤道板期 单星状期	染色体移向赤道板,呈放射状排列	
后期	两极期 双星状期	染色体一分为二,平均分开,移向两极	
末期	双丝球期	胞质收缩或以细线连接,聚集的染色体形成两个线团样结构	

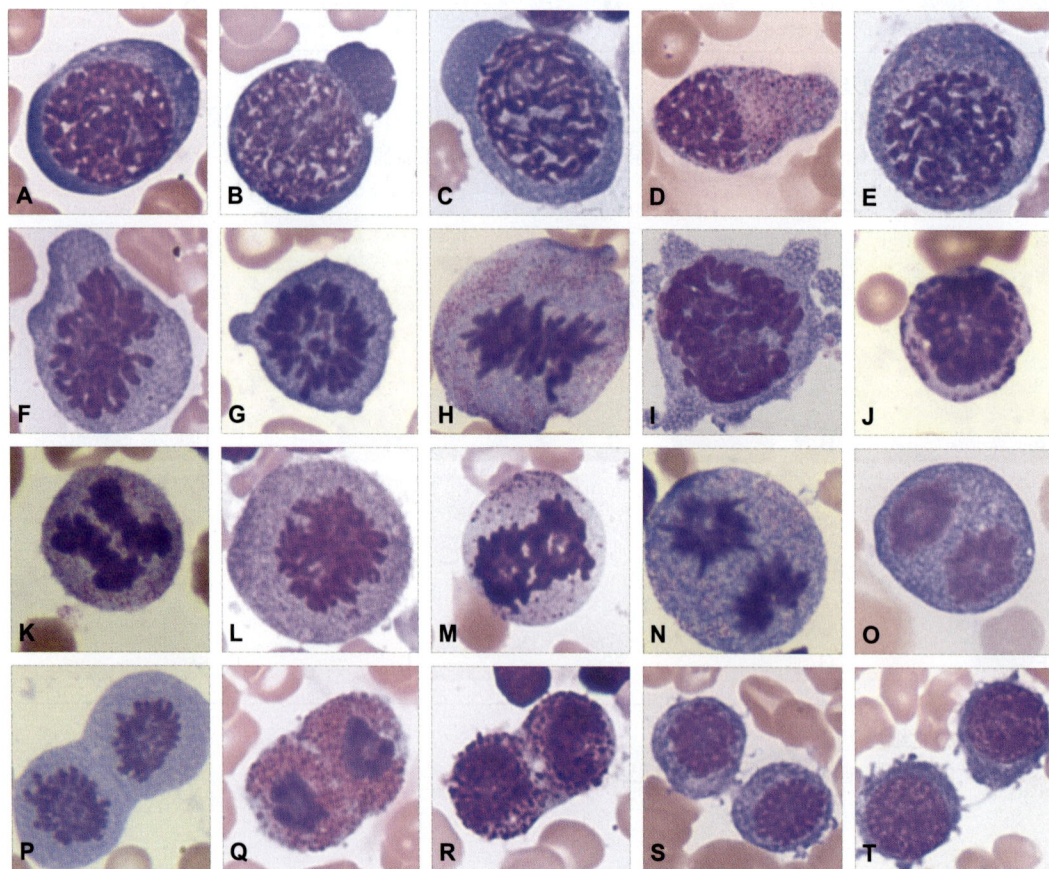

图 1-88 分裂象细胞
A~E. 前期。F~J. 中期。K~O. 后期。P~T. 末期

12. **转移癌细胞（metastatic cancer cell）** 当恶性肿瘤转移时，有时骨髓中可检到肿瘤细胞，见图 1-89、图 1-90。常见的转移癌（瘤）包括前列腺癌、乳腺癌、食管癌、胃癌、神经母细胞瘤、肺癌、肉瘤等，不同病理类型肿瘤细胞，其形态特点也不尽相同。转移癌细胞常成堆分布，常具有以下特点：胞体及胞核大、核仁大而清晰、胞质深蓝色或蓝色，各细胞胞质界限不清。

由于骨髓细胞种类较多且细胞形态千变万化、易受人为因素影响等，故正确判断各种细胞难度很大，需细致观察，反复比较，全面分析，归纳总结，掌握细胞间变化规律，才能举一反三，正确地辨认各种细胞。

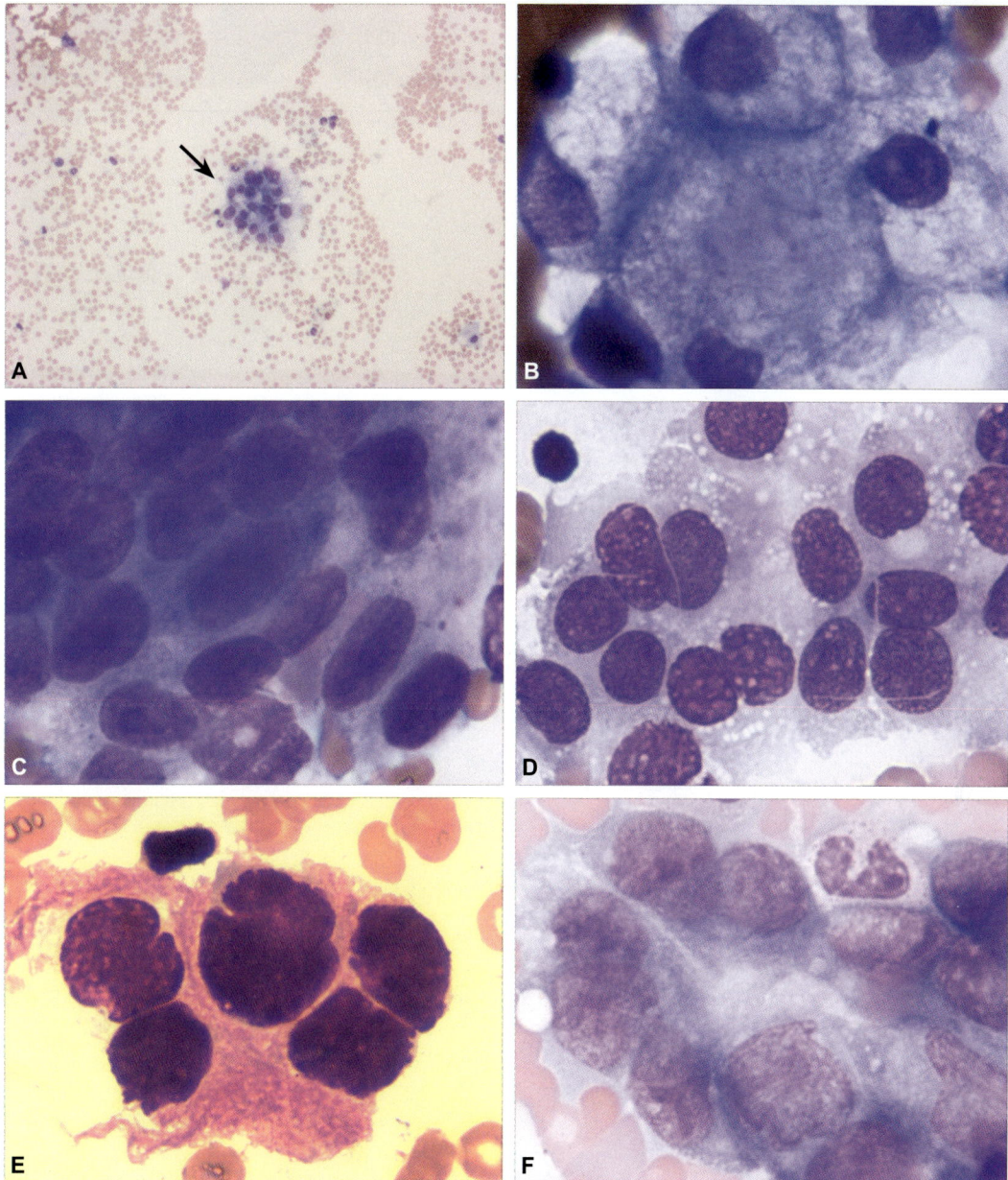

图 1-89　以成堆分布为主的转移癌（瘤）细胞（A 为 ×100 视野）
A. 低倍镜下成堆分布的癌细胞（见箭头）。B. 消化道腺癌细胞。C. 喉鳞癌细胞。D. 乳腺癌细胞。E. 神经母细胞瘤细胞。F. 病灶不明转移癌细胞

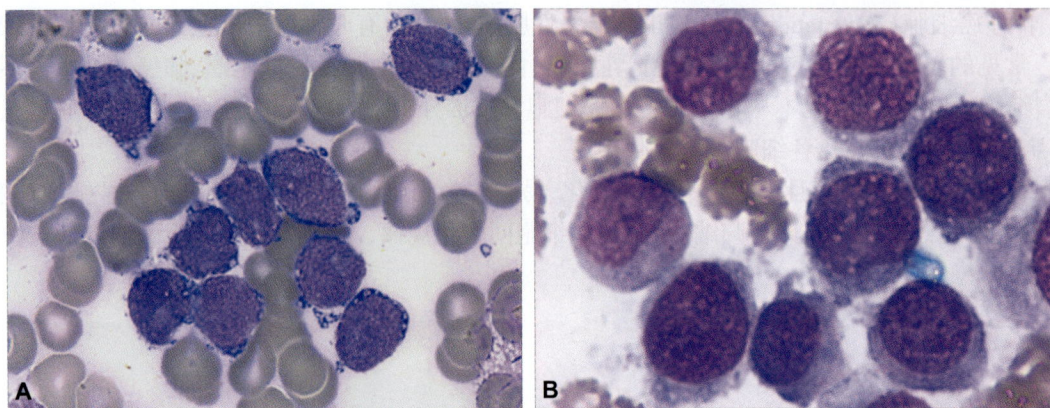

图 1-90　以散在分布为主的转移癌（瘤）细胞
A. 尤因肉瘤细胞。B. 胃癌细胞

（胡王强　夏　薇　龚道元　周少雄）

细胞化学染色(cytochemical stain)是以细胞形态学为基础,运用化学反应原理对细胞内的多种化学物质作定性、定位、半定量分析的一种方法,其以直观、简单的方式被广泛应用于血液病的诊断、鉴别诊断及急性白血病细胞系列判断等。急性白血病包括急性粒细胞白血病(包括M1、M2,简称急粒)、急性早幼粒细胞白血病(M3)、急性单核细胞白血病(M5,简称急单)、急性粒单核细胞白血病(M4,简称急粒单)、急性巨核细胞白血病(M7,简称急巨)及急性淋巴细胞白血病(ALL,简称急淋)等,详细名称及分类见附录5。

随着免疫学技术的发展,血细胞系列分析已经更大程度上由流式细胞学的检验来完成,但对于某些特定酶的鉴定及部分较难鉴别的白血病诊断,细胞化学染色依然有重要的诊断价值和意义。常见的细胞化学染色包括铁染色、中性粒细胞碱性磷酸酶染色、过碘酸-雪夫反应、髓过氧化物酶染色、多种酯酶染色等。

第一节 铁 染 色

骨髓是人体最主要的储存铁场所,它以铁蛋白和含铁血黄素的形式存在,两者铁被动员时都能释放出铁以供红细胞合成血红蛋白。骨髓铁分为细胞外铁、细胞内铁。分布在巨噬细胞内的铁称为细胞外铁(主要位于骨髓小粒中);分布在幼稚红细胞的铁称为细胞内铁;某些病理情况下成熟红细胞也可含铁,称为铁粒红细胞。铁染色(ferric stain)的原理是采用普鲁士蓝反应,其目的是了解体内铁的储存和利用情况。

一、染色结果

1. 细胞外铁　通过观察骨髓小粒的巨噬细胞胞质内有无蓝色沉淀来判断。根据骨髓小粒中铁的分布方式(铁颗粒、铁小珠、铁小块,均呈蓝色)及量分为5级(图2-1、图2-2):

(−)无蓝色铁颗粒等。

(+)少量铁颗粒或偶见少数铁小珠。

(++)较多铁颗粒、铁小珠。

(+++)很多铁颗粒、铁小珠和少数铁小块。

(++++)极多铁颗粒、铁小珠并有很多铁小块。

2. 细胞内铁　一般指分布在中、晚幼红细胞的铁,其胞质内出现蓝色铁颗粒为阳性,称为铁粒幼(红)

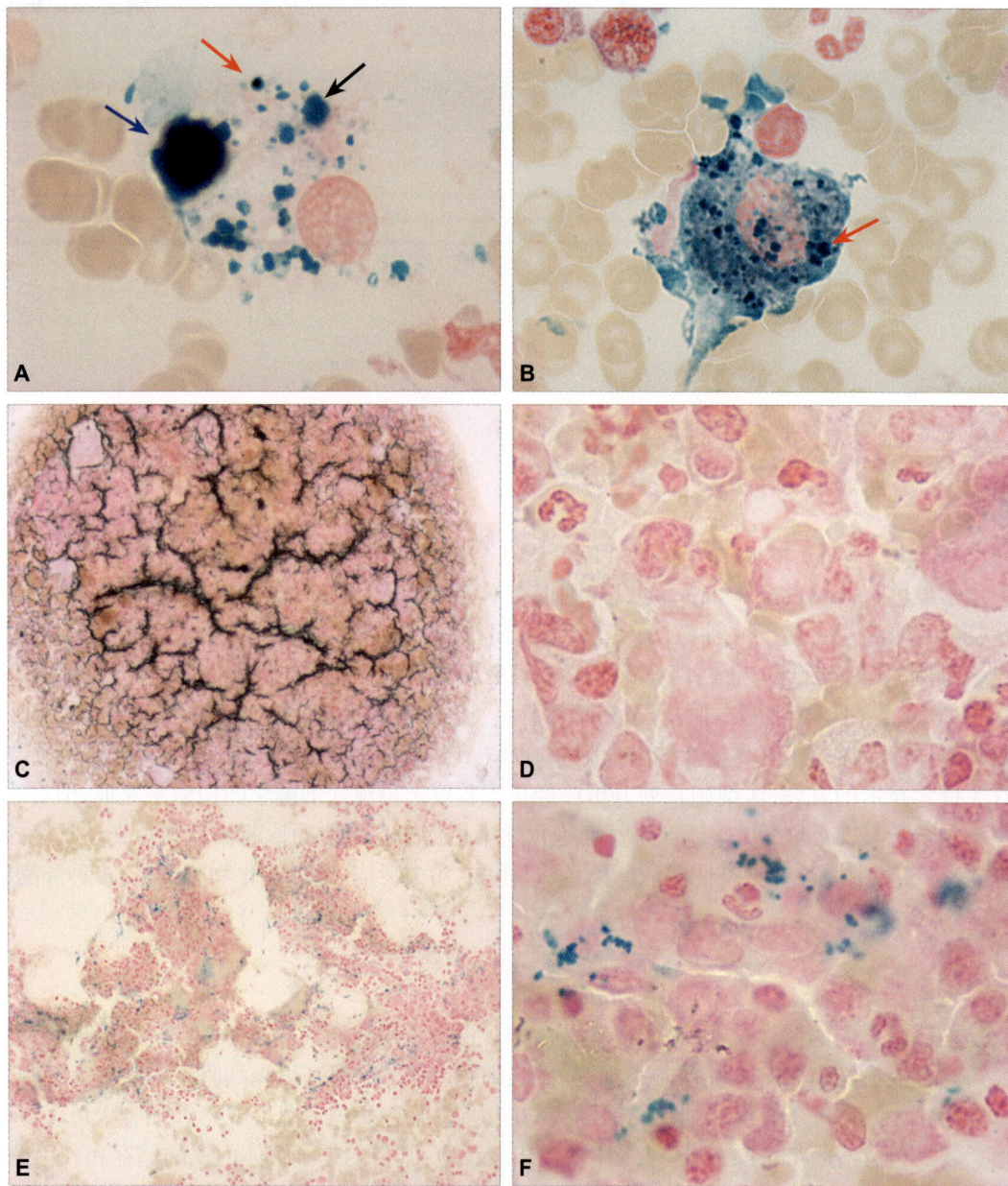

图 2-1　吞噬细胞及细胞外铁的分级（C、E 为 ×100 视野）

A、B. 吞噬细胞内的铁颗粒（见红色箭头）、铁小珠（见黑色箭头）及铁小块（见蓝色箭头）。C、D. 骨髓外铁（-）。
E、F. 骨髓外铁（+）

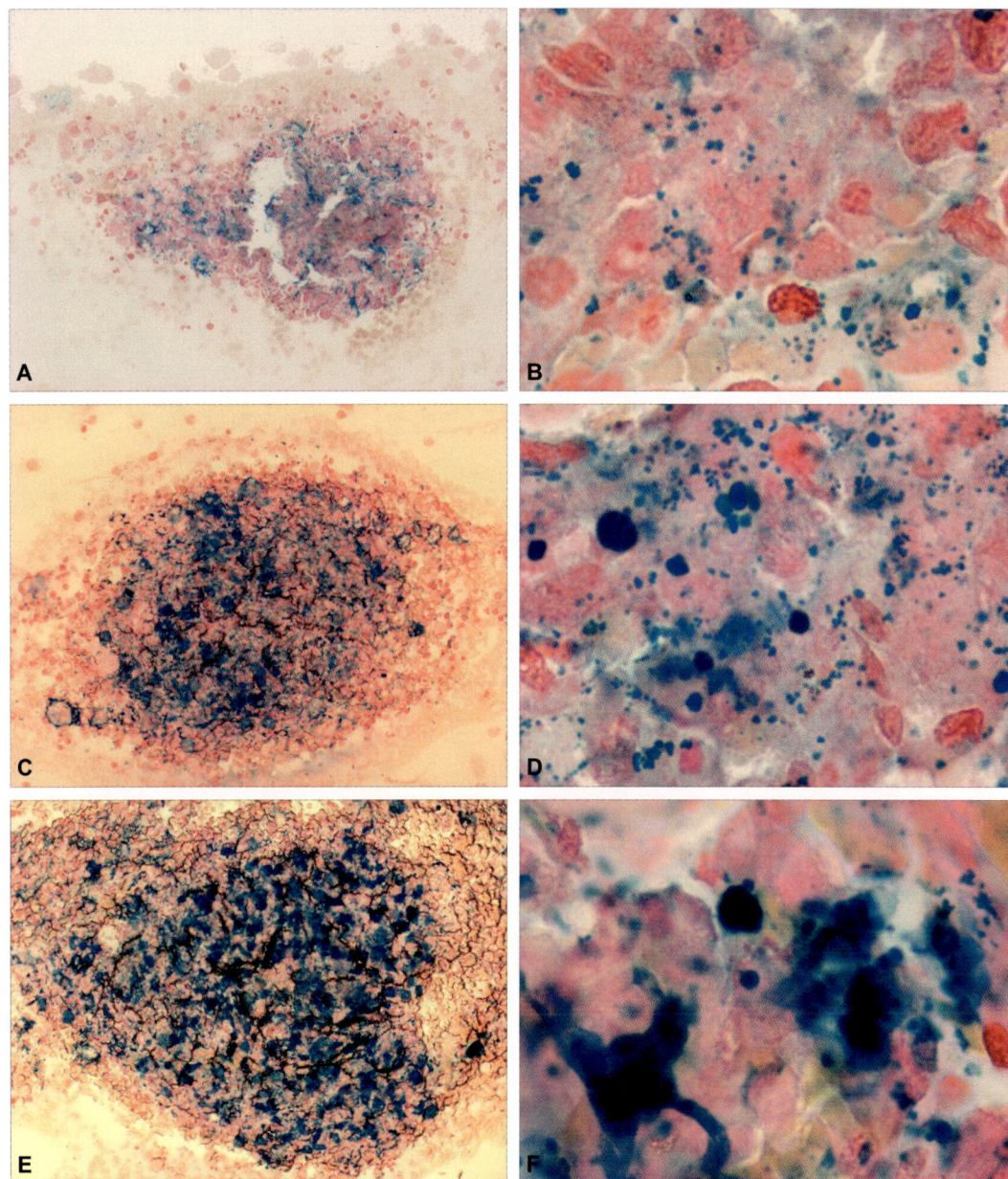

图 2-2 细胞外铁的分级（A、C、E 为 ×100 视野）

A、B. 骨髓外铁（++）。C、D. 骨髓外铁（+++）。E、F. 骨髓外铁（++++）

细胞。根据铁颗粒多少将铁粒幼细胞分为四型（图 2-3）：

- Ⅰ型（1~2 颗）
- Ⅱ型（3~5 颗）
- Ⅲ型（6~9 颗）
- Ⅳ型（≥10 颗）

在某些病理情况下，浆细胞可含有铁颗粒，见图 2-3H。

如铁颗粒绕核排列，称为环形铁粒幼细胞（ring sideroblast，RS）。1985 年全国第一次血细胞学术交流会议中提出 RS 的标准为：铁颗粒≥6 颗且紧密排列或绕核≥1/2，见图 2-4。2008 年造血与淋巴组织肿瘤 WHO 分类（第 4 版）指出，RS 的标准为：铁颗粒≥5 颗且绕核≥1/3。

3. 结果报告 ①细胞外铁：用低倍镜、油镜观察多个骨髓小粒中铁，报告结果。②细胞内铁：观察 100 个中、晚幼红细胞，报告阳性率及各型百分率。

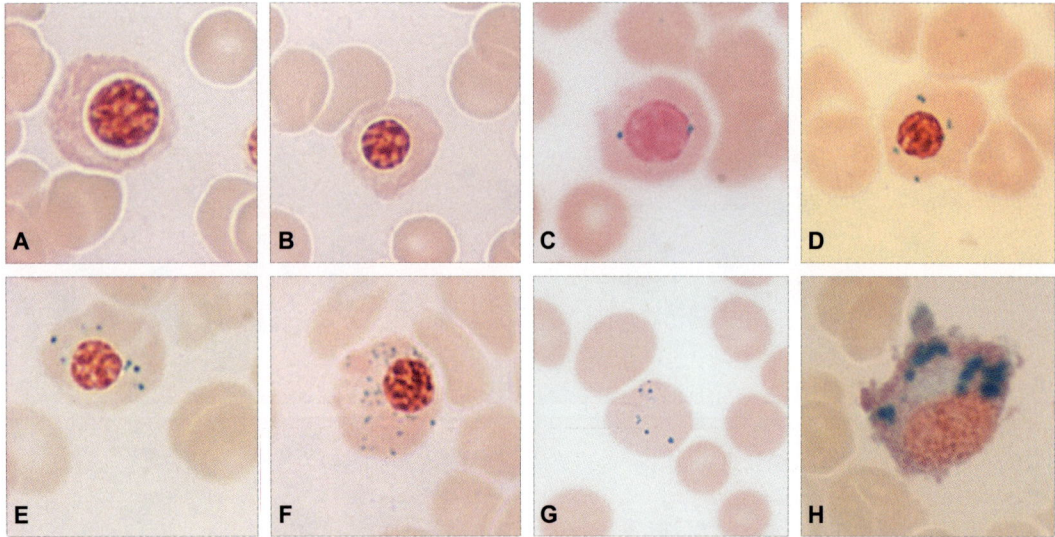

图 2-3　细胞内铁
A.中幼红细胞(无铁颗粒)。B.晚幼红细胞(无铁颗粒)。C.Ⅰ型。D.Ⅱ型。E.Ⅲ型。F.Ⅳ型。G.铁粒红细胞。
H.含铁浆细胞

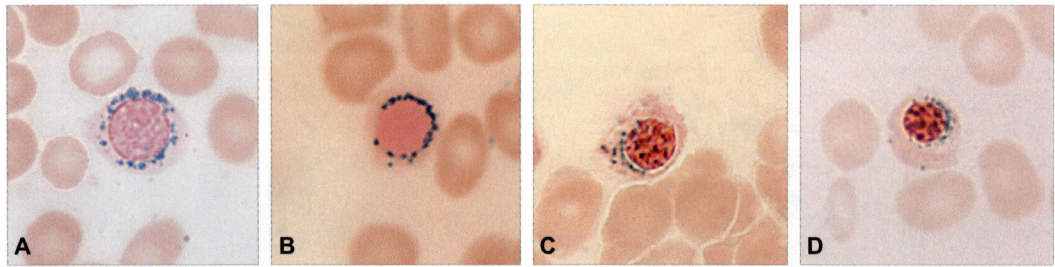

图 2-4　各种环形铁粒幼细胞

4. 正常参考区间　细胞外铁:(+)~(++);细胞内铁:25%~90%,为Ⅰ、Ⅱ型。

二、临床意义

1. 缺铁性贫血(IDA)　铁染色是诊断 IDA 及指导铁剂治疗的一种辅助方法。IDA 时细胞外铁为阴性,细胞内铁低于参考范围或完全消失,见图 2-5。治疗后骨髓铁可恢复正常(细胞内铁先恢复)。多种原因引起慢性失血的患者可有不同程度铁减少或缺乏。

2. 骨髓增生异常综合征(MDS)　骨髓铁正常或增高,有的可见较多 RS。RS≥15%(指占所有有核红细胞百分比)是诊断 MDS 伴环形铁粒幼细胞增多(MDS-RS)的重要指标。见图 2-6。

3. 其他疾病　再生障碍性贫血(图 2-7)、珠蛋白生成障碍性贫血、巨幼细胞贫血、白血病、感染、多次输血等可导致骨髓铁增高。

三、质量保证

1. 应选择骨髓小粒丰富的骨髓涂片进行铁染色。
2. 染液要过滤后使用,避免沉渣、污染铁过多而影响结果观察,见图 2-8。
3. 不要把凝块当成骨髓小粒,以免影响外铁的分级判断,见图 2-9。

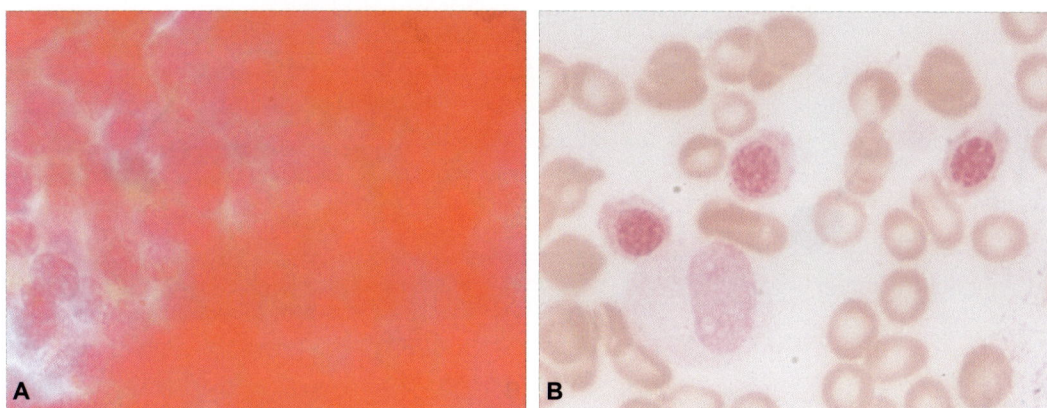

图 2-5 缺铁性贫血的铁染色结果
A. 细胞外铁(-)。B. 细胞内铁阳性率 0%

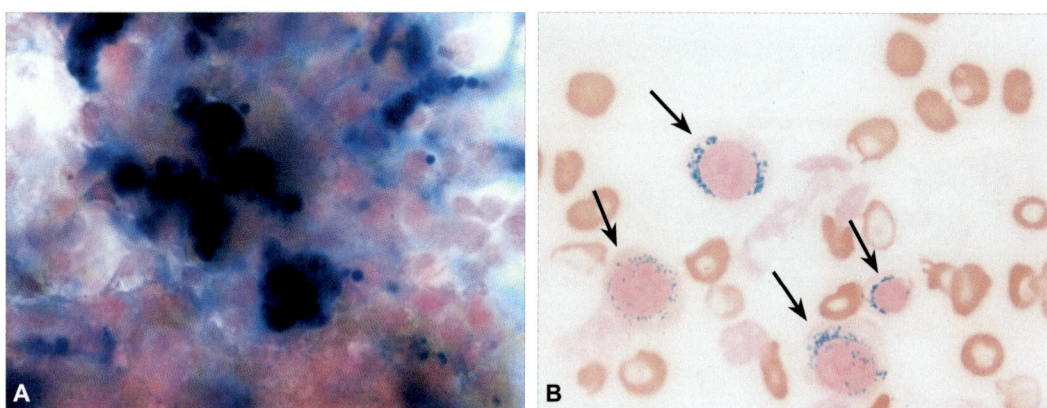

图 2-6 骨髓增生异常综合征的铁染色结果
A. 细胞外铁(++++),有许多铁小块等。B. MDS-RS 的细胞内铁,箭头所指为环形铁粒幼细胞

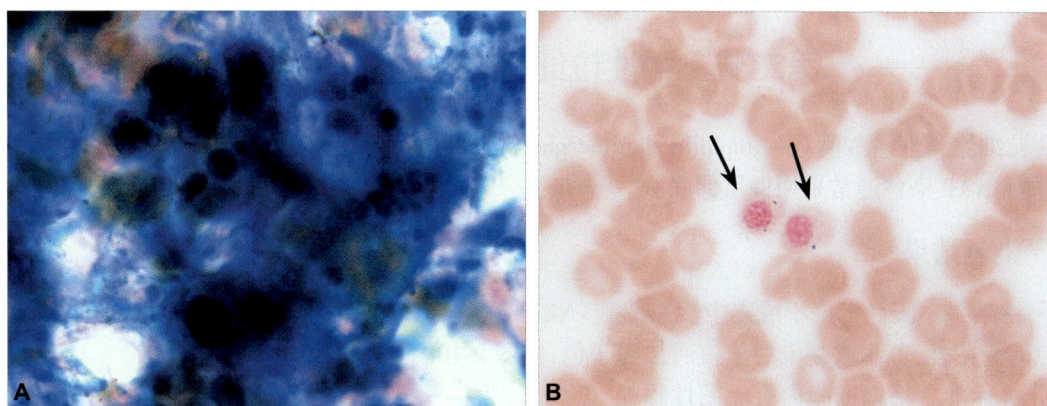

图 2-7 再生障碍性贫血的铁染色结果
A. 细胞外铁(++++),可见许多铁小块、铁小珠及铁颗粒。B. 细胞内铁,箭头所指为 Ⅰ 型铁粒幼细胞

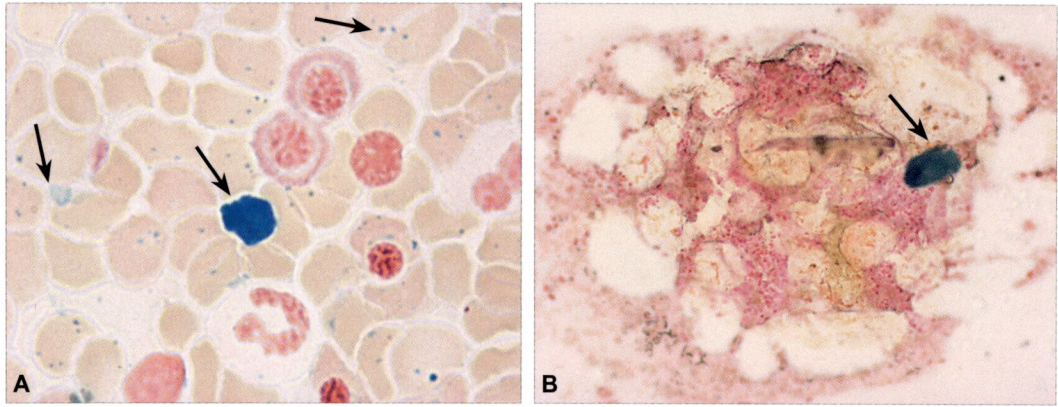

图 2-8 铁染色中的污染铁（B 为 ×100 视野）
A.骨髓涂片中的污染铁（见箭头）。B.骨髓小粒中的污染铁（见箭头）

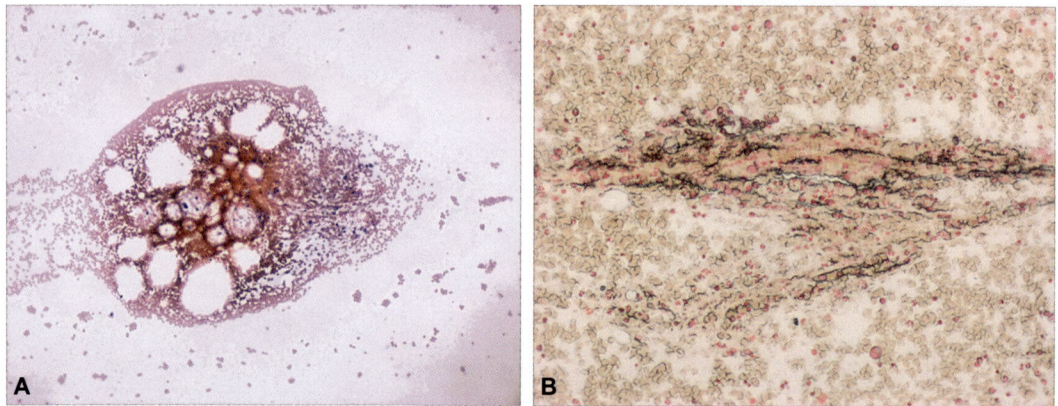

图 2-9 标本凝块及其铁染色（A 为 ×40 视野，B 为 ×100 视野）
A.瑞-吉染色中的标本凝块,酷似骨髓小粒。B.标本凝块的铁染色,似铁染色阴性的骨髓小粒

第二节　中性粒细胞碱性磷酸酶染色

中性粒细胞碱性磷酸酶（neutrophilic alkaline phosphatase,NAP）是一种存在中性粒细胞且能分解磷酸酯的水解酶,NAP 染色通常采用偶氮偶联法。

一、染色结果

1. 阳性结果　阳性定位于成熟中性粒细胞（NEU）胞质酶活性部位。重氮盐为固紫 B 时,若胞质中出现紫红色即为阳性,苏木素复染后胞核通常为蓝色,见图 2-10。

2. 分级标准　根据细胞内有无阳性颗粒、多少,分为（–）~（++++）,积分分别为 0 分、1 分、2 分、3 分、4 分。

（–）无阳性颗粒。

（+）有少数阳性颗粒,约占胞质面积 1/4。

（++）有中等数量阳性颗粒,约占胞质面积 1/2。

（+++）有大量阳性颗粒,充满胞质但有少量空隙,约占胞质面积 3/4。

（++++）充满阳性颗粒,没有空隙。

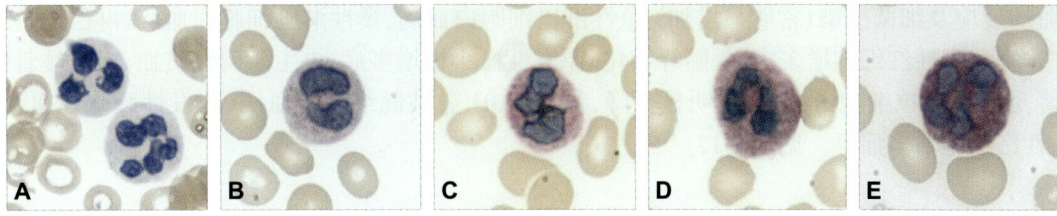

图 2-10 中性粒细胞碱性磷酸酶染色的结果分级
A.(−)。B.(+)。C.(++)。D.(+++)。E.(++++)

3. 结果报告 用油镜计数 100 个成熟中性粒细胞(包括中性杆状核和分叶核粒细胞),100 个中性成熟粒细胞的阳性细胞个数即为阳性率,100 个中性成熟粒细胞的阳性细胞积分相加即为 NAP 积分(或称为阳性指数)。

4. 正常参考区间 阳性率为 30%~70%,阳性积分为 35~100 分。由于试剂及判断标准等不同,各医院的参考区间相差很大,建议各单位建立本实验室的参考区间。

二、临床意义

1. 正常细胞的反应 NAP 主要存在于成熟中性粒细胞胞质中,其他细胞如嗜酸性粒细胞、嗜碱性粒细胞、淋巴细胞、单核细胞、浆细胞、巨核细胞及血小板等均为阴性反应。见图 2-11。

2. 生理变化 NAP 活性在新生儿时期较高,60 岁以上降低,成年女性较成年男性高。妊娠 2~3 个月后呈阶梯式增加,分娩时达高峰,产后降至正常范围。恐惧、紧张和剧烈运动等应激状态下 NAP 活性可增加。

3. 病理变化 病理情况下,NAP 活性的变化常有助于某些疾病的诊断和鉴别诊断。NAP 活性增加见

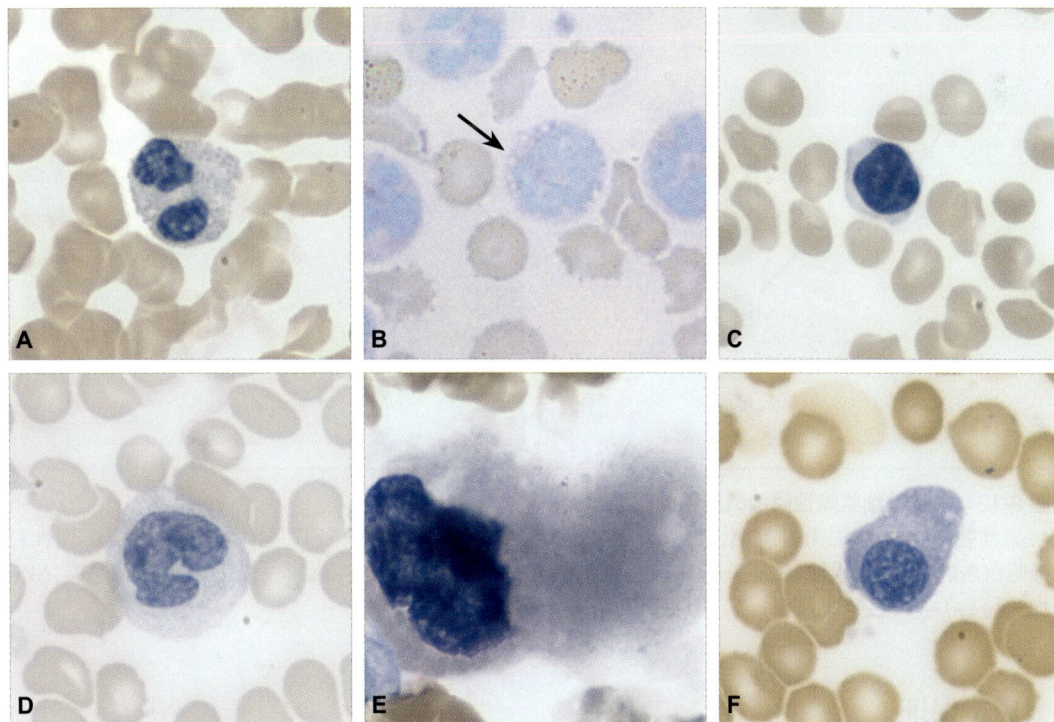

图 2-11 中性粒细胞碱性磷酸酶染色呈阴性的正常血细胞
A. 嗜酸性粒细胞。B. 嗜碱性粒细胞。C. 淋巴细胞。D. 单核细胞。E. 巨核细胞。F. 浆细胞

于类白血病反应及细菌感染（常明显增加）、急性淋巴细胞白血病、慢性淋巴细胞白血病、淋巴瘤、慢性中性粒细胞白血病、真性红细胞增多症、骨髓纤维化、原发性血小板增多症、再生障碍性贫血、多发性骨髓瘤等，活性下降见于慢性粒细胞白血病（常明显下降，甚至为0）、急性髓细胞白血病、阵发性睡眠性血红蛋白尿症、继发性红细胞增多症等。见图2-12。

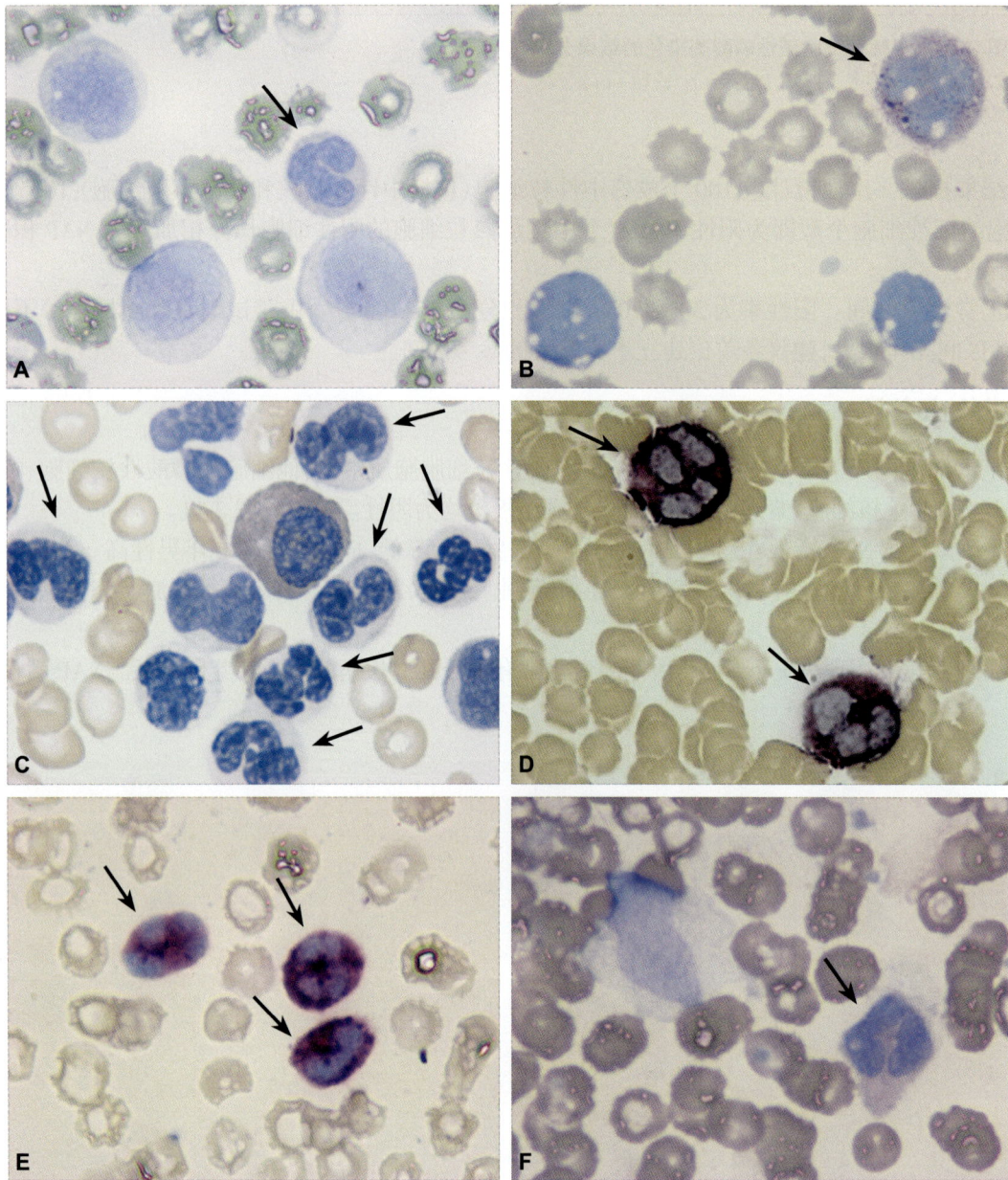

图2-12　中性粒细胞碱性磷酸酶染色的临床意义
A. 急性髓细胞白血病，NEU呈阴性（见箭头）。B. 急性淋巴细胞白血病，NEU呈阳性（见箭头）。C. 慢性粒细胞白血病，NEU呈阴性（见箭头）。D. 真性红细胞增多症，NEU均呈（++++）（见箭头）。E. 细菌感染，NEU均呈（+++）~（++++）（见箭头）。F. 病毒感染，NEU呈阴性（见箭头）

三、质量保证

1. 应选取新鲜血涂片进行NAP染色，尽可能在制片后12小时之内固定，染色效果最佳。
2. NAP染色需要做正常对照，以排除试剂因素导致的积分假性下降。

3. NAP 染色应观察血涂片体尾交界、红细胞分布均匀处,并计数 100 个成熟中性粒细胞,其余细胞不在计数范围内。

第三节　过碘酸 - 雪夫反应

过碘酸 - 雪夫反应(periodic acid-Schiff,PAS)是反映细胞内糖原、多糖类物质的一种染色。虽多种系列血细胞可呈阳性,但根据阳性性状不同可辅助判断细胞系列、诊断疾病。

一、染色结果

1. 阳性结果　胞质内出现红色即为阳性,苏木素复染后胞核为蓝色,用甲基绿复染胞核呈绿色。
2. 分级标准
(1) 粒、单系细胞的分级标准:主要根据胞质内红色深浅分级,见图 2-13。

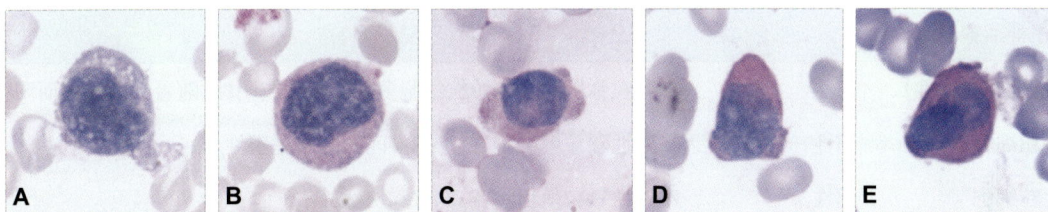

图 2-13　粒、单系细胞过碘酸 - 雪夫反应的结果分级
A.(−)。B.(+)。C.(++)。D.(+++)。E.(++++)

(2) 有核红细胞的分极标准:主要根据胞质内红色深浅分级,见图 2-14。

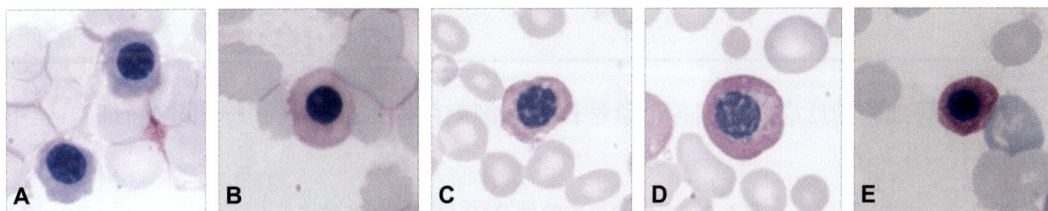

图 2-14　有核红细胞过碘酸 - 雪夫反应的结果分级
A.(−)。B.(+)。C.(++)。D.(+++)。E.(++++)

(3) 淋系细胞的分级标准:主要根据胞质内阳性多少及性状分级。见图 2-15。
(−)无阳性反应物。
(+)有 <10 个中粗颗粒或弥漫浅红色阳性。
(++)有 ≥10 个中粗颗粒组成一环冠,或有半圈粗颗粒,或有一个块状。
(+++)中粗颗粒组成两个环冠,或由粗颗粒组成一个环冠,或块状、珠状组成半环。
(++++)粗颗粒组成两个环,或珠、块绕核成一环状。
3. 结果报告　用油镜计数 100 个有关细胞(白血病细胞或有核红细胞等),记录阳性细胞数、阳性程度,计算并报告阳性率、阳性积分(即阳性指数)、阳性性状。

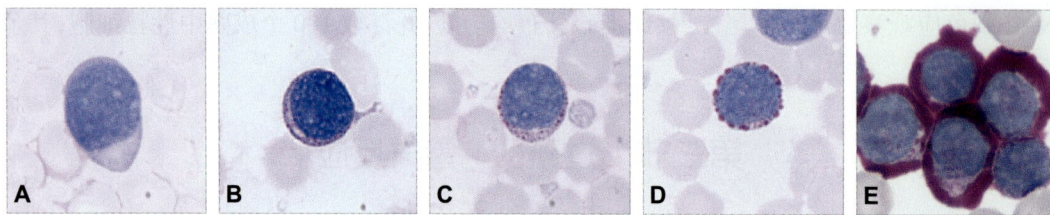

图 2-15　淋系细胞的过碘酸 - 雪夫反应的结果分级
A.（-）。B.（+）。C.（++）。D.（+++）。E.（++++）

二、临床意义

1. 正常细胞的反应　见表 2-1、图 2-16。

表 2-1　PAS 染色的正常细胞反应结果及特点

正常细胞		反应结果及特点
各阶段粒细胞（中性）	阳性	细颗粒弥散状。原始粒细胞多为弱阳性或阴性，随着细胞成熟而阳性增加
嗜酸性粒细胞	阳性	嗜酸性颗粒本身不着色，颗粒间的胞质呈阳性
嗜碱性粒细胞	阳性	嗜碱性颗粒呈粗颗粒、珠状和块状
有核红细胞、红细胞	阴性	
单核细胞	阳性	细颗粒弥散状，部分在边缘处可见粗颗粒
淋巴细胞	阴性、阳性	细颗粒、粗颗粒状，散在分布
巨核细胞、血小板	阳性	珠状、块状
浆细胞	阴性、弱阳性	弥散状
肥大细胞	强阳性	弥散状

2. 急性白血病细胞的反应　根据各种急性白血病细胞阳性结果特点，可辅助判断细胞或细胞系列。见表 2-2、图 2-17、图 2-18。

表 2-2　白血病细胞等的 PAS 染色结果及特点

白血病细胞等		PAS 染色结果及特点
原始粒细胞	阴性、弱阳性	细颗粒弥散状
异常早幼粒细胞	多为强阳性	细颗粒弥散状，边缘及外质处可见粗颗粒，有的可见阳性棒状小体
异常中幼粒细胞	阴性、弱阳性	细颗粒弥散状
异常嗜酸性粒细胞*	阴性、阳性	颗粒状
原始及幼稚单核细胞	阴性、阳性	细、粗颗粒弥散状，部分边缘处见粗颗粒，部分呈裙边样反应
原始及幼稚淋巴细胞	阴性、阳性	细、粗颗粒散在分布，个别病例呈珠状、块状呈环状反应
原始巨核细胞	阴性、阳性	细颗粒弥散状，部分在此基础上可见粗颗粒、珠状、块状反应

* 指 M4EO、嗜酸性粒细胞白血病中的嗜酸性粒细胞，其 EOS 颗粒可呈阳性。

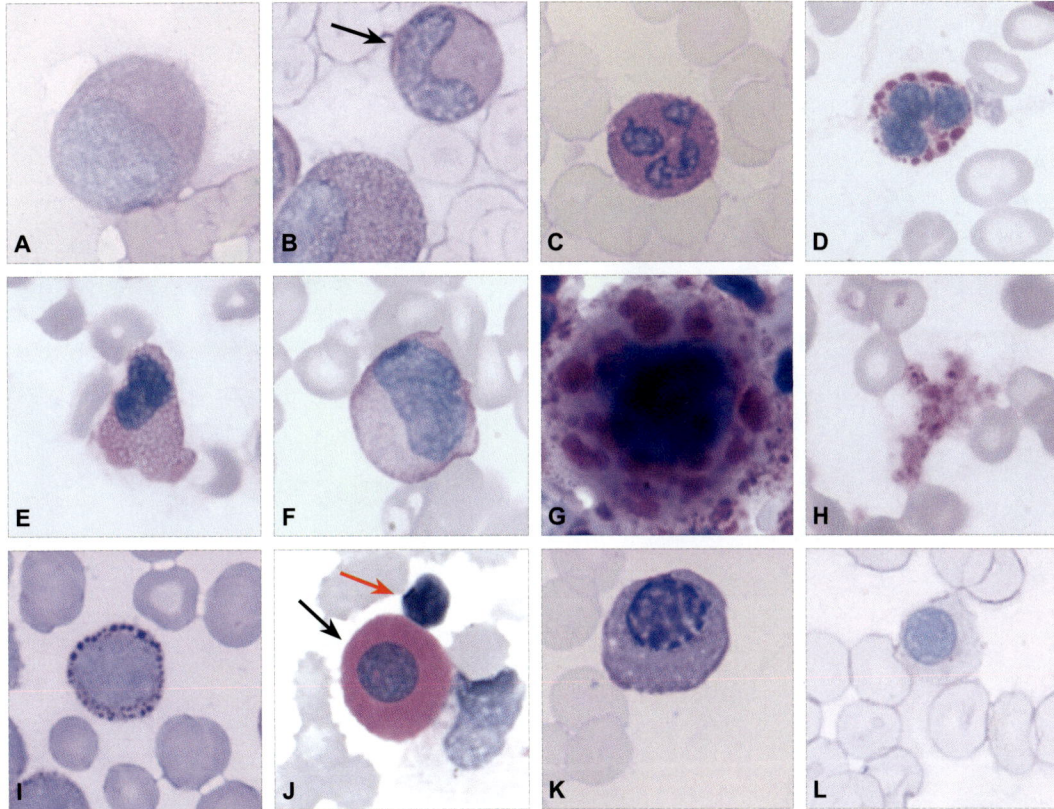

图 2-16 正常细胞的过碘酸 - 雪夫反应结果
A. 早幼粒细胞,呈弥散细颗粒状弱阳性。B. 中性晚幼粒细胞,呈弥散细颗粒状阳性(见箭头)。C. 中性分叶核粒细胞,呈弥散细颗粒状阳性。D. 嗜碱性粒细胞,嗜碱性颗粒呈粗颗粒、珠状阳性。E. 嗜酸性粒细胞,嗜碱性颗粒间胞质呈阳性。F. 单核细胞,呈细颗粒状弥散阳性(边缘颗粒多些)。G. 巨核细胞,呈块状、珠状阳性。H. 血小板,呈阳性。I. 淋巴细胞,呈粗颗粒状阳性。J. 肥大细胞,呈弥散阳性(见黑色箭头);淋巴细胞,呈阴性(见红色箭头)。K. 浆细胞,呈弱阳性。L. 晚幼红细胞,呈阴性

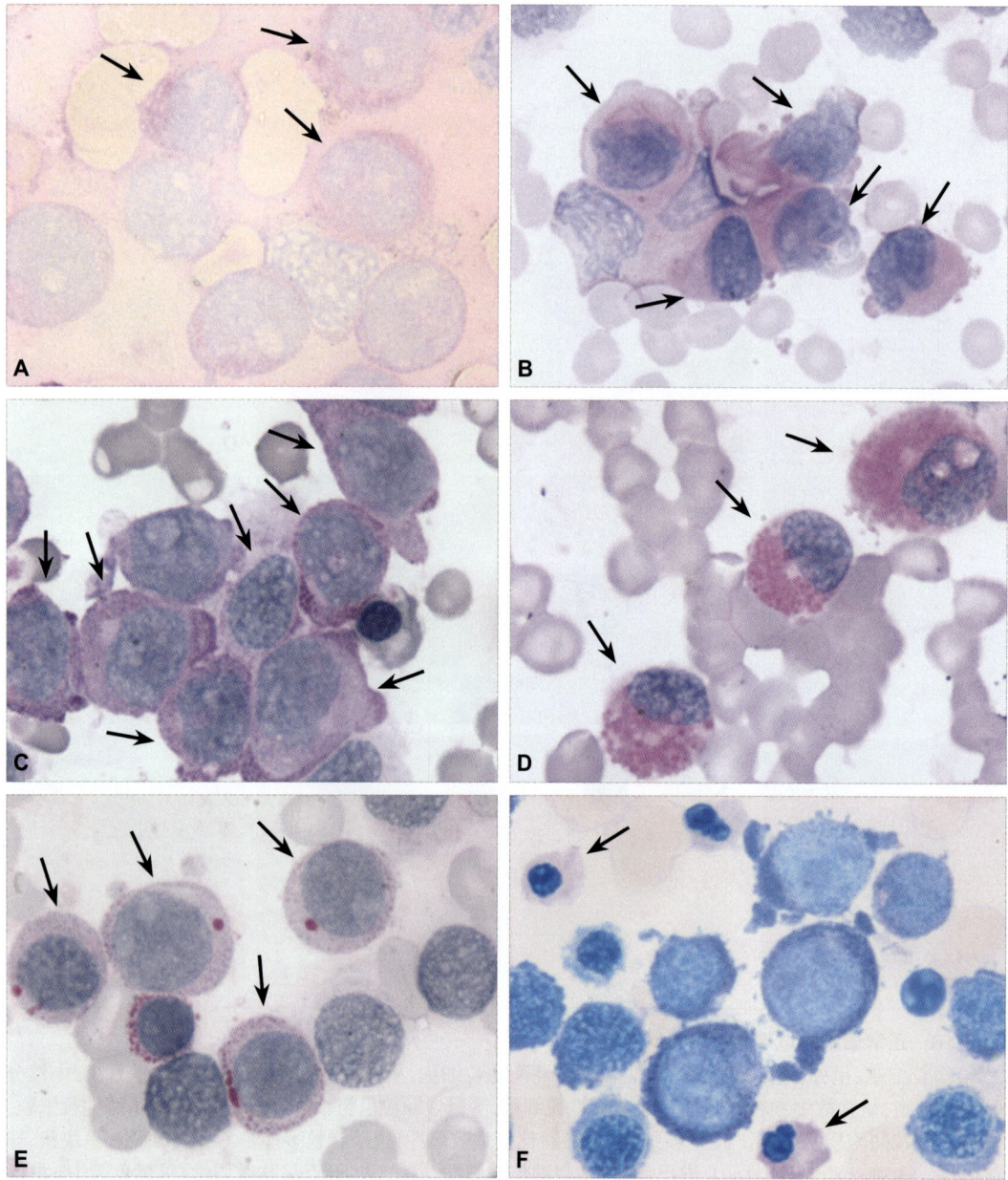

图 2-17　急性髓细胞白血病细胞的过碘酸 - 雪夫反应结果
A. 原始粒细胞,呈细颗粒弥散状阳性(见箭头)。B. 异常早幼粒细胞,阳性较强(见箭头),呈细颗粒弥散状并见阳性棒状小体。C. 原始及幼稚单核细胞,呈细颗粒弥散状阳性(见箭头),边缘处颗粒粗些。D. 异常嗜酸性粒细胞,可见颗粒状阳性(见箭头)。E. 原始巨核细胞,呈细颗粒弥散状阳性并见珠状、块状阳性(见箭头)。F. 红血病的幼红细胞,呈阳性(见箭头),其他均呈阴性

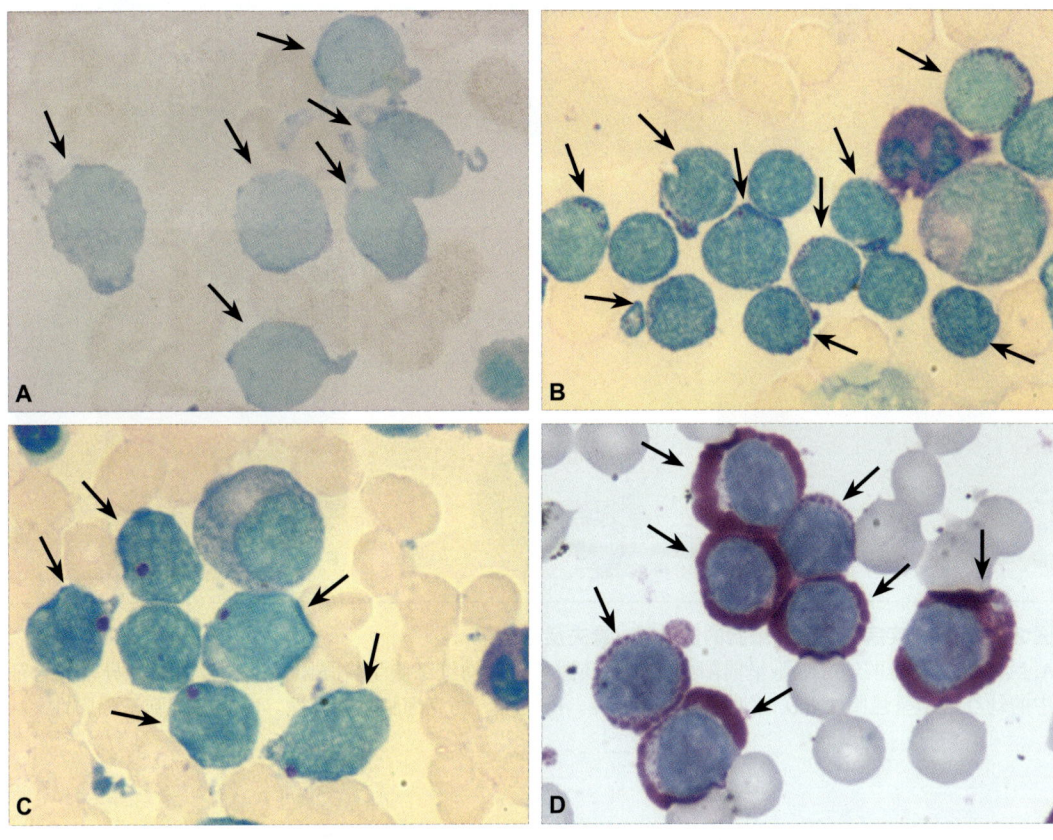

图 2-18　急性淋巴细胞白血病细胞的过碘酸 - 雪夫反应结果
A. 呈阴性。B. 呈粗颗粒状阳性。C. 呈珠状阳性。D. 呈环状强阳性反应

　　3. 不同疾病中有核红细胞的反应　巨幼细胞贫血、溶血性贫血、免疫性血小板减少症、慢性淋巴细胞白血病等,有时可呈弱阳性;急性白血病(尤其是红血病)、骨髓增生异常综合征、缺铁性贫血、重型珠蛋白生成障碍性贫血等,有时呈阳性或强阳性。见图 2-19。

　　4. 其他疾病细胞的反应　戈谢细胞 PAS 呈强阳性,尼曼 - 匹克细胞呈阴性或弱阳性,转移癌细胞(腺癌细胞)呈强阳性。见图 2-19。

三、质量保证

1. 染色后标本应尽早观察,保存 8 天后会逐渐退色。
2. 标本中成熟中性粒细胞为强阳性,证明标本染色成功。

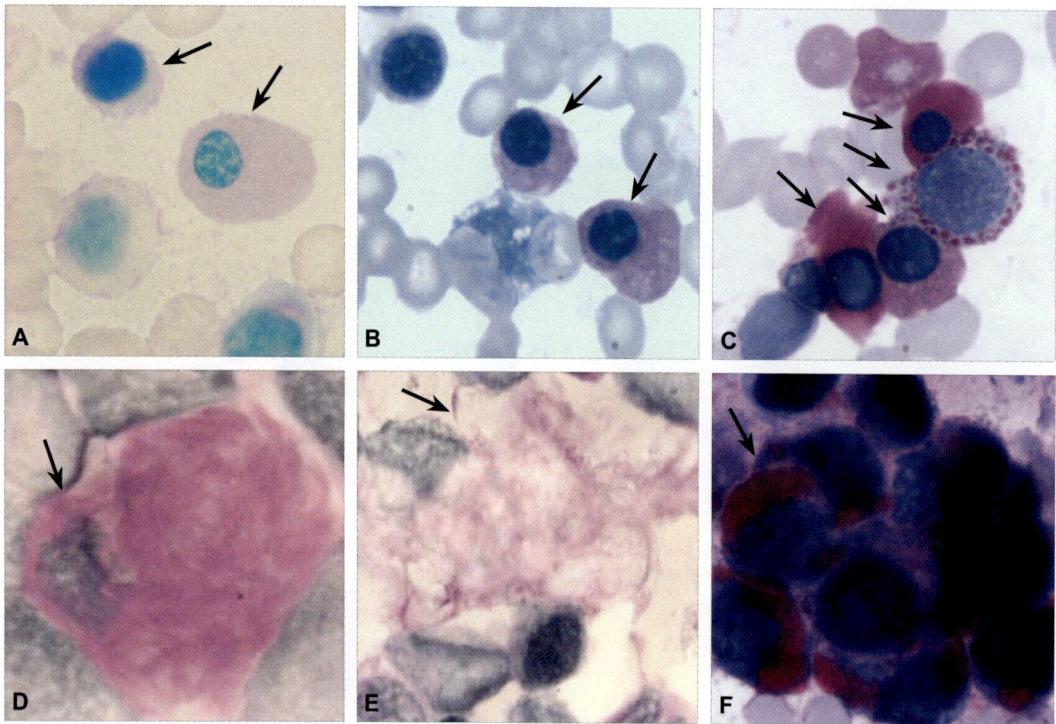

图 2-19   不同疾病中有核红细胞的过碘酸 - 雪夫反应结果
A. 巨幼细胞贫血的幼红细胞呈弱阳性。B. 缺铁性贫血的幼红细胞呈较强阳性。C. 骨髓增生异常综合征中的幼红细胞呈强阳性。D. 戈谢细胞呈强阳性。E. 尼曼 - 匹克细胞呈弱阳性。F. 腺癌细胞呈强阳性

第四节   髓过氧化物酶染色

髓过氧化物酶（myeloperoxidase，MPO）是髓系发育的重要标志，MPO 染色可显示粒系、单系细胞中的嗜天青颗粒。细胞化学染色及流式细胞学均可检测 MPO，但由于方法学不同，两者表达不一致，可表现为流式 MPO+ 而染色 MPO-，或染色 MPO+ 而流式 MPO-。MPO 染色有二盐酸联苯胺法、二氨基联苯胺法及复方联苯胺法等。

一、染色结果

1. 阳性结果   阳性结果定位在胞质内酶活性部位。二盐酸联苯胺法的阳性颗粒呈黄色，苏木素复染后胞核为蓝色；联苯胺法的阳性颗粒呈棕褐色，瑞 - 吉染色后胞核呈紫红色。

2. 分级标准   基本同 NAP 分级标准，见图 2-20。

3. 结果报告   用油镜计数 100 个白血病细胞（指原始和（或）幼稚白血病细胞），记录阳性细胞数、阳性程度、阳性性状，计算并报告阳性率、阳性积分（即阳性指数），必要时还需报告阳性性状。

二、临床意义

1. 正常细胞的反应   原始粒细胞呈阴性或阳性，阳性反应物为粗颗粒聚集状；早幼粒细胞、各阶段中性粒细胞均为阳性，并随细胞成熟程度其阳性逐渐增强，但衰老的细胞因髓过氧化物酶活性降低而反应减弱；嗜酸性粒细胞呈强阳性；嗜碱性粒细胞、单核细呈阴性或弱阳性；有核红细胞、淋巴细胞、浆细胞、巨核细胞及血小板均呈阴性。见图 2-21、图 2-22。

2. 急性白血病细胞的反应   根据各系细胞阳性结果及特点辅助判断急性白血病细胞系列或细胞，见表 2-3、图 2-23。如原始细胞的 MPO 呈阳性（指阳性率≥3%），证明存在髓系细胞。

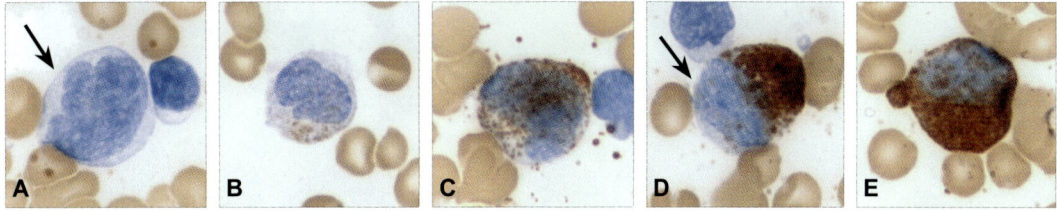

图 2-20 髓过氧化物酶的染色结果分级(二盐酸联苯胺法)
A.(−),见箭头。B.(+)。C.(++)。D.(+++),见箭头。E.(++++)

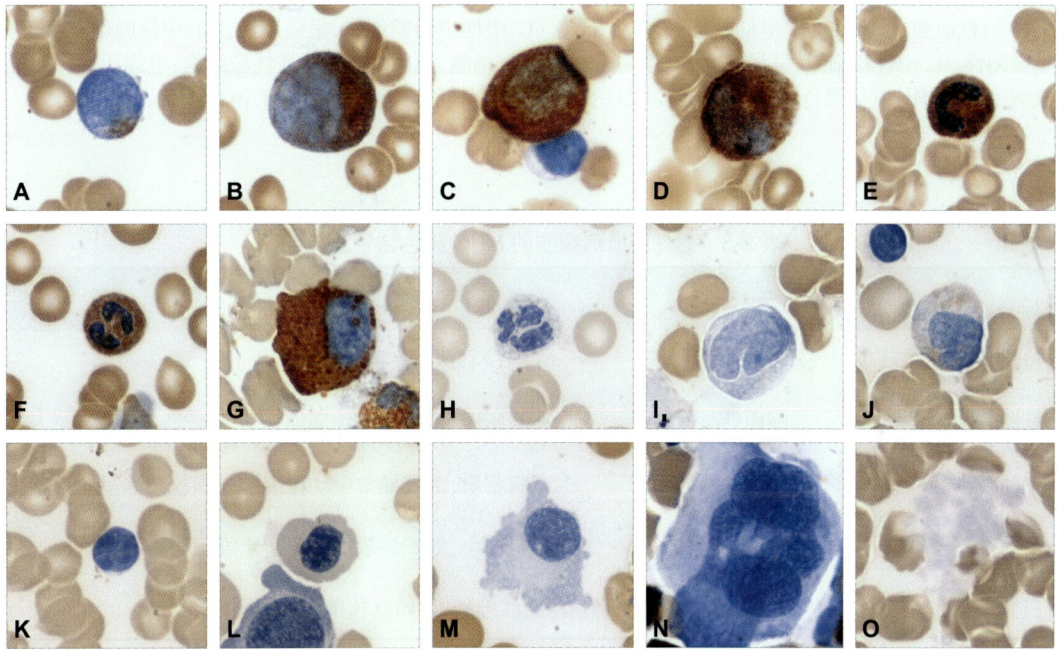

图 2-21 正常细胞的髓过氧化物酶染色结果(二盐酸联苯胺法)
A. 原始粒细胞,呈阳性。B. 早幼粒细胞,呈阳性。C. 中性中幼粒细胞,呈强阳性。D. 中性晚幼粒细胞,呈强阳性。E. 中性杆状核粒细胞,呈强阳性。F. 中性分叶核粒细胞,呈强阳性。G. 嗜酸性粒细胞,呈强阳性。H. 嗜碱性粒细胞,呈阴性。I. 单核细胞,呈阴性。J. 单核细胞,弱阳性。K. 淋巴细胞,呈阴性。L. 有核红细胞,呈阴性。M. 浆细胞,呈阴性。N. 巨核细胞,呈阴性。O. 血小板,呈阴性

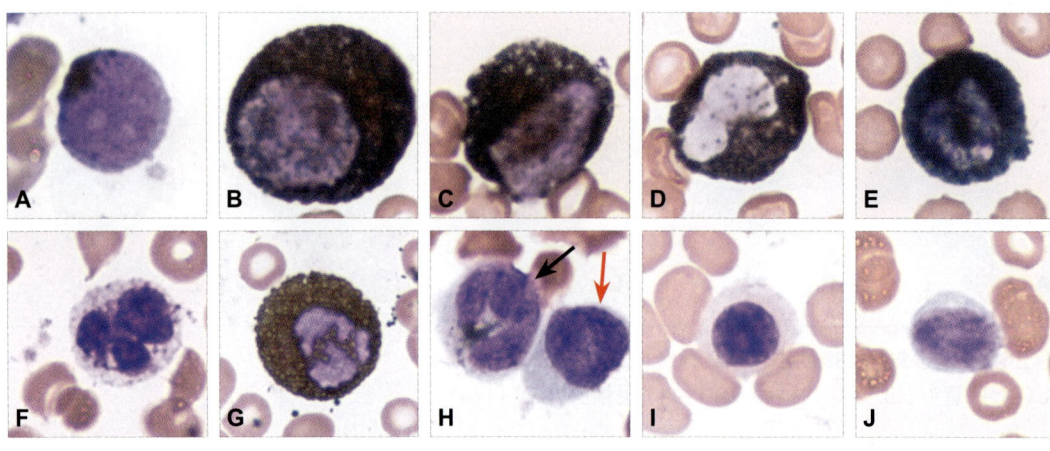

图 2-22 正常细胞的髓过氧化物酶染色结果（复方联苯胺染色法）
A. 原始粒细胞，呈阳性。B. 早幼粒细胞，呈强阳性。C. 中性中幼粒细胞，呈强阳性。D. 中性晚幼粒细胞，呈强阳性。E. 中性粒细胞，呈强阳性。F. 嗜碱性分叶核粒细胞，呈阴性。G. 嗜酸性粒细胞，呈阳性。H. 单核细胞，呈弱阳性（见黑色箭头）及阴性（见红色箭头）。I. 有核红细胞，呈阴性。J. 淋巴细胞，呈阴性

表 2-3 急性白血病细胞的 MPO 染色结果及特点

白血病细胞		染色结果及特点
原始粒细胞	阴性、阳性	（+）~（++），粗大、聚集
异常早幼粒细胞	强阳性	充满胞质（细胞外质为阴性）
异常中幼粒细胞	强阳性	充满胞质，部分异常中幼粒细胞在胞核凹陷呈团块状反应
原始及幼稚单核细胞	阴性、弱阳性	颗粒细小，如细沙般散在分布于细胞的胞质及胞核上
其他白血病细胞	原始及幼稚淋巴细胞、原始红细胞、原始巨核细胞均呈阴性	

三、质量保证

1. 标本在未染色前勿沾有氧化剂类试剂，以免细胞内的髓过氧化物酶被抑制和破坏。

2. 如无法及时进行染色，应放 4℃冰箱干燥保存（尽量 7 日内进行染色）。使用时将标本平衡至室温再染色，否则细胞易溶解、变形。

3. 标本中成熟中性粒细胞为强阳性，证明标本染色成功。

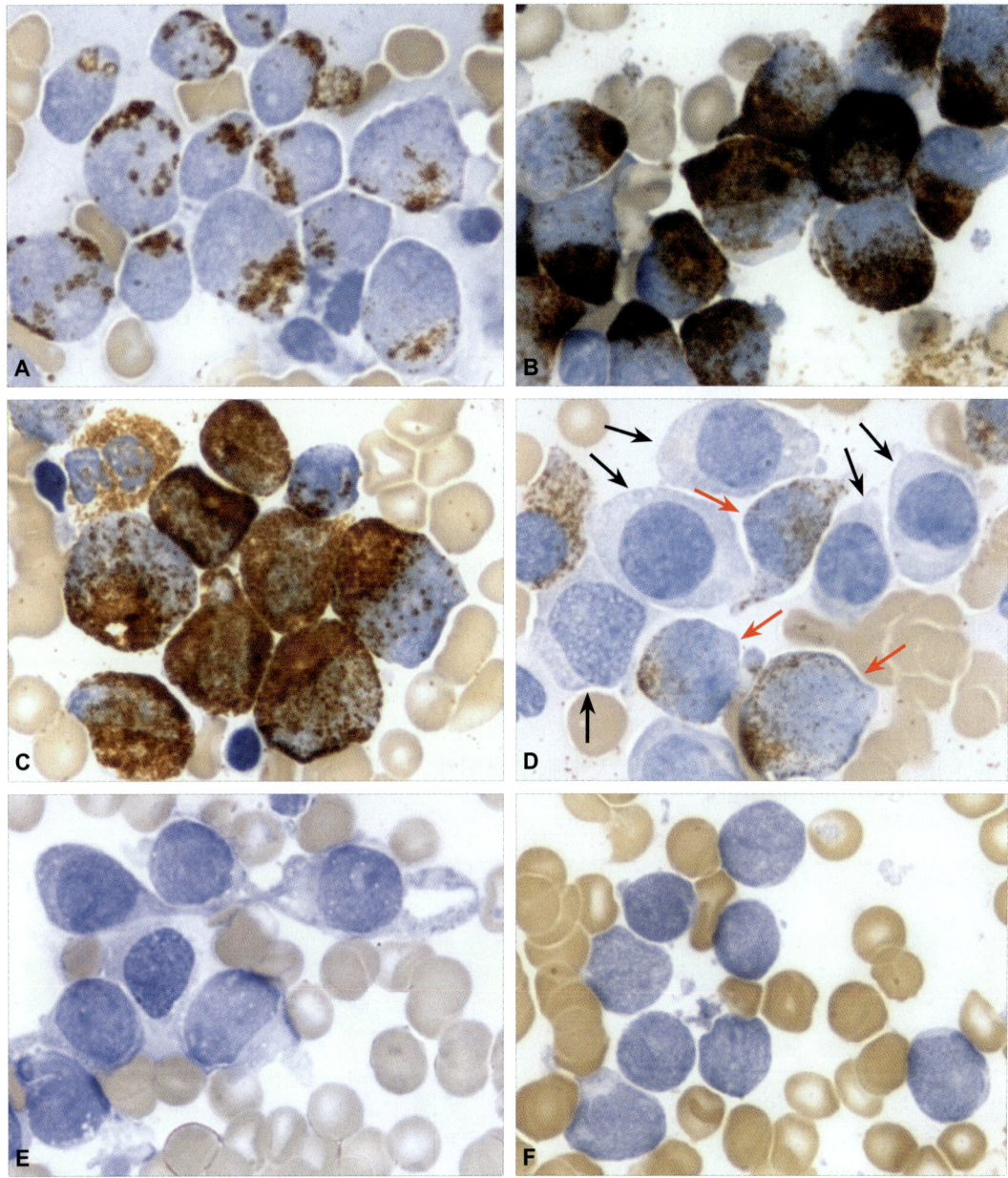

图 2-23 急性白血病细胞的髓过氧化物酶染色结果(二盐酸联苯胺法)
A.原始粒细胞,呈阳性,颗粒粗大、聚集。B.异常早幼粒细胞,呈强阳性。C.异常中幼粒细胞,呈强阳性。D.原始及幼稚单核细胞,呈阴性(见黑色箭头)、弱阳性(见红色箭头),其颗粒细小、散在分布。E.原始巨核细胞,呈阴性。F.原始及幼稚淋巴细胞,呈阴性

第五节 氯乙酸 AS-D 萘酚酯酶染色

氯乙酸 AS-D 萘酚酯酶(naphthol AS-D chloroacetate esterase,NAS-DCE)是一种特异性酯酶,通常被看成是粒细胞及肥大细胞的标志酶,它主要存在于特异性颗粒中,比 MPO 表达晚些。采用偶氮偶联法进行染色。

一、染色结果

1. 阳性结果 阳性结果定位在胞质内酶活性部位。重氮盐为盐酸副品红时,若胞质内出现鲜艳红色

沉淀即为阳性,苏木素复染后胞核呈蓝色,用甲基绿复染胞核呈绿色。

2. 分级标准 基本同 NAP 分级标准,见图 2-24。

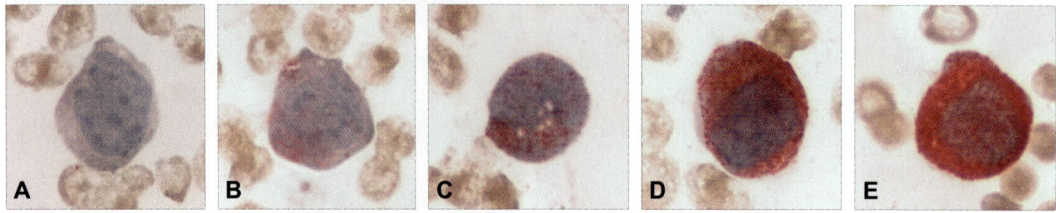

图 2-24 氯乙酸 AS-D 萘酚酯酶染色的结果分级
A.(−)。B.(+)。C.(++)。D.(+++)。E.(++++)

3. 结果报告 用油镜计数 100 个白血病细胞(指原始和(或)幼稚白血病细胞),记录阳性细胞数、阳性程度、阳性性状,计算并报告阳性率、阳性积分(即阳性指数),必要时还需报告阳性性状。

二、临床意义

1. 正常细胞的反应 原始粒细胞呈阴性、弱阳性,早幼粒细胞呈阳性,中性中幼粒细胞以后均呈强阳性;嗜酸性粒细胞、嗜碱性粒细胞多呈阴性,少数呈弱阳性;单核细胞呈阴性、弱阳性;淋巴细胞、有核红细胞、浆细胞、巨核细胞及血小板均呈阴性;肥大细胞呈强阳性。见图 2-25。

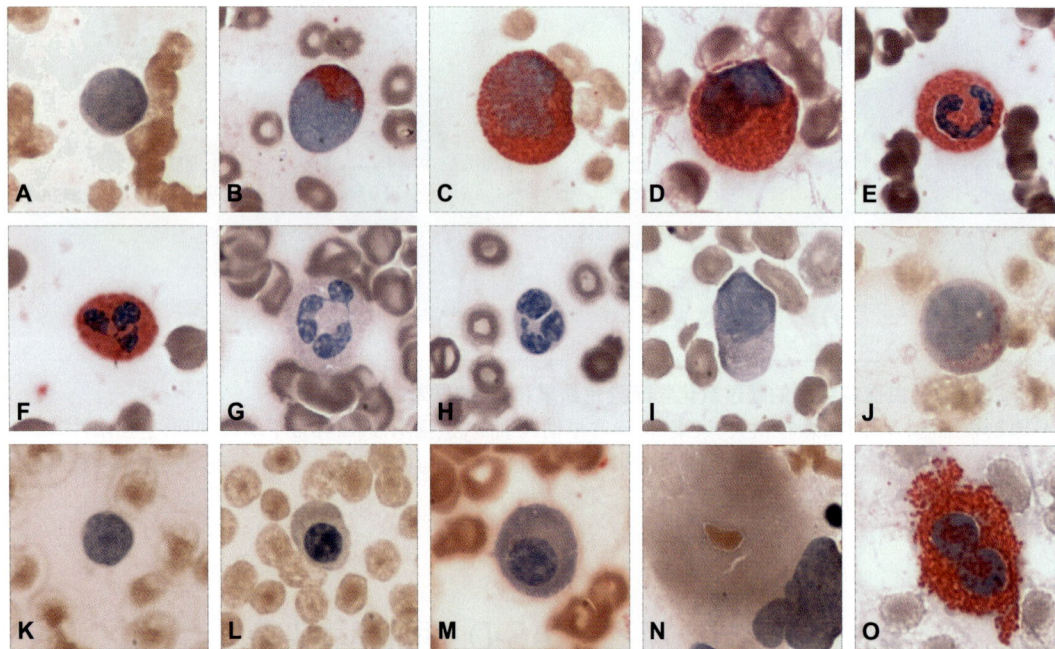

图 2-25 正常细胞的氯乙酸 AS-D 萘酚酯酶染色结果
A. 原始粒细胞,呈阴性。B. 早幼粒细胞,呈阳性。C. 中性中幼粒细胞,呈强阳性。D. 中性晚幼粒细胞,呈强阳性。E.中性杆状核粒细胞,呈强阳性。F.中性分叶核粒细胞,呈强阳性。G.嗜酸性粒细胞,呈阴性。H.嗜碱性粒细胞,呈阴性。I.单核细胞,呈阴性。J.单核细胞,呈弱阳性。K.淋巴细胞,呈阴性。L.有核红细胞,呈阴性。M.浆细胞,呈阴性。N.巨核细胞,呈阴性。O.肥大细胞,呈强阳性

2. 急性白血病细胞的反应 根据各系阳性结果及特点辅助判断急性白血病细胞系列或细胞。原始粒细胞呈阴性或阳性；异常早幼粒细胞呈强阳性，常易见呈阳性的棒状小体；异常中幼粒细胞呈强阳性，部分异常中幼粒细胞的阳性位于胞核凹陷处且聚集成团块状；异常嗜酸性粒细胞可呈较强阳性；原始及幼稚单核细胞呈阴性或弱阳性，个别病例呈较强阳性；原始巨核细胞、原始及幼稚淋巴细胞、原始红细胞呈阴性。见图 2-26、图 2-27。

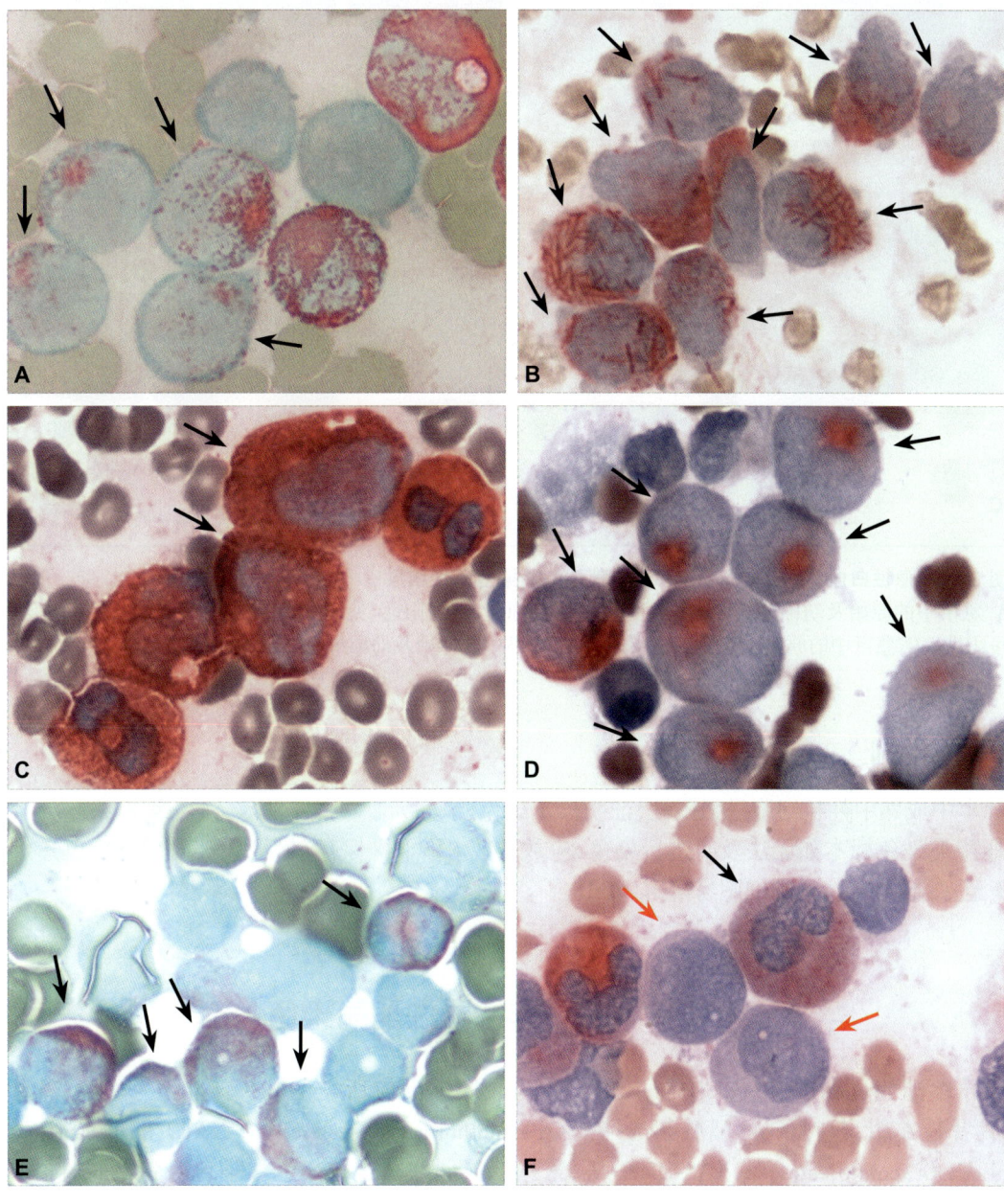

图 2-26 急性白血病细胞的氯乙酸 AS-D 萘酚酯酶染色阳性结果（A、E 甲基绿复染）
A. 急粒中的原始粒细胞，呈阳性（见箭头）。B. 急性早幼粒细胞白血病中的异常早幼粒细胞，呈强阳性（见箭头），且易见柴捆细胞。C. 急粒中的异常中幼粒细胞，呈强阳性（见箭头）。D. 急粒中的异常中幼粒细胞，呈团块样阳性（见箭头）。E. M4 的原始粒细胞，呈阳性（见箭头），呈阴性、弱阳性为单系细胞。F. M4EO 中的异常嗜酸性粒细胞，呈阳性（见黑色箭头）；原始细胞，呈阴性（见红色箭头）

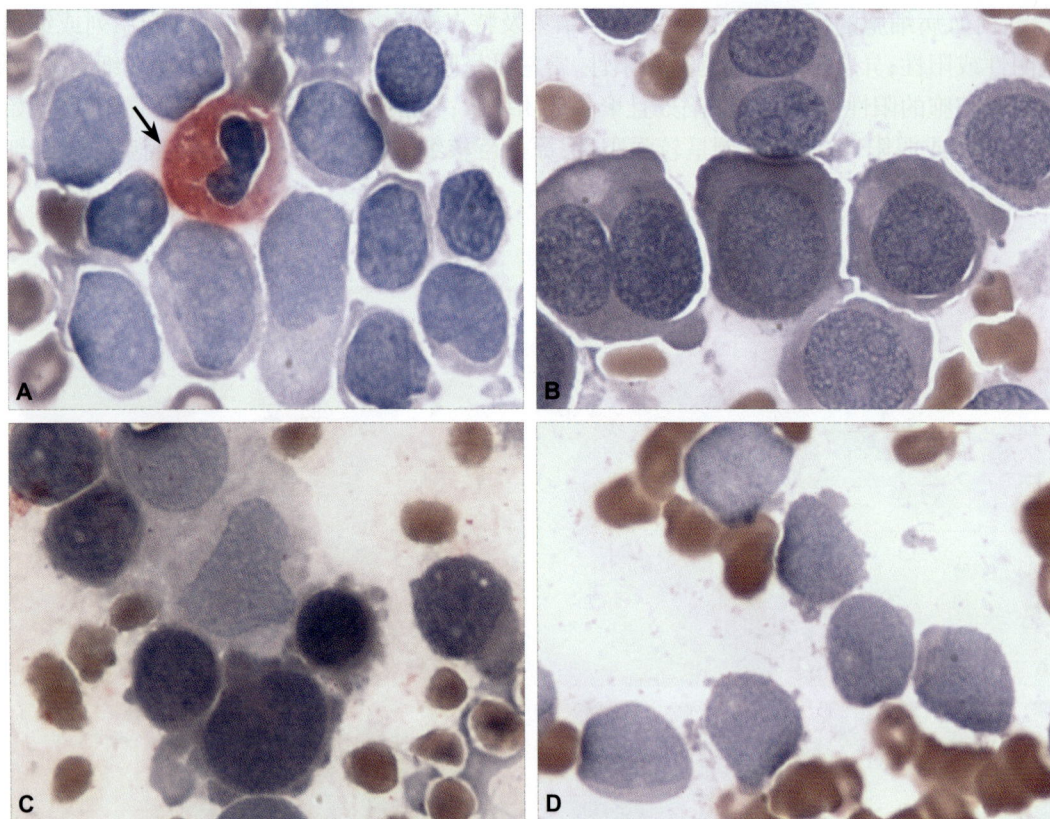

图 2-27　急性白血病细胞的氯乙酸 AS-D 萘酚酯酶染色阴性结果

A. 急单中的原始及幼稚单核细胞,呈阴性;中性粒细胞,呈强阳性(见箭头)。B. 红血病中的有核红细胞,呈阴性。C. 急巨中的原始巨核细胞,呈阴性。D. 急淋中的原始及幼稚淋巴细胞,呈阴性

三、质量保证

1. 标本中成熟中性粒细胞呈强阳性,证明标本染色成功。

2. 酯酶类染色标本如无法及时进行染色,应放 4℃冰箱干燥保存(尽量 7 日内进行染色)。使用时将标本平衡至室温再染色,否则细胞易溶解、变形。

(许议丹)

第六节　中性非特异性酯酶染色

非特异性酯酶(nonspecific esterase,NSE)有多种,根据反应所需的 pH 不同分为酸性、碱性及中性 NSE,以后者最常用,包括了 α- 醋酸萘酚酯酶(α-naphthol acetate esterase,α-NAE)、醋酸 AS-D 萘酚酯酶(naphthol AS-D acetate esterase,NAS-DAE)等,采用偶氮偶联法进行染色。染色时将两张骨髓涂片分别进行 NSE 染色、NaF 抑制试验,观察两张涂片染色结果并进行对照,油镜计数 100 个急性白血病细胞,分别计算出抑制前、抑制后的阳性率或阳性指数(计算方法类似于 NAP 积分),得出氟化钠抑制率,抑制率 ≥50% 即为氟化钠抑制试验阳性。具体计算公式如下:

$$氟化钠抑制率 = \frac{抑制前阳性率或阳性积分 - 抑制后阳性率或阳性积分}{抑制前阳性率或阳性积分} \times 100\%$$

α-NAE、NAS-DAE 染色的临床意义相似,临床上通常选择其中一种即可。

一、α-醋酸萘酚酯酶染色

(一) 染色结果

1. 阳性结果　阳性结果定位在胞质内酶活性部位。重氮盐为盐酸副品红时,若胞质内出现棕红色沉淀即为阳性,甲基绿复染后胞核为绿色。

2. 分级标准　基本同 NAP 分级标准,见图 2-28。

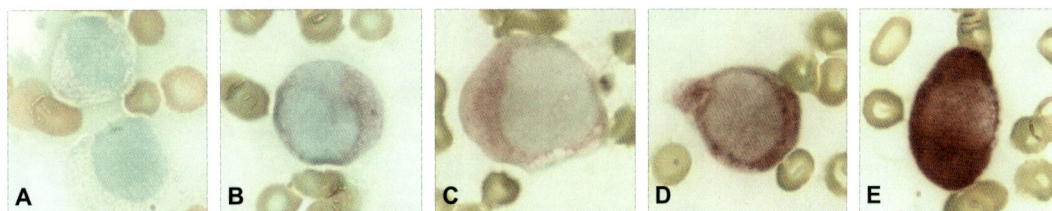

图2-28　α-醋酸萘酚酯酶染色的结果分级
A.(-)。B.(+)。C.(++)。D.(+++)。E.(++++)

3. 结果报告　用油镜计数 100 个白血病细胞(指原始和(或)幼稚白血病细胞),记录阳性细胞数、阳性程度、阳性性状,计算并报告阳性率、氟化钠抑制率,必要时还需报告阳性性状。

(二) 临床意义

1. 正常细胞的反应　粒细胞系统呈阴性、弱阳性,且不被氟化钠抑制;单核细胞呈较强阳性,能被氟化钠抑制;淋巴细胞呈阳性,多为颗粒状,不被氟化钠抑制;巨核细胞和血小板呈强阳性,易被氟化钠抑制;早期有核红细胞可呈阳性,随着细胞成熟阳性逐渐减弱,不被氟化钠抑制。见图 2-29。

2. 急性白血病细胞的反应　根据各系阳性结果、特点辅助判断急性白血病细胞系列或细胞,见表 2-4、图 2-30。

表2-4　急性白血病细胞的 α-NAE 染色结果及特点

急性白血病细胞	染色结果及特点	
原始粒细胞	阴性、弱阳性	弥散状,不被氟化钠所抑制
异常早幼粒细胞	阴性、阳性,部分强阳性	弥散状,不被氟化钠所抑制
异常中幼粒细胞	阴性、中等强度阳性	弥散状,部分呈团块样,不被氟化钠所抑制
原始及幼稚单核细胞	阴性、弱阳性、强阳性	弥散状,部分原单呈局灶阳性,被氟化钠所抑制
原始巨核细胞	阴性、阳性,部分强阳性	多呈弥散状,被氟化钠所抑制
原始及幼稚淋巴细胞	阴性、阳性	多呈颗粒状,部分被氟化钠所抑制
原始红细胞	多为阳性	多呈片状,部分被氟化钠所抑制

(三) 质量保证

1. 标本中单核细胞呈阳性,证明标本染色成功。

2. 酯酶类染色标本如无法立即染色,应放 4℃冰箱干燥保存(7 日内进行染色)。使用时将标本平衡至室温再染色,否则细胞易溶解变形。

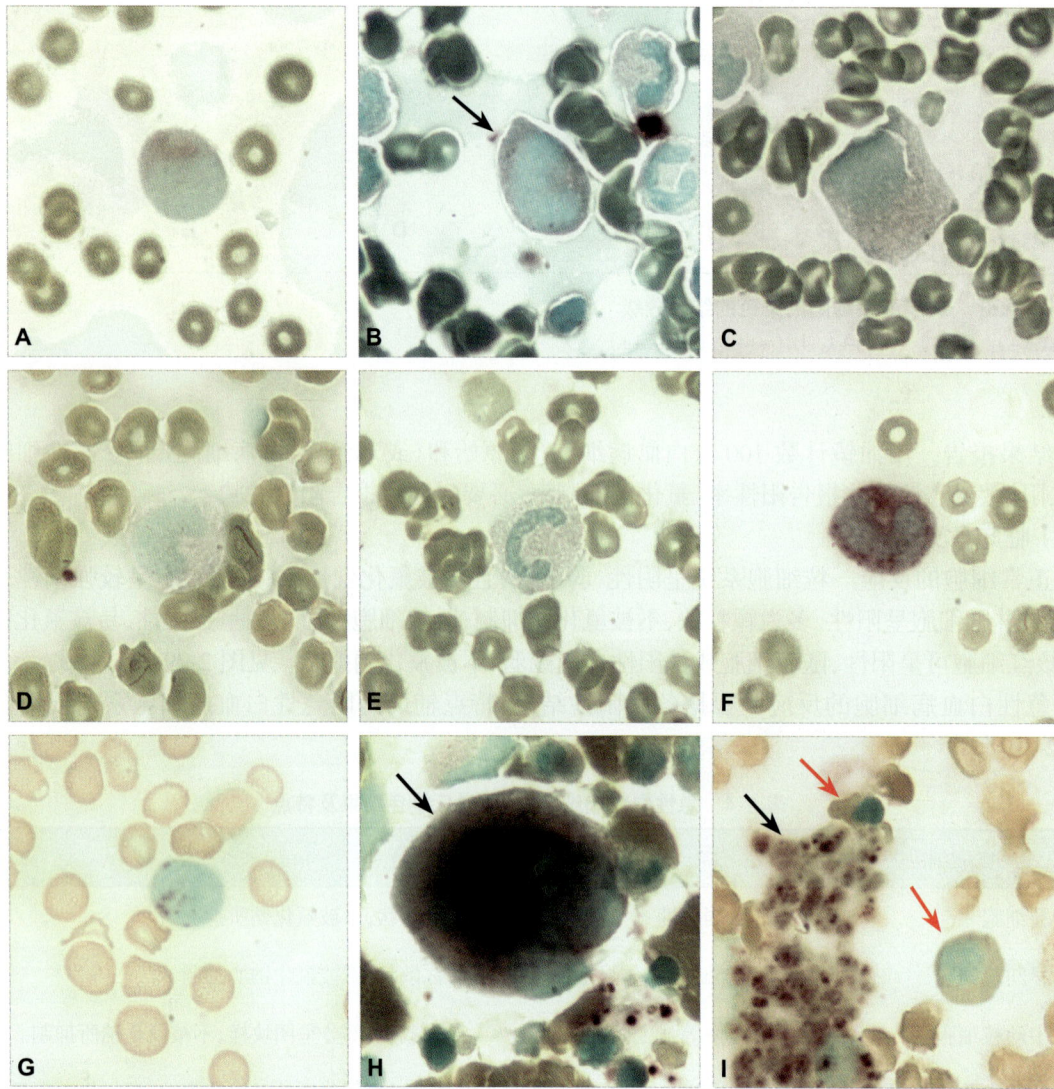

图 2-29　正常细胞的 α- 醋酸萘酚酯酶染色结果

A. 原始粒细胞,呈弱阳性。B. 早幼粒细胞,呈弱阳性(见箭头)。C. 中性中幼粒细胞,呈弱阳性。D. 中性晚幼粒细胞,呈阴性。E. 中性杆状核粒细胞,呈阴性。F. 单核细胞,呈阳性。G. 淋巴细胞,呈阳性。H. 巨核细胞,呈阳性(见箭头)。I. 血小板,呈阳性(见黑色箭头);幼稚红细胞,呈阴性(见红色箭头)

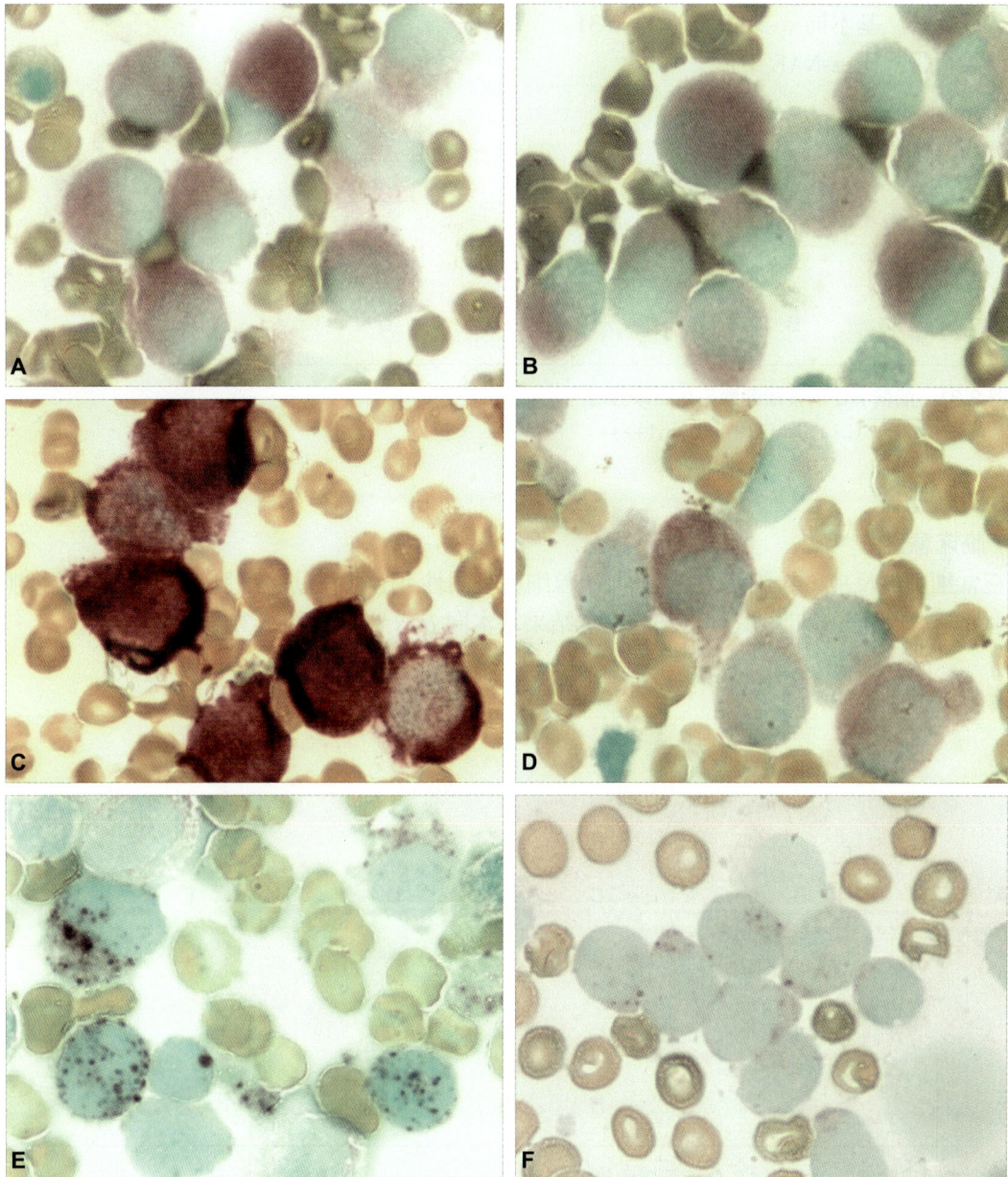

图 2-30 急性白血病细胞的 α- 醋酸萘酚酯酶及氟化钠抑制试验染色结果

A. 急性早幼粒细胞白血病中的异常早幼粒细胞, 呈较强阳性。B. 与 A 同一患者, 其异常早幼粒细胞加氟化钠后阳性不被抑制。C. 急单中的原始及幼稚单核细胞, 呈强阳性。D. 与 C 同一患者, 其原始及幼稚单核细胞加氟化钠后阳性被抑制。E. 急巨中的原始巨核细胞, 呈阳性。F. 急淋中的原始及幼稚淋巴细胞, 呈阳性

二、醋酸 AS-D 萘酚酯酶染色

(一) 染色结果

1. 阳性结果 阳性结果定位在胞质内酶活性部位。重氮盐为坚牢蓝 BB 时,若胞质内出现蓝色沉淀即为阳性,中性红复染后胞核为红色。

2. 分级标准 基本同 α-NAE,详见图 2-31。

3. 结果报告 同 α-NAE 染色。

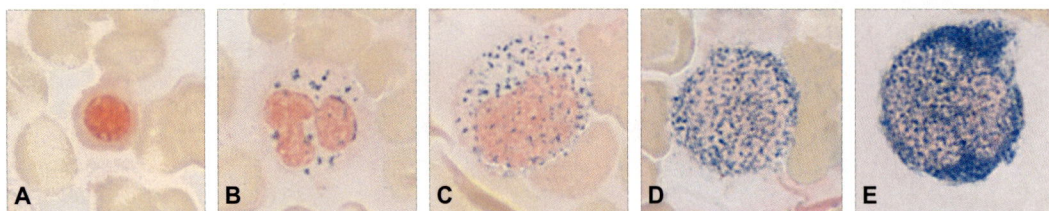

图 2-31 醋酸 AS-D 萘酚酯酶染色结果分级
A.(−)。B.(+)。C.(++)。D.(+++)。E.(++++)

(二) 临床意义

1. 正常细胞的反应 粒细胞系统中,原始粒细胞呈阴性、阳性,早幼粒细胞至中性成熟粒细胞各阶段均呈阳性,且不被氟化钠抑制;其他血细胞染色结果基本同 α-NAE。见图 2-32。

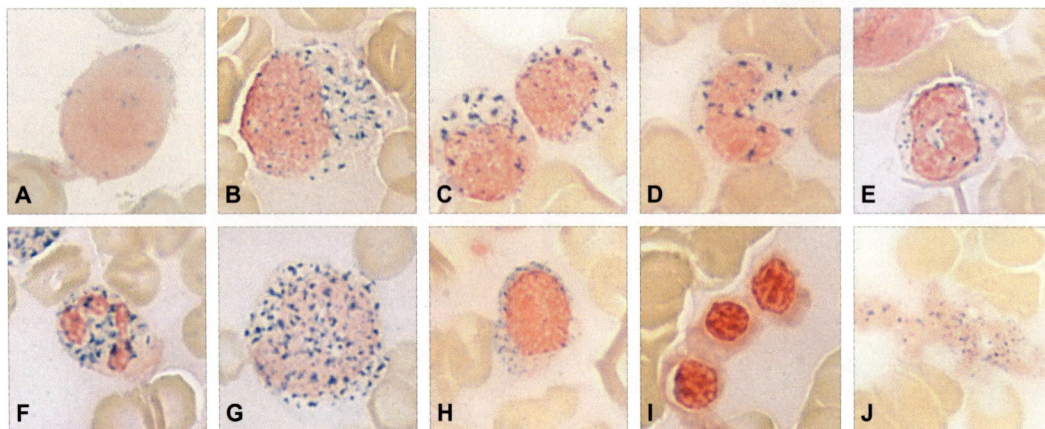

图 2-32 正常细胞的醋酸 AS-D 萘酚酯酶染色结果
A.原始粒细胞,呈阳性。B.早幼粒细胞,呈强阳性。C.中性中幼粒细胞,呈阳性。D.中性晚幼粒细胞,呈阳性。E.中性杆状核粒细胞,呈阳性。F.中性分叶核粒细胞,呈阳性。G.单核细胞,呈强阳性。H.淋巴细胞,呈弱阳性。I.幼稚红细胞,呈阴性。J.血小板,呈阳性

2. 急性白血病细胞的反应 根据各系阳性结果及特点辅助判断急性白血病细胞系列或细胞,详见图 2-33。临床意义基本同 α-NAE 染色。

(三) 质量保证

基本同 α-NAE 染色。

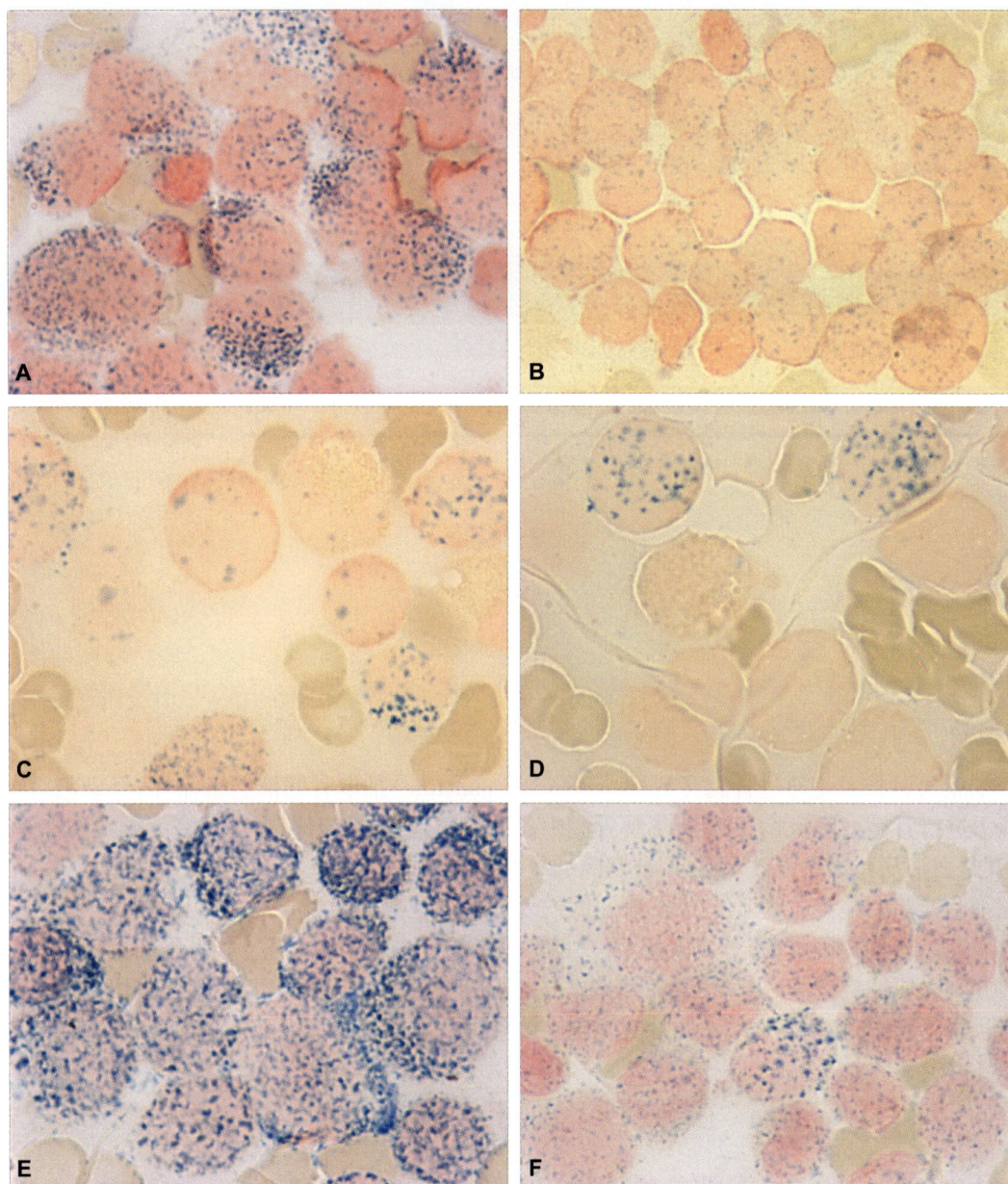

图 2-33 急性白血病细胞的醋酸 AS-D 萘酚酯酶及氟化钠抑制试验染色结果
A. M3 中的异常早幼粒细胞,呈强阳性。B. 急淋中的原始及幼稚淋巴细胞,呈弱阳性。C. 急粒单中的原始细胞及幼稚白血病细胞,呈阳性。D. 与 C 图为同一患者,加氟化钠后阳性被部分抑制。E. 急单中的原始及幼稚单核细胞,呈强阳性。F. 与 E 图为同一患者,加氟化钠后阳性被抑制

（许议丹　胡王强）

第三章

骨髓细胞检验技术

骨髓细胞检验技术是通过骨髓穿刺（bone marrow puncture）抽取骨髓液制备涂片，经染色后在普通光学显微镜下进行骨髓细胞检验，以直接了解骨髓中各种血细胞数量、比例、形态及有无异常细胞等，是辅助疾病（尤其是血液病）诊断、疗效观察、病情判断的重要手段之一。

骨髓细胞检验的主要适应证包括：不明原因的外周血细胞数及分类异常，不明原因发热，不明原因肝、脾、淋巴结肿大，不明原因骨痛、骨质破坏、肾功能异常、黄疸、紫癜、血沉明显加快等；血液病复查，疗效观察，病情判断；病原体检查等。骨髓穿刺的绝对禁忌证极少，如严重血友病患者禁忌，有出血倾向或凝血时间明显延长者不宜做，晚期妊娠妇女做骨髓穿刺应慎重。下面叙述骨髓细胞检验的几个关键步骤。

第一节　骨髓涂片及染色

骨髓涂片（bone marrow smear）及染色是骨髓细胞检验的重要环节，其直接影响标本能否检测、检测结果的可靠性及准确性。

1. 骨髓涂片　左手平执载玻片两端，右手持推片，用推片边缘蘸少许已抽出的骨髓液后，将蘸有骨髓液的推片边缘置于载玻片一端上方，并将推片与载玻片大约呈 30° 角，匀速向前将骨髓液制成厚薄适宜的涂片，见图 3-1。

2. 涂片染色　目前一般采用瑞特-吉姆萨染色（Wright-Giemsa stain），简称瑞-吉染色，骨髓涂片染色流程见图 3-2，骨髓涂片染色情况判断见图 3-3、图 3-4。

3. 骨髓取材情况的判断

（1）取材满意：是指显微镜下可见较多骨髓小粒（bone marrow fragment）、骨髓特有细胞，如幼稚粒细胞、有核红细胞、巨核细胞，并有少许非造血细胞（浆细胞、成骨细胞、破骨细胞、脂肪细胞、肥大细胞、吞噬细胞等）；有核细胞数比外周血多；骨髓中的中性杆状核/分叶核粒细胞比值 > 外周血，见图 3-5。

（2）取材失败（即骨髓稀释）：抽吸骨髓液时混入血液，称为骨髓部分稀释；若抽出的骨髓液实际上就是外周血液，称为骨髓完全稀释。具体特征如下：①骨髓部分稀释：骨髓小粒少或不见，骨髓特有细胞少，有核细胞少，成熟细胞/幼稚细胞 >3/5；②完全稀释：骨髓涂片与外周血涂片的细胞分类完全一样。见图 3-6。

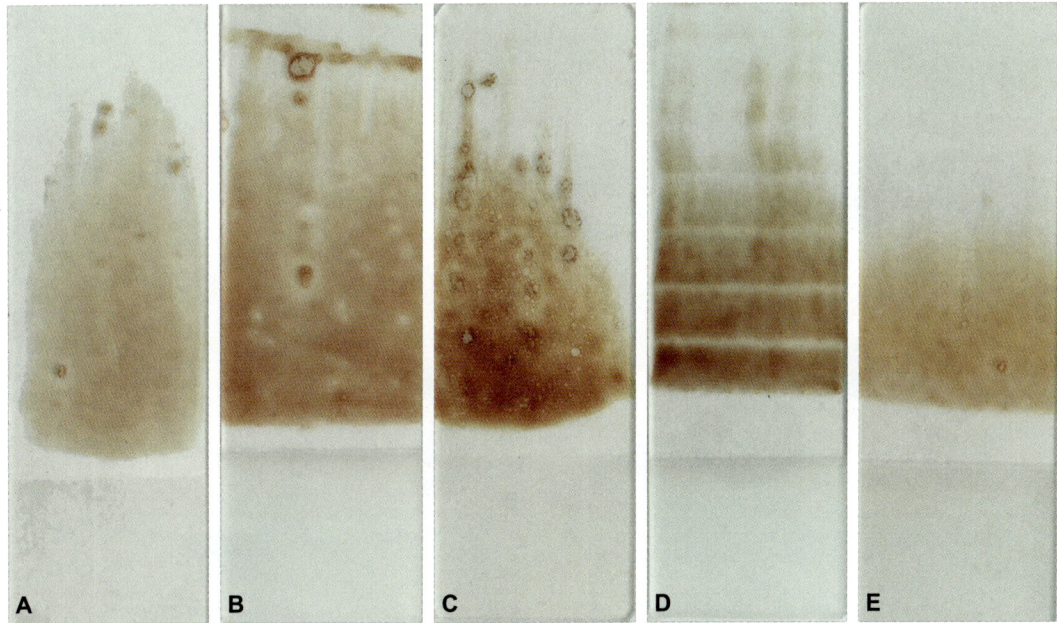

图 3-1 未染色的骨髓涂片
A. 制备良好,血膜厚薄适当、均匀,头、体、尾分明,骨髓小粒可见。B. 血膜偏厚,尾部制备欠佳,骨髓小粒可见。C. 血膜偏厚,骨髓小粒易见。D. 血膜厚薄不均匀,呈搓衣板样,骨髓小粒未见。E. 血膜厚薄合适、均匀,血膜偏短,骨髓小粒未见

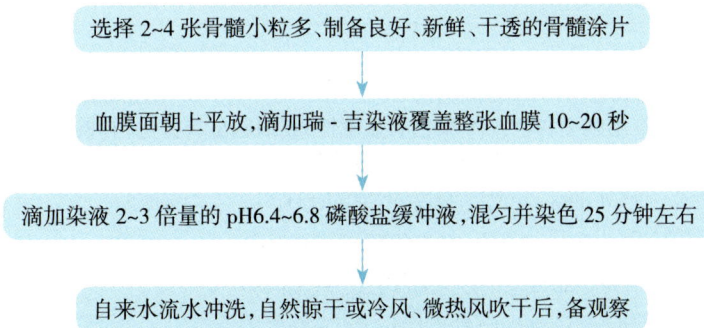

图 3-2 骨髓涂片染色的流程图

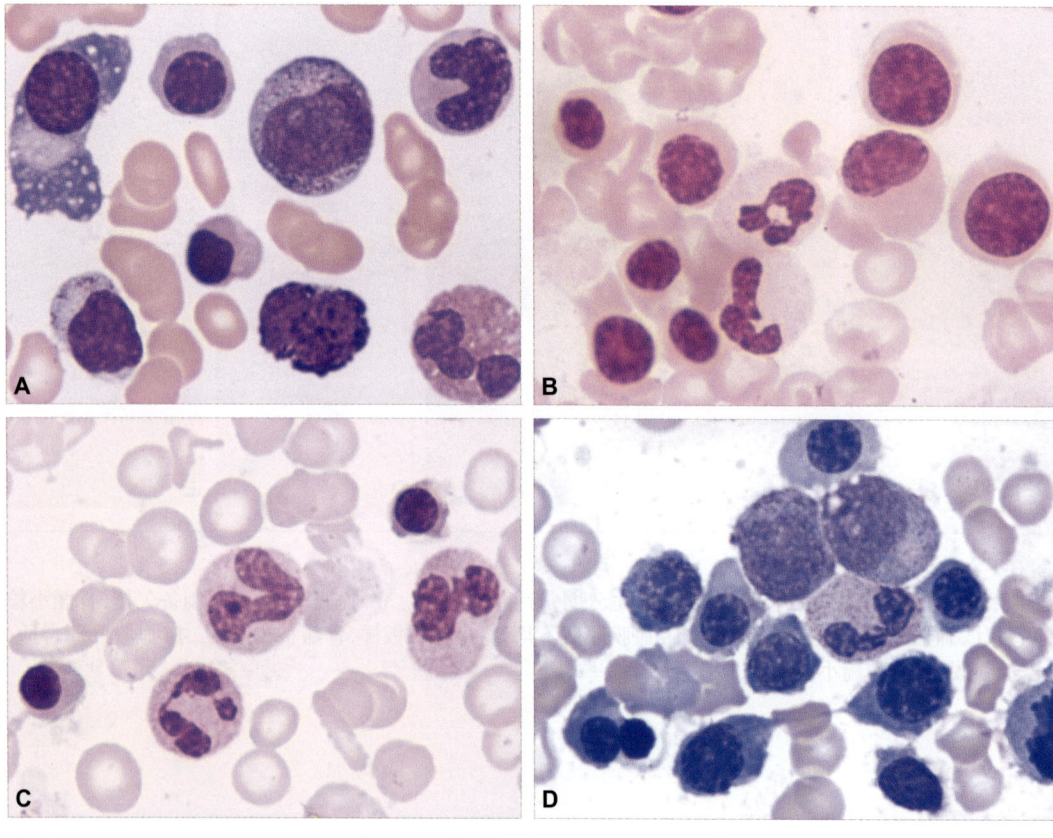

图 3-3　染液酸碱度对骨髓涂片染色的影响
A. 染色良好,红细胞呈肉红色,有核细胞结构清晰,胞质红、蓝分明。B. 染色偏酸,各种有核细胞胞质均呈粉红色。C. 染色偏碱,红细胞呈灰色。D. 染色明显碱性,红细胞呈灰蓝色,有核细胞的胞核及胞质均呈蓝色

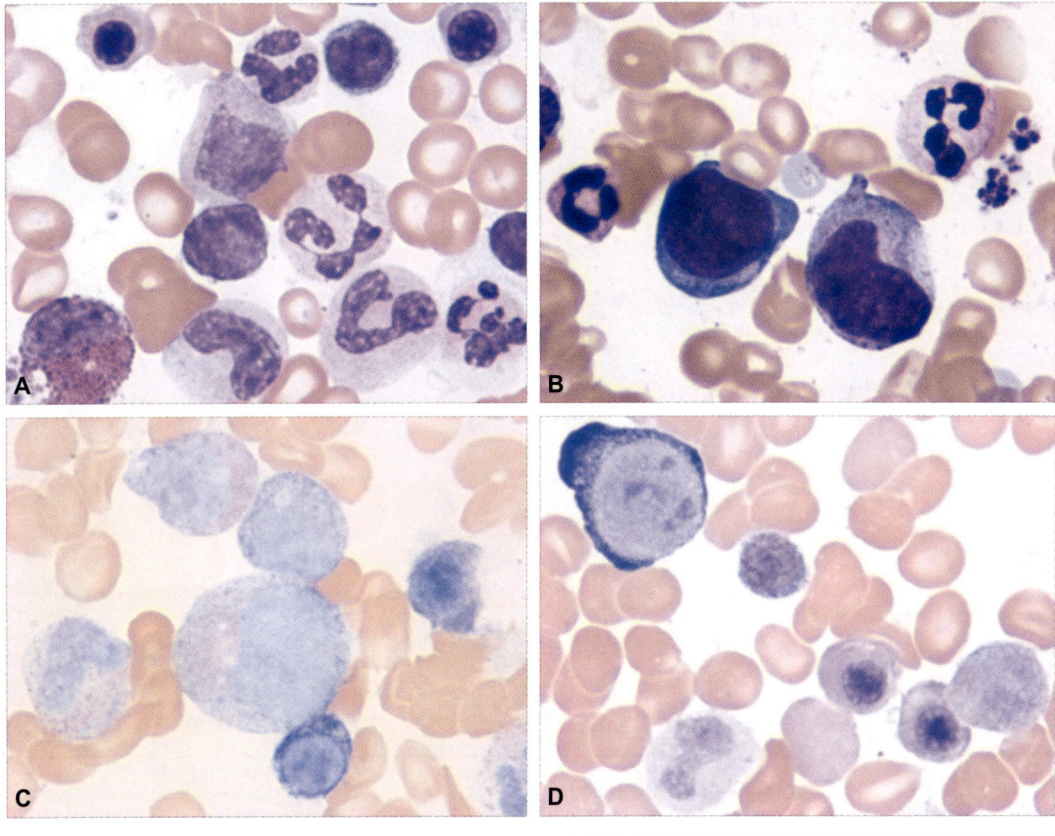

图 3-4　染色时间对骨髓涂片染色的影响

A. 染色佳,胞核及胞质结构清晰。B. 染色时间过长,胞核呈紫黑色,染色质偏粗。C、D. 染色时间不足,胞核呈蓝色及淡紫红色,胞核及胞质结构不清晰,染色质偏细

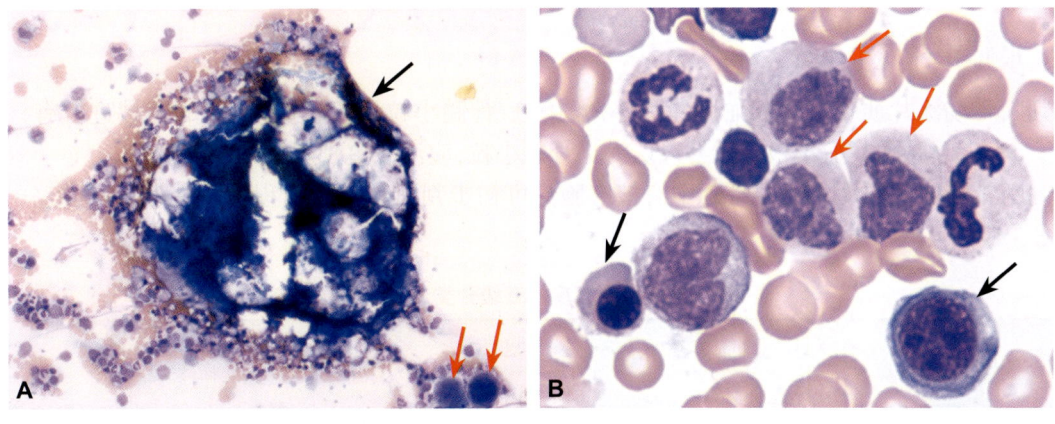

图 3-5　显微镜下取材满意的骨髓涂片(A 为 ×100 视野)

A. 有核细胞多,并可见骨髓小粒(见黑色箭头)及巨核细胞(见红色箭头)。B. 可见较多的有核红细胞(见黑色箭头)及幼稚粒细胞(见红色箭头)

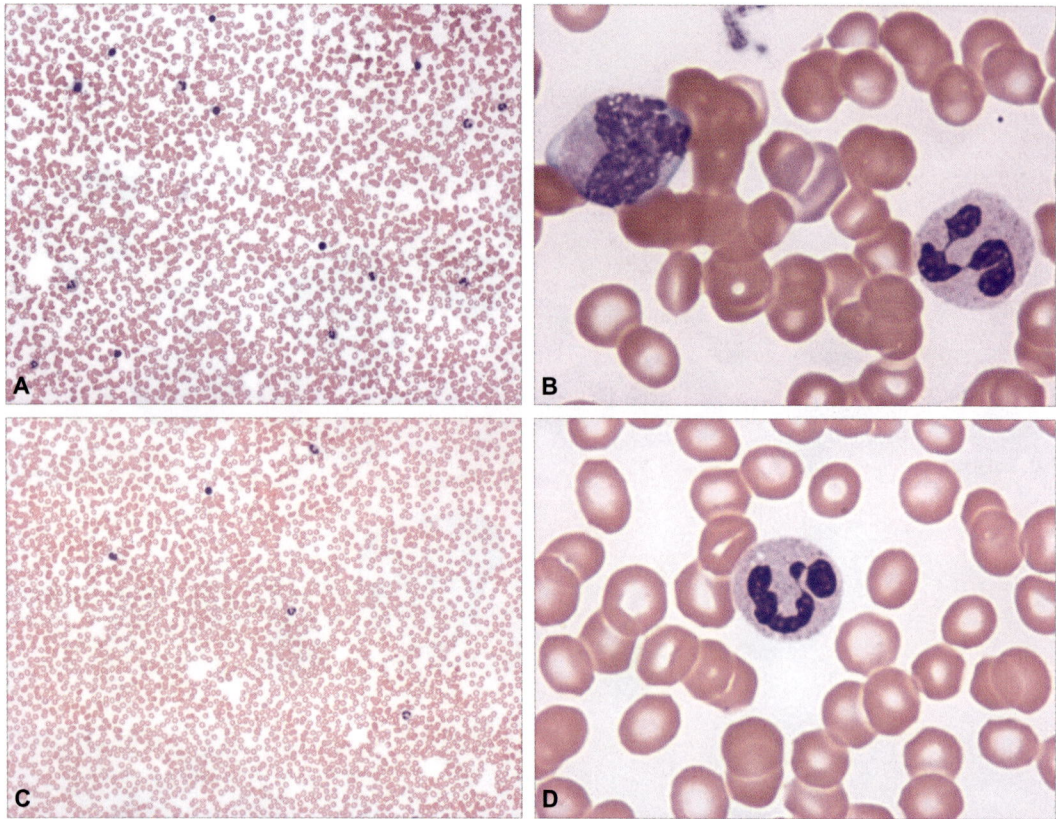

图 3-6　取材失败的骨髓象（A、C 为 ×100 视野）
A. 骨髓增生减低。B. 是 A 标本的油镜视野，见中性晚幼粒及分叶核粒细胞，为部分稀释的骨髓涂片。C. 骨髓增生极度减低。D. 是 C 标本的油镜视野，见中性分叶核粒细胞，为完全稀释的骨髓涂片

第二节　骨髓涂片镜检

骨髓涂片制备后，选择骨髓小粒多、染色良好的涂片在显微镜下观察。

一、低倍镜观察

1. 判断骨髓涂片质量　观察血膜涂片厚薄、染色、骨髓小粒量等，选择满意的区域进行有核细胞计数、分类。标本凝块、聚集血小板有时易误认为是骨髓小粒，应注意鉴别。见图 3-7。
2. 判断骨髓增生程度　根据骨髓中有核细胞量可初步判断骨髓增生程度，一般采用五级分类法，见表 3-1、图 3-8。

表 3-1　骨髓增生程度的五级分类法及临床意义

增生程度分级	有核细胞 红细胞	有核细胞数 高倍镜视野	临床意义
增生极度活跃	1∶1	>100	各种白血病
增生明显活跃	1∶10	50~100	各种白血病、增生性贫血
增生活跃	1∶20	20~50	健康人、贫血
增生减低	1∶50	5~10	造血功能低下、部分稀释
增生极度减低	1∶200	<5	再生障碍性贫血、化疗后、完全稀释

注：每高倍视野有核细胞数在 10~20 个之间时，检验人员应根据患者具体情况（如年龄等）进行判断

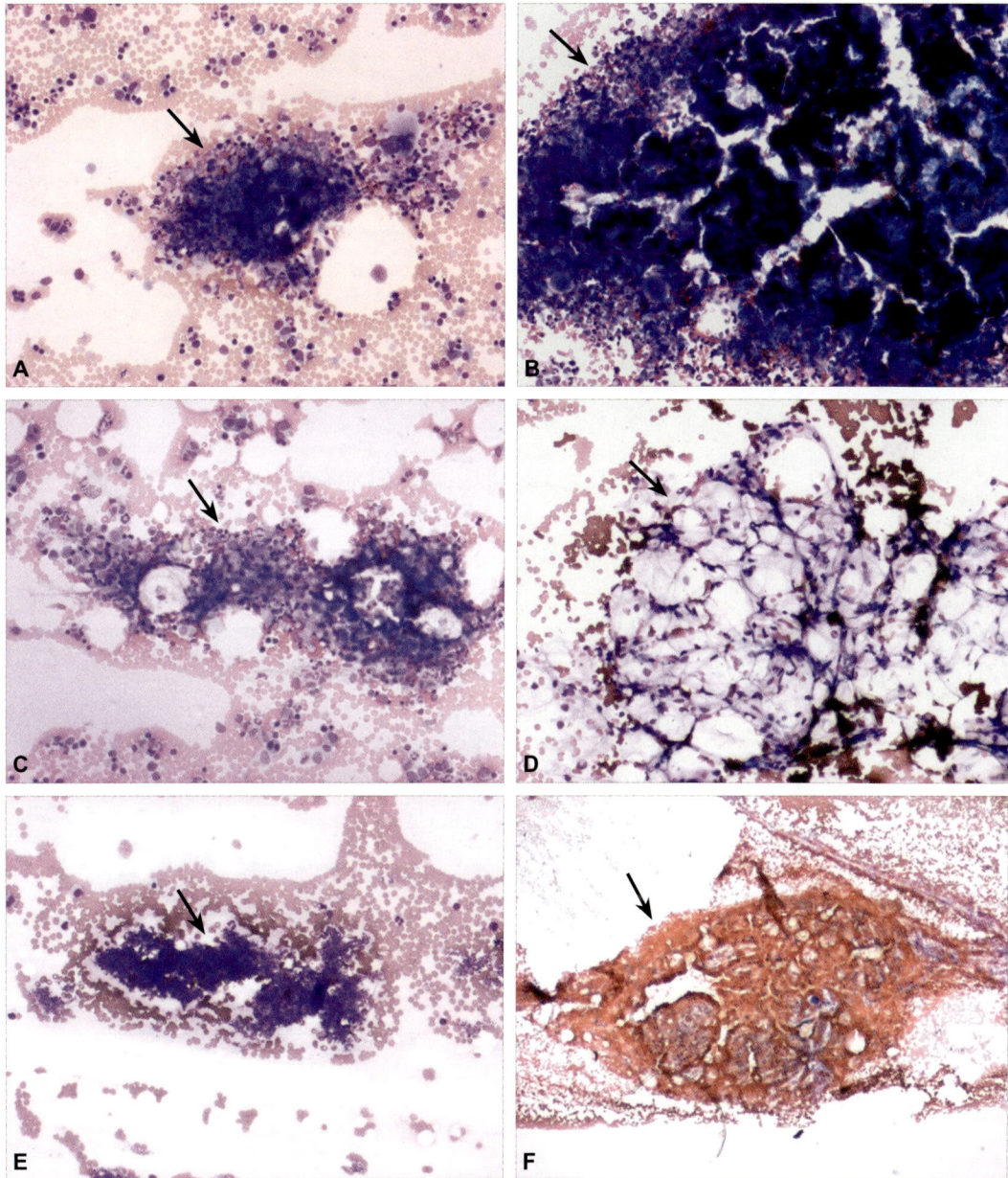

图 3-7　骨髓小粒及假骨髓小粒（A~E 为 ×100 视野,F 为 ×40 视野）

A~D. 骨髓小粒（见箭头），D 为空网状的骨髓小粒。E. 假骨髓小粒,实为聚集血小板（见箭头）。F. 假骨髓小粒,实为凝块（见箭头）

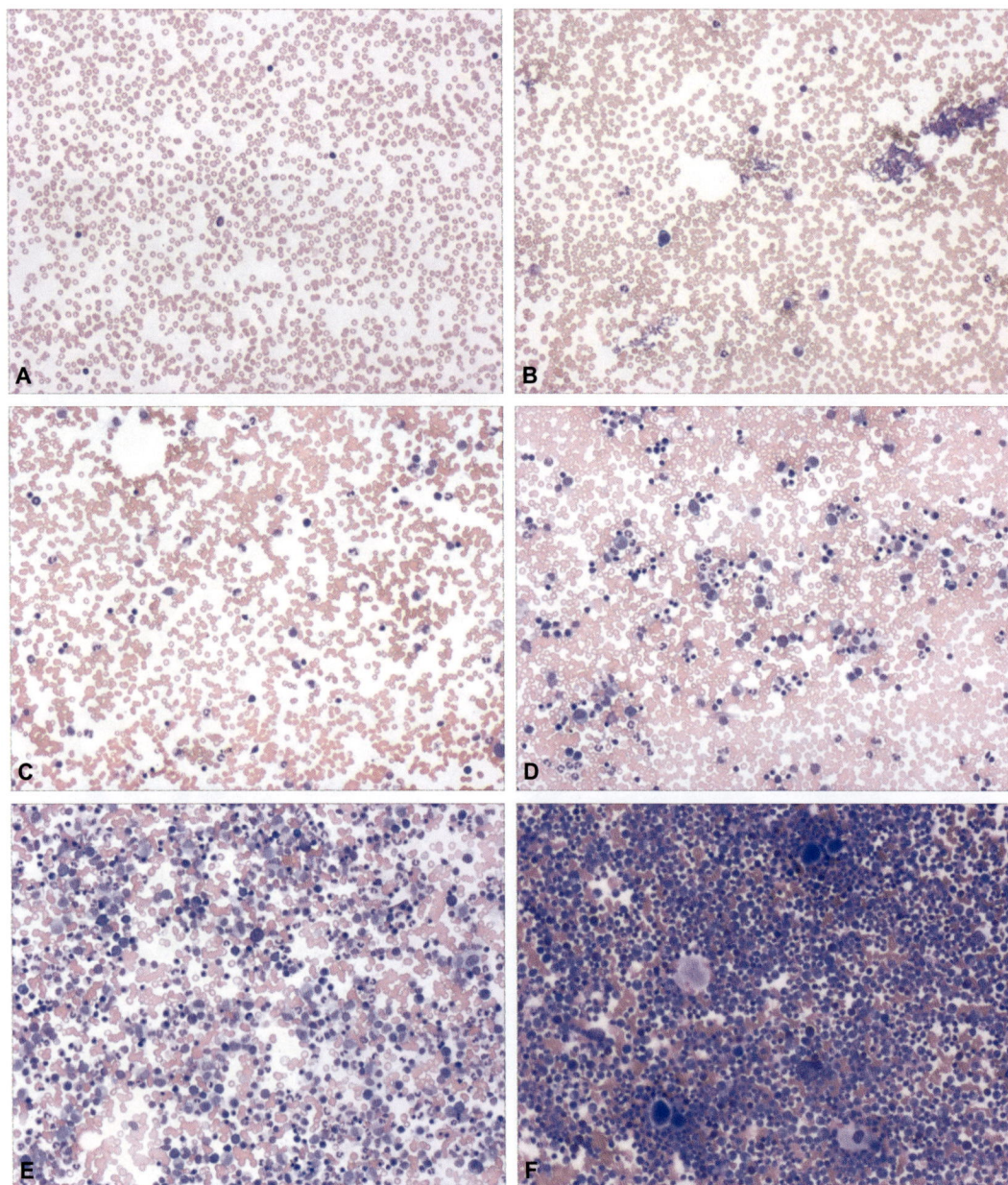

图 3-8　骨髓增生程度的分级（为 ×100 视野）
A. 增生极度减低。B. 增生减低。C. 增生活跃。D. 增生明显活跃。E、F. 增生极度活跃

　　3. 计数巨核细胞　由于巨核细胞胞体大、数量少，故一般在低倍镜下进行全片巨核细胞计数（血膜边缘部位较多），见图 3-9。当病情需要时应分类一定数量巨核细胞，一般应先在低倍镜下找到细胞并移至视野中央，然后转换至高倍镜或油镜观察以确定巨核细胞阶段。

　　4. 观察全片异常细胞　观察有无体积较大、成堆分布的异常细胞，如转移癌细胞、淋巴瘤细胞、尼曼 - 匹克细胞、戈谢细胞、海蓝组织细胞等，需特别注意血膜两端及上、下边缘部位的观察。低倍镜下找到可疑异常细胞后并移至视野中央，然后转换至油镜观察判断。见图 3-10。

二、高倍镜观察

　　临床上通常在高倍镜下计数有核细胞数以判断骨髓增生程度，见图 3-11。应选择细胞分布均匀、既不重叠也不过度分散的部位，观察多个视野后取其平均值。增生程度介于两级之间时，将增生程度划归上一级。

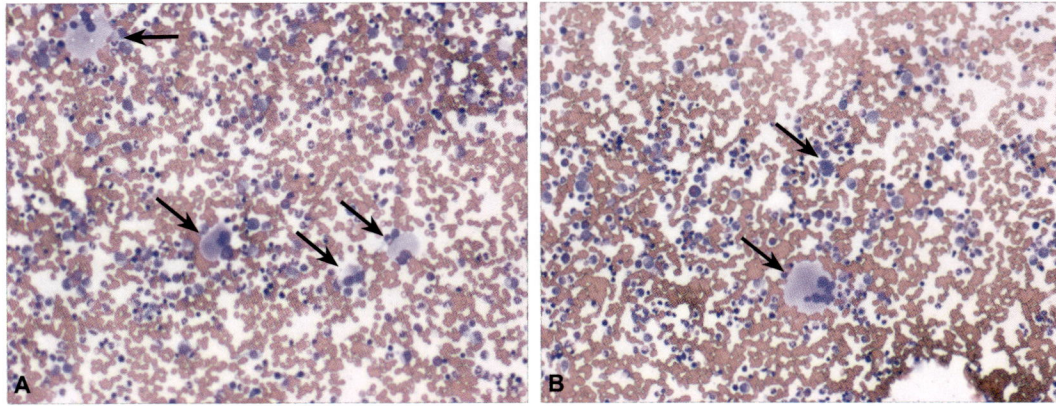

图 3-9　低倍镜下的巨核细胞（见箭头，均为 ×100 视野）

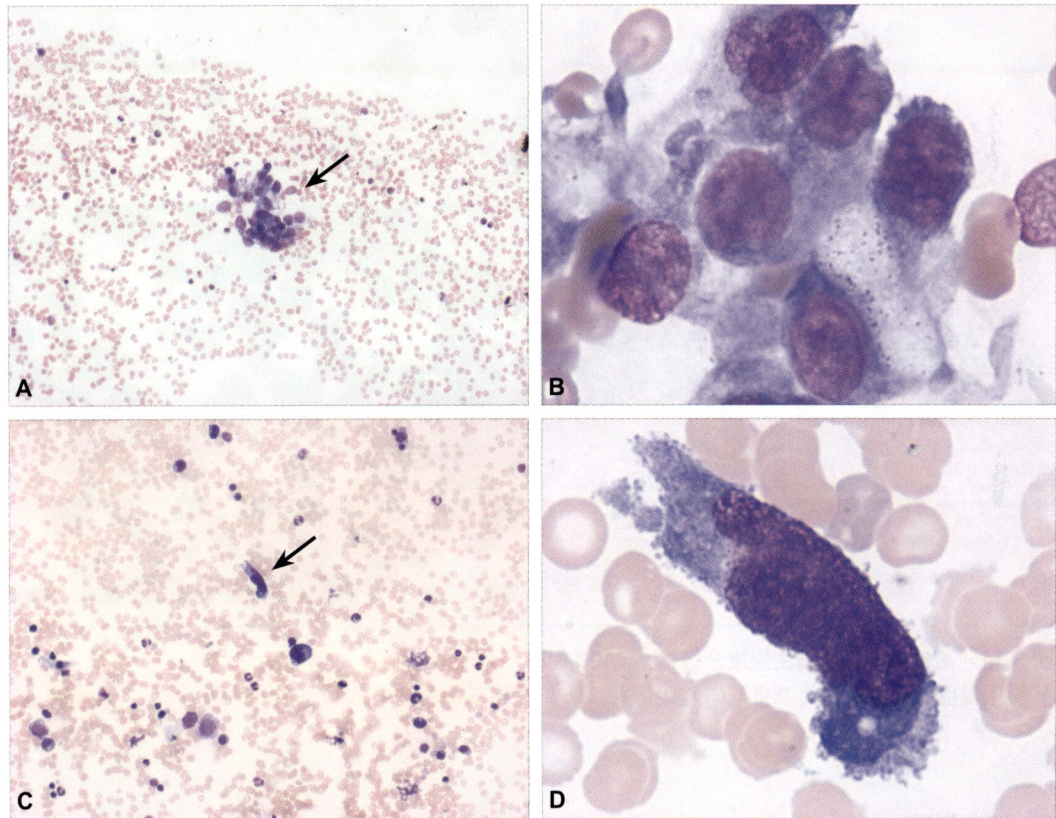

图 3-10　低倍镜及油镜下的异常细胞（A、C 为 ×100 视野）
A. 成堆的转移癌细胞（见箭头）。B. 为 A 图转移癌细胞的油镜视野。C. 胞体较大的异常细胞（见箭头）。
D. 为 C 图异常细胞（淋巴瘤细胞）的油镜视野

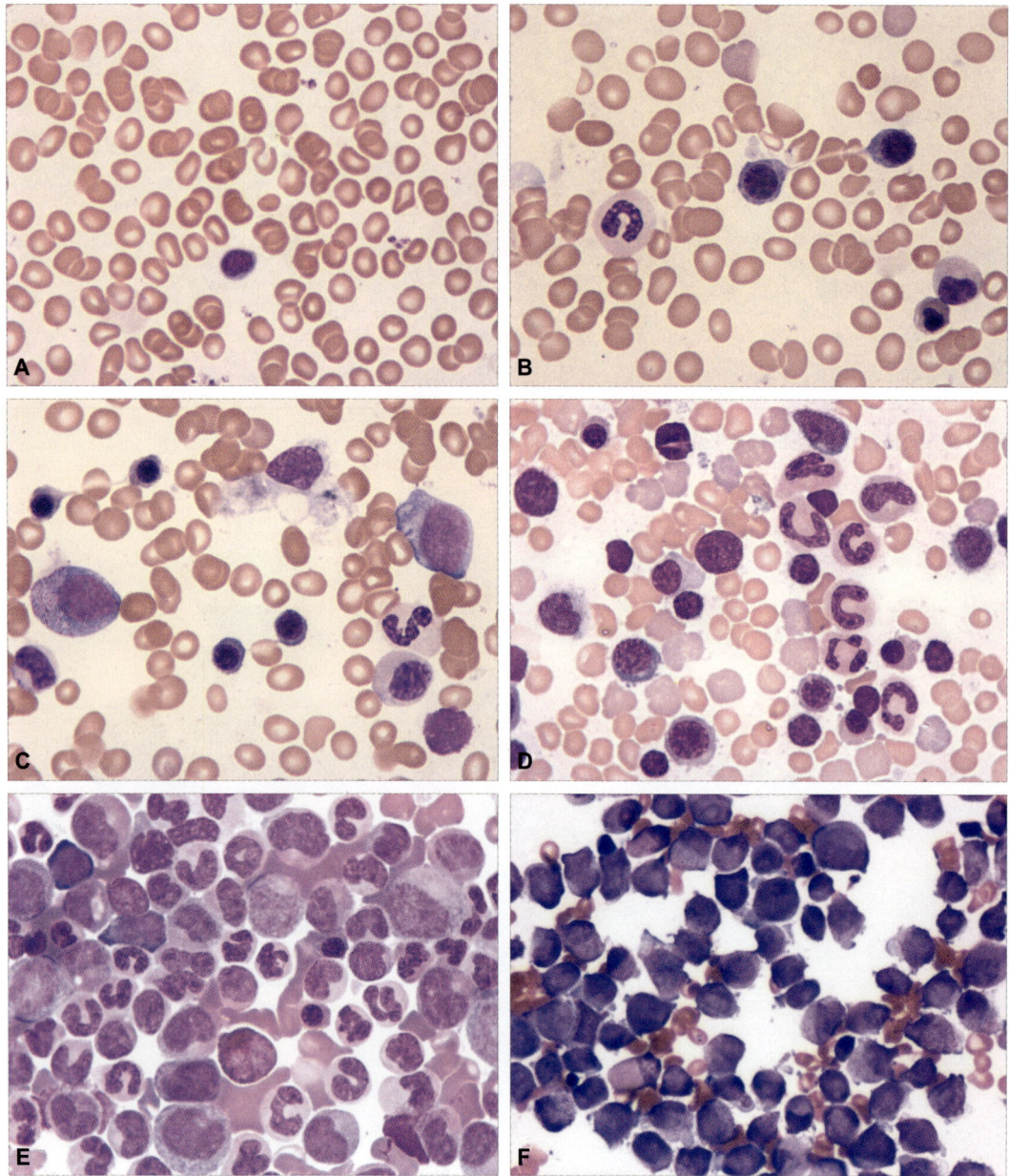

图 3-11　高倍镜下骨髓增生程度分级（为 ×400 视野）

A. 增生极度减低。B. 增生减低。C. 增生活跃。D. 增生明显活跃。E、F. 增生极度活跃

三、油镜观察

在有核细胞计数、分类前，应先观察各系增生情况、形态、大致比例等，以得出初步诊断意见。必要时细胞分类、计数可在细胞化学染色后进行。

1. 计数及分类　应选择血膜厚薄合适、染色佳的部位进行计数及分类，一般在体尾交界处；一般至少计数 200 个除巨核细胞、破碎细胞、分裂象以外的所有有核细胞，见图 3-12。

2. 观察内容　包括各系细胞增生情况、各阶段细胞比例及形态学特征，对于病变细胞的观察应更仔细。见表 3-2。

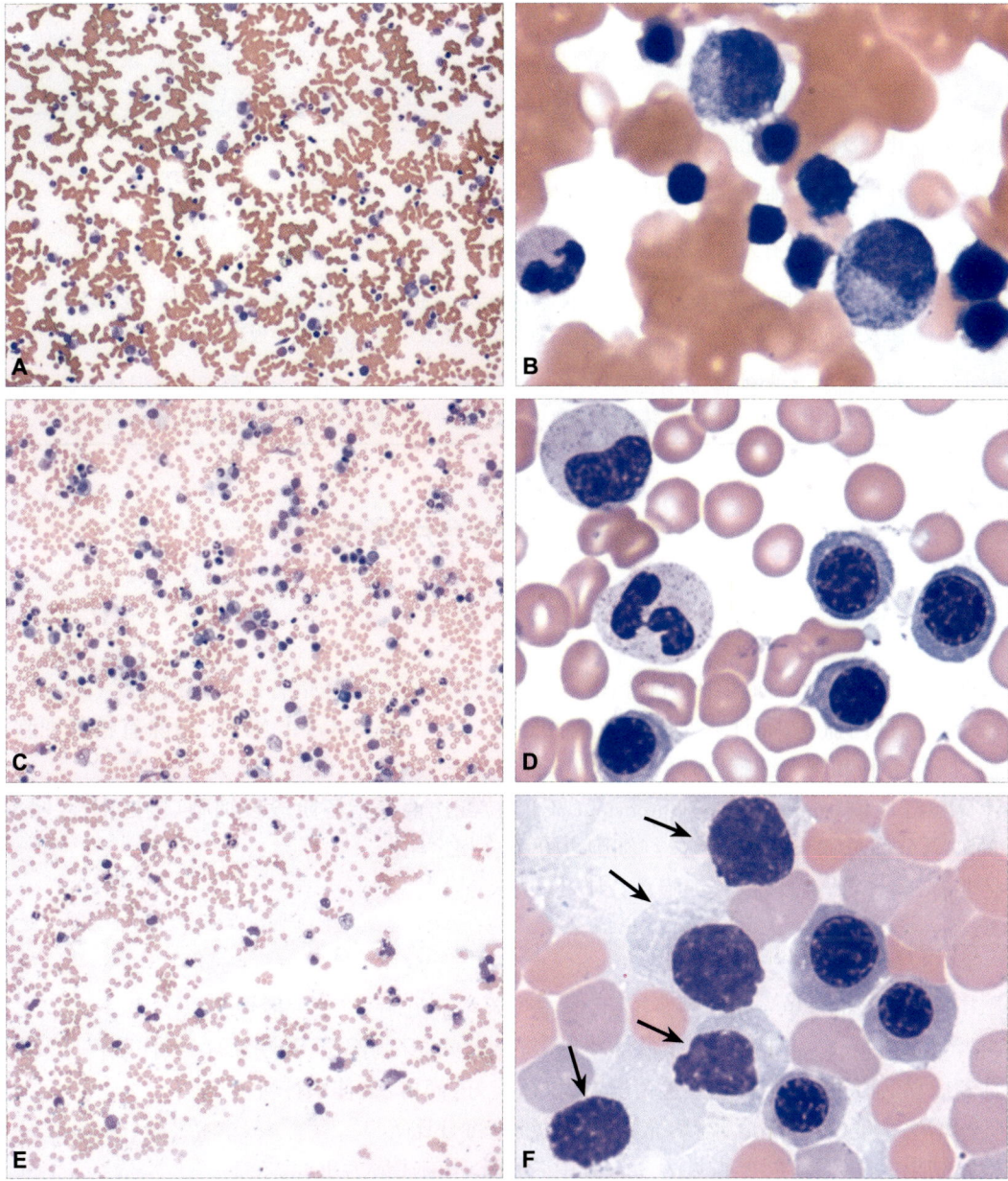

图 3-12　油镜观察部位的选择（A、C、E 为 ×100 视野）

A.厚血膜部位。B.厚血膜部位的油镜视野,红细胞分布密集,有核细胞变小。C.血膜厚薄合适的部位。D.血膜厚薄合适部位的油镜视野,血细胞分布均匀、结构清晰。E. 血膜尾部,绝大多数为退化细胞。F.血膜尾部的红细胞肿胀、中央淡染区消失,退化细胞易见(见箭头)

表 3-2　骨髓涂片显微镜观察内容

观察项目	观察内容
粒细胞系统	增生情况,总比例、各阶段细胞比例及形态,有无分叶异常、颗粒减少、核质发育不平衡、双核、毒性改变和棒状小体等
红细胞系统	增生情况,总比例、各阶段细胞比例及形态,有无核质发育不平衡、畸形核、多核、豪-焦小体、嗜碱性点彩及异常红细胞等
淋巴细胞系统	比例及形态,有无原始及幼稚淋巴细胞、异淋等
浆细胞系统	比例及形态,有无原始及幼稚浆细胞等
单核细胞系统	比例及形态,有无原始及幼稚单核细胞、棒状小体等
巨核细胞系统	全片巨核细胞数量,有无病态巨核细胞(包括小巨核细胞、微小巨核细胞、多圆核巨核细胞等)、分叶过多及颗粒减少巨核细胞等。同时观察血小板分布及形态,初诊血小板减少者应分类一定数量巨核细胞
其他细胞	组织细胞、吞噬细胞、成骨细胞、破骨细胞、脂肪细胞、肥大细胞、分裂象细胞及退化细胞等量的变化。有无寄生虫、淋巴瘤细胞、转移癌细胞、噬血细胞、戈谢细胞等,骨髓小粒结构,油滴等

第三节　骨髓涂片报告

一、结果计算

1. 计算各系统细胞及各阶段细胞百分比　一般情况下,百分比是指有核细胞百分比(all nucleate cell, ANC)。在个别急性白血病,需计算非红系细胞百分比(non erythroid cell, NEC),指除有核红细胞、淋巴细胞、浆细胞、巨噬细胞和肥大细胞以外的有核细胞百分比。

2. 计算粒红比值(granulocyte/erythrocyte, G/E)　粒红比值是指各阶段粒细胞(包括中性、嗜酸性和嗜碱性粒细胞)百分率总和与各阶段有核红细胞百分率总和之比。

3. 必要时,需计算各阶段巨核细胞百分比。

二、填写骨髓细胞检验报告单

目前多采用骨髓报告单专用软件系统,骨髓报告单举例见附录一,一般包括以下几个方面。

1. 患者基本信息,包括年龄、性别、临床诊断、穿刺时间、穿刺部位、骨髓涂片号、住院病区及床号等。
2. 骨髓取材、血膜涂片制备和染色情况,常采用良好、尚可、欠佳来评价。
3. 骨髓增生程度、粒红比值、各系统及各阶段细胞百分比等。
4. 检验结果的文字描述,要点见表3-3,其中骨髓涂片描述最为重要。

表 3-3　骨髓细胞检验结果的文字描述要点

组成		文字描述要点
骨髓涂片	粒细胞系统	粒系增生情况、总比例、各阶段细胞比例及形态
	红细胞系统	红系增生情况、总比例、各阶段细胞比例及形态
	淋巴细胞系统	比例是否正常 *
	浆细胞系统	比例是否正常 *
	单核细胞系统	比例是否正常 *
	巨核细胞系统	全片巨核细胞数(必要时分类一定数量巨核细胞),血小板数量、分布情况

续表

组成		文字描述要点
	其他	是否见到寄生虫和其他明显异常细胞
血涂片		有核细胞量、主要组成、主要异常形态描述等
细胞化学染色		染色的阳性率,阳性积分或阳性细胞分布情况,阳性性状

* 如出现明显异常,参照粒、红系描述,并提至各系首位描述;正常情况下浆系描述也可省略。

5. 诊断意见及建议。根据骨髓象、血象和细胞化学染色结果,结合临床资料提出骨髓检验的诊断意见,必要时提出进一步检查建议、随访等。初诊患者的诊断意见性质分类见表 3-4。对于急性白血病复查涂片,需与上次涂片比较并得出疾病完全缓解、部分缓解、改善、复发、退步等意见。如取材不佳应做出骨髓稀释、骨髓部分稀释等诊断意见。

表 3-4 骨髓细胞检验诊断意见分类

诊断意见分类	疾病特点
肯定性诊断	如白血病、巨幼细胞贫血、多发性骨髓瘤、骨髓转移癌、戈谢病、尼曼-匹克病、疟疾等
提示性诊断	如缺铁性贫血、再生障碍性贫血、急性白血病亚型、骨髓增生异常综合征、淋巴瘤侵犯等
符合性诊断	如溶血性贫血、原发性血小板增多症、脾功能亢进等
可疑性诊断	多见于不典型者,如骨髓增生异常综合征、淋巴瘤侵犯等
形态学描写	如各种疾病早期、不典型者,简述其细胞检验的要点

6. 签名并填写报告日期。骨髓细胞检验的流程见图 3-13。

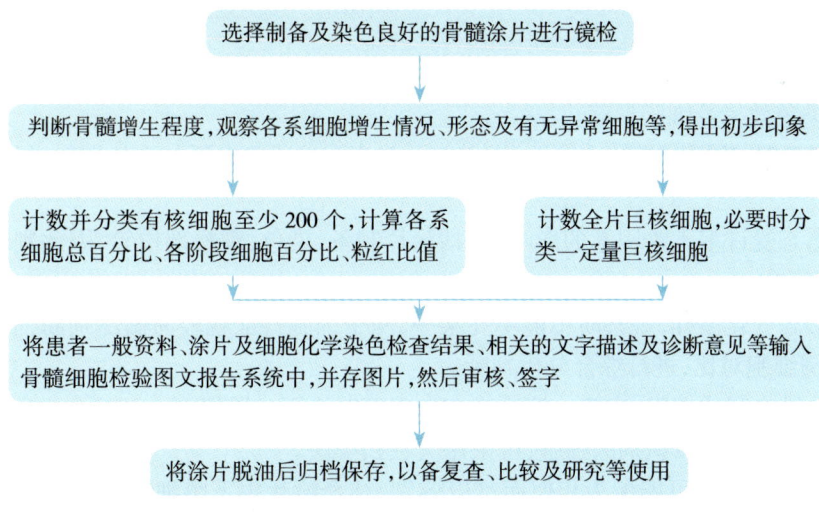

选择制备及染色良好的骨髓涂片进行镜检

判断骨髓增生程度,观察各系细胞增生情况、形态及有无异常细胞等,得出初步印象

计数并分类有核细胞至少 200 个,计算各系细胞总百分比、各阶段细胞百分比、粒红比值

计数全片巨核细胞,必要时分类一定量巨核细胞

将患者一般资料、涂片及细胞化学染色检查结果、相关的文字描述及诊断意见等输入骨髓细胞检验图文报告系统中,并存图片,然后审核、签字

将涂片脱油后归档保存,以备复查、比较及研究等使用

图 3-13 骨髓细胞检验的流程图

第四节 大致正常骨髓象及质量控制

一、大致正常骨髓象

国内虽无统一参考区间,但符合表 3-5 者,可视为大致正常骨髓象。

表 3-5　大致正常骨髓象特点(成人)

增生程度	增生活跃
粒红比值	2∶1~4∶1
粒细胞系统	约占 40%~60%,以中性中幼粒及其以下细胞为主,其中原始粒细胞 <2%,早幼粒细胞 <5%,嗜酸性粒细胞 <5%,嗜碱性粒细胞 <1%
红细胞系统	约占 20%,以中、晚幼红细胞为主,原始红细胞 <1%
淋巴细胞系统	(成熟)淋巴细胞约占 20%,其他阶段细胞少见或罕见
浆细胞系统	(成熟)浆细胞 <2%,其他阶段细胞罕见
单核细胞系统	(成熟)单核细胞 <4%,其他阶段细胞少见或罕见
巨核细胞系统 *	全片以幼巨、颗粒巨及产板巨为主,血小板较易见,成堆分布
其他细胞	如组织细胞、吞噬细胞、分裂象细胞等少见或偶见,寄生虫及明显异常细胞未见
细胞形态	红细胞、血小板及各种有核细胞形态无明显异常

* 正常人的巨核细胞数量无统一参考值,一般为几十至一百多个

二、骨髓细胞检验质量保证

(一) 分析前

1. 骨髓取材良好、血膜涂片厚薄均匀、染色良好的涂片是保证骨髓涂片检验质量的前提。

2. 涂片制备后应作好相应的标记,包括血涂片及骨髓涂片的区分,以免在运送、检查过程中出现标本差错。

3. 涂片应放片盒中保存并及时运送,血膜未干或油滴多者不应叠放一起。未染色涂片保存尽量不超过 1 周,以免影响染色效果及细胞形态。

4. 送检骨髓涂片时,应同时送检血涂片(尤其初诊患者),申请单也须与涂片同时送检。

(二) 分析中

1. 骨髓细胞形态受许多人为因素的影响,包括涂片制备、染色、观察部位等,因此判断细胞时,应注意排除人为因素对其影响。

2. 骨髓细胞形态变化多样,观察时不能单凭某一、两个细胞特征就轻易做出判断,而应全面观察细胞形态,并注意同周围细胞对比,进行综合分析判断。

3. 介于两个阶段之间的细胞,应统一按成熟方向将其归入下一阶段。

4. 介于两个系统之间难以识别的细胞,可采用大数归类法。

5. 各种原始细胞的形态可能极为相似而难以鉴别,结合涂片中下游细胞、血涂片及细胞化学染等有助于区分。

6. 对难以识别的细胞,应结合其他细胞进行综合分析,如仍无法确定但认为有临床意义者可归入"分类不明"。

7. 骨髓涂片中血小板减少者,需注意标本凝固所致的可能性。

8. 细胞计数、分类完成后,应再次观察全片,必要时观察全部送检的涂片,以免漏检。

9. 书写报告单时,检验人员应准确填写患者基本信息、检验结果等内容。

(三) 分析后

1. 骨髓报告单完成后,除检验者签字外还需审核者签字。审核者一般需高年资检验人员(最好有职

业医师执照资质）对报告单进行审核以把握总体方向。审核者需再次浏览全片，并审核疑难细胞、确认重要细胞比例、修订文字描述及诊断意见等，最终得出骨髓细胞检验的诊断意见及建议。

2. 骨髓涂片至少存档10年。保存前需用擦镜液将油迹擦干净，按序放置并妥善保存，以供复查、总结、研究及教学使用。

（林东红）

第二篇

红细胞疾病的检验形态学

2

红细胞疾病中最常见是各种贫血，本篇包括造血物质缺乏性贫血、造血功能障碍性贫血、溶血性贫血，主要叙述与形态学密切相关的内容。

第四章

造血物质缺乏性贫血

造血物质主要包括铁、叶酸和（或）维生素 B_{12}，其缺乏分别导致缺铁性贫血、巨幼细胞贫血。

第一节　缺铁性贫血

缺铁性贫血（iron deficiency anemia，IDA）是由于机体铁缺乏导致血红蛋白合成减少的一种最常见的小细胞低色素贫血。患者常有缺铁原因，如消化道溃疡、痔疮、吸收不良、不合理饮食、婴幼儿等，女性还常见于月经量过多、妊娠等。主要表现为贫血，肝、脾、淋巴结无肿大。

一、血象

血红蛋白量、平均红细胞体积（MCV）、平均血红蛋白量（MCH）、平均血红蛋白浓度（MCHC）均减少，网织红细胞数一般正常，白细胞数及血小板数一般正常，有的血小板数增多。血涂片中白细胞分类无明显异常，红细胞较小、中央淡染区扩大，严重患者可见环形红细胞。由于尾部红细胞形态失真（胞体胀大、中央淡染区消失），故不宜在尾部观察红细胞，以免做出错误的判断。见图 4-1。

二、骨髓象

骨髓增生明显活跃，粒红比值下降或倒置。红系增生，以中、晚幼红细胞为主，表现为"核老质幼"，又称为淋巴样幼红细胞，其胞体小、边缘不整齐，胞质少而偏蓝，胞核相对小、致密，红细胞形态特点同血涂片，见图 4-2。粒系相对减少，其他无明显异常。淋巴样幼红细胞易误认为小淋巴细胞，两者鉴别见第一章第一节表 1-2、图 1-9。

三、细胞化学染色

细胞外铁（−），细胞内铁阳性率明显减少或为 0%，见图 4-3。补铁有效者，红系、多染性红细胞增多，还可见细胞内铁恢复，而后细胞外铁呈阳性，红系缺铁形态也逐步改善，嗜多色性红细胞增多，此时易误认为溶血性贫血，见图 4-4。

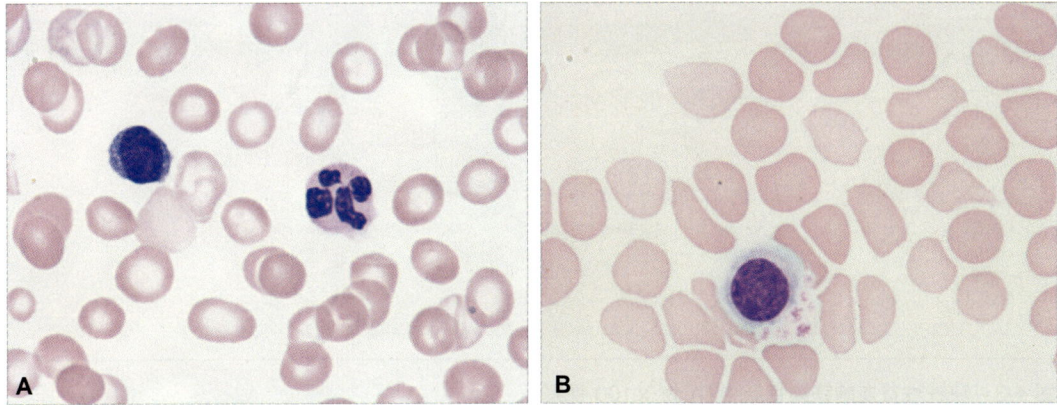

图 4-1　缺铁性贫血的血象
A.红细胞呈明显小细胞低色素。B.尾部红细胞形态失真,胞体胀大、中央淡染区消失

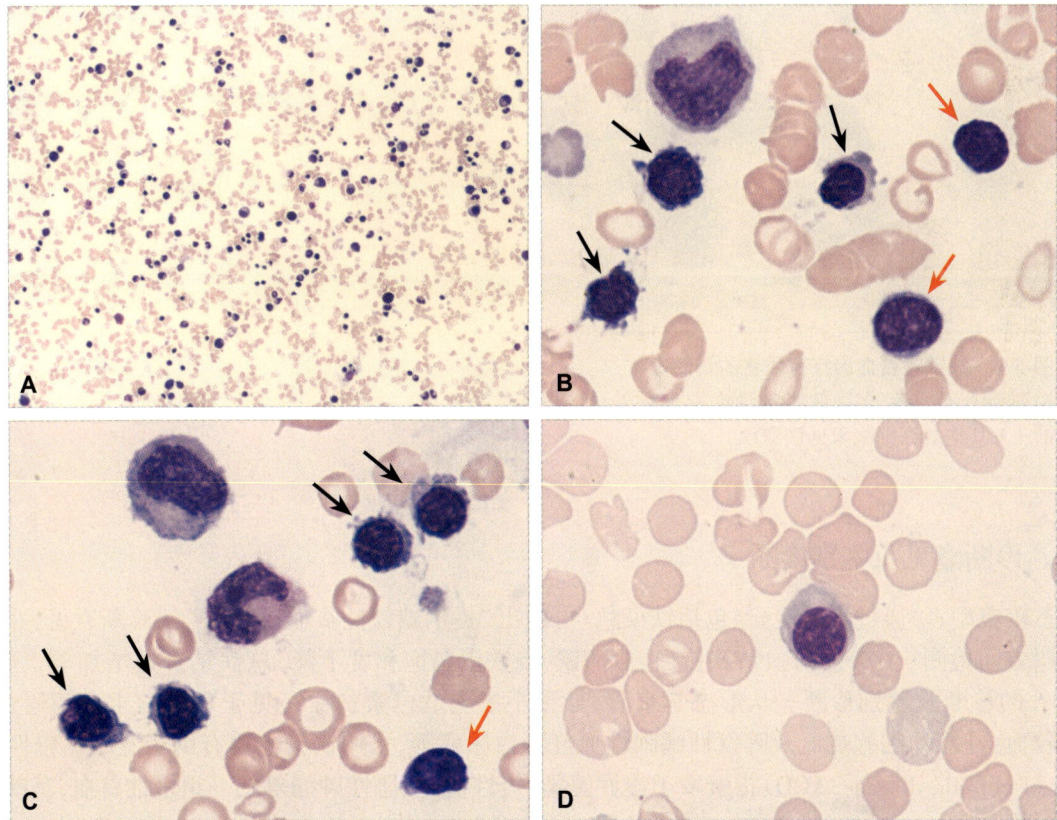

图 4-2　缺铁性贫血的骨髓象(A 为 ×100 视野)
A.骨髓增生活跃。B、C.中、晚幼红细胞(见黑色箭头)增多,呈典型核老质幼改变,与淋巴细胞(见红色箭头)极相似,红细胞中央淡染区明显扩大。D.采自尾部血膜,晚幼红及红细胞的缺铁特点消失

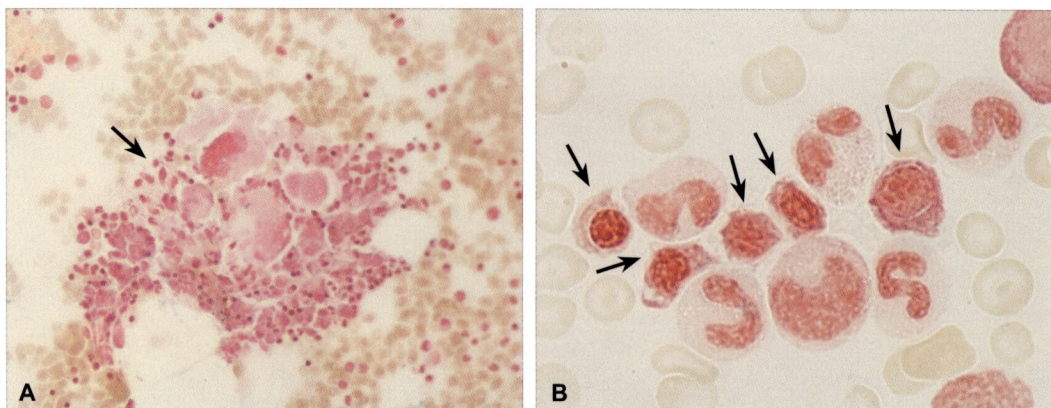

图 4-3   缺铁性贫血的铁染色结果（A 为 ×100 视野）
A. 细胞外铁,呈阴性(见箭头)。B. 细胞内铁,中、晚幼红细胞胞质内未见铁颗粒(见箭头)

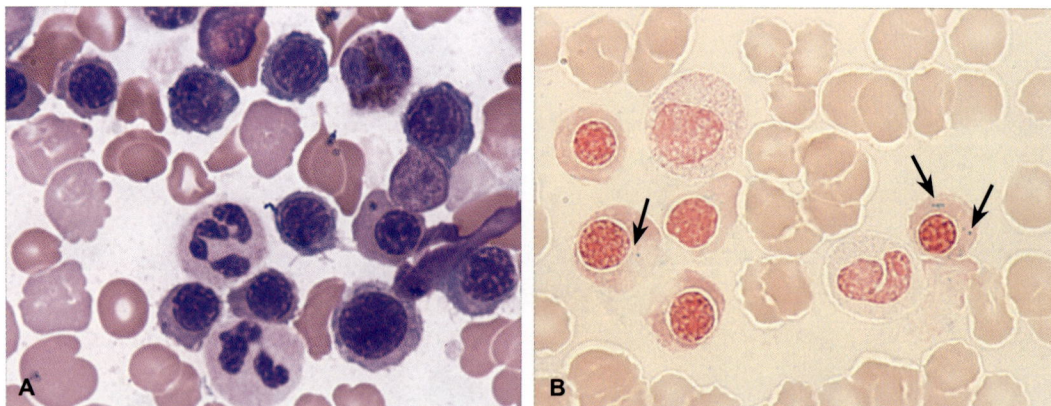

图 4-4   缺铁性贫血治疗有效者的骨髓象
A. 铁治疗有效者,多染性红细胞增多,红系幼质老核基本消失。B. 铁染色,中、晚幼红细胞可见铁颗粒(见箭头),其他幼红细胞未见铁颗粒

四、诊断意见及鉴别诊断

形态较典型者,通过骨髓检验(包括铁染色)可做出"提示缺铁性贫血骨髓象"的诊断意见,并可建议做铁代谢方面检测。IDA 患者血清铁蛋白、血清铁、转铁蛋白饱和度下降,总铁结合力增加等,这些均有助于 IDA 的诊断及鉴别诊断。从形态学来看,导致小细胞低色素贫血还见于珠蛋白生成障碍性贫血、慢性病贫血、铁粒幼细胞贫血及阵发性睡眠性血红蛋白尿症等,采用铁染色等有助于鉴别。慢性病贫血(anemia of chronic disease,ACD)指继发于慢性感染、慢性炎症、恶性肿瘤等的一组慢性贫血,其铁染色特点见图 4-5。

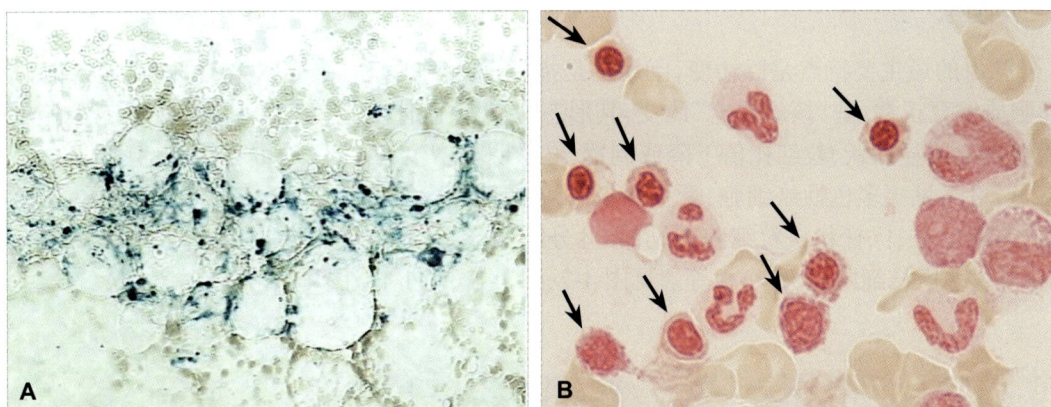

图 4-5 慢性病贫血的铁染色特点（A 为 ×100 视野）
A. 细胞外铁，呈（++）。B. 细胞内铁减少，中、晚幼红细胞（见箭头）均未见铁颗粒

（王霄霞）

第二节 巨幼细胞贫血

巨幼细胞贫血（megaloblastic anemia，MA）是由维生素 B_{12} 和（或）叶酸等缺乏，使细胞 DNA 合成障碍，导致造血细胞及胃肠道上皮细胞胞核发育障碍、无效造血（ineffective haematopoiesis）的一类大细胞性贫血。患者常有维生素 B_{12} 和（或）叶酸缺乏的原因，如营养不良、胃或肠切除术后、胃酸缺乏、慢性肠炎、血液透析、酗酒、药物、甲亢及恶性肿瘤等。主要临床表现为贫血，并常有胃肠道症状，维生素 B_{12} 缺乏者还可有神经系统症状。

一、血象

血红蛋白量减少，网织红细胞数正常或轻度增多，MCV、MCH 及红细胞分布宽度（RDW）增加，MCHC 正常；白细胞数、血小板数减少或正常；故患者常表现为三系、二系减少。血象中可见粒细胞分叶过多，偶见巨晚幼粒细胞、巨杆状核粒细胞、巨晚幼红细胞等。红细胞明显大小不一，大红细胞、大椭圆形红细胞较易见，并见豪-焦小体、嗜碱性点彩红细胞、裂片红细胞、大血小板等。见图 4-6。

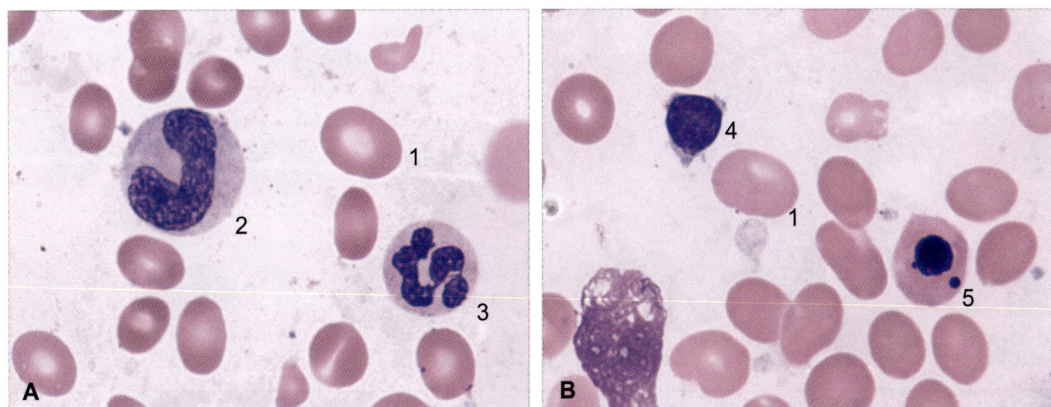

图 4-6 巨幼细胞贫血的血象
1. 大椭圆形红细胞。2. 巨中性杆状核粒细胞。3. 中性分叶核粒细胞。4. 淋巴细胞。5. 巨晚幼红细胞（含豪-焦小体）

二、骨髓象

MA 骨髓象的最主要特点是巨幼变,巨幼变是指由于叶酸或(和)维生素 B_{12} 等缺乏导致细胞 DNA 合成障碍而胞质发育正常,呈"核幼质老"改变,其形态特点为:胞体及胞核变大、染色质变疏松、胞质变多。

其骨髓增生明显活跃,粒红比值下降或倒置,红系明显增生,各阶段均可巨幼变,但以巨中、巨晚幼红细胞为多见,常可见嗜多色性红细胞、豪 - 焦小体、嗜碱性点彩及核碎裂,红细胞形态同血象;粒系增生或相对下降,巨晚幼粒、巨杆状核粒细胞易见,并见分叶过多、环形核粒细胞;巨系增生或减少,血小板常减少,可见分叶过多巨核细胞、大血小板等。见图 4-7、图 1-10、图 1-13、图 1-39 等。

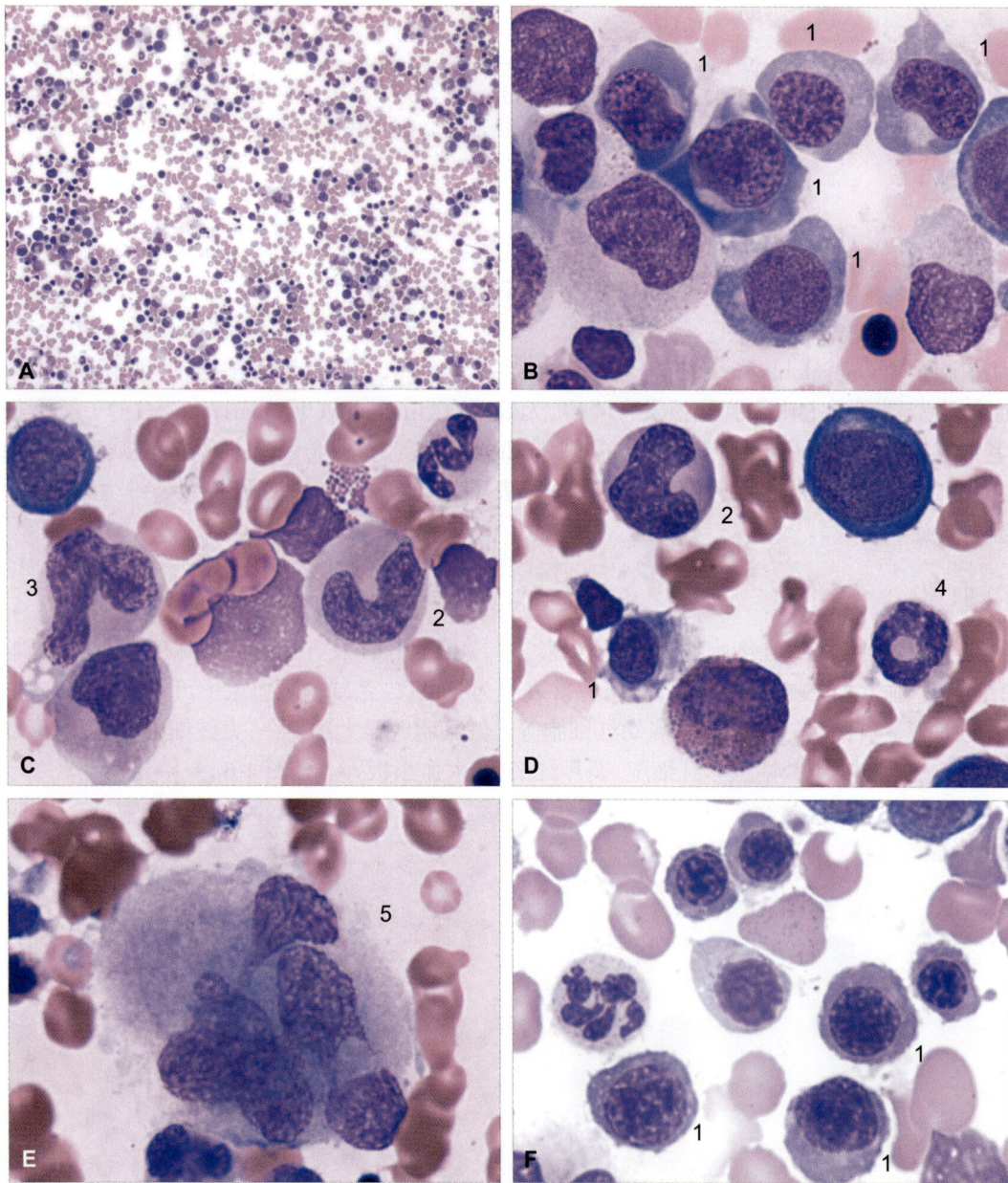

图 4-7 巨幼细胞贫血的骨髓象(A 为 ×100 视野)
1.巨幼红细胞。2.巨中性晚幼粒细胞。3.巨中性杆状核粒细胞。4.环形核中性粒细胞。5.分叶过多巨核细胞

三、细胞化学染色

铁染色可见细胞外铁、内铁增多;PAS 染色有核红细胞呈阴性,少数呈弱阳性。见图 4-8。

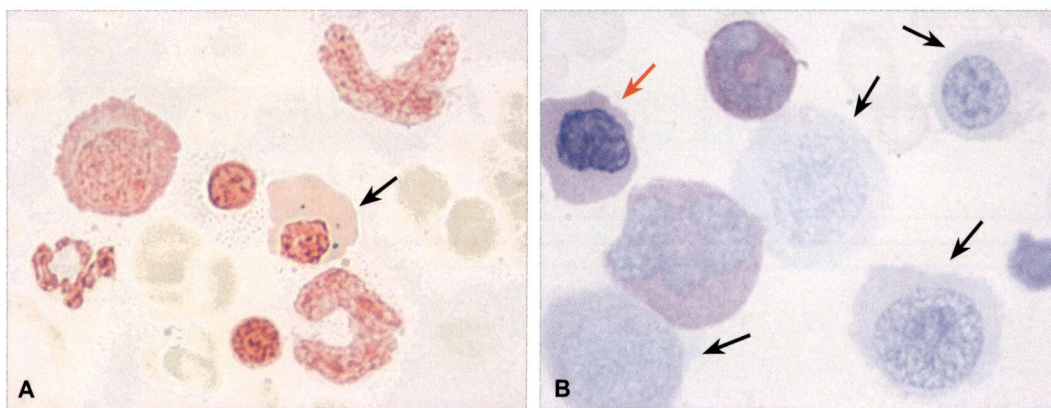

图 4-8 巨幼细胞贫血的细胞化学染色
A. 铁染色,可见铁粒幼细胞(见箭头)。B. PAS 染色,有核红细胞呈阴性(见黑色箭头)及弱阳性(见红色箭头)

四、诊断意见及鉴别诊断

根据患者血红蛋白量等减少,骨髓粒、红系呈典型巨幼变,可做出"巨幼细胞贫血骨髓象"、"提示巨幼细胞贫血骨髓象"等诊断意见,并建议做血清叶酸、维生素 B$_{12}$ 检测。对于形态学不典型的 MA 患者,应注意与骨髓增生异常综合征(MDS)、红血病等鉴别,见图 4-9,后两者有细胞发育异常,还可采用诊断性治疗、染色体检查及流式细胞学等检查,以辅助鉴别。

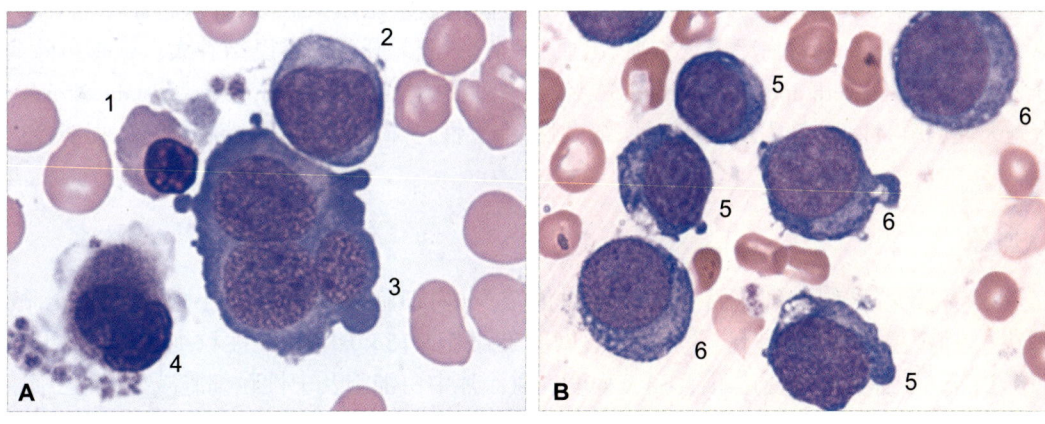

图 4-9 骨髓增生异常综合征(A)和红血病(B)的骨髓象
1. 晚幼红细胞(巨幼样变)。2. 原始细胞。3. 中幼红细胞(巨幼样变,多核)。4. 小巨核细胞(双核)。5. 早幼红细胞。6. 原始红细胞

(梁松鹤)

第五章

造血功能障碍性贫血

造血功能障碍性贫血包括再生障碍性贫血、纯红细胞再生障碍性贫血、急性造血功能停滞,临床上以再生障碍性贫血最常见。

第一节　再生障碍性贫血

再生障碍性贫血(aplastic anemia,AA)简称再障,是因物理、化学、生物及某些不明原因使骨髓中造血干细胞或造血微环境受损、机体免疫缺陷与紊乱而使骨髓造血组织减少,导致骨髓造血功能衰竭,引起全血细胞减少的一组疾病。主要临床表现贫血、出血、感染,一般无肝、脾、淋巴结肿大。根据再障病程及临床表现分为重型再障(severe aplastic anemia,SAA)、非重型再障(non-severe aplastic anemia,NSAA);按发病原因分为先天性、获得性,后者又分为原发性、继发性,继发性再障主要病因为药物、感染、射线及内分泌等因素。

一、血象

血红蛋白量减少,网织红细胞百分比及绝对值减少;白细胞数和(或)血小板数常减少,故常表现为三系减少。SAA 患者血红蛋白量重度减少,网织红细胞 $<15\times10^9/L$,中性粒细胞 $<0.5\times10^9/L$,血小板 $<20\times10^9/L$;NSAA 各指标改变达不到 SAA 程度。血涂片中白细胞及中性粒细胞减少,淋巴细胞相对增多,有时可见粒细胞毒性改变,通常无有核红细胞、幼稚粒细胞,见图 5-1。

二、骨髓象

1. 重型再障　骨髓增生极度减低或增生减低。红系、粒系、巨系明显减少,淋巴细胞、浆细胞、网状细胞、肥大细胞、脂肪细胞、成骨细胞、破骨细胞等非造血细胞增多,淋巴细胞可高达 80%。骨髓小粒常呈空网状,表现为有核细胞明显减少、油滴增多、造血细胞很少或无,而以淋巴细胞、浆细胞、网状细胞为主,并常见肥大细胞、脂肪细胞等;涂片上油滴易见。除有的粒细胞见毒性改变外,其他血细胞常无明显形态异常。见图 5-2。

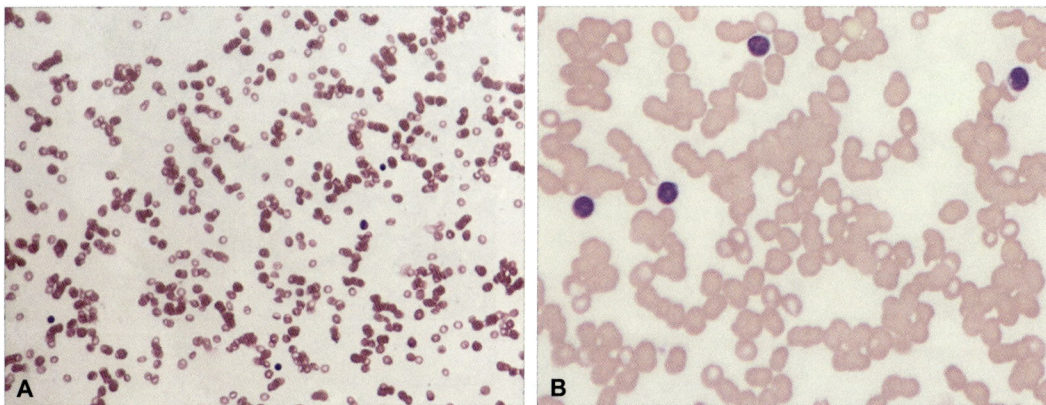

图 5-1　再生障碍性贫血的血象（A 为 ×100 视野，B 为 ×400 视野）
A. 白细胞数明显减少。B. 可见 4 个淋巴细胞

2. 非重型再障　骨髓增生减低或增生活跃。增生减低者骨髓象特点基本同 SAA；增生活跃者粒系、红系可正常，但巨核细胞必减少，非造血细胞及油滴可增多，骨髓小粒不一定呈空网状，可表现为骨髓小粒中有核细胞减少且非造血细胞增多。见图 5-3。

三、细胞化学染色

铁染色可见细胞内、外铁增多；NAP 染色可显示 NAP 活性增加。见图 5-4。

四、诊断意见及鉴别诊断

根据血红蛋白量、血细胞数减少、网织红绝对值减少、骨髓巨核细胞减少，非造血细胞增多等特点，结合临床可做出"提示或疑为再生障碍性贫血骨髓象"、"再障待排除骨髓象"等诊断意见，应建议做骨髓活检进一步确诊，有条件者还可建议做骨髓 CD34+ 细胞量等检查。虽然有时 SAA、NSAA 的骨髓象有所不同，但仅根据骨髓检验常无法做出 AA 亚型（SAA、NSAA）的诊断意见。

再障的骨髓液通常比较稀薄、有核细胞数少、骨髓小粒少、油滴多，应注意与骨髓取材不良涂片区别，见图 5-5A。空网状骨髓小粒、油滴增多也可见于造血功能低下者、血液病化疗后、老年人等，见图 5-5B。再障还应与全血细胞减少的其他疾病如骨髓增生异常综合征（MDS）、阵发性睡眠性血红蛋白尿症（PNH）等相鉴别，MDS 以细胞发育异常为特征且常伴细胞遗传学异常，PNH 的 NAP 积分不增高且常伴缺铁等。

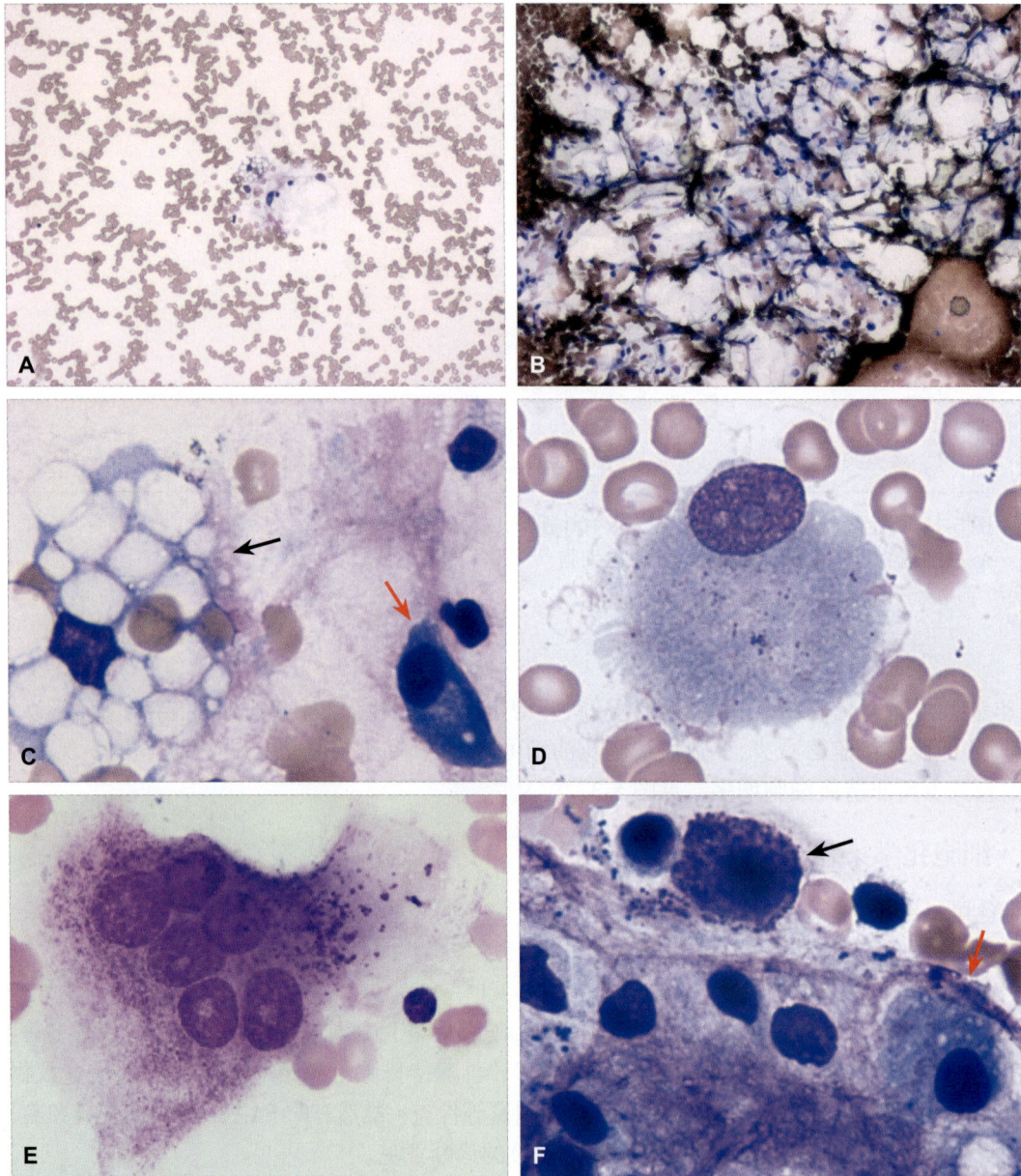

图 5-2　重型再生障碍性贫血的骨髓象（A、B 为 ×100 视野）

A. 骨髓增生极度减低。B. 骨髓小粒呈空网状。C. 为 A 图中间部位的 ×1000 视野，可见脂肪细胞（见黑色箭头）及浆细胞（见红色箭头）。D. 成骨细胞。E. 破骨细胞。F. 骨髓小粒有核细胞减少，以淋巴细胞为主，并见肥大细胞（见黑色箭头）、浆细胞（见红色箭头）

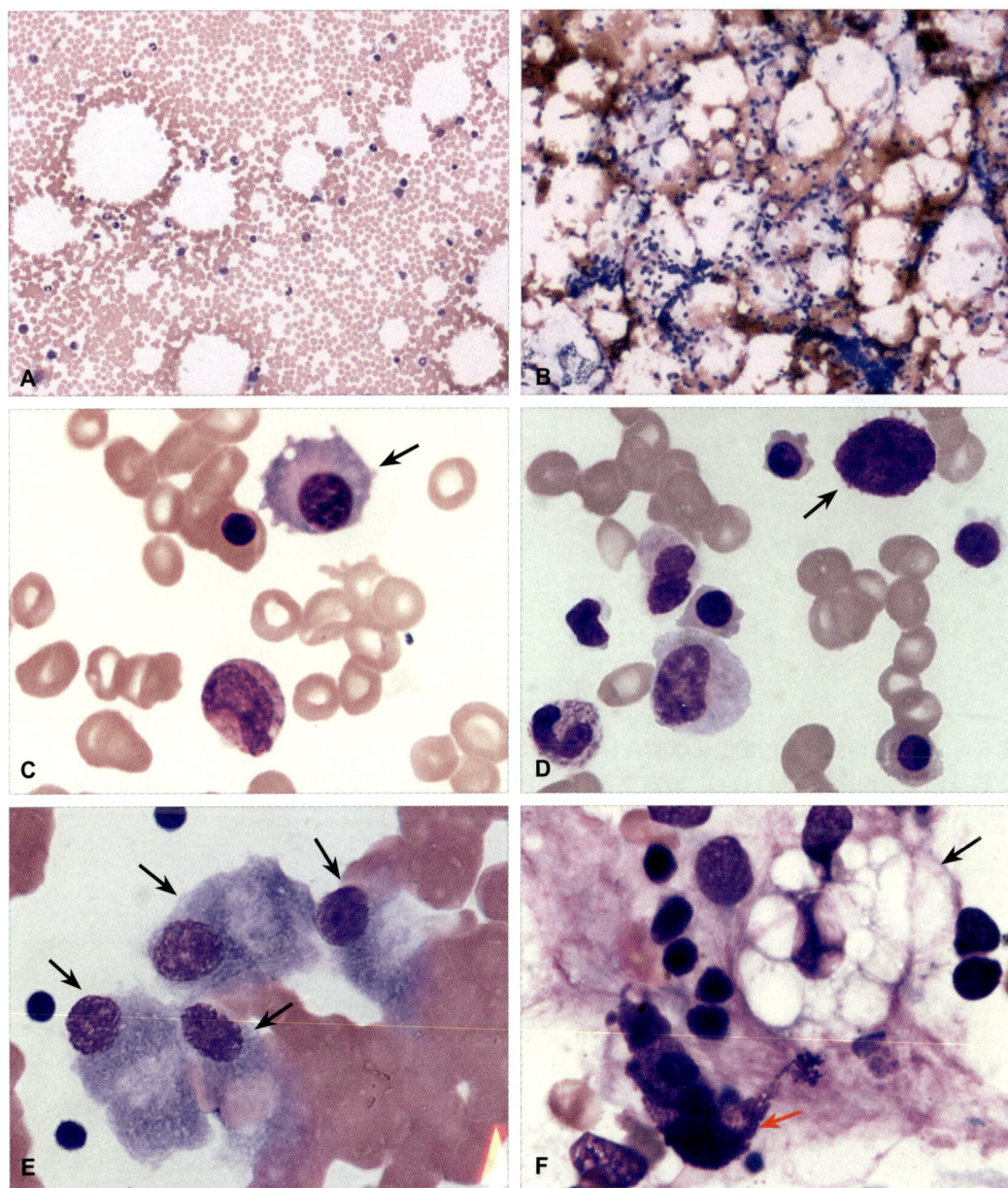

图 5-3　非重型再生障碍性贫血的骨髓象（A、B 为 ×100 视野）

A. 骨髓增生活跃,油滴较易见。B. 骨髓小粒呈空网状。C. 可见浆细胞(见箭头)、晚幼红细胞及中性晚幼粒细胞。D. 幼稚粒细胞、晚幼红细胞较易见,并见肥大细胞(见箭头)。E. 成骨细胞(见箭头)。F. 骨髓小粒有核细胞减少,淋巴细胞增多,并见脂肪细胞(见黑色箭头)、肥大细胞(见红色箭头)

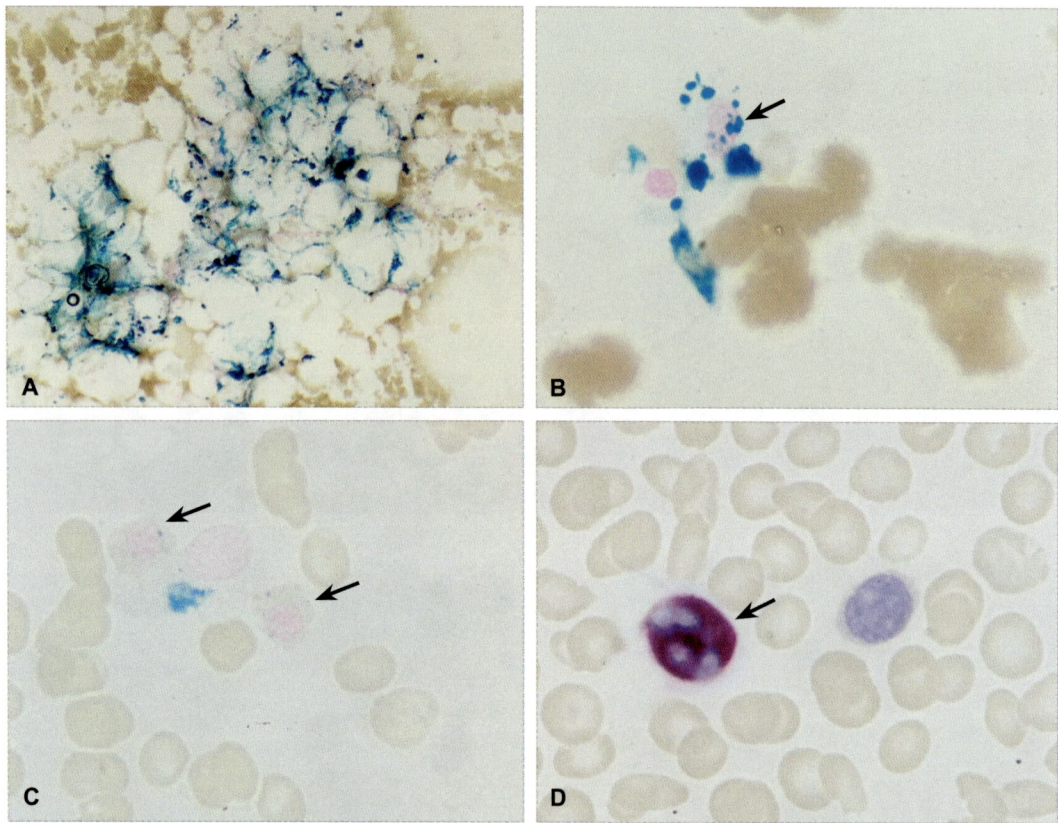

图 5-4   再生障碍性贫血的细胞化学染色（A 为 ×100 视野）
A. 铁染色显示细胞外铁呈（+++）。B. 铁染色显示巨噬细胞中有较多储存铁（见箭头）。C. 铁染色显示铁粒幼细胞（见箭头）。D. NAP 染色显示 NAP 活性增加，中性粒细胞呈（++++）（见箭头）

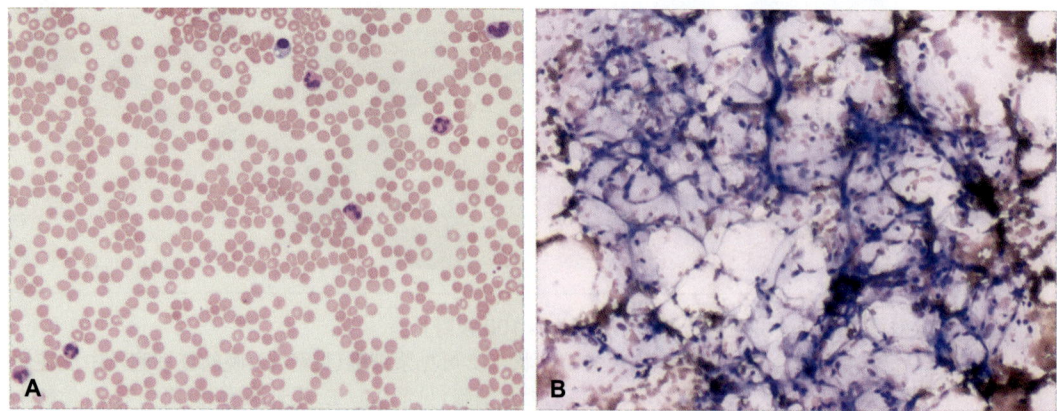

图 5-5   部分稀释（A 为 ×200 视野）及老年人（B 为 ×100 视野）的骨髓象
A. 骨髓增生减低，以中性粒细胞为主。B. 骨髓小粒呈空网状

（郝艳梅）

第二节　纯红细胞再生障碍性贫血

纯红细胞再生障碍性贫血（pure red cell aplasia，PRCA）简称纯红再障，是指多种原因导致骨髓红系显著减少、缺如的一种贫血。根据病因分为先天性、获得性两大类。先天性多小于 1 岁，病因及机制不明；获得性多发生于成年人，常与胸腺瘤、自身免疫性疾病、药物等有关。贫血是本病的唯一症状和体征，一般呈慢性进展过程，多无出血、发热、肝脾肿大等。

一、血象

血红蛋白量减少，网织红细胞明显减少、缺如；白细胞数、血小板数一般正常。血涂片白细胞分类及血细胞形态基本正常。

二、骨髓象

骨髓增生活跃，少数增生减低，粒红比值明显增加，红系明显减少（常 <5%）或缺如，粒系相对增加，巨系一般正常（个别巨核细胞增加），各种血细胞形态基本正常。见图 5-6。

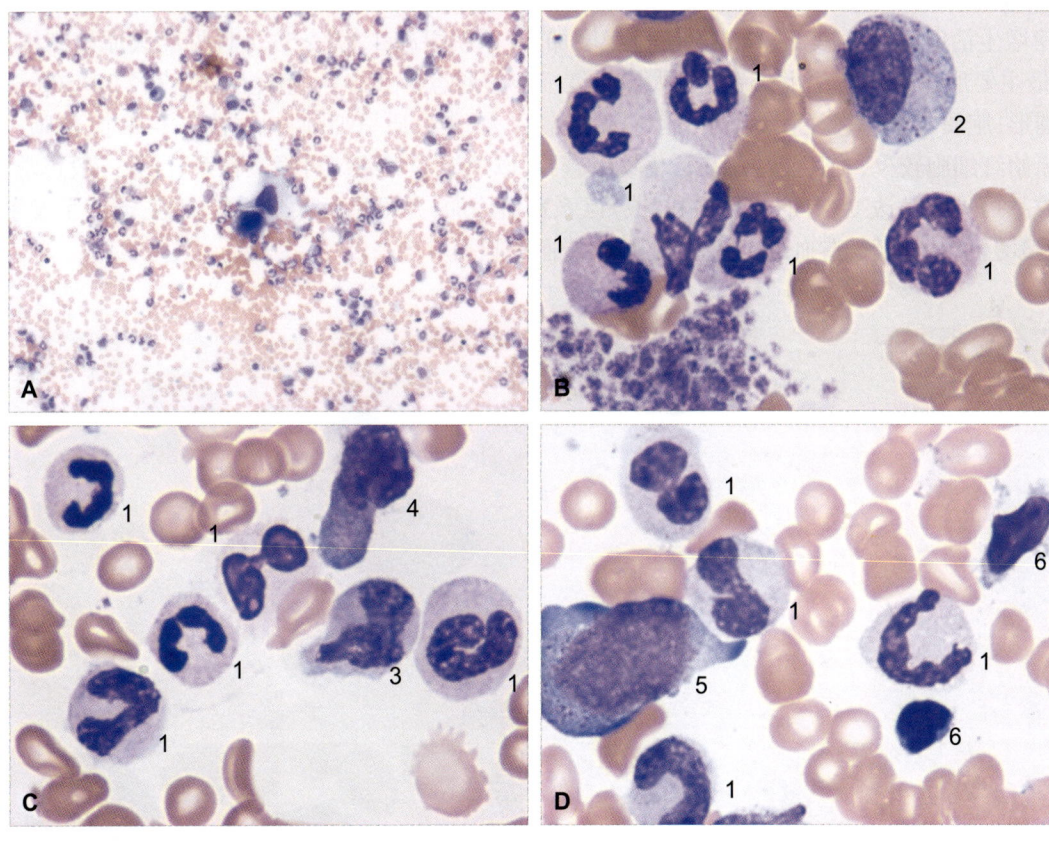

图 5-6　纯红再障的骨髓象（A 为 ×100 视野）
1. 中性粒细胞。2. 中性中幼粒细胞。3. 中性晚幼粒细胞。4. 单核细胞。5. 早幼粒细胞。6. 淋巴细胞

三、诊断意见及鉴别诊断

根据血红蛋白量、网织红细胞减少，骨髓红系明显减少或缺如而粒、巨系无明显异常，可做出"提示纯红细胞再生障碍性贫血骨髓象"等诊断意见，建议做血清促红细胞生成素及有关病因方面等检查。PRCA

患者血清 EPO 增加；先天性 PRCA 发病早，可伴有畸形，父母常为近亲结婚；获得性 PRCA 常存在病因。PRCA 应注意与骨髓增生异常综合征、急性造血停滞等鉴别，前者可见细胞发育异常，后者除红系明显减少或缺如外，还可见巨大原始红细胞。

第三节　急性造血功能停滞

急性造血功能停滞（acute arrest of hemopoiesis，AAH）又称再生障碍危象（acute aplastic crisis），是在原有疾病（溶血性贫血等）基础上且又在某些诱因（如病毒感染、药物所致）的作用下，出现造血功能急剧紊乱，使血细胞暂时性减少、缺如。患者除原有疾病临床表现外，主要表现为红系造血停滞，即突发苍白、无力或突然加重；当伴有粒系、巨系造血停滞时，可伴有发热、感染、出血。本病预后良好，一旦去除诱因，危象即可解除。

一、血象

血红蛋白量明显减少，网织红细胞急剧降低或缺如；白细胞数、血小板数可正常，当伴有粒系、巨系造血停滞时，可有白细胞数、血小板数减少。血涂片中淋巴细胞可增多，粒细胞可见中毒颗粒等。

二、骨髓象

骨髓增生活跃或增生减低，粒红比值显著增加，红系明显减少（常 <5%），且见巨大原始红细胞，这是 AAH 的最主要形态学特点，见图 5-7。巨大原始红细胞的形态特点如下：胞体巨大，直径 30~50μm，胞体圆形或椭圆形；胞质丰富，深蓝色，无颗粒；胞核圆形、较巨大，染色质呈细颗粒状，核仁 1~2 个、清晰。由于全片巨大原始红细胞较少，尤其需注意在低倍镜下查找，以免误诊为纯红再障。粒系、巨系一般正常，伴严重感染时粒系可见毒性改变；有的伴粒系和（或）巨系造血停滞，并可见巨大早幼粒细胞；当三系发生造血停滞时，骨髓增生极度减低，造血细胞明显减少，非造血细胞相对增高。

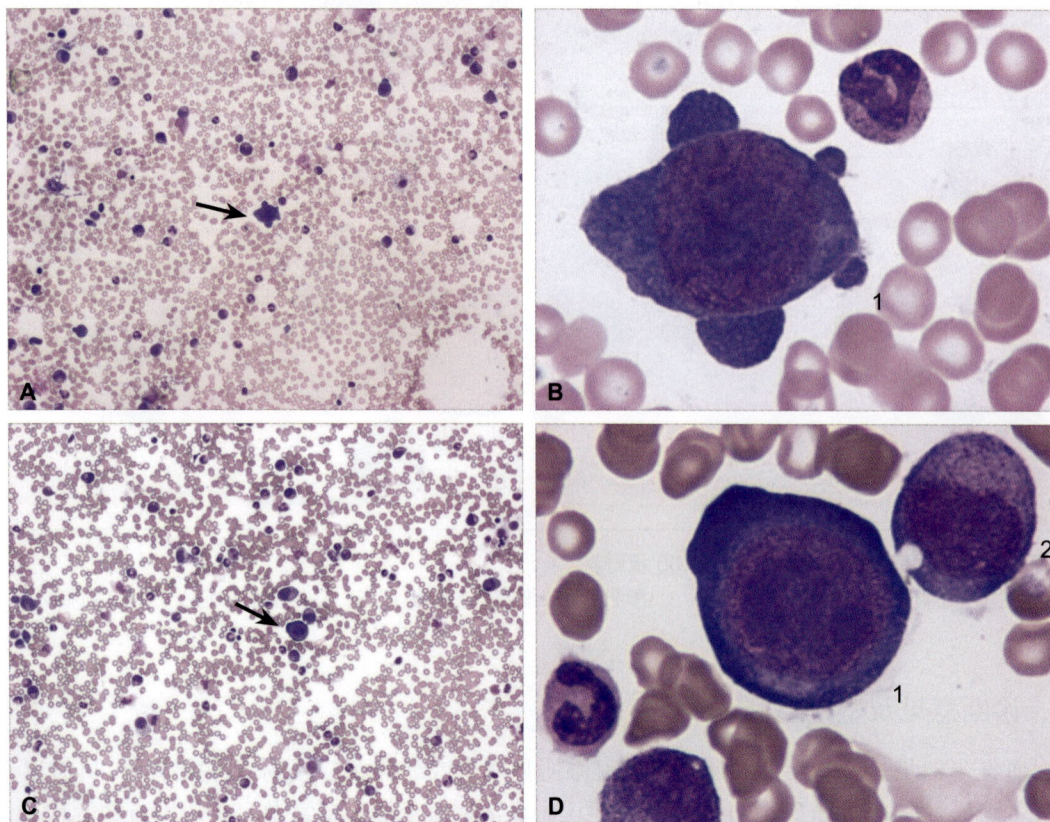

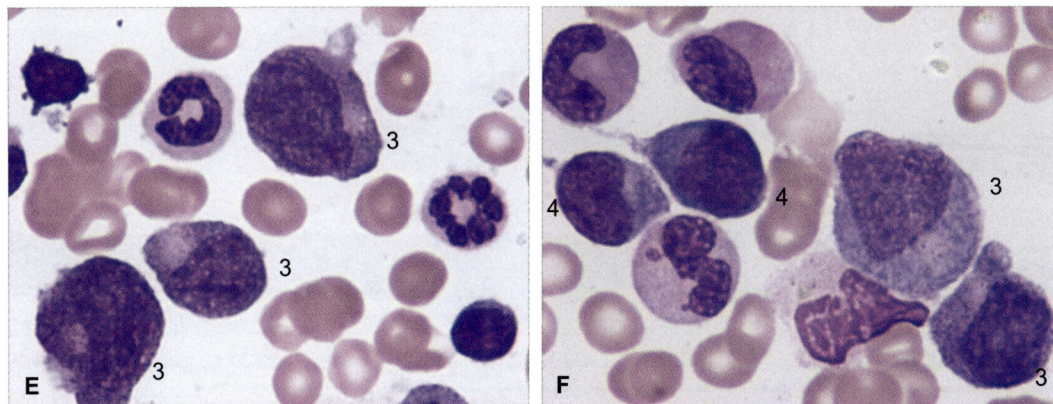

图 5-7　红系造血停滞的骨髓象（A、C 为 ×100 视野）
1.巨大原始红细胞,分别为 A、C 图箭头所指细胞的 ×1000 视野。2.早幼粒细胞。3.中性中幼粒细胞。4.单核细胞

三、诊断意见及鉴别诊断

根据血红蛋白量、网织红细胞明显减少,骨髓红系明显减少且可见巨大原始红细胞,结合临床可做出"急性造血停滞骨髓象"等诊断意见,建议做血清红细胞生成素、相关病毒等检查。因为 AAH 患者血 EPO 增加,病毒感染(如微小病毒 B19、传染性肝炎病毒、EB 病毒等)是本病的主要诱因。AAH 需注意与 PRCA 等鉴别,后者仅表现为红系显著减少或缺如,无巨大原始红细胞,见图 5-8;如表现为外周全血细胞减少,骨髓三系造血停滞时,需注意与再障鉴别。

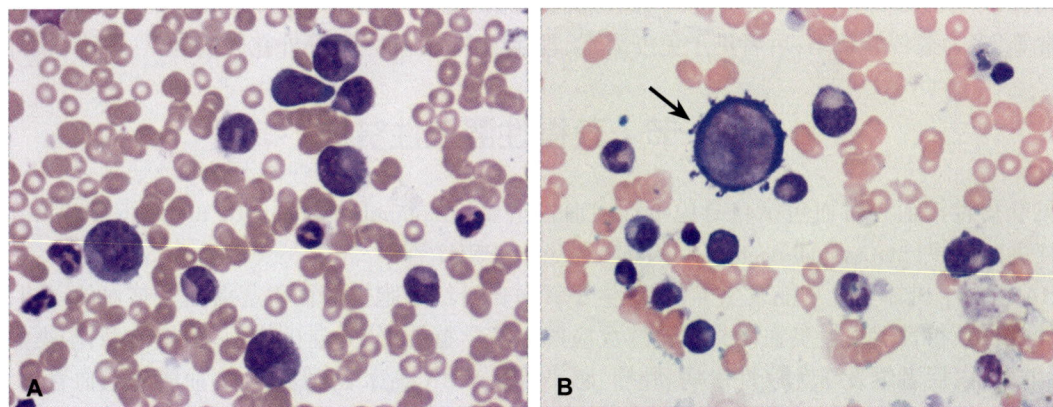

图 5-8　纯红再障(A)与急性造血停滞(B)的骨髓象(均为 ×400 视野)
B.箭头所指为 AAH 中的巨大原始红细胞

(乔凤伶)

第六章

溶血性贫血

溶血性贫血(hemolytic anemia,HA)是由于红细胞自身缺陷或外在因素使红细胞破坏加速、寿命缩短,导致骨髓造血功能代偿不足而引起的一类贫血。

HA有多种分类法。按溶血发生的场所分为血管内、血管外溶血,前者红细胞主要在血液循环中被破坏,后者红细胞主要在单核-巨噬细胞中被吞噬破坏。按病因分为遗传性、获得性HA。按发病机制分为红细胞内在缺陷、红细胞外在异常引起的HA;前者是指红细胞本身有缺陷,如膜缺陷、酶缺陷、血红蛋白合成异常等,多为遗传性缺陷;后者见于免疫因素、理化因素、生物因素等外在因素异常,多为获得性异常。

第一节　获得性溶血性贫血

常见获得性溶血性贫血包括自身免疫性溶血性贫血(autoimmune hemolytic anemia,AIHA)、阵发性睡眠性血红蛋白尿症(paroxysmal nocturnal hemoglobinuria,PNH)等。

AIHA指由于机体免疫功能发生异常,产生了针对自身红细胞抗体而引起溶血性贫血的一组疾病,是最常见的一种获得性溶血性贫血。根据抗体反应的血清学特征,分为温抗体型、冷抗体型;根据病因分为原发性、继发性,后者继发于免疫性疾病、肿瘤、感染等。AIHA临床表现多样,为血管外或血管内溶血,主要表现为贫血、黄疸,有的轻度脾肿大。

PNH是由于X染色体的PIG-A发生突变,使红细胞膜对补体敏感性增加而导致的慢性血管内溶血。主要临床表现为血红蛋白尿,一般晨起时较重。有的PNH与再障(AA)相互转化或同时存在,称之为AA-PNH综合征(AA-PNH syndrome)。

一、血象

血红蛋白量减少,网织红细胞数增多;AIHA的白细胞数、血小板数正常或减少,PNH的白细胞数、血小板数常减少。血涂片白细胞分类常无明显异常,主要特点为嗜多色性红细胞易见,有的可见晚幼红细胞、裂片红细胞,PNH的红细胞常呈小细胞低色素改变,有的AIHA可见红细胞自凝现象、少量球形红细胞。见图6-1、图6-2。

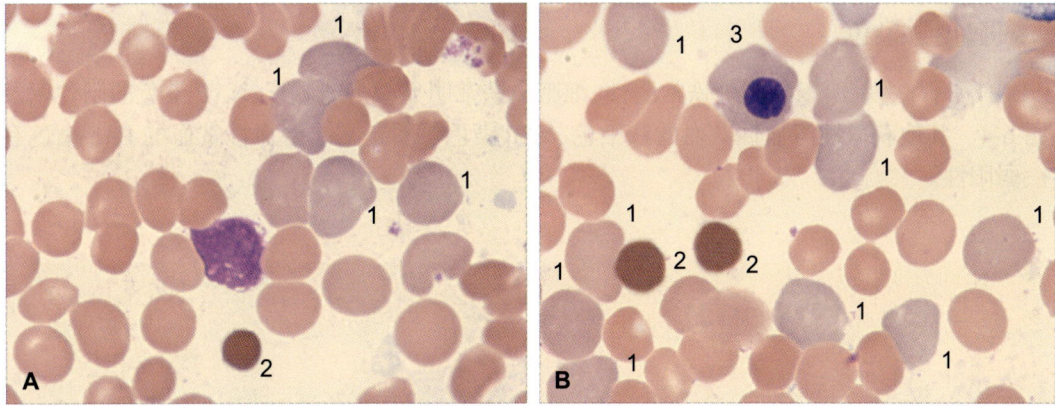

图 6-1　自身免疫性溶血性贫血的血象
1. 嗜多色性红细胞。2. 球形红细胞。3. 晚幼红细胞

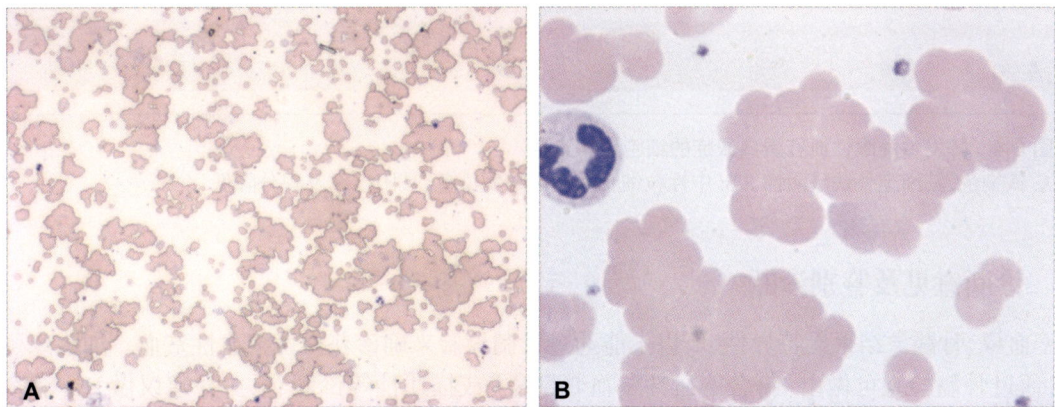

图 6-2　伴红细胞自凝现象的自身免疫性溶血性贫血血象（A 为 ×100 视野）

二、骨髓象

骨髓增生明显活跃,粒红比值降低或倒置。红系明显增生,有核红细胞形态常无明显异常,嗜多色性红细胞、红系分裂象细胞易见,红细胞形态基本同血象,粒系、巨系常无明显异常,或粒系相对下降。见图 6-3。

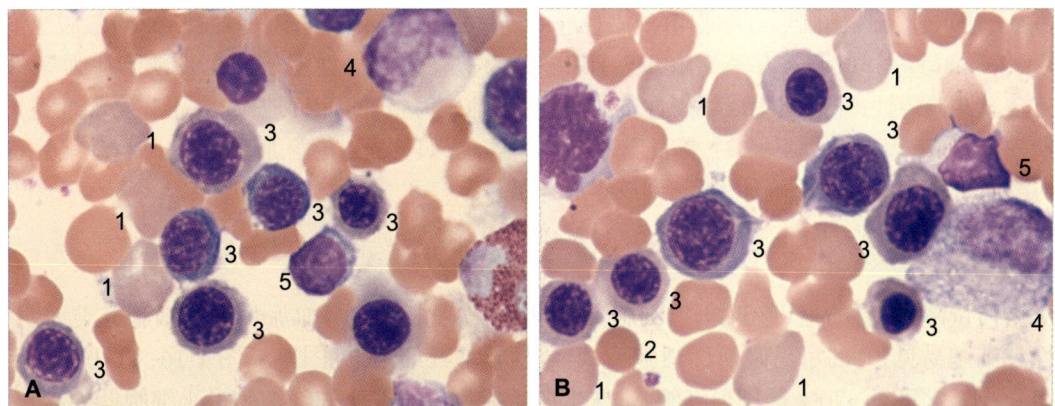

图 6-3　获得性溶血性贫血的骨髓象
1. 嗜多色性红细胞。2. 球形红细胞。3. 中、晚幼红细胞。4. 中性中、晚幼粒细胞。5. 淋巴细胞

三、细胞化学染色

由于 PNH 常伴缺铁,所以细胞外铁常阴性,细胞内铁常明显减少或缺乏;NAP 染色的阳性率及积分可降低,见图 6-4。其他获得性溶血性贫血的铁染色、NAP 染色一般正常。溶血性贫血的 PAS 染色有核红细胞呈阴性、弱阳性。

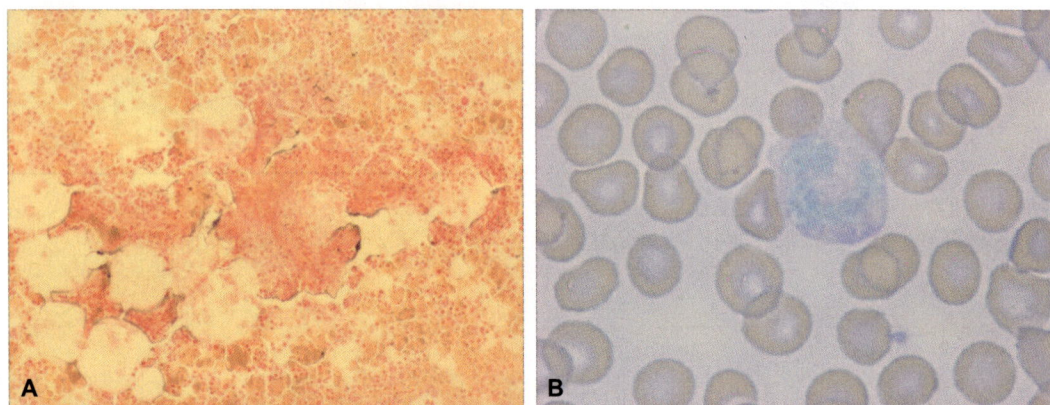

图 6-4　阵发性睡眠性血红蛋白尿症的细胞化学染色
A. 铁染色,其细胞外铁呈阴性。B. 中性粒细胞碱性磷酸酶染色,其阳性率及积分降低

四、诊断意见及鉴别诊断

由于血象、骨髓象结果无特异性,所以不能通过骨髓检验来确诊获得性溶血性贫血。如临床疑为溶血性贫血,通过骨髓检验可做出"符合溶血性贫血骨髓象"或描述性等诊断意见,并建议做 HA 确诊、HA 病因等系列检查,确诊 HA 检查包括网织红细胞数、血清胆红素、血浆结合珠蛋白、血清游离血红蛋白等,怀疑 AIHA 可做抗人球蛋白试验,怀疑 PNH 可做酸溶血试验、蔗糖溶血试验及 CD55、CD59、Flaer 检测等。由于 PNH 与再障可同时存在或相互转化,且常伴缺铁,需注意与缺铁性贫血、再障等鉴别。有的 AIHA 可见少许球形红细胞,需注意与遗传性球形红细胞增多症鉴别。

第二节　遗传性溶血性贫血

常见遗传性溶血性贫血包括珠蛋白生成障碍性贫血(thalassemia)、遗传性球形红细胞增多症(hereditary spherocytosis,HS)、遗传性椭圆形红细胞增多症(hereditary elliptocytosis,HE)、葡萄糖 -6- 磷酸脱氢酶缺陷症(G-6-PD deficiency)等。患者常有家族史,HS、HE 多数为常染色体显性遗传,G6PD 缺陷症为 X 性连锁隐性或不完全显性遗传性,珠蛋白生成障碍性贫血(曾称为地中海贫血,简称地贫)为不完全显性遗传。多数在儿童期发病,临床表现轻重不一,主要表现为血管外溶血,如贫血、黄疸、脾肿大,G6PD 缺陷症也可表现为血管内溶血。轻型患者常无临床表现,到成年后才被诊断。

一、血象

血红蛋白量降低(有的也可正常),白细胞数、血小板数一般正常。血涂片中白细胞分类无明显异常,嗜多色性红细胞易见,有的可见晚幼红细胞、一定数量异常红细胞,见图 6-5、图 1-16;如 HS 常可见 >10% 球形红细胞;HE 常可见 >20% 椭圆形红细胞;珠蛋白生成障碍性贫血的红细胞呈小细胞低色素,有的可见靶形红细胞;G6PD 缺陷症有的可见咬痕红细胞、水泡状红细胞。

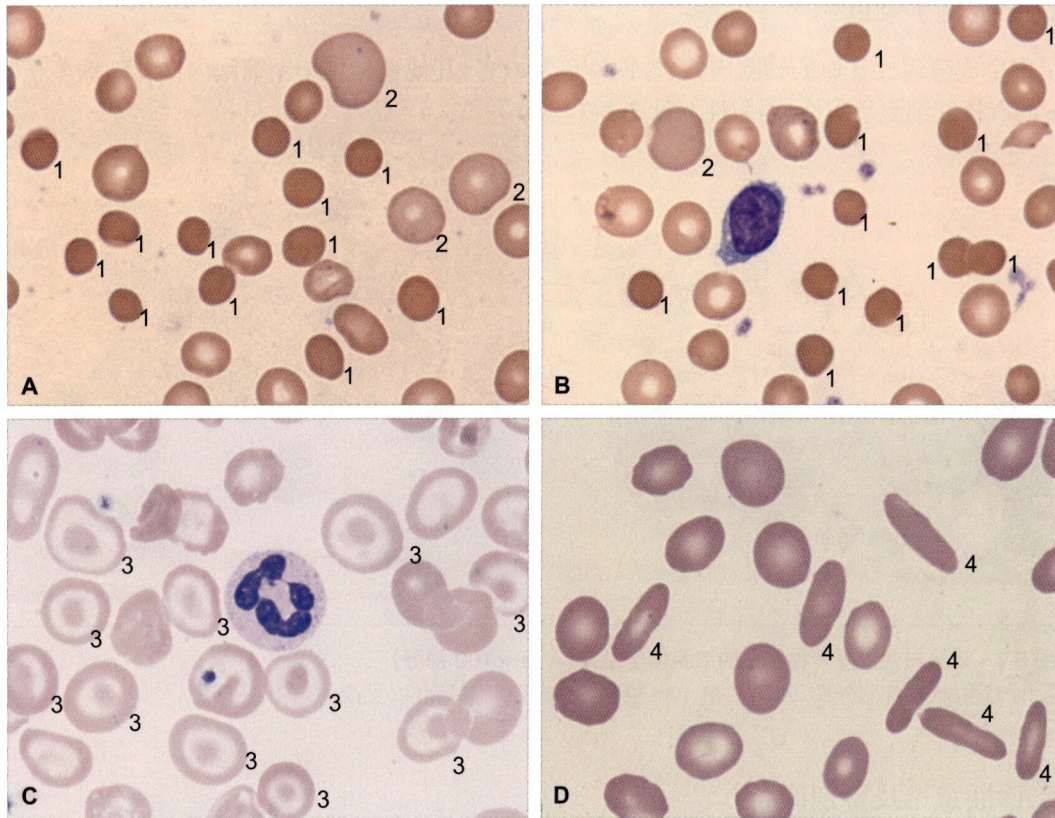

图 6-5　遗传性溶血性贫血的血象（A~D 分别为 HS、HS、地贫及 HE）
1. 球形红细胞。2. 嗜多色性红细胞。3. 靶形红细胞。4. 椭圆形红细胞

二、骨髓象

骨髓增生明显活跃,粒红比值降低或倒置。红系明显增生,有核红细胞形态常无明显异常,嗜多色性红细胞、红系分裂象细胞易见,有的可见异常红细胞(形态同血涂片),而粒系、巨系常无明显异常,或粒系相对减少。见图 6-6。

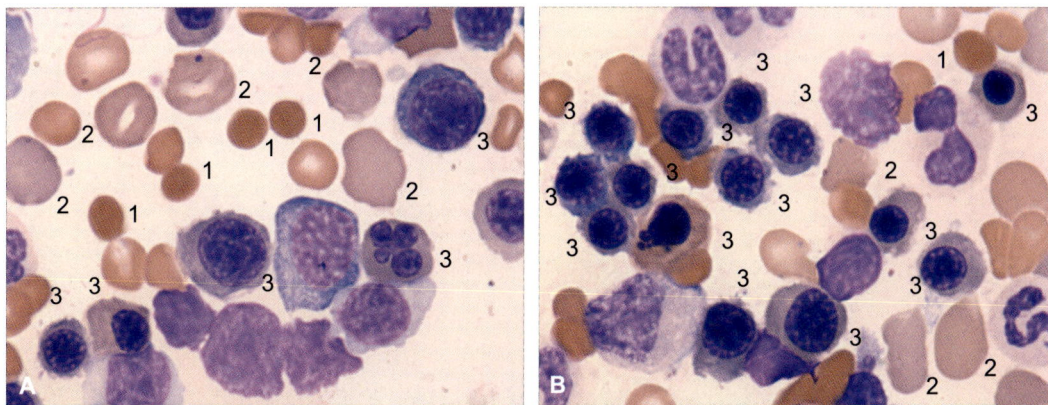

图 6-6　遗传性球形红细胞增多症的骨髓象
1. 球形红细胞。2. 嗜多色性红细胞。3. 中、晚幼红细胞

三、细胞化学染色

珠蛋白生成障碍性贫血的细胞内铁、外铁染色常增多,其他遗传性 HA 细胞内铁及外铁多正常。PAS 染色 HA 的有核红细胞呈阴性、弱阳性。见图 6-7。

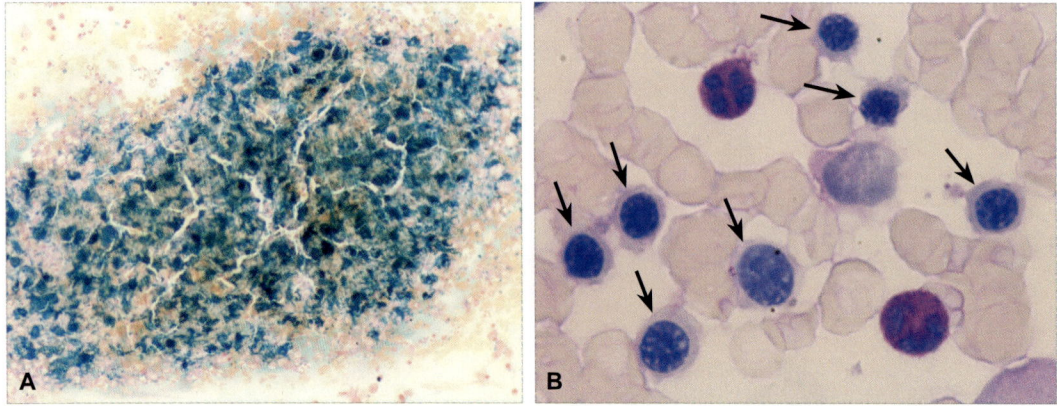

图 6-7　珠蛋白生成障碍性贫血的细胞化学染色(A 为 ×100 视野)
A. 骨髓铁染色,细胞外铁(++++)。B. PAS 染色,有核红细胞呈阴性(见箭头)

四、诊断意见及鉴别诊断

由于血象、骨髓象检验结果无特异性,故通常不能通过骨髓检验来确诊遗传性溶血性贫血,故可做"符合溶血性贫血骨髓象"或描述性等诊断意见,建议做溶贫系列检查。如临床怀疑为溶血性贫血且同时检到一定数量异常红细胞,有家族史、脾肿大、黄疸等,应考虑遗传性溶血性贫血,并有针对性选择筛选试验、确诊试验,如红细胞膜脆性试验、血红蛋白电泳、红细胞膜蛋白基因、G6PD 活性、G6PD 基因、珠蛋白生成障碍性贫血基因检测等,以确定溶血病因。此外,还应注意与红血病、骨髓增生异常综合征、缺铁性贫血治疗后、白血病化疗后等进行鉴别,前两者有细胞发育异常,后两者有明确原发病治疗史。

（陈婷梅）

3

第三篇

血液系统肿瘤的检验形态学

2016 年 WHO 分型将造血和淋巴组织肿瘤分为髓系肿瘤、淋系肿瘤、系列不明急性白血病、组织细胞及树突细胞恶性肿瘤,其中髓系肿瘤及急性白血病分型详见附录二,成熟淋巴细胞肿瘤、组织细胞及树突细胞肿瘤分型详见附录三。本篇包括了骨髓增生异常综合征、急性白血病、骨髓增殖性肿瘤、骨髓增生异常 / 骨髓增殖性肿瘤、成熟淋巴细胞肿瘤这几大类疾病,主要叙述与形态学密切相关的内容。

第七章

骨髓增生异常综合征

骨髓增生异常综合征（myelodysplastic syndromes，MDS）是一组异质性的克隆性造血干细胞疾病，其主要特征为至少一系髓细胞发育异常（dysplasia）、无效造血导致一系或多系血细胞减少，此病有极高转化为急性髓细胞白血病的可能性。其起病缓慢，发病年龄多为老年人（中位数 70 岁），主要临床表现为贫血，其次为出血、感染，淋巴结、肝、脾常无肿大。根据髓细胞发育异常涉及的系统、外周血和骨髓中原始细胞比例、细胞化学染色及染色体检查等结果，2016 年 WHO 将 MDS 分为几个亚型，各亚型全称及英文缩写见表7-1，各亚型详细分型及诊断标准详见附录四。

表 7-1　骨髓增生异常综合征各亚型全称及英文缩写（WHO，2016）

MDS 伴一系发育异常（MDS with single lineage dysplasia，MDS-SLD）

MDS 伴多系发育异常（MDS with multilineage dysplasia，MDS-MLD）

MDS 伴环形铁粒幼细胞增多（MDS with ring sideroblasts，MDS-RS），分为 MDS-RS-SLD、MDS-RS-MLD

5q- 综合征（5q-syndrome）

MDS 伴原始细胞增多（MDS with excess blasts，MDS-EB），分为 MDS-EB-1、MDS-EB-2

MDS 未分类（MDS，unclassifiable，MDS-U）

儿童难治性血细胞减少症（refractory cytopenia of childhood，RCC）

髓细胞的发育异常又称为病态造血，各系表现见表 7-2、图 7-1 至图 7-3 等，而小巨核细胞、微小巨核细胞是判断巨系发育异常可靠证据。

表 7-2　髓细胞发育异常的常见表现

髓细胞系统	发育异常表现 *
粒细胞系统	巨幼样变、分叶过少（假性 Pelger-Hüet 畸形）、分叶过多、胞质颗粒减少及缺如、双核及多核、假性 Chédiak-Higashi 颗粒、棒状小体等，见图 7-1
红细胞系统	巨幼样变、核出芽、核间桥、核碎裂、多核、胞质空泡变性、环形铁粒幼细胞增多、PAS 染色阳性等，见图 7-2
巨核细胞系统	小巨核细胞、微小巨核细胞、大单圆核巨核细胞、多圆核巨核细胞、巨核细胞核分叶过少等，见图 7-3

＊参照 2016 年 WHO 标准及 MDS 形态学工作组意见。

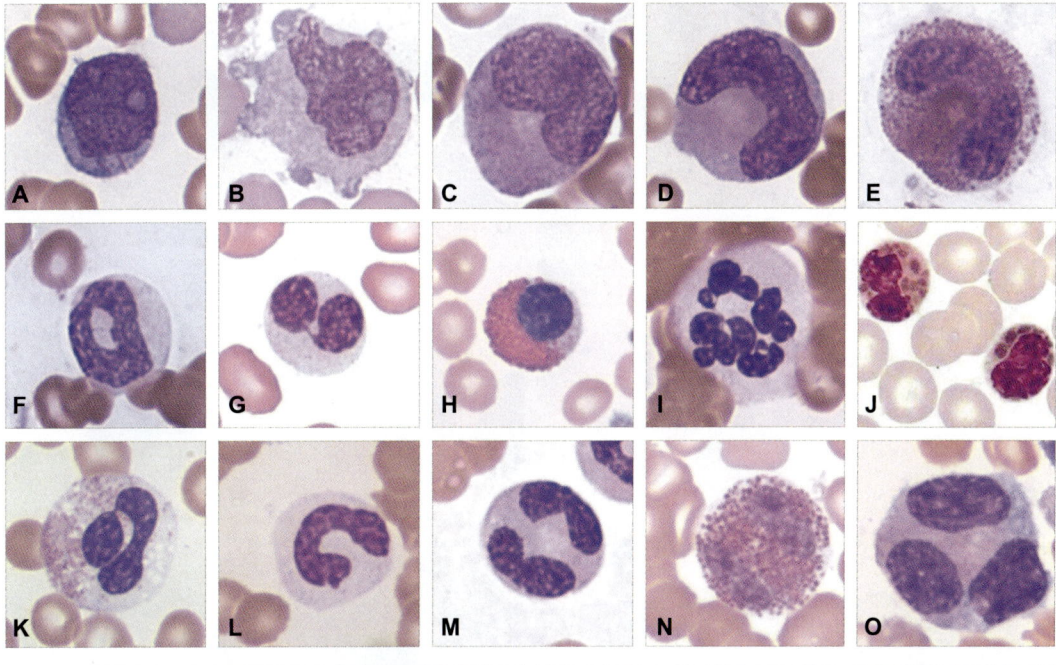

图 7-1　骨髓增生异常综合征的粒系发育异常

A. 原始粒细胞(含棒状小体)。B. 异常中性粒细胞。C~E. 粒系巨幼样变。F. 中性环形核粒细胞伴颗粒减少。G、H. 粒细胞假性 Pelger-Hüet 畸形并伴颗粒减少。I. 中性核粒细胞分叶过多。J. 中性粒细胞含假性 Chédiak-Higashi 颗粒。K、L. 粒细胞特异性颗粒减少。M~O. 双核及多核粒细胞

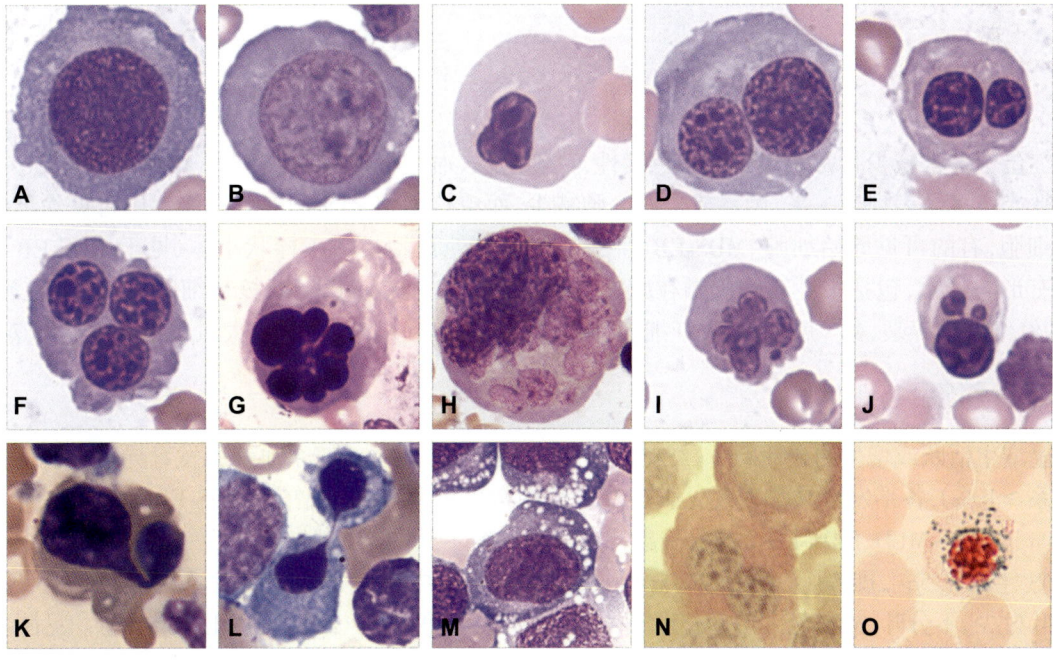

图 7-2　骨髓增生异常综合征的红系发育异常

A~C. 幼红细胞(巨幼样变)。D~F. 幼红细胞(巨幼样变,双核及多核)。G~I. 晚幼红细胞(巨幼样变、核碎裂)。J. 晚幼红细胞(胞核出芽)。K、L. 核间桥,其中 L 为红系直接分裂象。M. 早幼红细胞(空泡变性)。N. 幼红细胞 PAS 染色呈阳性。O. 环形铁粒幼细胞

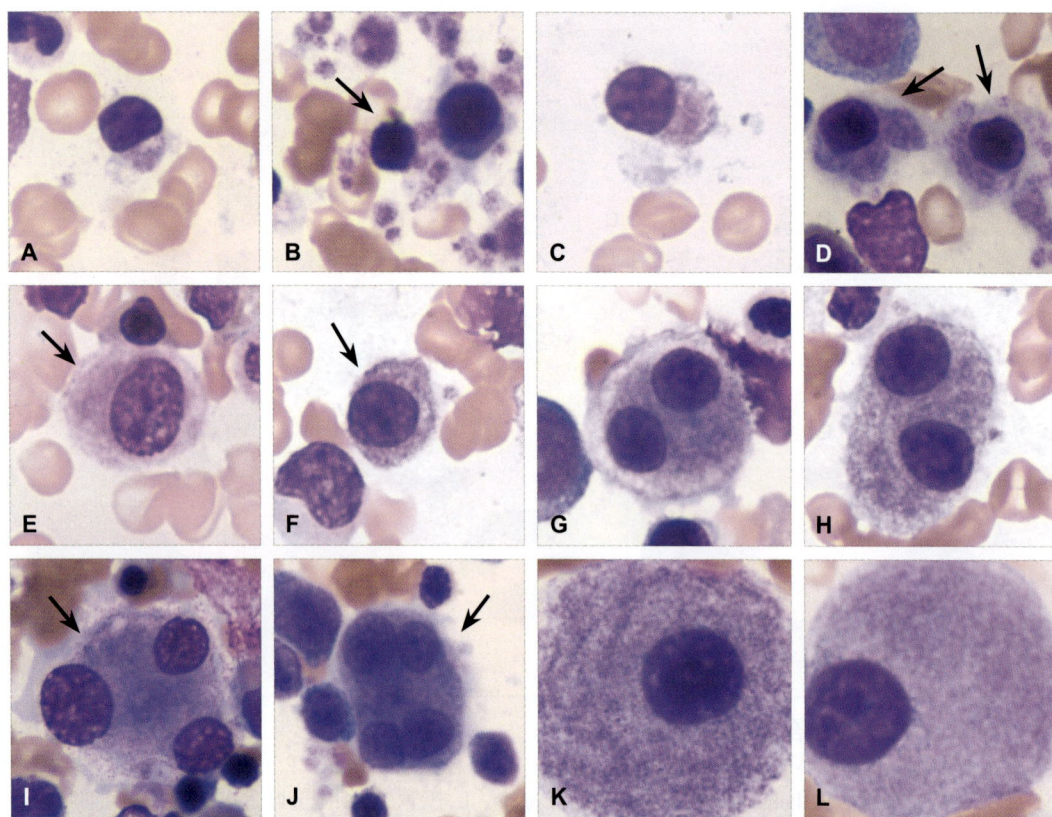

图 7-3　骨髓增生异常综合征的巨系发育异常

A、B. 微小巨核细胞（B 图见箭头）。C~J. 小巨核细胞（D~F、I、J 图见箭头），其中 G、H 为双圆核小巨核细胞，I、J 为多圆核小巨核细胞。K、L. 大单圆核巨核细胞

一、血象

血红蛋白量常减少且常为大细胞正色素性；白细胞数、血小板数减少或正常，MDS 伴孤立 5q– 者血小板数正常或增多。表现为一系、两系或全血细胞减少，而单核细胞 <$1×10^9$/L。血涂片中可见幼稚粒细胞、有核红细胞，有的可见原始细胞（MDS-EB 为 2%~19%，其他亚型≤1%）、棒状小体（见于 MDS-EB-2）；血细胞常伴有形态异常，包括中性粒细胞颗粒减少、粒细胞分叶过多或过少、双核粒细胞、粒系及红系巨幼样变、晚幼红细胞核碎裂、豪 - 焦小体、大红细胞、巨大红细胞、颗粒减少血小板、大血小板等。见图 7-4。

二、骨髓象

骨髓增生活跃或增生明显活跃，粒红比值不定，存在一系、两系或三系血细胞发育异常（指发育异常细胞占该系≥10%），各系发育异常表现见表 7-2，骨髓中常可见原始细胞增多（MDS-EB 为 5%~19%，其他亚型均 <5%）。MDS-MLD、MDS-EB-2 的骨髓象特点分别见图 7-5、图 7-6 等。

MDS 伴孤立 5q–，即 5q- 综合征（5q-syndrome），患者骨髓中巨系常增生且发育异常，主要表现为巨核细胞分叶过少、不分叶，故易见大单圆核巨核细胞，血小板可增多，粒、红系发育正常或异常。见图 7-7。

三、细胞化学染色

MDS 患者可做铁染色、PAS 染色、NAP 染色，前两者对诊断 MDS 及亚型具有重要意义，故应作为常规染色项目。

1. 铁染色　骨髓铁正常或增多，Ⅲ型、Ⅳ型、环形铁粒幼细胞可增多，MDS-RS 的环形铁粒幼细胞≥15%

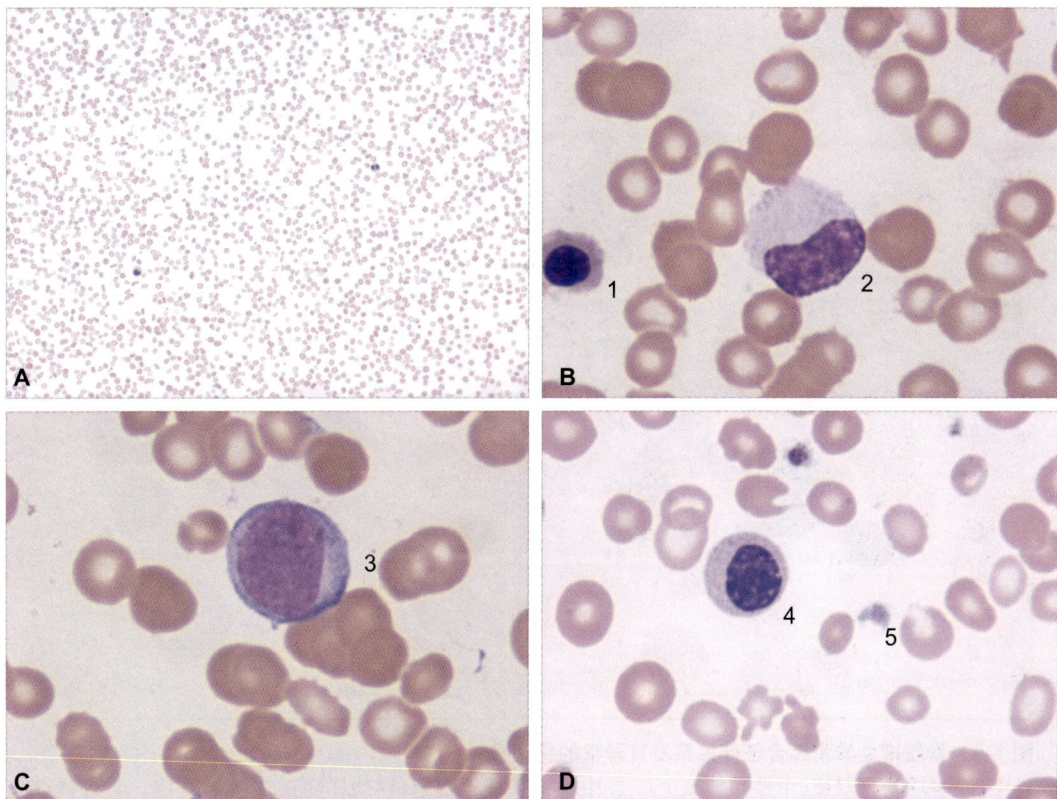

图 7-4　骨髓增生异常综合征的血象（A 为 ×100 视野）
1. 晚幼红细胞。2. 中性晚幼粒细胞（颗粒减少）。3. 原始细胞。4. 中性粒细胞（胞核分叶过少）。5. 血小板（颗粒减少）

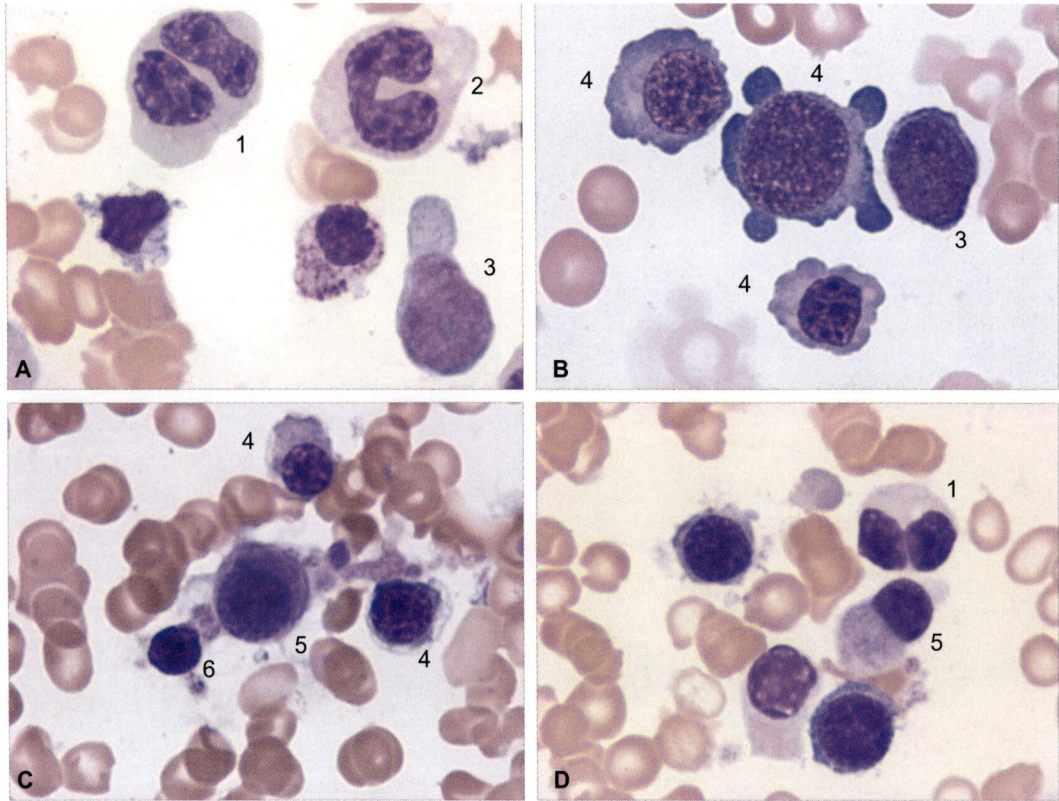

图 7-5 骨髓增生异常综合征伴多系发育异常的骨髓象
1. 中性晚粒细胞（双核、中性颗粒减少）。2. 中性杆状核粒细胞（巨幼样变）。3. 原始细胞。4. 有核红细胞（巨幼样变）。5. 小巨核细胞。6. 微小巨核细胞

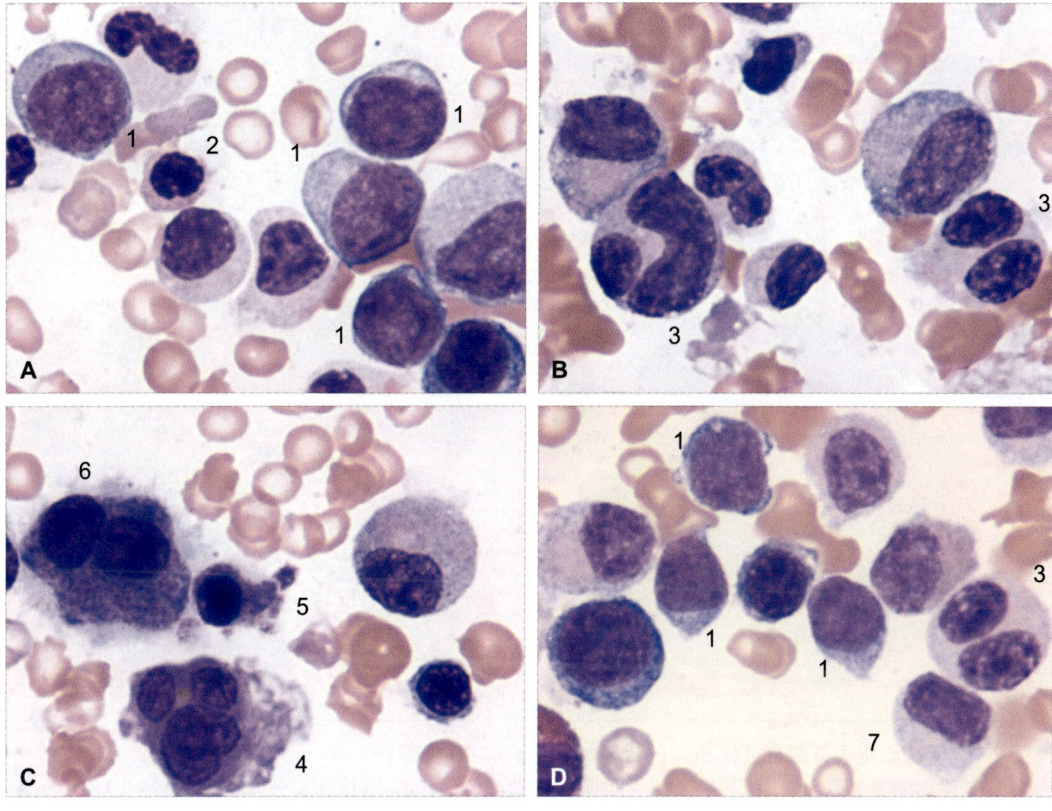

图 7-6 骨髓增生异常综合征伴原始细胞增多 2 型的骨髓象
1. 原始细胞。2. 中性粒细胞（核分叶过少）。3. 中性幼稚粒细胞（双核）。4 中幼红细胞（巨幼样变、多核）。
5. 微小巨核细胞。6. 小巨核细胞（双圆核）。7. 中性晚幼粒细胞（中性颗粒减少）

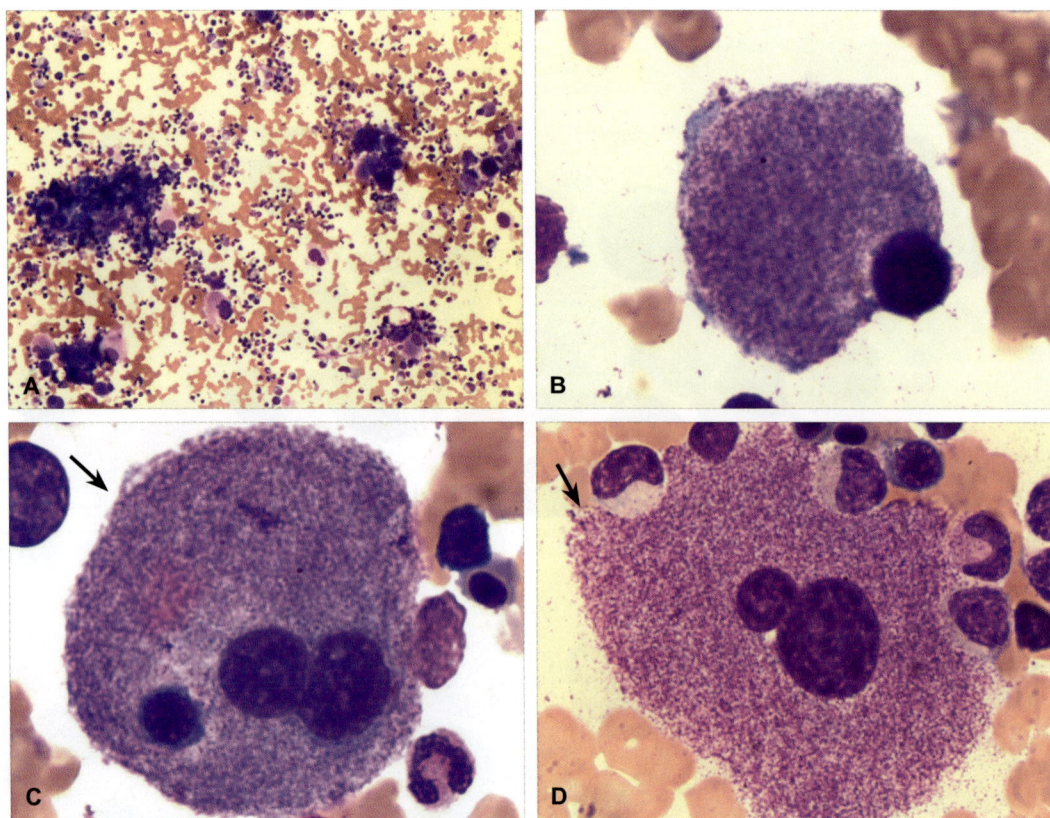

图 7-7　骨髓增生异常综合征伴 5q– 的骨髓象（A 为 ×100 视野）
A. 骨髓增生明显活跃，血小板易见。B. 大单圆核巨核细胞。C、D. 巨核细胞分叶过少（见箭头）

（若有 *SF3B1* 基因突变，环形铁粒幼细胞≥5% 即可），不过 MDS-EB、MDS 伴 5q– 及 MDS-U 可无或有任何比例环形铁粒幼细胞。见图 7-8。

　　2. PAS 染色　有核红细胞呈阳性或阴性，如阳性常提示红系存在发育异常，阳性强弱不一，呈弥散状、颗粒状阳性，见图 7-9。

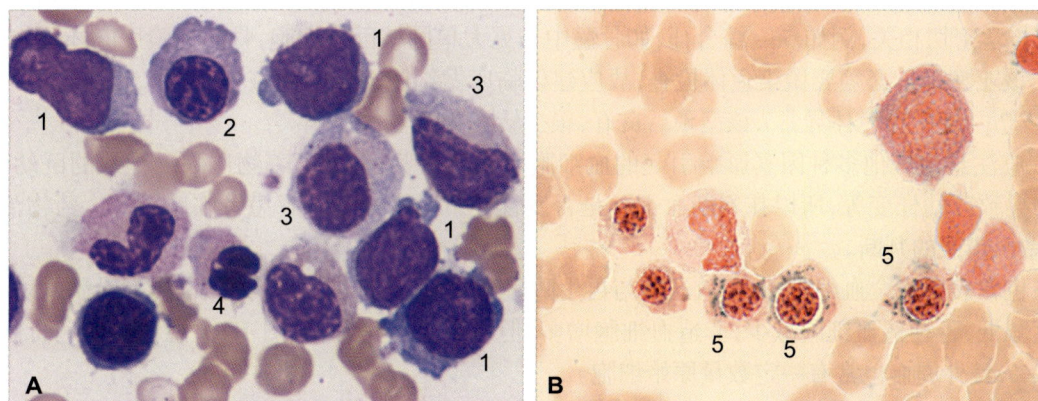

图 7-8　MDS 伴环形铁粒幼细胞增多的骨髓象（B 为铁染色）
1.原始细胞。2.中幼红细胞（巨幼样变）。3.中性幼稚粒细胞（中性颗粒减少）。4.中性粒细胞（核分叶过少）。5.环形铁粒幼细胞

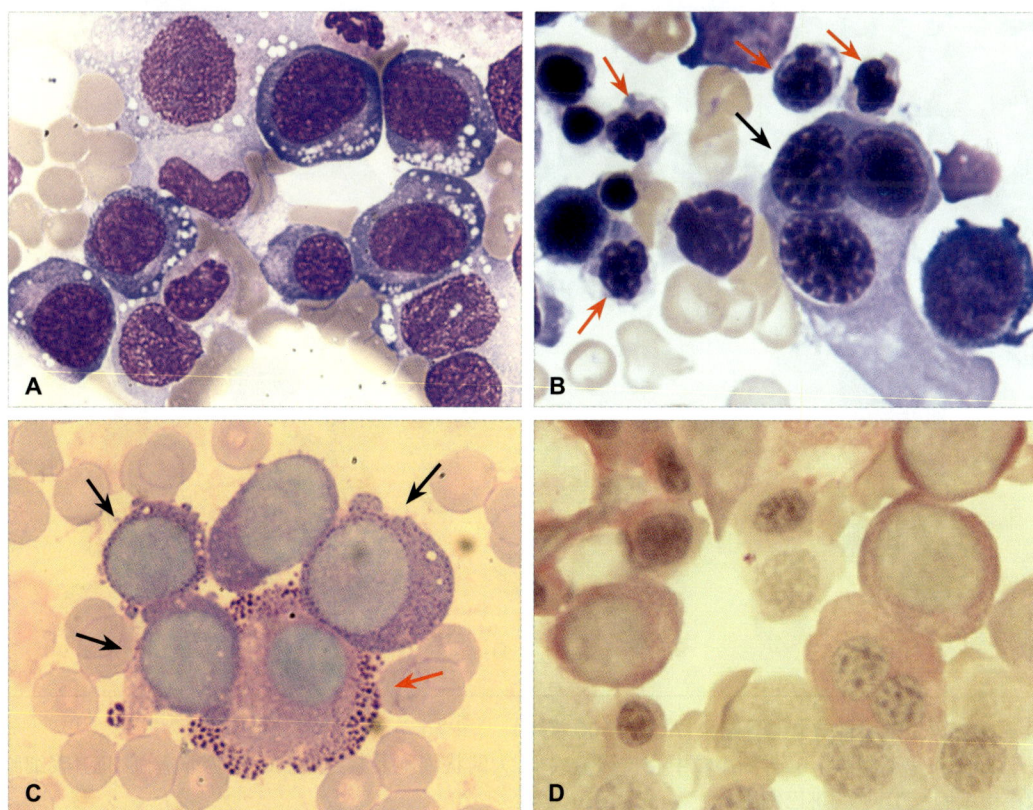

图 7-9　骨髓增生异常综合征伴一系（红系）发育异常的骨髓象
A.红系增生，易见胞质空泡变性的早幼红细胞。B.红系增生，可见多核且巨幼样变中幼红细胞（见黑色箭头）、核碎裂晚幼红细胞（见红色箭头）。C. PAS 染色，可见呈阳性的原始及早幼红细胞（见黑色箭头）、巨核细胞（见红色箭头）。D. PAS 染色，大多数有核红细胞呈阳性

3. NAP 染色　NAP 阳性率及积分降低。

四、诊断意见及鉴别诊断

根据患者血细胞减少、病史较长、肝脾淋巴结无肿大、外周血白细胞分类及形态异常、骨髓中≥1 系髓细胞发育异常，再结合细胞化学染色可做出"提示或疑为骨髓增生异常综合征（包括亚型）骨髓象"等诊断意见，确诊 MDS 常需进一步做血细胞染色体、骨髓活检、流式细胞学及分子生物学检测。有些细胞形态学改变和遗传学密切相关，例如 5q- 综合征，如骨髓中易见大单圆核巨核细胞，骨髓检验后应怀疑"5q- 综合征"可能，该亚型确诊必须要做染色体检查，故应建议临床做细胞遗传学检查（患者除 5q- 外，还可伴有一个除 –7 或 7q– 外的染色体异常），该型预后良好，很少转变为急性白血病。

MDS 应注意与其他多种因素影响引起的血细胞形态改变鉴别，如营养物质缺乏导致的巨幼变、使用某些药物导致巨幼样变等，所以在判断血细胞是否发育异常时需充分了解患者临床、病史、药物治疗等情况，以免做出错误的判断。

MDS 也常表现为全血细胞减少，故还需与再生障碍性贫血、急性白血病等鉴别。再障骨髓常增生减低、增生极度减低，各种造血细胞减少，非造血细胞增多，但形态基本正常，见图 7-10；急性白血病骨髓中原始细胞≥20%，且外周血也常有一定数量原始细胞。

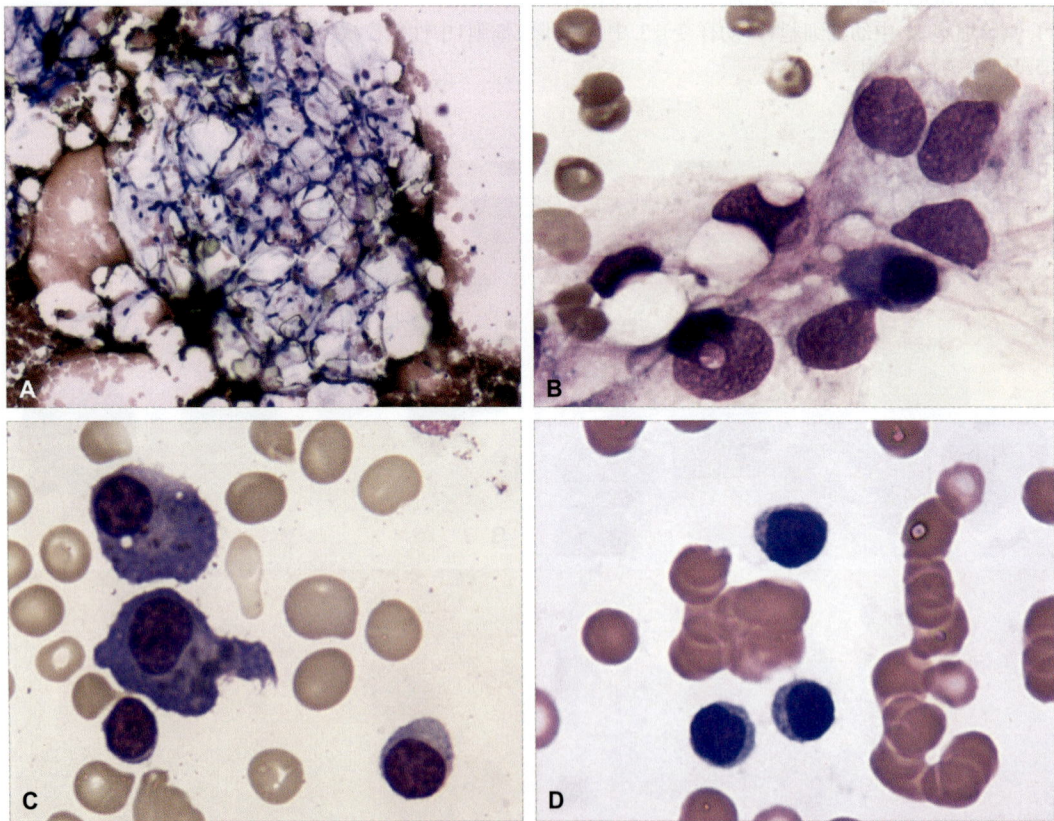

图 7-10　再生障碍性贫血的骨髓象（A 为 ×100 视野）
A. 骨髓小粒呈空网状。B. 骨髓小粒中有核细胞减少，为网状细胞及浆细胞。C. 均为非造血细胞（浆细胞及淋巴细胞）。D. 均为淋巴细胞

（余　江）

白血病(leukemia)是造血干细胞/祖细胞在分化过程中的不同阶段发生分化阻滞、凋亡障碍、恶性增殖而引起的一组异质性造血系统肿瘤。按病程长短及起病情况,分为急性白血病(acute leukemia,AL)、慢性白血病(chronic leukemia,CL),前者分化阻滞发生在较早阶段,后者分化阻滞发生在较晚阶段。按细胞系列及起病情况主要分为急性髓细胞白血病(acute myeloid leukemia,AML)、急性淋巴细胞白血病(acute lymphoblastic leukemia,ALL)、慢性粒细胞白血病(chronic myelogenous leukemia,CML)、慢性淋巴细胞白血病(chronic lymphocytic leukemia,CLL)。

急性白血病是血液系统肿瘤中的最重要疾病,其主要特点为骨髓或外周血中原始细胞(包括等同于原始细胞)≥20%;如伴有重现性遗传学异常,那么即使原始细胞<20%也可诊断为急性白血病。急性白血病的分型有多种,从 FAB 分型、MIC 分型、MICM 分型,至如今的 WHO 分型;其中 FAB 分型是一种纯细胞形态学分型,是最基本、最实用的一种分型,详见附录五。我国于 1986 年天津会议上,在 FAB 分型基础上制定了中国急性髓细胞白血病分型及标准,详见附录五。急性白血病 WHO 分型(2016)详见附录二。

下面以 WHO 分型(2016)为主线及标准予以叙述,各亚型的疾病名称主要以 FAB 分型、我国形态学分型为主予以叙述,因为形态学分型更贴近本书内容。

第一节　急性髓细胞白血病

主要根据 WHO 分型(2016),介绍四种与形态学密切相关的伴细胞重现性遗传学异常的急性髓细胞白血病,以及急性髓细胞白血病非特指型(AML,NOS)。

一、急性早幼粒细胞白血病伴 *PML-RARA*

急性早幼粒细胞白血病(acute promyelocytic leukemia,APL)伴 *PML-RARA* 是一种异常早幼粒细胞恶性增生,并有 *PML-RARA* 融合基因的常见急性髓细胞白血病,相当于 FAB 分型、我国形态学分型中的 AML-M3。其临床表现凶险,出血严重且易发生 DIC,肝、脾及淋巴结常无肿大,好发于男性青壮年。

（一）血象

血红蛋白量、血小板数减少；白细胞数常减少，有的正常、增多。血涂片中常可见数量不等异常早幼粒细胞，有的还可见柴捆细胞，见图 8-1、图 1-36。异常早幼粒细胞的主要特点为：胞体及胞核不规则、胞质有丰富颗粒、内外胞质分明现象，详细特点见第一章第二节、图 1-34。由于有的异常早幼粒细胞不典型或已发育为不典型的中性幼稚粒细胞，而导致较难准确归类。

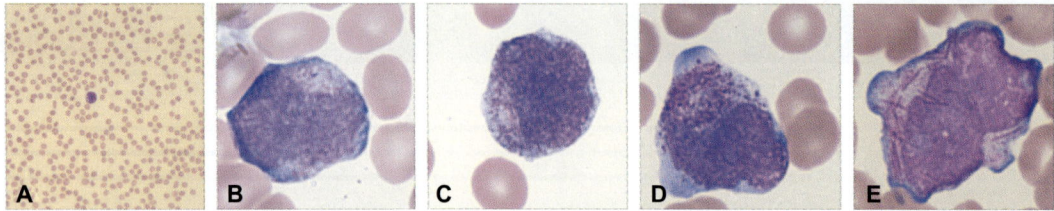

图 8-1　急性早幼粒细胞血病（粗颗粒型）的外周血象（A 为 ×100 视野）
A. 白细胞数明显减少。B、C. 不典型的异常早幼粒细胞。D. 粗颗粒型异常早幼粒细胞。E. 柴捆细胞

（二）骨髓象

骨髓增生极度活跃，粒红比值明显增加，以异常早幼粒细胞增生为主，常≥20%，多数 80%~90% 左右，并常可见柴捆细胞，红、巨系明显减少。根据异常早幼粒细胞形态特点将 M3 分为粗颗粒型（M3a）、细颗粒型（M3b）及变异型（M3v），以 M3a 最常见，见图 8-2。

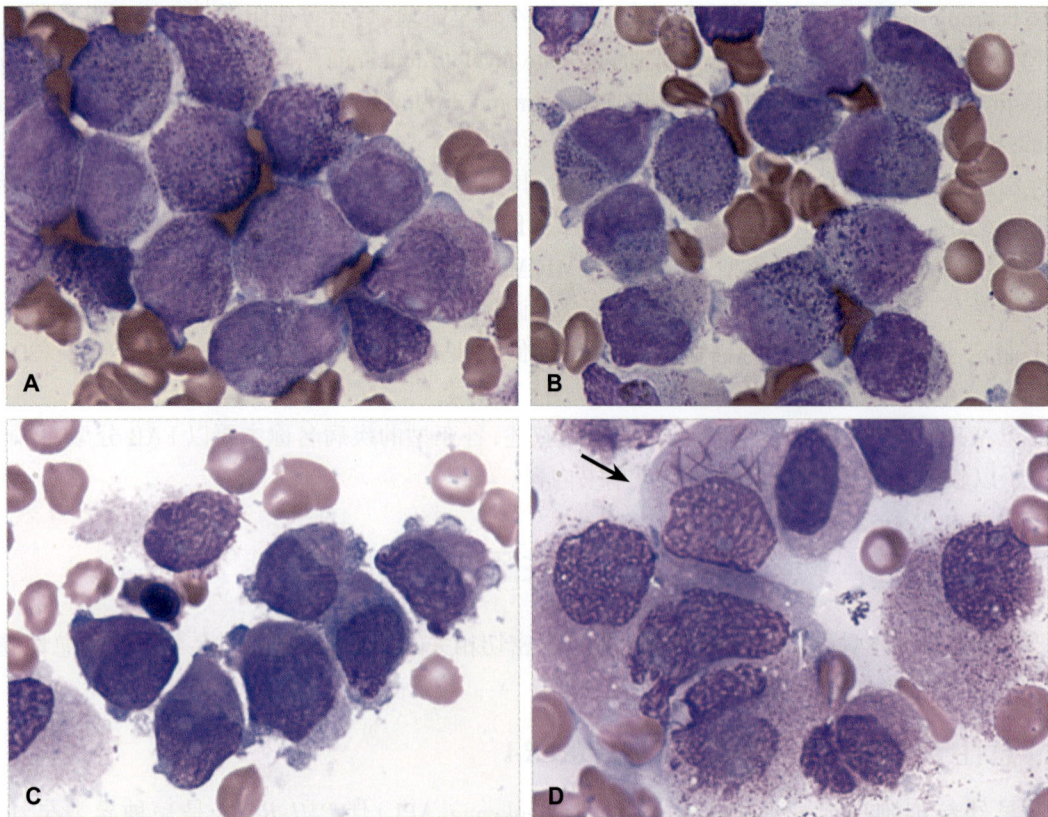

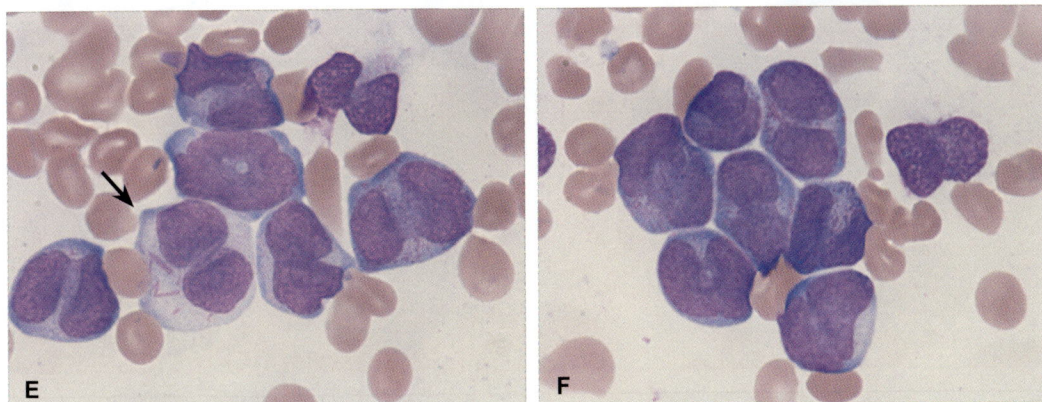

图 8-2　急性早幼粒细胞白血病的骨髓象
A、B. M3a,其颗粒多、粗大。C、D. M3b,其颗粒多、细小,并见柴捆细胞(见箭头)。E、F. M3v,其颗粒无或少,并见柴捆细胞(见箭头)

(三) 细胞化学染色

M3a、M3b 的 MPO、NAS-DCE、NAS-DAE 染色均呈强阳性,NAS-DAE 加氟化钠后无明显抑制,PAS 染色呈弥散强阳性,见图 8-3。M3v 各项染色常弱些,M3v 如不做细胞化学染色极易误认为急性单核细胞白血病。

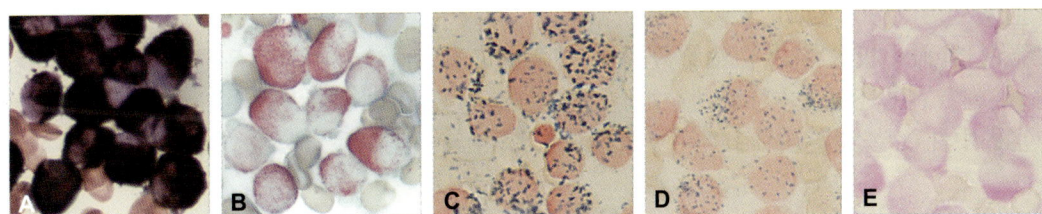

图 8-3　急性早幼粒细胞白血病的细胞化学染色(均为 ×400 视野)
A. MPO 染色(复方联苯胺法),呈强阳性。B. NAS-DCE 染色,多数呈强阳性。C. NAS-DAE 染色,呈强阳性。
D. NAS-DAE 加 NaF 染色,阳性略有减少。E. PAS 染色,呈弥散强阳性

(四) 诊断意见及鉴别诊断

M3 形态学常典型且有特征,即使未做细胞化学染色也通常能做出准确的诊断意见,但即使再典型通常也需做细胞化学染色。通过骨髓检验也可做出"急性早幼粒细胞白血病骨髓象"等诊断意见,并应建议做 *PML-RARA*、染色体、FISH、流式细胞学等检测,典型者流式结果为 CD34⁻、HLA-DR⁻、CD117⁺、MPO⁺、CD13⁺、CD33⁺;*PML-RARA* 阳性,其为 t(15;17)(q24;q21) 所致,之前认为是 t(15;17)(q22;q12) 所致。由于 M3 有重现性细胞遗传学异常,故即使异常早幼粒细胞 <20%,也应考虑 M3。M3 应注意与早幼粒细胞增多的疾病鉴别,如急性粒细胞白血病成熟型、粒缺、粒缺治疗后等鉴别,这些疾病的早幼粒细胞形态常无明显异常,见图 8-4;此外,M3v 极易误认为 M5,但由于前者常伴有少量典型的异常早幼粒细胞,有的还可见柴捆细胞,再结合细胞化学染色等均有助于区分两者。

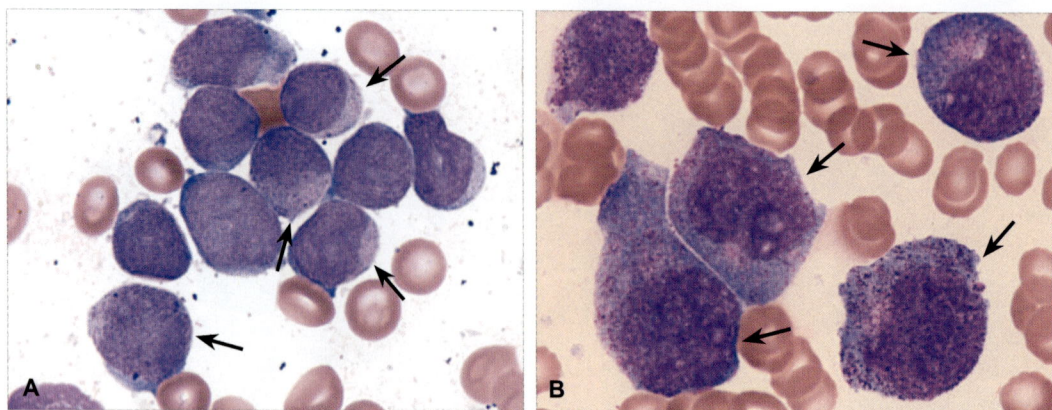

图 8-4   急性粒细胞白血病成熟型（A）及粒细胞缺乏症（B）的骨髓象
A. 除原始粒细胞增多外，还可见早幼粒细胞（见箭头）增多，其胞体及胞核规则，颗粒较细小。B. 早幼粒细胞（见箭头）增多，其胞体、胞核较大，胞核较规则或略凹陷，颗粒较粗大

（王霄霞）

二、AML 伴 t(8；21)(q22；q22)；*RUNX1-RUNX1T1*

AML 伴 t(8；21)(q22；q22)；*RUNX1-RUNX1T1* 是一种伴有重现性遗传学异常的 AML，类似于我国 AML 形态学分型中的急性粒细胞白血病部分分化型（AML-M2b）。M2b 以年轻患者居多，呈急性白血病临床表现，即贫血、出血、感染、浸润，浸润表现为肝、脾等肿大。

（一）血象

血红蛋白量、血小板数减少，白细胞数减少、增多或正常。血涂片中可见一定比例异常中幼粒细胞和（或）"原始细胞"，有的还可见中性晚幼粒细胞、有核红细胞等，见图 8-5。异常中幼粒细胞的主要特点为：胞质有丰富的中性颗粒、染色质细致且可见清晰核仁，详细特点见第一章第二节、图 1-35。

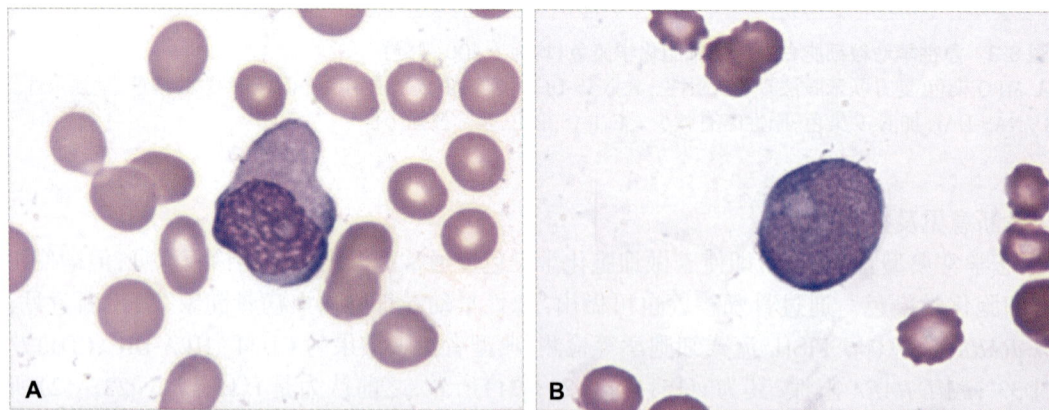

图 8-5   急性粒细胞白血病部分分化型（M2b）的血象
A. 典型的异常中性中幼细胞。B. "原始细胞"，这类细胞胞核凹陷处胞质实际上已向幼稚粒细胞发育

（二）骨髓象

骨髓增生明显活跃或增生极度活跃，粒红比值明显增加，以粒系增生为主，红、巨系常减少。典型 M2b 易见典型的异常中幼粒细胞，且常≥20%，有的可见原始细胞增多、棒状小体；不典型的 M2b 呈现"原始细胞"增多，且常≥20%，这类"原始细胞"的胞核凹陷处胞质嗜碱性减弱或呈朝阳红，显示已向幼稚粒细胞

发育,但由于其他特征均同原始细胞,故一般都归入原始细胞;有的 M2b 患者呈现原始细胞及异常中幼粒细胞均增多。见图 8-6。

(三) 细胞化学染色

典型 M2b 的 MPO、NAS-DCE、NAS-DAE 及 PAS 染色均呈阳性且较强。不典型 M2b 的各项染色也多数呈阳性,且 MPO、NAS-DCE 染色阳性颗粒物主要出现在胞核凹陷处。见图 8-7。

(四) 诊断意见及鉴别诊断

骨髓或外周血中原始细胞≥20% 和(或)异常中幼粒细胞≥20%,再结合细胞化学染色等,可做出"急性髓细胞白血病骨髓象"诊断意见,还可进一步做出"提示或疑为急性粒细胞白血病部分分化型(M2b)"等诊断意见。如骨髓检验认为是 M2b,那么即使原始细胞和(或)异常中幼粒细胞 <20% 也需考虑 M2b 可能性。确诊需做细胞遗传学及分子生物学检查,以确定是否存在 t(8;21)(q22;q22)、*RUNX1-RUNX1T1* 融合基因。从形态学来看,典型 M2b 的诊断并不困难,不典型 M2b 需注意与 M2a、M4 及骨髓增生异常综合征等鉴别,鉴别的关键是需做 *RUNX1-RUNX1T1* 融合基因检测。

三、AML 伴 inv(16)(p13.1;q22)或 t(16;16)(p13.1;q22);*CBFβ-MYH11*

AML 伴 inv(16)(p13.1;q22)或 t(16;16)(p13.1;q22);*CBFβ-MYH11* 是一种伴有重现性遗传学异常的 AML,相当于 FAB 分型中的 AML-M4EO。M4EO 发病于各年龄段,以中、青年居多,呈急性白血病临床表现。

(一) 血象

血红蛋白量常减少,白细胞数增多、减少或正常,血小板数减少或正常。血涂片中可见一定数量原始细胞,有的还可见嗜酸性粒细胞、单核细胞增多,并见幼稚粒细胞等,见图 8-8。

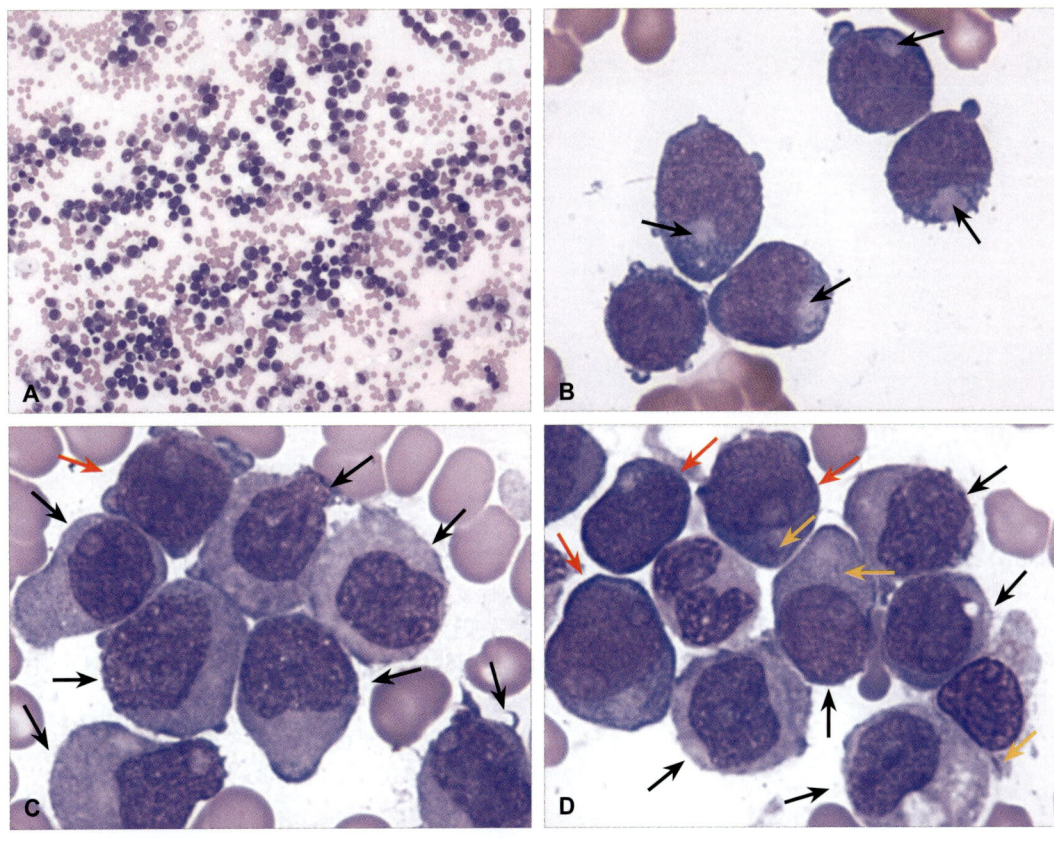

图 8-6 急性粒细胞白血病部分分化型(M2b)的骨髓象(A 为 ×100 视野)
A. 骨髓增生明显活跃。B. 原始细胞增多,多数胞核凹陷处嗜碱性减弱且偏红(见黑色箭头)。C、D. 典型的 M2b,易见异常中性中幼粒细胞(见黑色箭头),并见原始细胞(见红色箭头)、棒状小体(见黄色箭头)

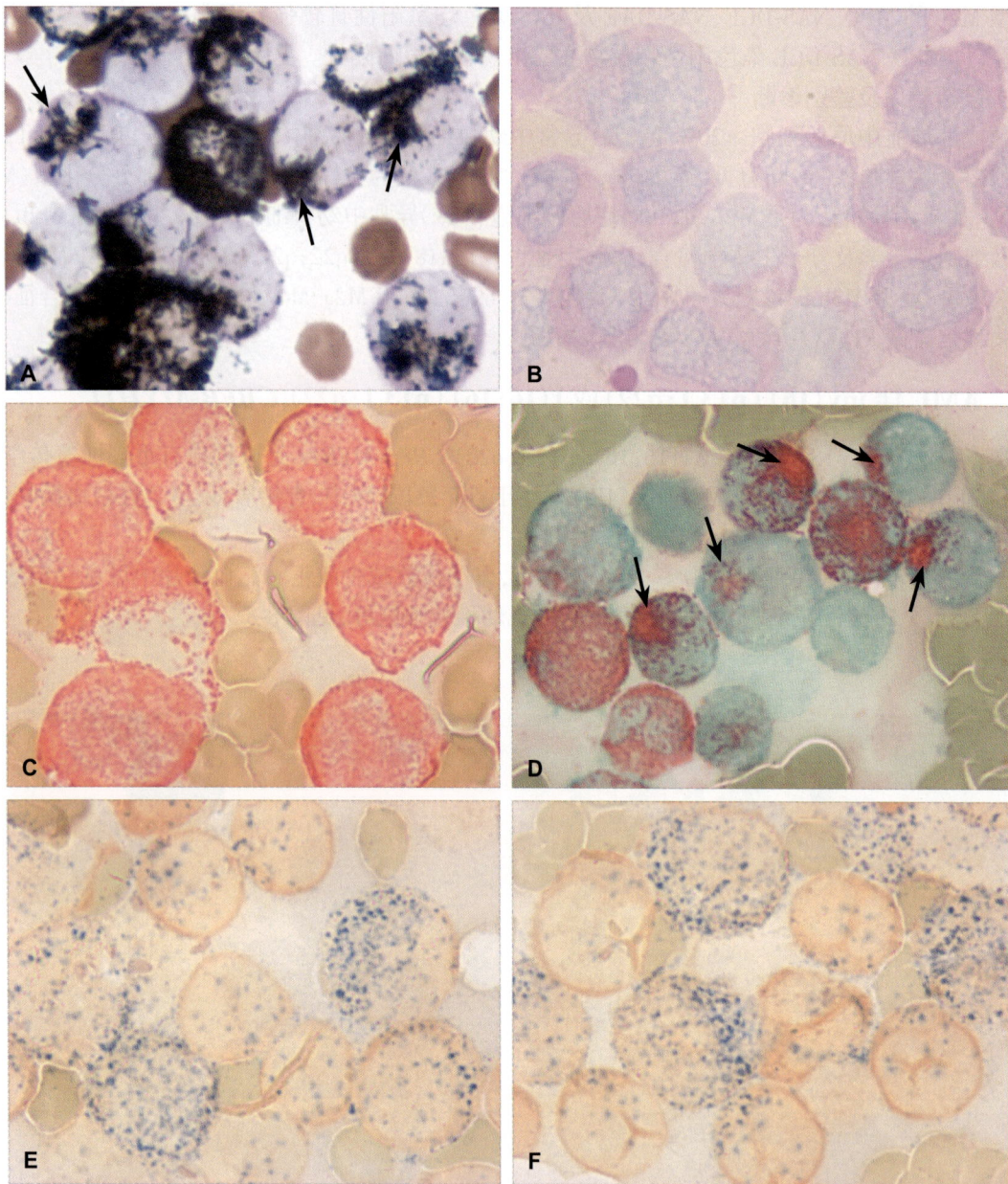

图 8-7   急性粒细胞白血病部分分化型（M2b）的细胞化学染色
A. 不典型 M2b 的 MPO 染色（复方联苯胺法），呈阳性，阳性主要出现胞核凹陷处（见箭头）。B. PAS 染色，呈弥漫细颗粒性阳性。C. 典型 M2b 的 NAS-DCE 染色，呈强阳性。D. 不典型 M2b 的 NAS-DCE 染色，呈阳性，阳性主要出现胞核凹陷处（见箭头）。E. NAS-DAE 染色，呈阳性、强阳性。F. 与 E 为同一患者，加氟化钠后阳性不被抑制

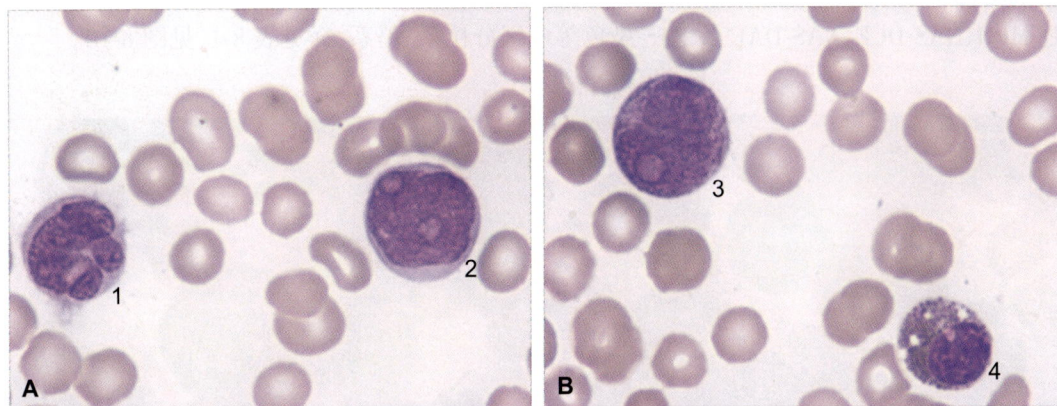

图 8-8　急性粒单核细胞白血病（M4EO）的血象
1. 单核细胞。2. 原始细胞。3. 早幼粒细胞。4. 嗜酸性中幼粒细胞

（二）骨髓象

骨髓增生明显活跃或增生极度活跃,髓系原始细胞常≥20%,并见一定数量后期阶段粒细胞、单核细胞(即粒系、单系分别≥20%),呈现向粒、单系两个方向成熟(多数病例单系多于粒系)。同时颗粒异常的嗜酸性粒细胞增多,常≥5%,其嗜酸性颗粒粗大、褐色,为不成熟的颗粒,见图 8-9。红、巨系常减少。

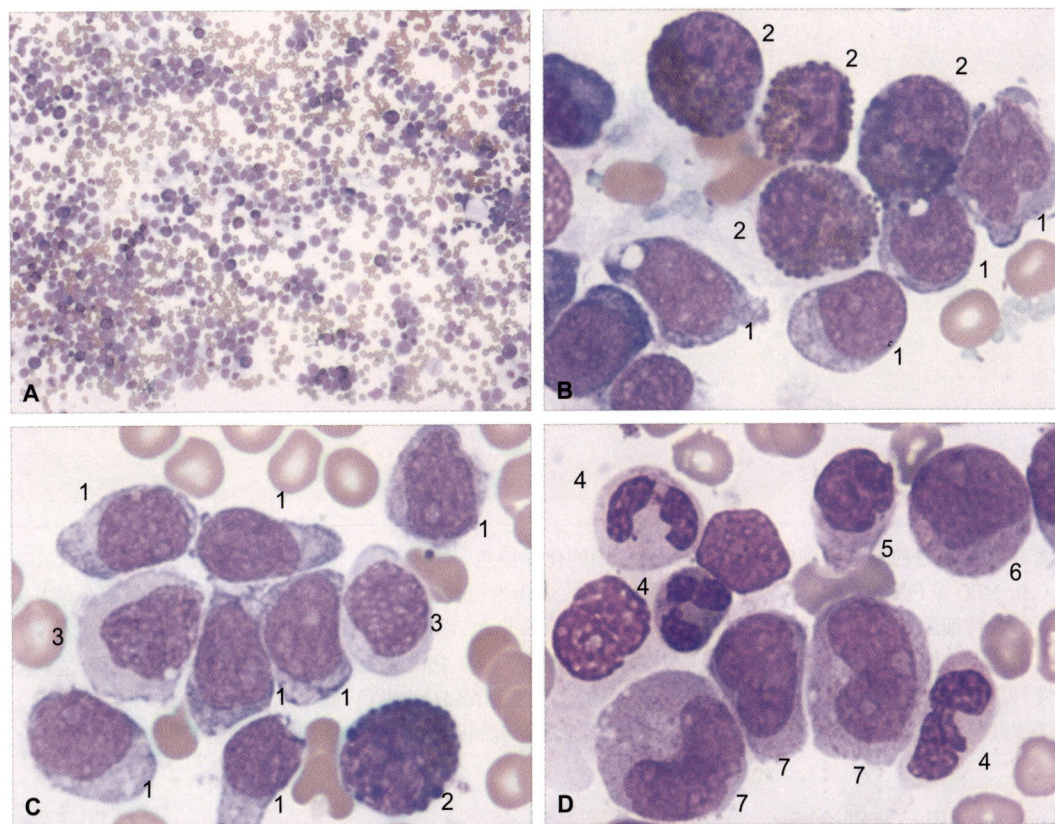

图 8-9　急性粒单核细胞白血病（M4EO）的骨髓象（A 为 ×100 视野,呈增生极度活跃）
1. 原始细胞。2. 嗜酸性幼稚粒细胞。3. 中性中幼粒细胞。4. 中性粒细胞。5. 单核细胞。6. 早幼粒细胞。7. 幼稚单核细胞

（三）细胞化学染色

通过 MPO、NAS-DCE、NAS-DAE 及 PAS 染色等可区分粒系、单系，详见表 8-1、见图 8-10。

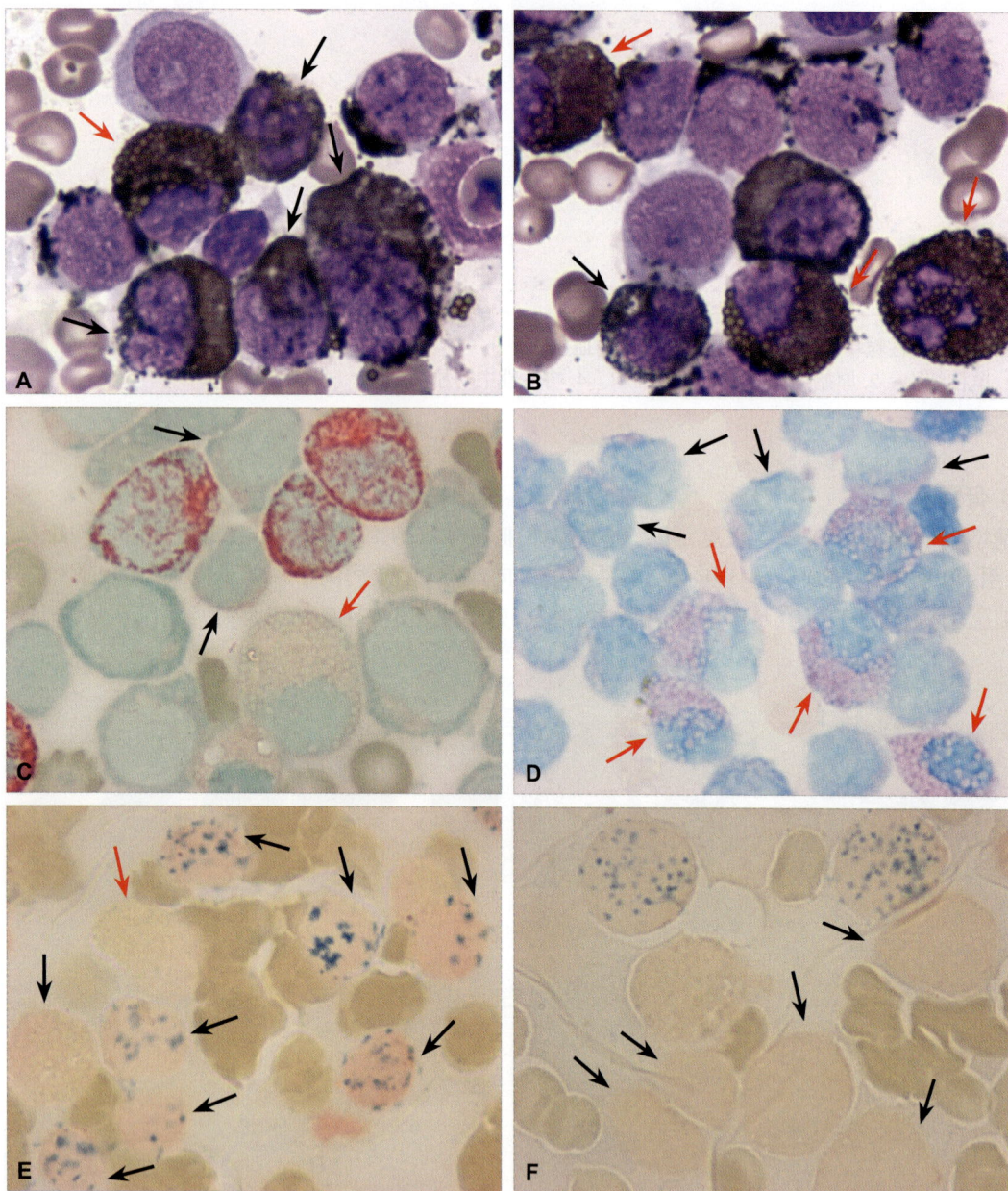

图 8-10　急性粒单核细胞白血病（M4EO）的细胞化学染色
A、B. MPO 染色（复方联苯胺法），原始细胞呈阴性、弱阳性、阳性，幼稚及成熟的中性粒细胞（见黑色箭头）、嗜酸性粒细胞（见红色箭头）均呈强阳性。C. NAS-DCE 染色，部分原始细胞呈阳性及弱阳性（见黑色箭头），其他原始细胞呈阴性，嗜酸性粒细胞呈阳性（见红色箭头）。D. PAS 染色，部分原始细胞呈阴性，部分呈弱阳性（见黑色箭头），嗜酸性粒细胞呈阳性（见红色箭头）。E. NAS-DAE 染色，原始细胞均呈阳性（见黑色箭头），嗜酸性粒细胞呈阴性（见红色箭头）。F. NAS-DAE 加 NaF 抑制试验，部分阳性的原始细胞被抑制（见黑色箭头）

（四）诊断意见及鉴别诊断

　　骨髓或外周血中原始细胞≥20%（包括原始粒细胞、原始单核细胞及幼稚单核细胞），可做出"急性白血病骨髓象"等诊断意见，如 MPO 阳性或可见典型的棒状小体可做出"急性髓细胞白血病骨髓象"等诊断意见。如骨髓中各阶段中性粒细胞、单核细胞分别≥20%、颗粒异常的嗜酸性粒细胞≥5%，再有细胞化学染色支持粒系、单系,还可进一步做出"提示或疑为急性粒单核细胞白血病(M4EO)"的诊断意见,确诊需建议做融合基因及 FISH、染色体等检查,以确定是否存在 *CBFβ-MYH11* 融合基因、inv(16)(p13.1;q22)或 t(16;16)(p13.1;q22),没有上述融合基因或染色体,归类为非特指型 AML-M4。

如骨髓检验考虑 M4EO,那么即使原始细胞 <20%,也应注意 M4EO 的可能性。M4EO 应注意与 CML 急髓变、伴嗜酸性粒细胞增多的 CMML 等鉴别,根据原始细胞比例、病史及 *BCR-ABL1* 融合基因等检测,可将之与其他类型白血病区分开来。

四、AML 伴 *NPM1* 基因突变

AML 伴 *NPM1* 基因突变是一种伴重现遗传学异常的 AML,其具有独特的临床特征、基因表达和免疫表型。*NPM1* 基因突变可累及多系髓细胞,以粒系、单系多见,多见于 FAB 分型中的 AML-M5、M4、M1 及 M2。好发于女性,其发生率随着年龄的增长而升高,呈急性白血病临床表现。

(一)血象

血红蛋白量常减少,白细胞数常增多,血小板数常不减少。血涂片中可见一定数量原始细胞,有的为杯口样原始细胞(cup-like blast,CLB),其指胞核内陷呈较淡区域,内陷直径 > 胞核直径 1/4,呈杯口或鱼嘴状。见图 8-11。

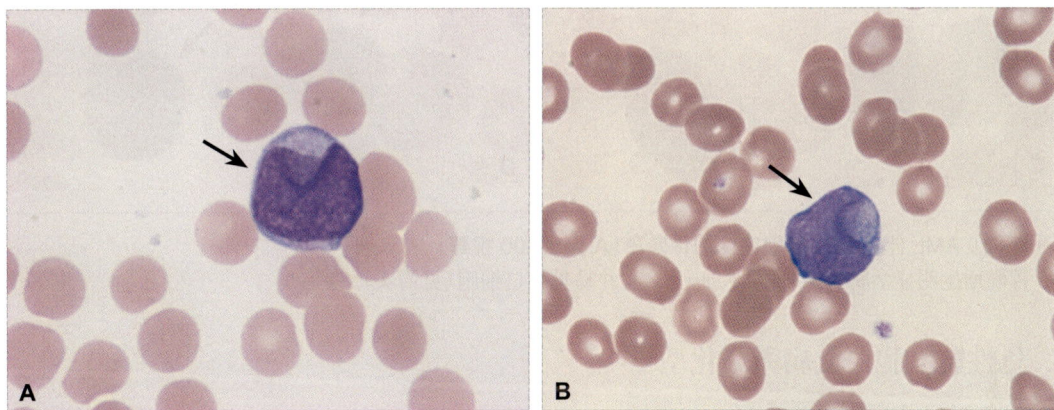

图 8-11　急性髓细胞白血病伴 *NPM1* 基因突变的血象(箭头所指为杯口样原始细胞)

(二)骨髓象

骨髓增生明显活跃或增生极度活跃,原始细胞常≥20%,有的可高达 90%,原始细胞形态可为粒和(或)单系,其中杯口样原始细胞常 >10%,红、巨系常减少。见图 8-12。

(三)细胞化学染色

AML 伴 *NPM1* 基因突变可累及多种髓细胞,如粒系、单系等,其急性白血病的细胞化学染色特征与细胞类型一致,详见急性粒细胞白血病、急性单核细胞白血病、急性粒单核细胞白血病等相关内容。

(四)诊断意见及鉴别诊断

骨髓或外周血中原始细胞≥20%,可做出"急性白血病骨髓象"等诊断意见,如检到典型的棒状小体或 MPO 染色阳性等细胞化学染色可做出"急性髓细胞白血病骨髓象"诊断意见,如其他细胞化学染色也支持粒系和(或)单系,还可进一步做出"提示急粒或急单或急粒单"等诊断意见,并建议做流式细胞学、遗传学等检查。如易见杯口样原始细胞,应建议做 *NPM1*、*FLT3-ITD* 突变基因等检测,因为 *NPM1* 突变时常伴 *FLT3-ITD* 基因突变且与预后有关,而单一 *NPM1* 基因突变常具有较好的预后,合并多重基因改变则预后较差。染色体核型正常 AML 的 *NPM1* 检出率高。如检测到 *NPM1* 基因突变阳性,即使髓系原始细胞 <20%,仍诊断为 AML 伴 *NPM1* 基因突变,故易见杯口样原始细胞者,应注意存在 *NPM1* 基因突变可能性。AML 伴 *NPM1* 的免疫表型特点为 CD34$^-$、HLA-DR$^-$、CD123$^+$ 的 AML。还需注意的是杯口样原始细胞并不仅在 AML 伴 *NPM1* 基因突变这一类型中出现,还可见于 ALL 及其他不伴有 *NPM1* 突变的 AML。

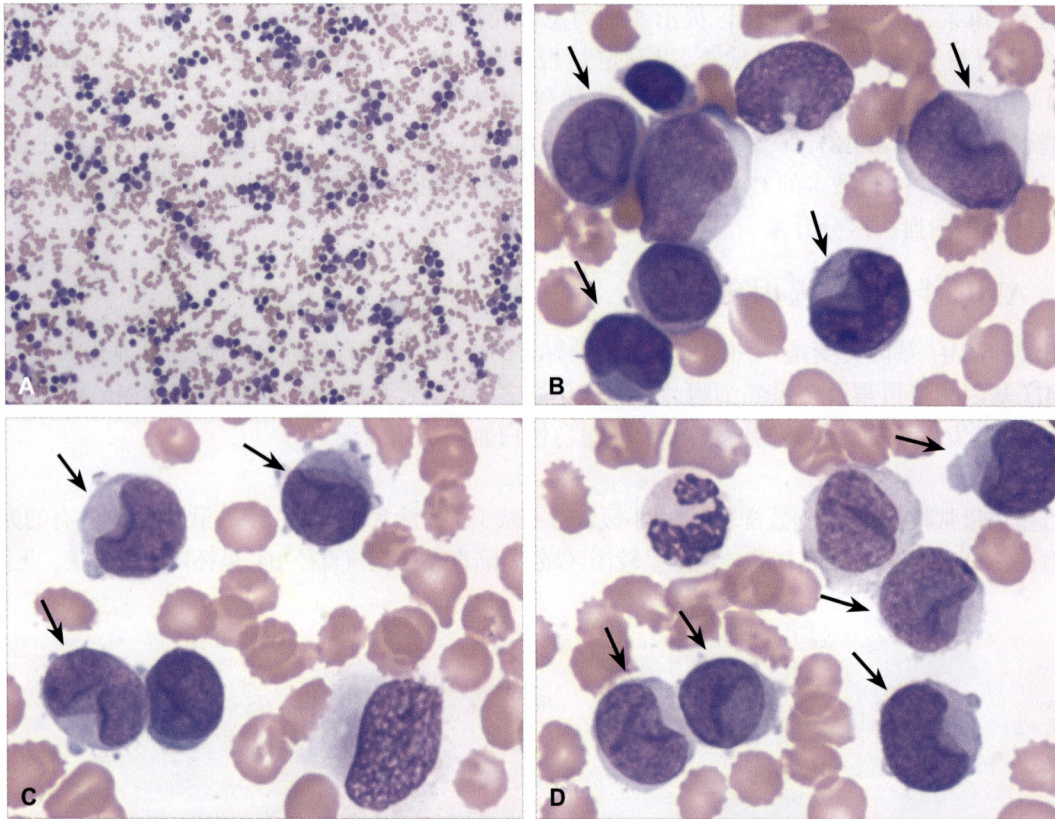

图 8-12 AML 伴 *NPM1* 基因突变的骨髓象（A 为 ×100 视野）

A. 骨髓增生明显活跃。B~D. 原始细胞增生，并易见杯口细胞（见箭头）

五、急性髓细胞白血病微分化型

急性髓细胞白血病微分化型（AML with minimal differentiation）属于 WHO 分型的非特指型 AML，相当于 FAB 分型中的 AML-M0。该类型白血病细胞仅有微小的髓系分化特征而不能明确是髓系的某具体类型，此型各年龄阶段均可发病，但以婴幼儿、老年人居多，呈急性白血病临床表现。

（一）血象

血红蛋白量、血小板数常减少；白细胞数常增多，有的减少、正常。血涂片中可见一定数量原始细胞，无颗粒，无棒状小体，有的还可见少量幼稚粒细胞、有核红细胞等。见图 8-13。

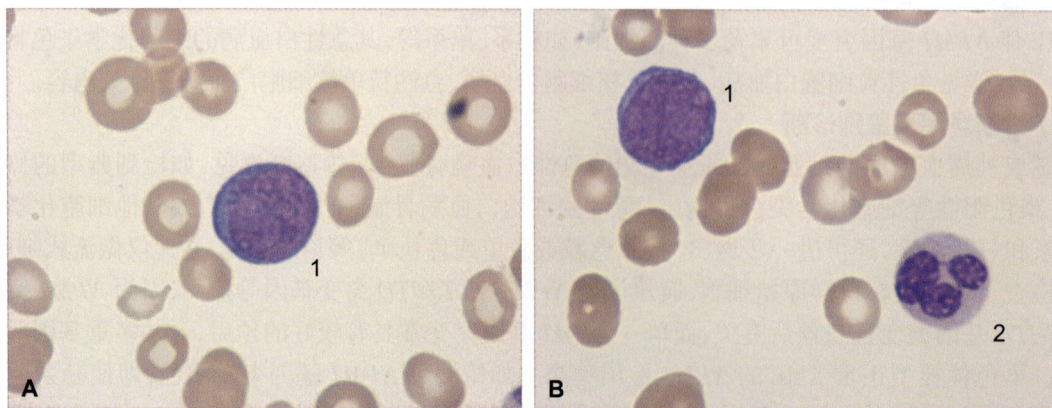

图 8-13 急性髓细胞白血病微分化型的血象

1. 原始细胞。2. 中性分叶核粒细胞

（二）骨髓象

骨髓增生明显活跃或增生极度活跃，原始细胞≥20%，甚至>90%，原始细胞的分化特征不明显，有时似淋系。形态通常为：胞体中等大小或较小；胞核圆形、不规则，染色质细致，有1~2个核仁；胞质较少，嗜碱性强，无颗粒，无棒状小体。其他血细胞常减少。见图8-14。

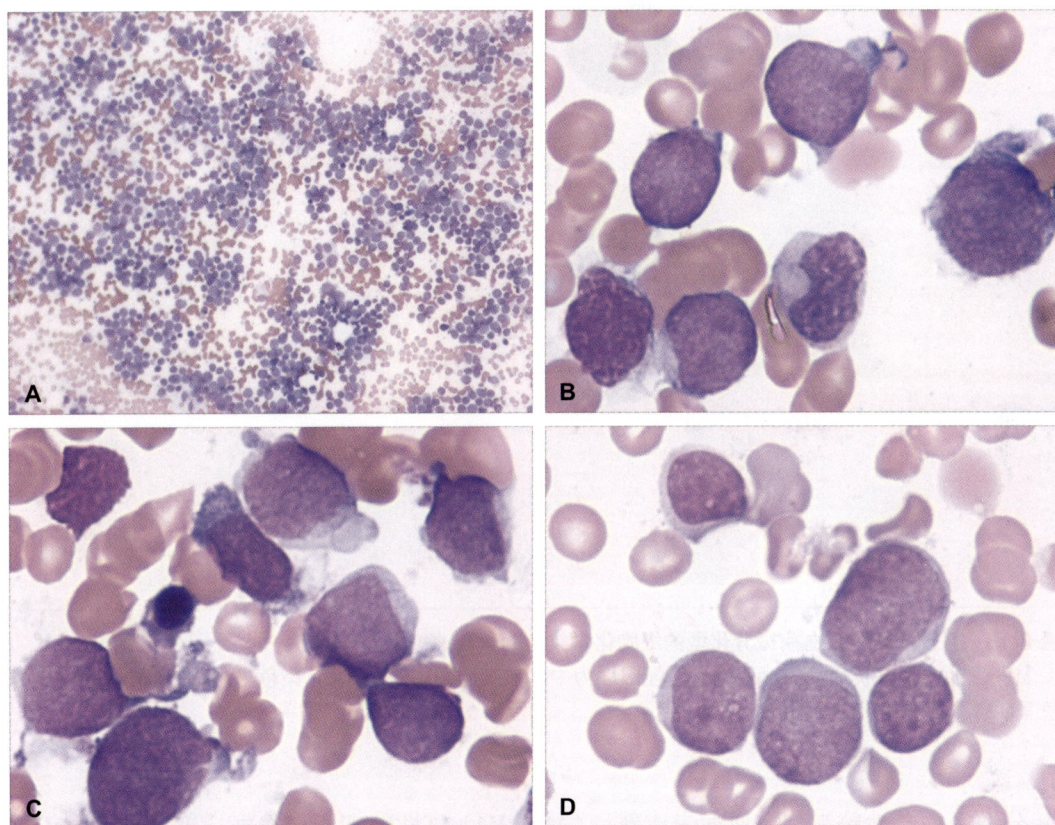

图8-14　急性髓细胞白血病微分化型的骨髓象（A为×100视野，各图易见原始细胞）

（三）细胞化学染色

MPO、NAS-DCE、NSE染色均呈阴性，PAS染色呈阴性或颗粒状阳性，故通过细胞化学染色也无法判断细胞系列。见图8-15。

（四）诊断意见及鉴别诊断

骨髓或外周血中原始细胞≥20%，由于结合细胞化学染色也无法做出细胞系列判断，故通常只能做出"急性白血病骨髓象"诊断意见，且形态常似淋系，而易误诊为急淋。由于AML的原始细胞处在较早期的髓系干、祖细胞阶段，无髓系具体细胞类型的分化特征，故通过形态学检查无法确诊。需通过流式细胞学和（或）超微结构证实细胞为髓系分化（CD33+和（或）CD13+）或存在MPO，但不能提示具体朝向红细胞、巨核细胞、单核细胞、粒细胞中的哪个方向，常有早期抗原表达，如CD34+、CD117+、HLA-DR+、TDT+等。从形态学来看，M0主要需与ALL、M7、MPAL（混合表型急性白血病）等鉴别，但这些都需要借助细胞免疫表型分析、超微结构检查等。

六、急性髓细胞白血病未成熟型及成熟型

急性髓细胞白血病未成熟型及成熟型（AML without and with maturation）是一种骨髓中原始粒细胞显著增生的一类较常见急性髓细胞白血病，属于WHO分型（2016）中的AML非特指型（AML, NOS），分别相

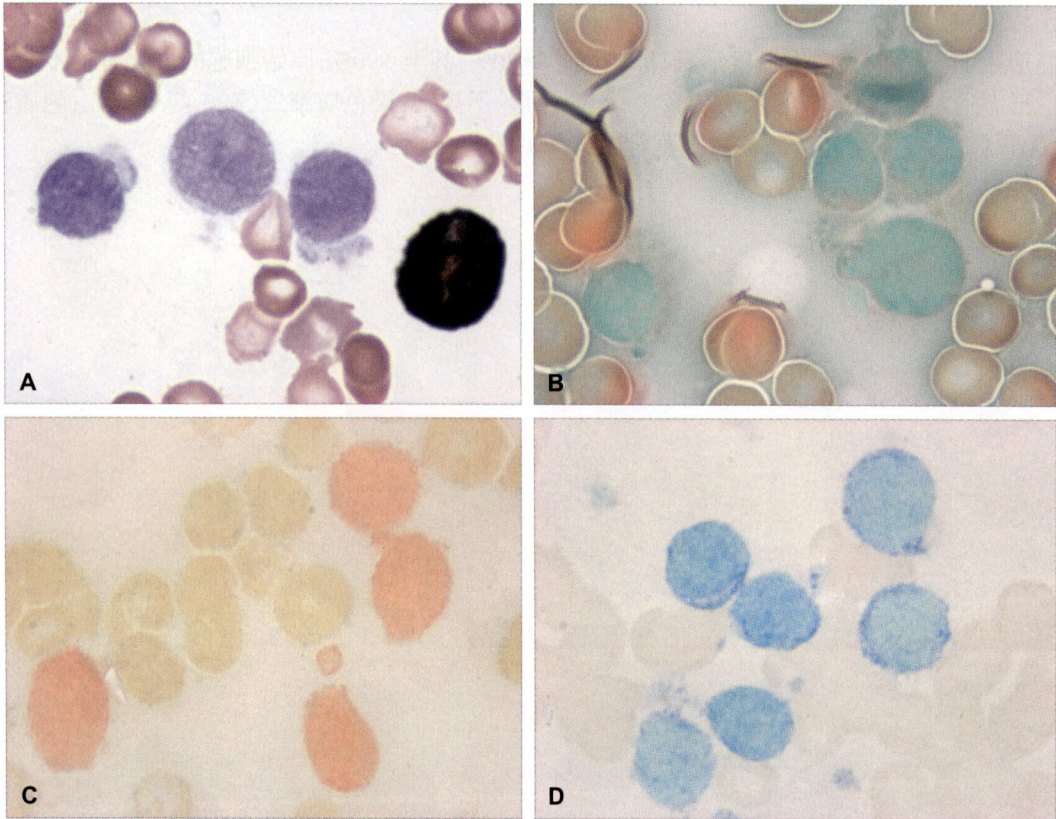

图 8-15   急性髓细胞白血病微分化型的细胞化学染色
A. MPO 染色（复方联苯胺法）呈阴性，呈强阳性为中性粒细胞。B. NAS-DCE 染色呈阴性。C. NAS-DAE 染色呈阴性。D. PAS 染色呈阴性

当于 FAB 分型中的急性粒细胞白血病未成熟型（AML-M1）、急性粒细胞白血病成熟型（AML-M2），合称急性粒细胞白血病，简称急粒。好发于青年、老年人，呈急性白血病临床表现。

（一）血象

血红蛋白量、血小板数常减少；白细胞数常增多，有的减少、正常。血涂片中可见一定数量原始粒细胞，有的可见各阶段粒细胞（多见于 M2），见图 8-16 及第一章第二节及图 1-33。有的可见棒状小体、有核红细胞等。

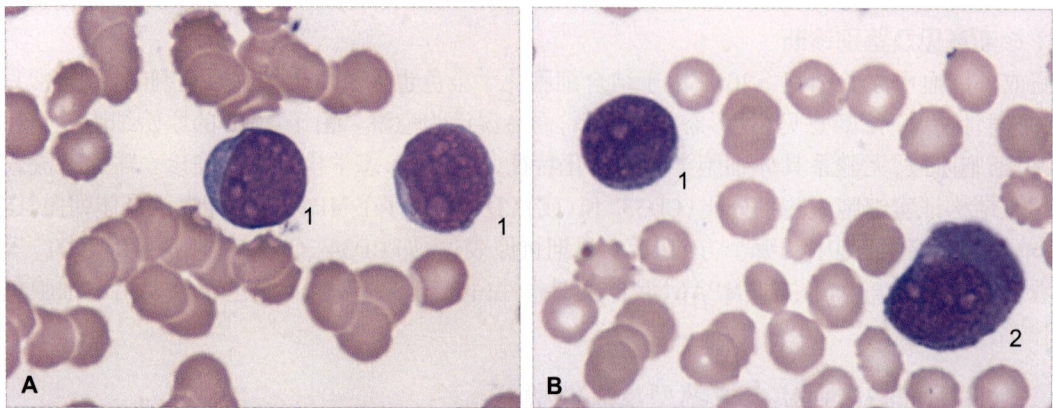

图 8-16   急性粒细胞白血病未成熟型（A）及成熟型（B）的血象
1. 原始粒细胞。2. 早幼粒细胞

（二）骨髓象

骨髓增生明显活跃或增生极度活跃,原始粒细胞≥20%,有的可见棒状小体。其中 M1 的原始粒细胞≥90%;M2 的原始粒细胞为≥20%~<90%,单核细胞 <20%;红、巨系常减少。见图 8-17。

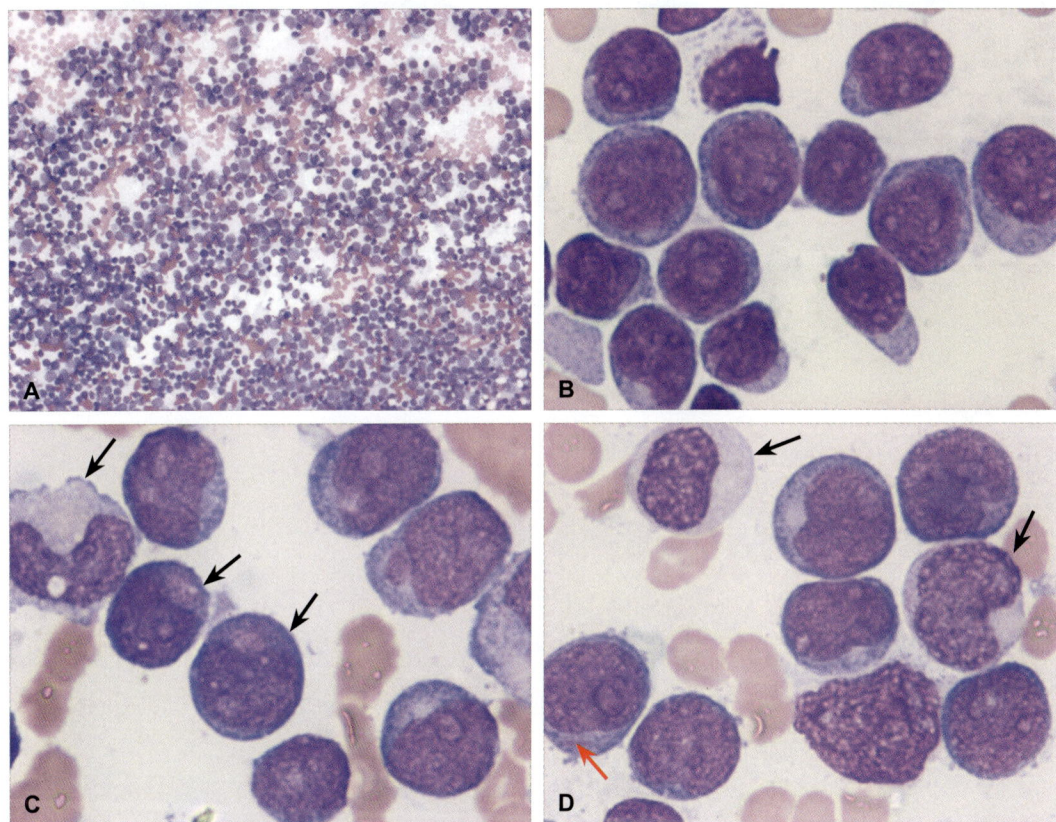

图 8-17　急性粒细胞白血病的骨髓象（A 为 ×100 视野）
A. 骨髓增生极度活跃。B. M1 骨髓中以原始粒细胞为主。C、D. M2 骨髓中原始粒细胞增多,并见一定比例幼稚粒细胞（见黑色箭头）及棒状小体（见红色箭头）

（三）细胞化学染色

MPO、NAS-DCE 染色一般呈阳性;NAS-DAE 染色呈阳性且加氟化钠不抑制;PAS 染色可呈弥散阳性。见图 8-18。

（四）诊断意见及鉴别诊断

骨髓或外周血中原始细胞≥20%,可做出"急性白血病骨髓象"等诊断意见,如 MPO 阳性或可见典型的棒状小体可做出"急性髓细胞白血病骨髓象"等诊断意见。如根据原始细胞比例,再有细胞化学染色支持粒系,还可进一步做出"提示、疑为急性粒细胞白血病未成熟型或成熟型"等诊断意见。上述两种类型最终诊断能否成立,需排除伴重现性遗传学异常的 AML。从形态学来看,由于有的 M1 的 MPO 阳性率低或呈阴性,故需与 ALL 等鉴别,两者鉴别主要需借助流式细胞学检查。

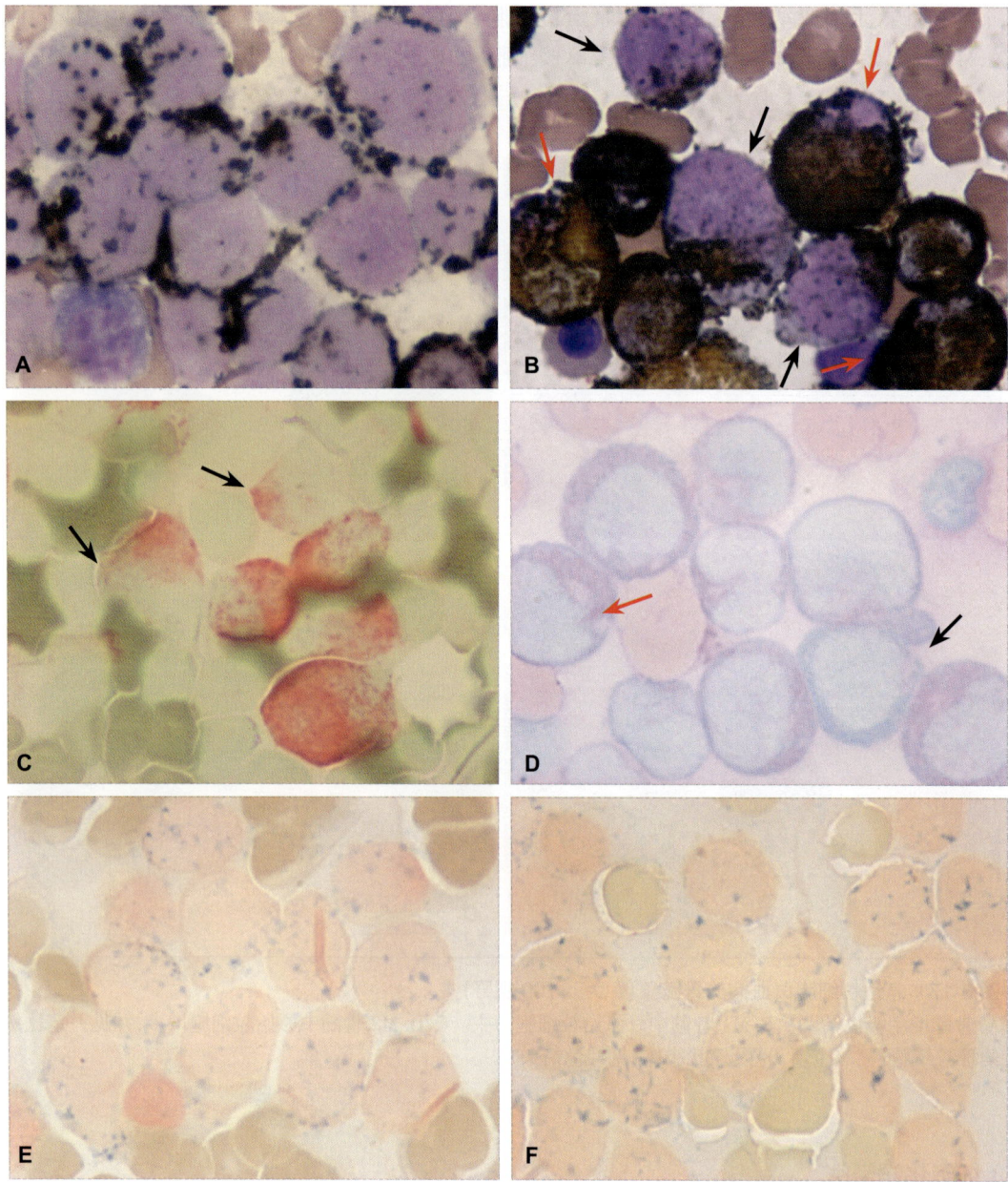

图 8-18   急性粒细胞白血病的细胞化学染色
A. M1 的 MPO 染色(复方联苯胺法),原始粒细胞呈阳性。B. M2 的 MPO 染色,原始粒细胞呈阳性(见黑色箭头),幼稚粒细胞呈强阳性(见红色箭头)。C. M1 的 NAS-DCE 染色,部分原始粒细胞呈阳性(见黑色箭头)。D. M2 的 PAS 染色,大多数原始粒细胞呈弥散阳性,棒状小体也呈阳性(见红色箭头),个别呈阴性(见黑色箭头)。E. M1 的 NAS-DAE 染色,原始粒细胞均呈阳性。F. M1 的 NAS-DAE 加 NaF 抑制试验,阳性未被抑制

(岳保红)

七、急性粒单核细胞白血病

急性粒单核细胞白血病(acute myelomonocytic leukemia,AMML)是一种以粒、单系前体细胞共同增殖为特征的常见急性白血病,属于 WHO 分型的 AML,NOS,相当于 FAB 分型、我国形态学分型中的 AML-M4,简称急粒单。临床呈急性白血病表现,易见浸润表现,如肝脾淋巴结肿大、牙龈肿胀等,还可见弥散性血管内凝血。

（一）血象

血红蛋白量、血小板数常减少；白细胞数常增多，也可减少、正常。血涂片中有一定数量白血病细胞(即原始粒细胞、原始及幼稚单核细胞)，有的可见棒状小体；单核细胞可增多，可见幼稚粒细胞、有核红细胞等。见图 8-19、第一章第二、四节及图 1-33、图 1-56、图 1-57。

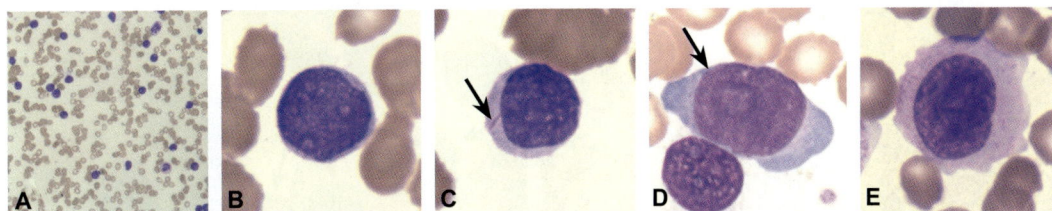

图 8-19　急性粒单核细胞白血病的血象(A 为 ×100 视野)
A. 白细胞数增多。B、C. 原始粒细胞，并见棒状小体(见箭头)。D. 原始单核细胞(见箭头)。E. 幼稚单核细胞

（二）骨髓象

骨髓增生明显活跃或增生极度活跃，粒、单系同时增殖，原始细胞≥20%，各阶段中性粒细胞、单核细胞分别≥20%。形态学典型者可见到两群细胞，即胞体小些的原始粒细胞、胞体大些的原始及幼稚单核细胞。有的可见棒状小体，原始粒细胞中的棒状小体常为短粗状，而原始及幼稚单核细胞中的棒状小体常细长。红、巨系常减少。见图 8-20。

（三）细胞化学染色

原始粒细胞与原始单核细胞在形态上特点近似，单纯依靠瑞 - 吉染色常不易区分，需借助于各项细胞化学染色。详细特点及鉴别见表 8-1 及图 8-21。

表 8-1　原始粒细胞与原始及幼稚单核细胞的细胞化学染色特点

染色	原始粒细胞	原始及幼稚单核细胞
MPO 染色	常阳性，阳性颗粒粗大、聚集	常阴性或弱阳性，阳性颗粒细小，如细沙般散在分布于胞质与胞核之上
NAS-DCE 染色	阴性或阳性	阴性或弱阳性，阳性多为颗粒状散在分布
α-NAE+NaF 染色	阴性或弱阳性，阳性不被 NaF 抑制	常阳性，原始单核细胞阳性程度较低，幼稚单核细胞可呈强阳性，阳性可被 NaF 抑制
NAS-DAE+NaF 染色	常阳性，常较弱，不被 NaF 抑制	常阳性且较强，被 NaF 抑制
PAS 染色	常阴性或弱阳性，阳性为细颗粒弥散状	阳性程度与粒系近似，部分在胞质的边缘处可见粗颗粒，少数可见裙边样反应

（四）诊断意见及鉴别诊断

骨髓或外周血中原始细胞≥20%(包括原始粒细胞、原始单核细胞及幼稚单核细胞)，可做出"急性白血病骨髓象"的诊断意见，如 MPO 阳性或可见典型的棒状小体可做出"急性髓细胞白血病骨髓象"诊断意见。如骨髓涂片分类中各阶段中性粒细胞和单核细胞分别≥20%，再有细胞化学染色支持粒系、单系，还可进一步做出"提示急性粒单核细胞白血病"等诊断意见。不典型者需结合流式细胞学等综合诊断。当嗜酸性粒细胞增高(≥5%)时，建议做 *CBFβ-MYH11* 基因检测，以除外 AML 伴 inv(16)(p13.1;q22) 或 t(16;16)(p13.1;q22) 的可能。M4 应注意与急性粒细胞白血病成熟型、急性单核细胞白血病、慢性粒 - 单核细胞白血病相鉴别，根据单系比例、细胞化学染色，并严格按照诊断标准，可将之与其他类型白血病区分开来。

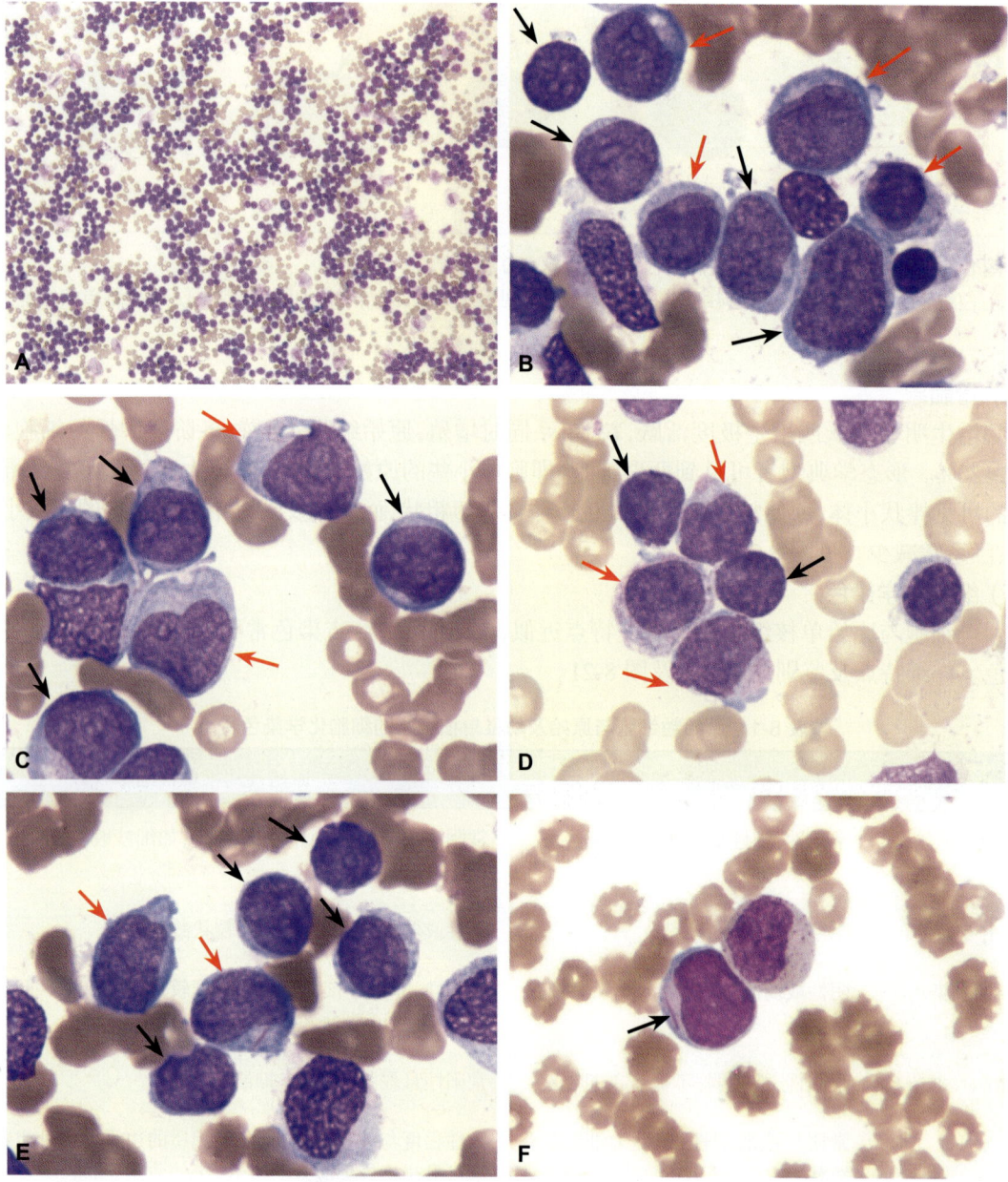

图 8-20   急性粒单核细胞白血病的骨髓象（A×100 视野）

A. 骨髓增生极度活跃。B~E. 原始粒细胞（见黑色箭头）、原始及幼稚单核细胞（见红色箭头）增多。F. 原始单核细胞含细长的棒状小体（见黑色箭头）

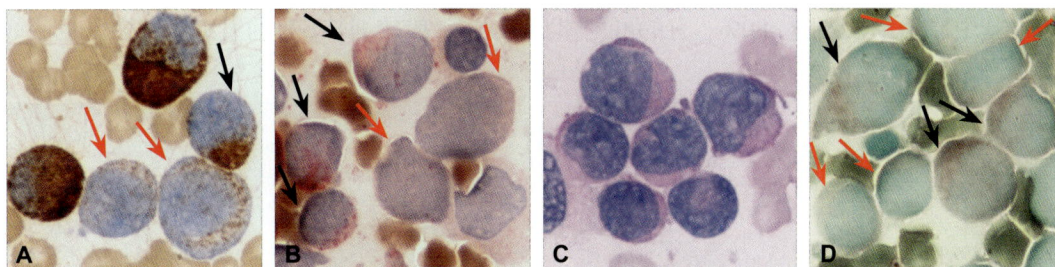

图 8-21　急性粒单核细胞白血病的细胞化学染色
A. MPO 染色(二盐酸联苯胺法)阳性,原始粒细胞呈阳性(见黑色箭头),原始及幼稚单核细胞呈弱阳性(见红色箭头)。B. NAS-DCE 染色,部分阳性(见黑色箭头),部分呈阴性(见红色箭头)。C. PAS染色,均呈弱阳性,细颗粒弥散状。D. α-NAE 染色,部分阳性(见黑色箭头),部分呈阴性(见红色箭头)

八、急性原始单核细胞白血病和急性单核细胞白血病

　　WHO 分型中所指的急性原始单核细胞白血病(acute monoblastic leukemia)和急性单核细胞白血病(acute monocytic leukemia)属于 WHO 分型的 AML,NOS,是一类原始单核细胞和(或)幼稚单核细胞增殖为特征的常见急性白血病,分别相当于 FAB 分型和我国形态学分型中的 AML-M5a(急性单核细胞白血病未成熟型或称未分化型)、M5b(急性单核细胞白血病成熟型或称部分分化型),FAB 分型中合称为急性单核细胞白血病(M5),简称急单。急单常见出血、弥散性血管内凝血,并可有皮肤、牙龈浸润等急性白血病临床表现。

(一) 血象

　　血红蛋白量、血小板数常减少;白细胞数常增多,也可减少、正常。血涂片中有一定数量原始单核细胞和(或)幼稚单核细胞,M5a 常以原始单核细胞为主,M5b 常以幼稚单核细胞或幼稚单核细胞和单核细胞为主;有的可见棒状小体、幼稚粒细胞、有核红细胞等。见图 8-22。原始及幼稚单核细胞形态特点见第一章第四节及图 1-56、图 1-57。

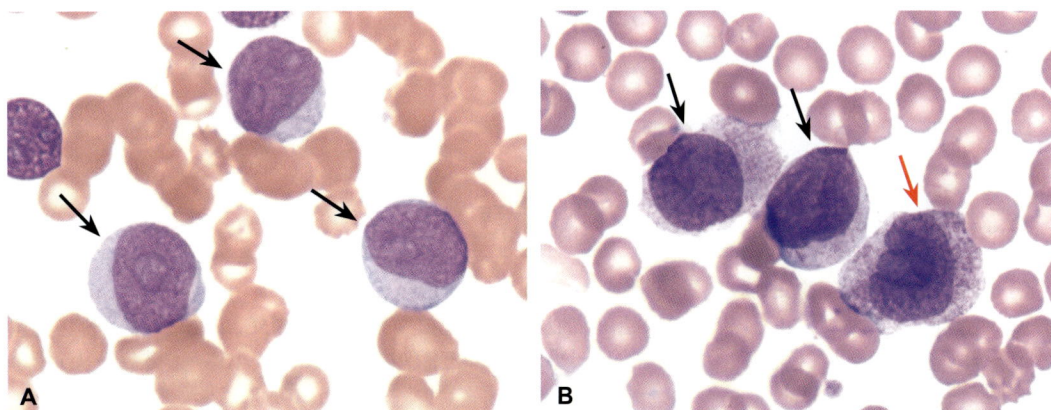

图 8-22　急性单核细胞白血病的血象
A. M5a 的血象,原始单核细胞(见黑色箭头)易见。B. M5b 的血象,以幼稚单核细胞(见黑色箭头)、成熟单核细胞(见红色箭头)为主

（二）骨髓象

骨髓增生极度活跃或增生明显活跃。M5a 中原始单核细胞 ≥80%；M5b 中原始及幼稚单核细胞 ≥20%，其中原始单核细胞 <80%。有的可见棒状小体（一般较细长），有的浆细胞偏多。见图 8-23。

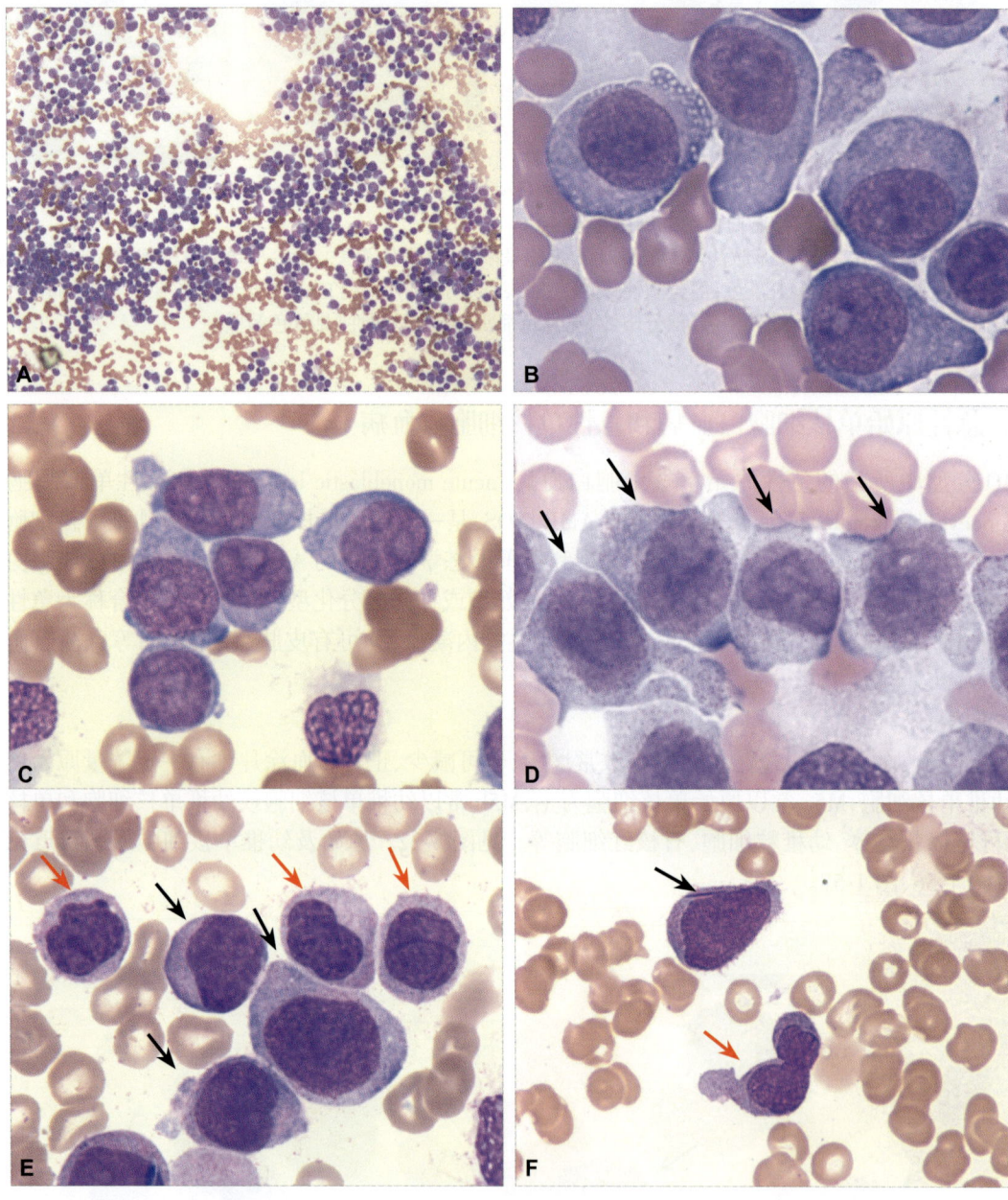

图 8-23　急性单核细胞白血病的骨髓象（A 为 ×100 视野）
A. 骨髓增生极度活跃。B、C. M5a，以原始单核细胞为主，胞核规则。D、E. M5b，以幼稚单核细胞（见黑色箭头）、单核细胞（见红色箭头）为主。F. M5b，见幼稚单核细胞内含细长棒状小体（见黑色箭头）及单核细胞（见红色箭头）

（三）细胞化学染色

MPO 染色呈阴性、弱阳性，阳性颗粒细小、散在，常分布于胞核之上与胞质中；NAS-DCE 染色呈阴性、弱阳性，阳性多为细颗粒弥散状；α-NAE 染色多呈阳性，原始单核细胞阳性程度较低，幼稚单核细胞可呈强阳性，阳性为细颗粒弥散状，加 NaF 后可被抑制（即抑制率 ≥50%）；PAS 染色多呈阳性，为细颗粒弥散状，有的可见中粗颗粒，少数呈裙边样反应。见图 8-24。

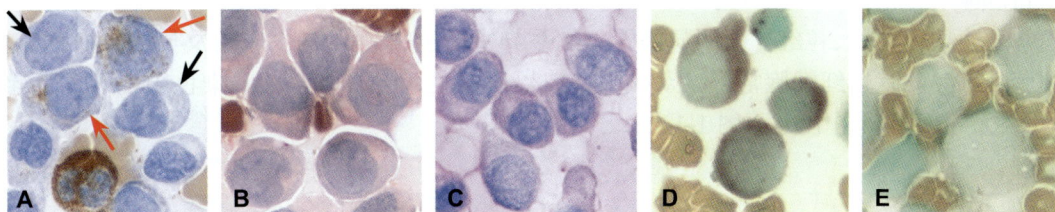

图 8-24　急性单核细胞白血病的细胞化学染色
A. MPO 染色(二盐酸联苯胺法),部分阴性(见黑色箭头),部分呈弱阳性(见红色箭头),其他阴性为单核细胞。B. NAS-DCE 染色,均呈弱阳性。C. PAS 染色,均呈细颗粒弥散状阳性(呈裙边样反应)。D. α-NAE 染色,均呈阳性,细颗粒弥散状。E. α-NAE 加 NaF 染色,阳性均被抑制

(四) 诊断意见及鉴别诊断

骨髓或外周血中原始细胞≥20%(包括原始单核细胞及幼稚单核细胞),可做出"急性白血病骨髓象"诊断意见,如 MPO 阳性或可见典型的棒状小体可做出"急性髓细胞白血病骨髓象"诊断意见。如细胞化学染色支持单系,再根据原始及幼稚单核细胞比例,还可进一步提示亚型,做出"提示急性单核细胞白血病未成熟型"或"提示急性单核细胞白血病成熟型"等诊断意见。但确诊系列通常还需结合流式细胞学等检查。M5a 需与 AML-M1 相鉴别,细胞化学染色能够有效区分两者;AML-M5a 的 MPO 可阴性,故需与AML 微分化型、急性淋巴细胞白血病等鉴别,主要通过结合流式细胞学检查加以鉴别。AML-M5b 需与AML-M4、CMML、AML-M3b 相鉴别,其鉴别的要点就在于幼稚单核细胞的准确判定;幼稚单核细胞的 MPO染色、NAS-DCE 染色呈阴性或弱阳性而 AML-M3 呈强阳性,做 *PML-RARA* 融合基因检测能准确区分两者。胞核圆形的 M5 应注意与多发性骨髓瘤鉴别,结合细胞化学染色、流式细胞学,还有患者年龄、临床表现及其他等检查可区分两者。

九、纯红血病

纯红血病(pure erythroid leukemia,PEL)是骨髓中有核红细胞、原始红细胞恶性增殖的一种疾病,属于WHO 分型的 AML,NOS,相当于 FAB 分型中的红血病(AML-M6b)。该病患者常有明显贫血,通常呈进展迅速的临床病程。

(一) 血象

血红蛋白量常明显减少,白细胞数、血小板数减少或正常。血涂片中可见各阶段有核红细胞等,见图 8-25。

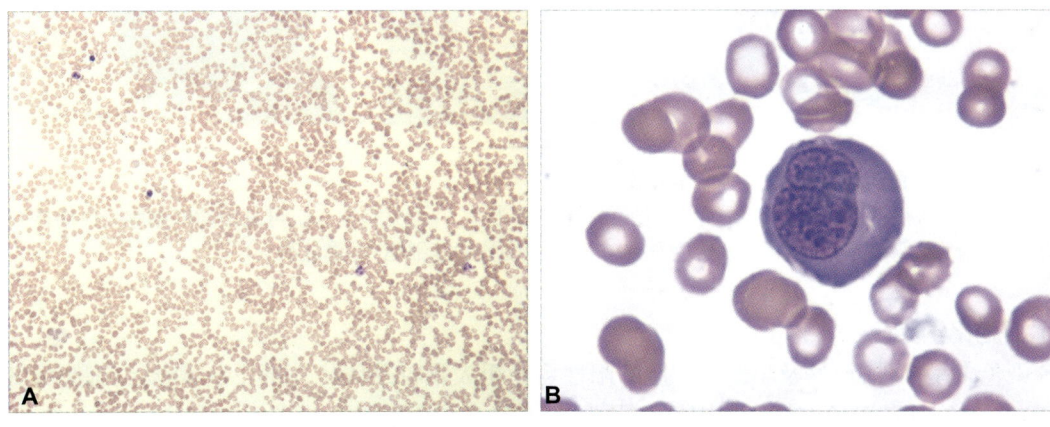

图 8-25　纯红血病的血象(A 为 ×100 视野)
A. 白细胞数减少。B. 中幼红细胞(巨幼样变)

（二）骨髓象

骨髓常增生明显活跃，粒红比值明显倒置。红系异常增生≥80%，常以原始及早幼红细胞增多为主，原始红细胞≥30%。有核红细胞常可见双核、多核、巨幼样变、胞质空泡、PAS染色阳性等发育异常。见图8-26、第一章第一节及图1-10至图1-14。

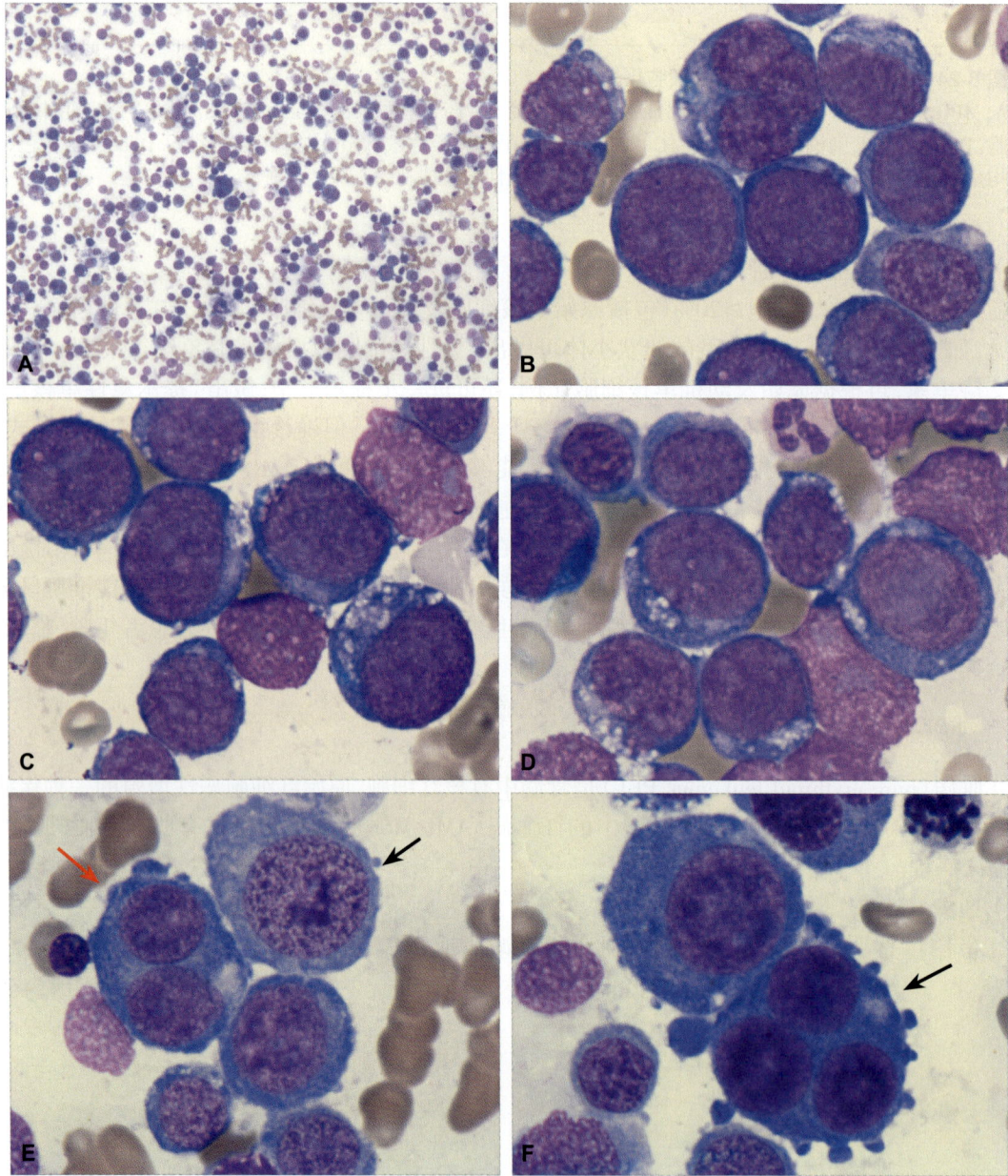

图8-26　纯红血病的骨髓象（A为×100视野）
A. 骨髓增生极度活跃。B~D. 以原始及早幼红细胞增多为主，并可见空泡。E. 可见中幼红细胞呈巨幼样变（见黑色箭头）、双核原始红细胞（见红色箭头）。F. 可见多核幼红细胞（见黑色箭头）

（三）细胞化学染色

PAS染色多呈阳性，原始及早幼红细胞的阳性可为粗大颗粒及珠状、块状，中、晚幼红细胞为细颗粒弥散状。MPO、NAS-DCE染色有核红细胞均呈阴性，NSE染色可呈阳性。见图8-27。

（四）诊断意见及鉴别诊断

骨髓或外周血中原始细胞≥20%，可做出"急性白血病骨髓象"的诊断意见，如细胞形态学及细胞化

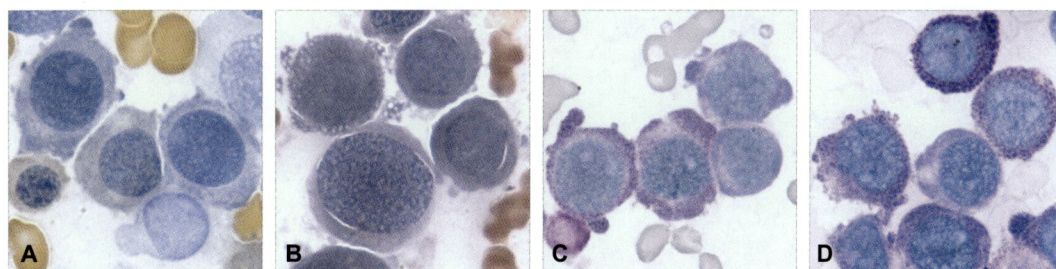

图 8-27　纯红血病的细胞化学染色
A. MPO 染色(二盐酸联苯胺法),呈阴性。B. NAS-DCE 染色,呈阴性。C、D. PAS 染色,呈阳性

学染色均支持红系,且红系≥80%、原始红细胞≥30%,可做出"提示纯红血病"的诊断意见。有的纯红血病形态不典型,故确诊常需要结合流式细胞学检查。该病主要需与巨幼细胞贫血、溶血性贫血和急性巨核细胞白血病等相区分。巨幼细胞贫血、溶血性贫血虽骨髓中红系明显增多,但多以中、晚幼红细胞增多为主,巨幼贫红系明显巨幼变,溶贫红系形态无明显异常;与急性巨核细胞白血病的鉴别有时较为困难,因为有时两者形态相似,不过结合流式细胞学检查、CD41 巨核酶标染色均能有效帮助区分两者。

十、急性原始巨核细胞白血病

急性原始巨核细胞白血病(acute megakaryoblastic leukemia,AMegL)是一种原始细胞≥20%、其中≥50%为巨核细胞的急性白血病,属于 WHO 分型的 AML,NOS,相当于 FAB 分型、我国形态学分型中急性巨核细胞白血病(AML-M7)。儿童及成人均可发病,但更多见于儿童,肝、脾肿大少见。

(一)血象

血红蛋白量、血小板数常减少,少数血小板数可增多;白细胞数常减少,少数正常、增多。血涂片中可见原始巨核细胞,有时可见小巨核细胞、微小巨核细胞、裸核型巨核细胞、巨大血小板等。见图 8-28。

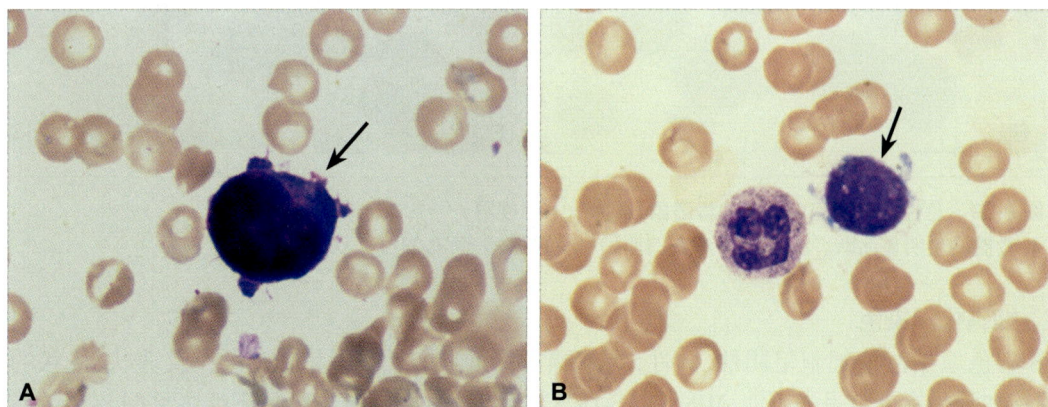

图 8-28　急性巨核细胞白血病的血象(箭头所指为原始巨核细胞)

(二)骨髓象

骨髓增生活跃或增生明显活跃,原始细胞≥20%,其中≥50% 为巨核细胞,粒系、红系常减少。原始巨核细胞胞体通常为中等大小至较大,圆形、不规则,常可见指状突起;胞核较规则,染色质细网状,可有 1~3 个核仁;胞质较少,嗜碱性且常无颗粒。有的病例以胞体较小的原始巨核细胞为主且形态不典型,有的原始巨核细胞形态差异常较大,故较难做出正确判断。见图 8-29、第一章第三节及图 1-43。

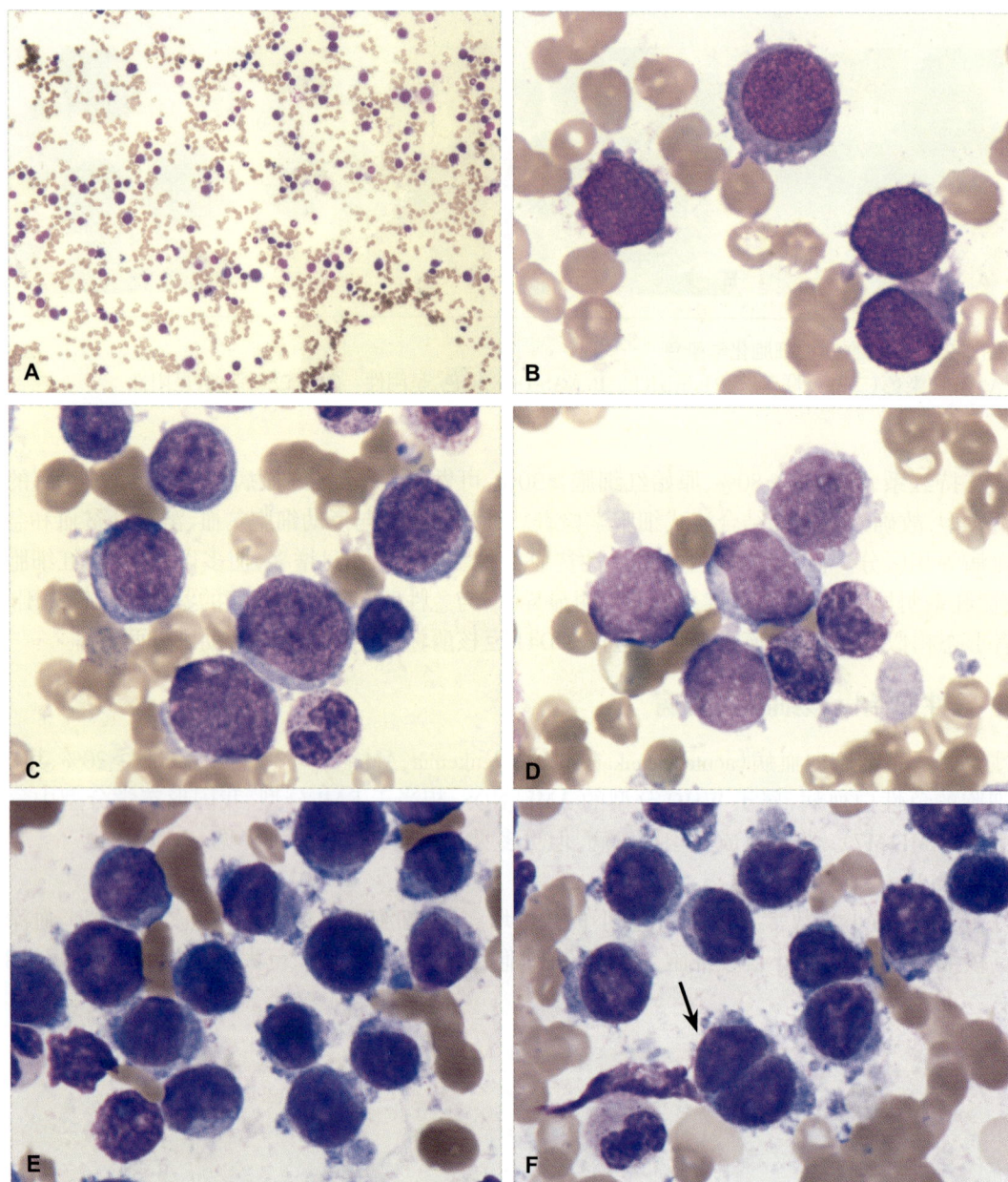

图 8-29　急性巨核细胞白血病的骨髓象（A 为 ×100 视野）
A. 骨髓增生明显活跃。B~F. 各种形态的原始巨核细胞增多,有的可见双核(见箭头)

(三) 细胞化学染色

PAS 染色原始巨核细胞呈阴性、阳性,为细颗粒弥散状,部分呈为粗大颗粒及珠状、块状的强阳性;CD41 巨核细胞酶标染色呈强阳性;MPO、NAS-DCE 染色呈阴性;NSE 染色呈阳性。见图 8-30。

(四) 诊断意见及鉴别诊断

骨髓或外周血中原始细胞≥20%,可做出“急性白血病骨髓象”的诊断意见,如细胞形态学及细胞化学染色均支持巨系且巨核细胞≥50%,可做出“疑为急性巨核细胞白血病”等诊断意见。若证实患者存在 t(1;22)(p13.3;q13.3);*RBM15-MKL1*,则归入 AML 伴重现性遗传学异常,即 AML 伴 t(1;22)(p13.3;q13.3);*RBM15-MKL1*。由于原始巨核细胞形态上常可表现为多样性,特异性不强,因此单纯依靠骨髓检验无法做出明确诊断,通常需借助 CD41 巨核细胞酶标染色、流式细胞学等检查,将之与急性髓细胞白血病微分化型、纯红血病、急性髓细胞白血病伴 MDS 相关改变、急性淋巴细胞白血病及慢性粒细胞白血病(急变期)等多种疾病相鉴别。另外还需与急性全髓增殖症相区分,后者以粒、红、巨三系异常增殖为特点。

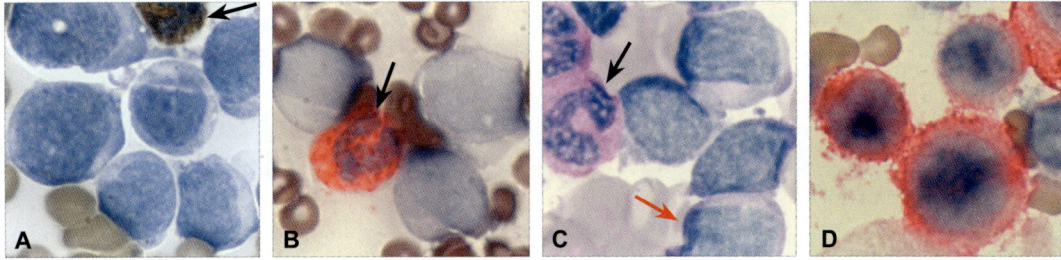

图 8-30　急性巨核细胞白血病的细胞化学染色
A. MPO 染色(二盐酸联苯胺法)呈阴性,对照细胞呈阳性(见箭头)。B. NAS-DCE 染色呈阴性,对照细胞呈阳性(见箭头)。C. PAS 染色呈阴性、弱阳性(见红色箭头),对照细胞呈阳性(见箭头)。D. CD41 巨核细胞酶标染色,原始巨核细胞均呈强阳性

第二节　急性淋巴细胞白血病

急性淋巴细胞白血病(acute lymphoblastic leukemia, ALL)是一种起源于 B 或 T 系淋巴细胞并在骨髓内异常增生的恶性肿瘤。一般认为,骨髓中原始及幼稚淋巴细胞≥20%,诊断为 ALL;原始及幼稚淋巴细胞 <20% 时,归为淋巴瘤侵犯骨髓。FAB 分型是以形态学为基础,将 ALL 分为三型:ALL1(以小淋巴细胞为主)、ALL2(以大淋巴细胞为主)、ALL3(以大淋巴细胞为主,现证实部分为 Burkitt 淋巴瘤白血病),但由于这种分型方案与治疗方案的选择、预后相关性较差,现已较少使用,详见附录五。WHO 分型将 ALL 主要分为 B-ALL、T-ALL,现已广为应用,详见附录二。ALL 常有淋巴结、肝、脾肿大等急性白血病临床表现。

一、血象

血红蛋白量、血小板数常减少;白细胞数常增多,少数减少或正常。血涂片中可见一定数量原始及幼稚淋巴细胞(比例常比较高),无棒状小体,涂抹细胞常较易见,有的可见幼稚粒细胞、有核红细胞等,见图 8-31。原始及幼稚淋巴细胞形态特点详见第一章第五节及图 1-60、图 1-61。

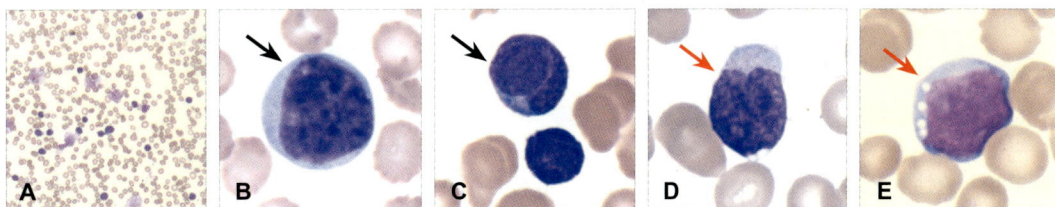

图 8-31　急性淋巴细胞白血病的血象(A 为 ×100 视野)
A. 白细胞数增多。B~E. 不同形态的幼稚淋巴细胞(见黑色箭头)及原始淋巴细胞(见红色箭头)

二、骨髓象

骨髓增生极度活跃或增生明显活跃,原始及幼稚淋巴细胞≥20%,常占90%左右,有的可见成堆分布,涂抹细胞易见,粒系、红系常减少。少数病例的原始及幼稚淋巴细胞一侧常有明显长而尖的伪足,形似手镜,故又称为"手镜细胞",见于 T-ALL、B-ALL,有的还可见少许颗粒,该类细胞游走性强,常侵犯中枢神经系统。个别病例的原始及幼稚淋巴细胞中可见较多、粗大的嗜天青颗粒,形态学称之为颗粒性急性淋巴细胞白血病(granular acute lymphoblastic leukemia, G-ALL),其免疫表型为典型淋系标志。Burkitt 淋巴瘤白血病与少数 ALL 的胞质中可见较多空泡,且可出现于胞核中。需要强调的是,B-ALL、T-ALL 形态学特点往往相似,无法通过骨髓检验准确辨别。见图 8-32。

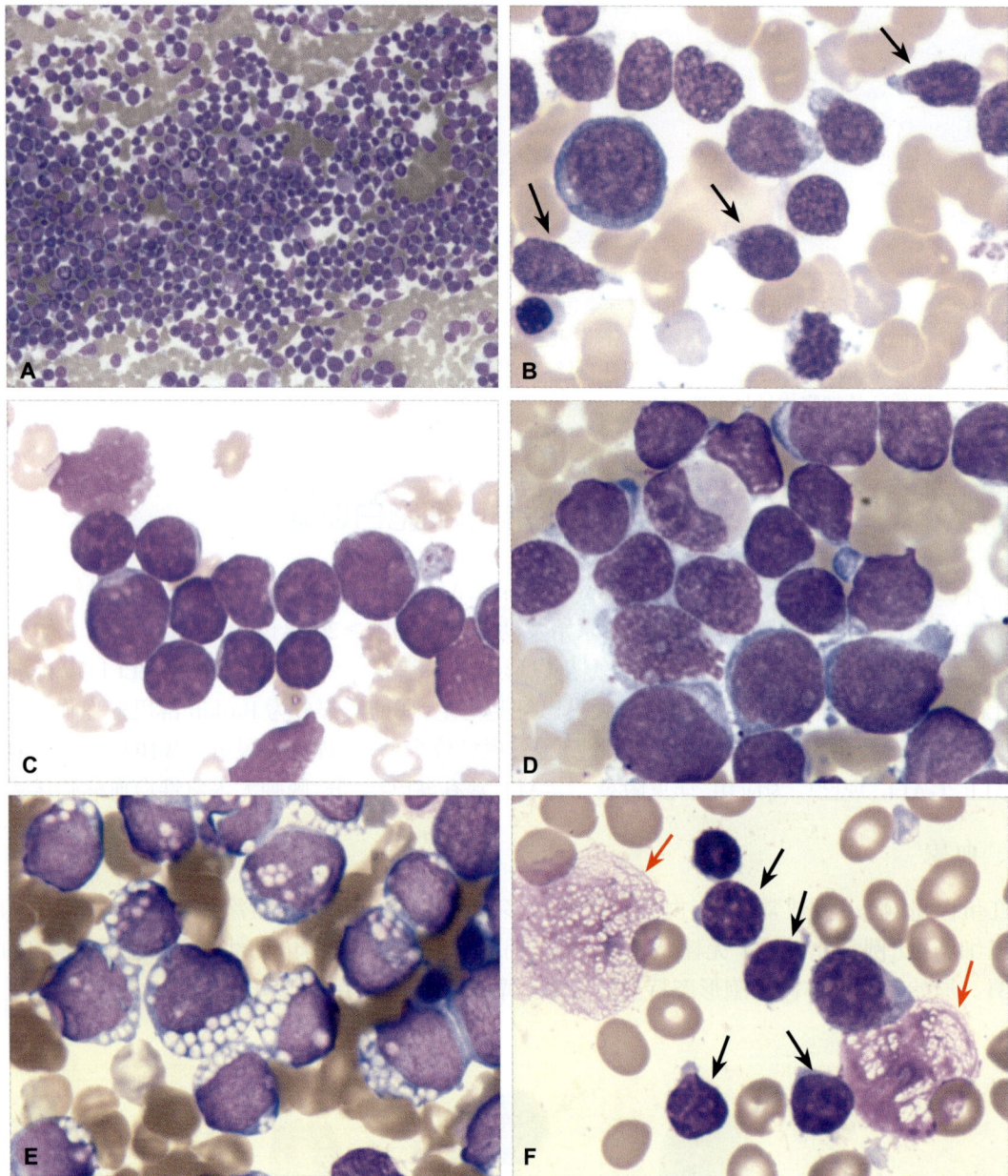

图 8-32　急性淋巴细胞白血病的骨髓象（A 为 ×100 视野）

A. 骨髓增生极度活跃。B. 以原始及幼稚淋巴细胞为主，并见手镜细胞（见箭头）。C. ALL1 的原始及幼稚淋巴细胞，多数胞体小。D. ALL2 的原始及幼稚淋巴细胞，多数胞体较大。E. Burkitt 淋巴瘤细胞，易见蜂窝状空泡。F. 以幼稚淋巴细胞（见黑色箭头）为主，并易见涂抹细胞（见红色箭头），这些幼稚细胞易误为成熟淋巴细胞

三、细胞化学染色

原始及幼稚淋巴细胞的 MPO、NAS-DCE 染色均呈阴性；α-NAE 染色常呈阴性，少数为局灶性颗粒状阳性；PAS 染色呈阴性、阳性，阳性呈粗大颗粒、珠状、块状甚至呈冠状。见图 8-33。

四、诊断意见及鉴别诊断

骨髓或外周血中原始细胞（包括幼稚淋巴细胞）≥20%，可做出"急性白血病骨髓象"诊断意见，如细胞形态学、细胞化学染色均支持淋系，可做出"提示或疑为急性淋巴细胞白血病"等诊断意见。需要强调的是，无论形态学典型与否，ALL 的确诊必须有细胞免疫表型分析的验证与支持，而其亚分型（包括重现性

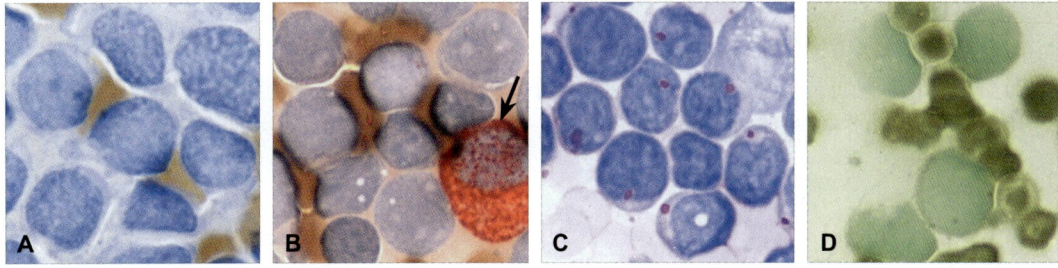

图 8-33 急性淋巴细胞白血病的细胞化学染色
A. MPO 染色(二盐酸联苯胺法),呈阴性。B. NAS-DCE 染色,呈阴性,对照细胞即中性中幼粒细胞呈强阳性(见箭头)。C. PAS 染色,呈阳性,多为珠状。D. α-NAE 染色,呈阴性

遗传性异常 ALL)更是需要结合流式细胞学、遗传学及分子生物学等检查。ALL 的主要需与 AML-M0 型、M5a、M7 及淋巴瘤白血病相区分,鉴别的难点在于这些疾病形态学特点近似,且 MPO 染色常呈阴性,通过借助细胞免疫表型分析、CD41 巨核细胞酶标染色、病理组织活检等手段能够有效辅助判定。

(肖继刚)

第三节 系列不明急性白血病

系列不明急性白血病(acute leukemias of ambiguous lineage,ALAL)是一组细胞系列不明的急性白血病,包括急性未分化型白血病、混合表型急性白血病,确诊需依赖细胞免疫表型分析。ALAL 的发病率低,预后差。

一、急性未分化型白血病

急性未分化型白血病(acute undifferentiated leukemia,AUL)是指未分化造血干细胞克隆增殖、成熟停滞的罕见白血病,其增殖的原始细胞形态学、细胞化学染色及免疫表型缺乏足够证据归属于髓系或淋系。其起病急骤,病情发展迅速,病史凶险,表现为贫血、发热、出血、淋巴结肿大或脾肿大等浸润症状。

(一) 血象

血红蛋白量、血小板数减少,白细胞数增多、正常或减少。血涂片中可见原始细胞,没有髓系或淋系分化的形态学特征,常类似原始淋巴细胞,见图 8-34。

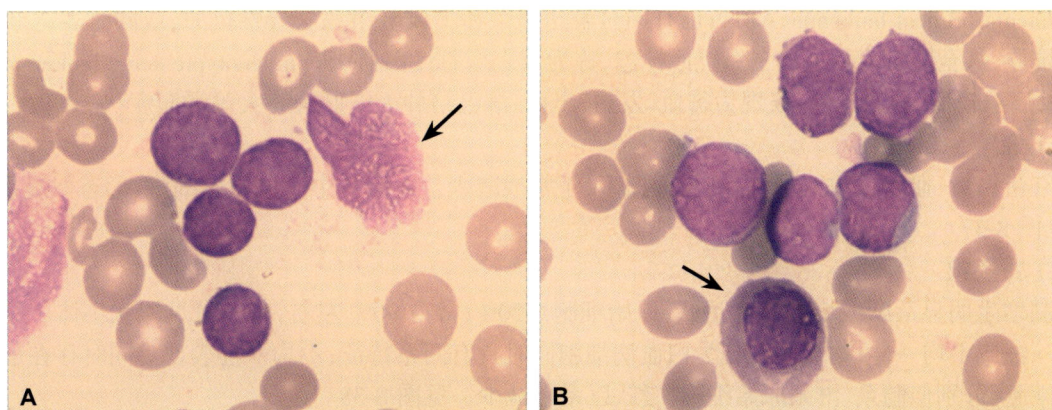

图 8-34 急性未分化型白血病的血象
A. 以原始细胞为主,似淋系,并见涂抹细胞(见箭头)。B. 以原始细胞为主,并见中幼红细胞(见箭头)

（二）骨髓象

骨髓增生明显活跃或增生极度活跃，原始细胞≥20%，常占90%左右，其无髓系或淋系分化的形态学特征，见图8-35。这些原始细胞通常具有以下特点：胞体偏小，大小不等；胞核圆形、椭圆形，有的凹陷、折叠，染色质粗颗粒状，核仁可见或不明显；胞质少，淡蓝色，无颗粒，无棒状小体，部分可见空泡；其他系列细胞常减少。

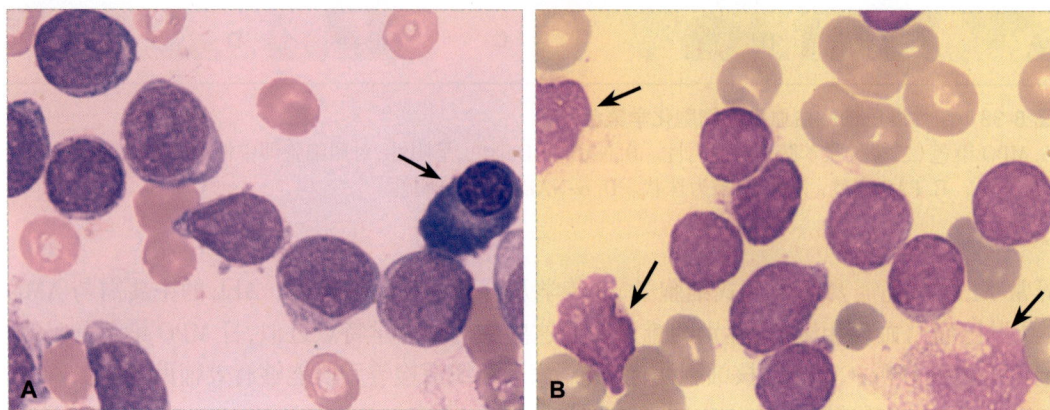

图8-35　急性未分化型白血病的骨髓象
A.原始细胞增多，并见浆细胞（见箭头）。B.原始细胞增多，形态似淋系，易见涂抹细胞（见箭头）

（三）细胞化学染色

MPO、NSE、NAS-DCE、PAS染色等均呈阴性，见图8-36。

（四）诊断意见及鉴别诊断

骨髓或外周血中原始细胞≥20%，可做出"急性白血病骨髓象"诊断意见，但无法确诊AUL。因为AUL的原始细胞无系列分化的形态学特征，形态似淋系且多项细胞化学染色呈阴性，故易误认为急性淋巴细胞白血病，所以如急性白血病似淋系且细胞化学染色均呈阴性，应警惕AUL的可能性。确诊AUL需结合较全面的细胞免疫表型分析，排除不存在罕见细胞系列特异性标志物表达（包括非血液系统来源的细胞），方可诊断AUL。

二、混合表型急性白血病

混合表型急性白血病（mixed phenotype acute leukemia，MPAL）是指骨髓中髓系、T淋系、B淋系同时存在两个系列以上细胞系受累的白血病。原始细胞分别表达髓系和淋系，或B和T淋系，称为双系列型急性白血病（acute bilineal leukemia，ABL）；也有同时表达髓系和T或B淋系特异性抗原，或同时表达B和T淋系特异抗原，甚至同时表达上述三系抗原标志，称为双表型急性白血病（biphenotypic acute leukemia，BAL）。MPAL发病率较低，预后较差，表现为贫血、发热、出血、淋巴结肿大或肝脾肿大等浸润症状。

（一）血象

血红蛋白量、血小板数减少，白细胞数增多、正常或减少。血涂片中可见原始细胞，形态似髓系和（或）淋系，见图8-37。

（二）骨髓象

骨髓增生明显活跃或增生极度活跃，原始细胞≥20%，常占90%左右，有的可见棒状小体。原始细胞形态均一性或不均一性；均一性表现为白血病细胞同时具有两系特征；不均一性表现为同时存在形态不同的两群细胞，分别似髓系、淋系原始细胞。红、巨系常减少。见图8-38。

（三）细胞化学染色

MPO、NSE、NAS-DCE染色常表现为部分原始细胞呈阴性，部分原始细胞呈阳性；PAS染色呈不同程度阳性，且阳性性状不同。见图8-39。

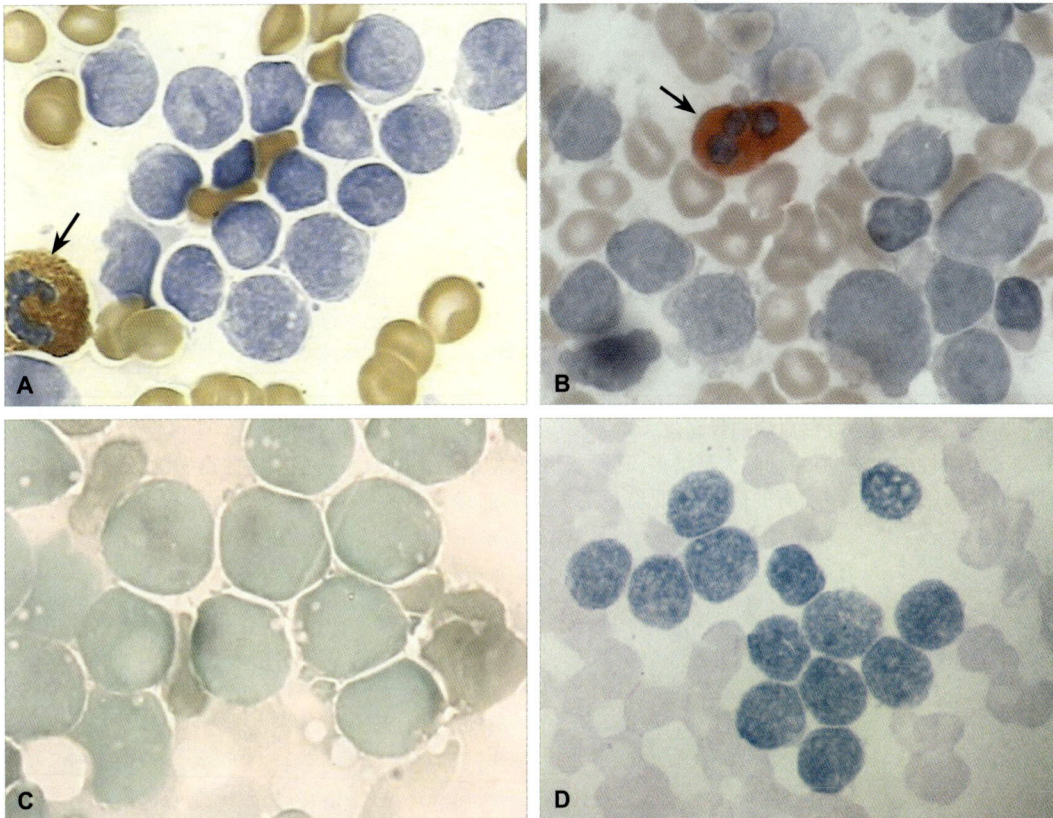

图 8-36　急性未分化型白血病的细胞化学染色
A. MPO 染色（二盐酸联苯胺法）均呈阴性，中性粒细胞呈阳性（见箭头）。B. NAS-DCE 染色均呈阴性，中性粒细胞呈阳性（见箭头）。C. α-NAE 染色均呈阴性。D. PAS 染色均呈阴性

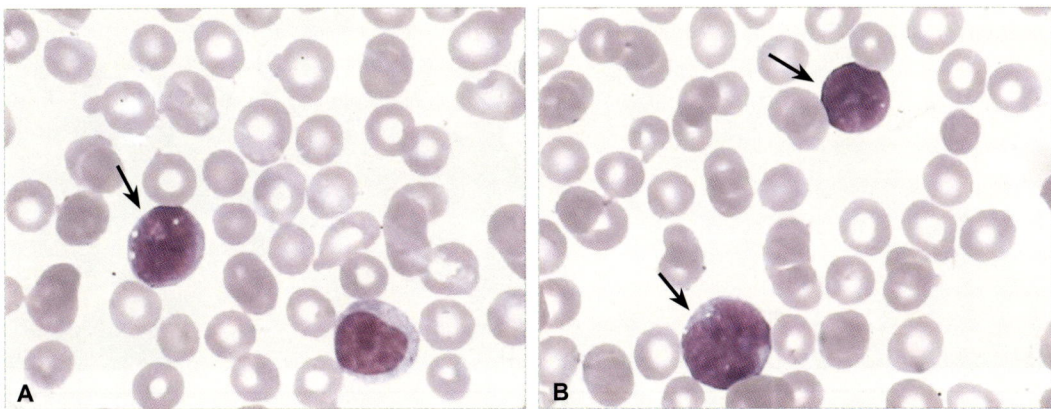

图 8-37　混合表型急性白血病的血象（箭头所指为原始细胞）

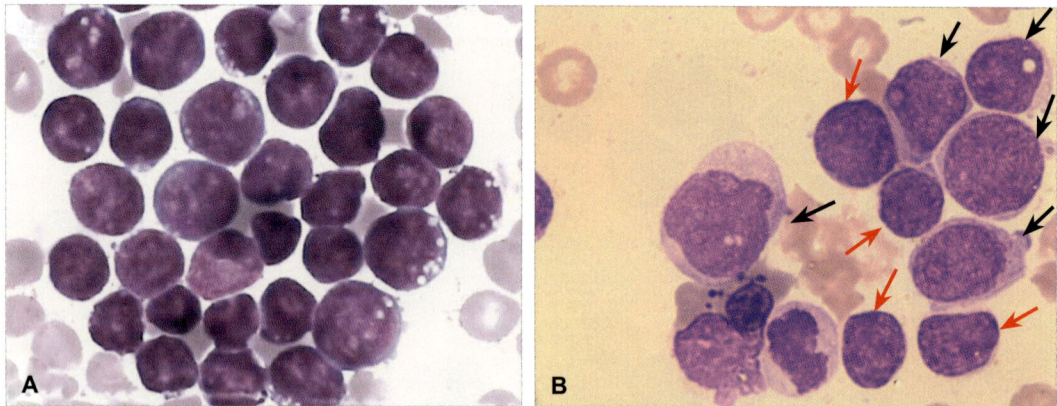

图 8-38　混合表型急性白血病的骨髓象

A. 双表型急性白血病,原始细胞大量增多,其形态单一,似淋系。B. 双系列型急性白血病,原始细胞增多,有的似髓系(见黑色箭头),有的似淋系(见红色箭头)

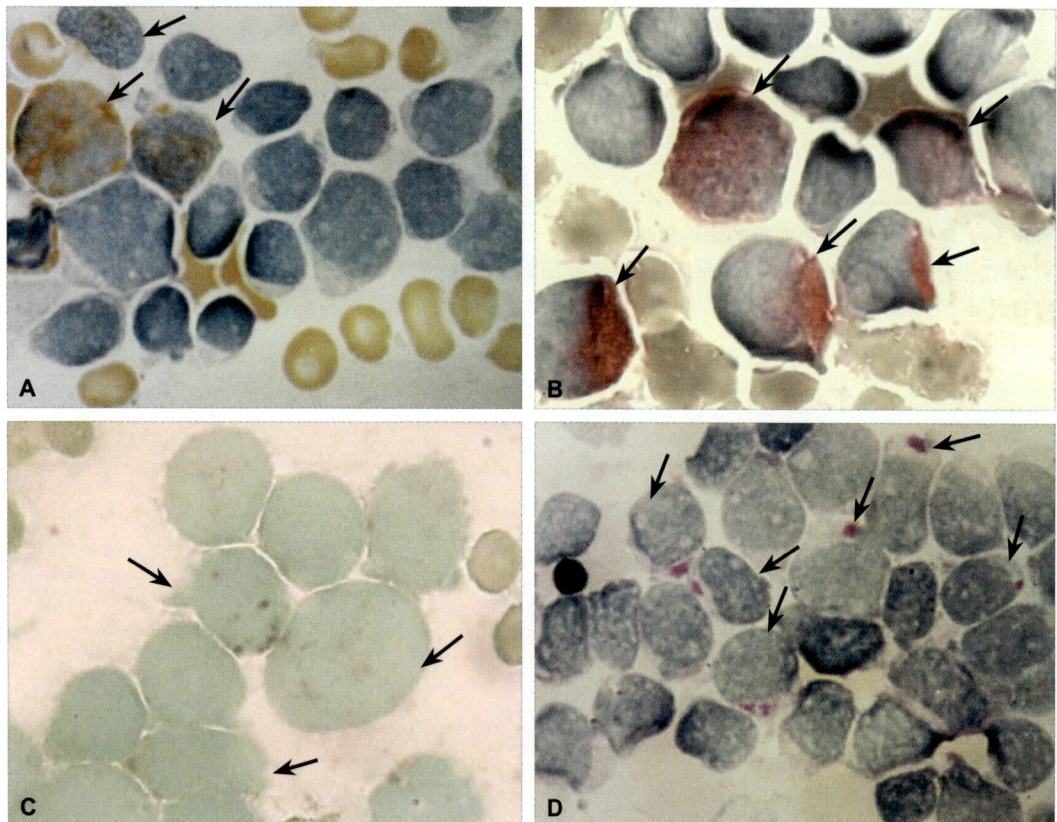

图 8-39　混合表型急性白血病的细胞化学染色

A. MPO 染色(二盐酸联苯胺法),原始细胞呈阳性(见箭头),其余原始细胞呈阴性。B. NAS-DCE 染色,原始细胞呈阳性(见箭头),其余原始细胞呈阴性。C. α-NAE 染色,原始细胞呈阳性(见箭头),其余原始细胞呈阴性。D. PAS 染色,原始细胞呈块状、粗颗粒状阳性(见箭头),其余原始细胞呈阴性

（四）诊断意见及鉴别诊断

骨髓或外周血中原始细胞≥20%，可做出"急性白血病骨髓象"诊断意见。如形态学表现为典型的两群细胞，可进一步做出"疑为混合表型急性白血病"或"混合表型急性白血病待排除"等诊断意见；如形态学不典型或为 BAL 者，仅靠骨髓检验极易错误判断为急性髓细胞白血病等。故 MPAL 的确诊、分型必须结合流式细胞学、免疫组织化学等多种手段界定原始细胞的分化特征，以避免误诊。MPAL 的 2016 年 WHO 诊断标准见表 8-2。临床上成人 MPAL 患者中髓系、B 淋系共表达的发生率多于髓系、T 淋系共表达，而三系共同表达发生率最低。

表 8-2　混合表型急性白血病诊断标准（WHO，2016 年）

髓细胞系列	MPO 阳性（流式细胞术或免疫组化或细胞化学染色）或有单核细胞分化标志（至少有下列两项：非特异性酯酶、CD11c、CD14、CD64、溶菌酶）
T 淋巴细胞系列	胞质 CD3 强阳性（CD3ε 链抗体）或膜 CD3 阳性
B 淋巴细胞系列	CD19 强阳性和下列至少一项阳性表达：CD79a、CyCD22、CD10 或 CD19 弱阳性和下列至少两项强阳性表达：CD79a、CyCD22、CD10

混合表型急性白血病有别于伴有淋系相关抗原阳性的急性髓细胞白血病（Ly⁺AML）、伴髓系相关抗原阳性的急性淋巴细胞白血病（My⁺ALL），但形态学无法区分。

第四节　急性白血病复查

急性白血病的治疗是一个系统工程，包括诊断、治疗、康复、定期复查和随访。急性白血病复查是指急性白血病治疗后或停止化疗后一定时间，需进行外周血、骨髓、细胞遗传学、分子生物学、细胞免疫学等检查，以判断白血病的疗效、监测病情变化，其中与形态学密切相关的、最基本的检查手段是血象及骨髓检验。急性白血病疗效判断标准（1987 年 11 月的修订标准）详见附录六。

（一）血象

急性白血病复查血象完全缓解，是指男性（成年）Hb≥100g/L，女性（成年）或儿童 Hb≥90g/L，中性粒细胞≥$1.0×10^9$/L，血小板≥$100×10^9$/L，外周血分类无白血病细胞。如完全缓解后，外周血出现白血病性原始细胞，可视为血象复发（国际协作组的标准）。

急性白血病化疗后血红蛋白量、白细胞数、血小板数均有不同程度减少，尤其是后两者更为明显，可导致粒缺、血小板数严重减少，同时粒细胞常伴有毒性改变，粒缺恢复期可出现一定数量幼稚粒细胞，有的还可见有核红细胞。见图 8-40。

（二）骨髓象

对于诊断明确的急性白血病复查患者，最主要是观察急性白血病细胞的比例，不同类型急性白血病所指的白血病细胞有所不同，如 M1 及 M2a 指原始粒细胞（包括Ⅰ+Ⅱ型）、M2b 主要指异常中性中幼粒细胞、M3 主要指异常早幼粒细胞、M4 指原始细胞（包括粒及单系）和幼稚单核细胞、M5 指原始及幼稚单核细胞、ALL 指原始及幼稚淋巴细胞等。如取材良好情况下，根据白血病细胞比例情况分为以下几种：①白血病细胞≤5%：是完全缓解（complete remission，CR）的最主要指标；②白血病细胞 >5%~<20%：见于部分缓解（partial remission，PR）、病情退步等；③白血病细胞≥20%：见于未缓解（non-remission，NR）、复发（relapse）等。

另外，还需注意骨髓增生程度、造血细胞增生情况及形态等。长期缓解而未化疗的复查患者，如仍完全缓解者，其各种血细胞的增生情况及形态常无明显异常；复发者，正常血细胞常有不同程度的减少。如患者化疗结束不久、处在化疗后恢复期或化疗后导致感染等，血细胞等可出现多种变化，如粒红比值倒置或增加、粒细胞核左移、粒红系巨幼样变、粒细胞毒性改变、粒细胞分叶过多或分叶过少、粒细胞颗粒减少、造血功能抑制（似再障改变）、非造血细胞增多、多核、畸形核、核碎裂、豪 - 焦小体、嗜多色性红细胞增多、巨核细胞分叶过多、分裂象细胞增多等。见图 8-41 至图 8-43。

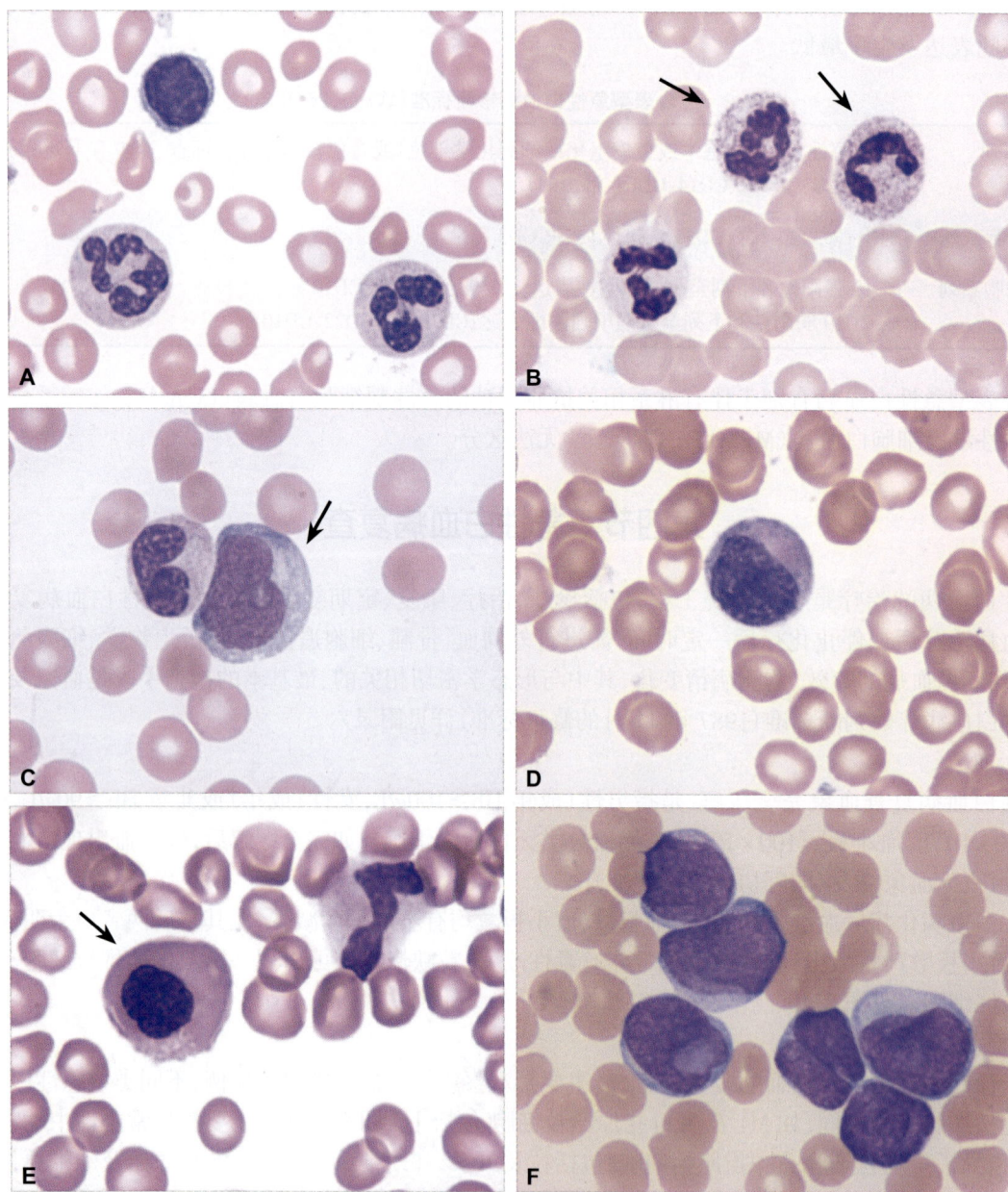

图 8-40　急性白血病复查的血象

A. 白细胞分类正常。B. 中性粒细胞增多,粒细胞毒性改变(见箭头)。C. 原始细胞(见箭头)。D. 幼稚粒细胞。
E. 晚幼红细胞巨幼样变(见箭头)。F. 可见大量原始及幼稚细胞

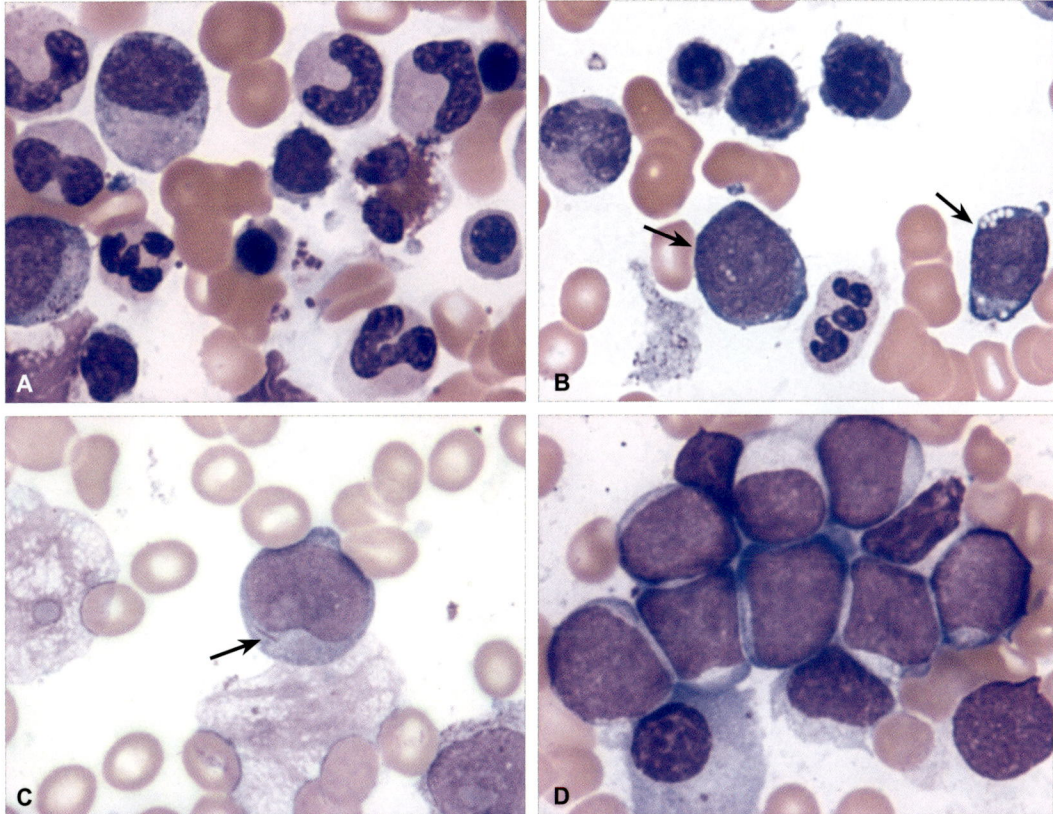

图 8-41　急性白血病复查的骨髓象

A. 急性白血病完全缓解骨髓象。B. 急性白血病部分缓解骨髓象,箭头所指为 2 个原始细胞。C. 急性白血病部分缓解骨髓象,原始细胞比例不高,但可见棒状小体(见箭头)。D. 急性白血病复发骨髓象,见大量原始及幼稚细胞

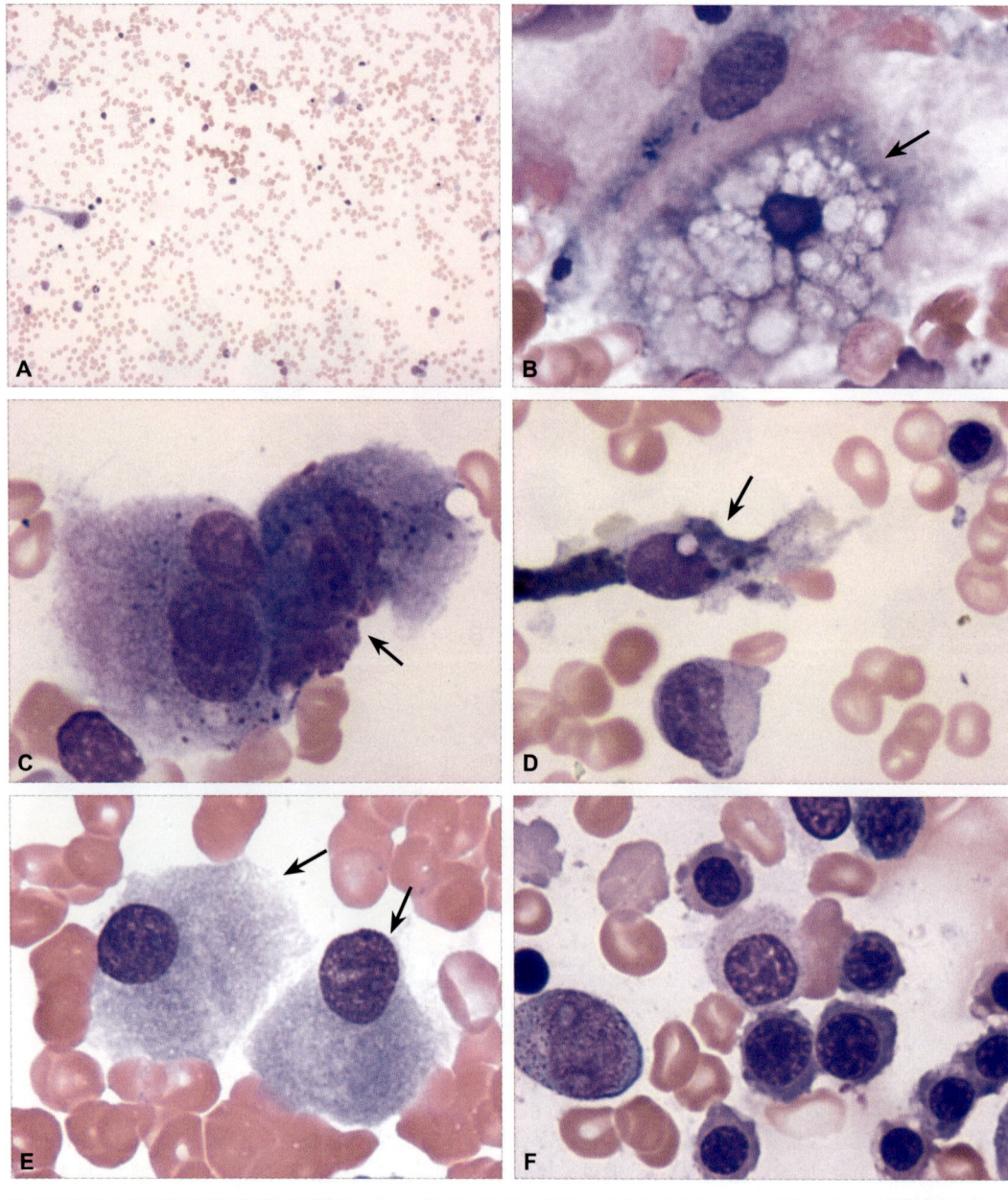

图 8-42　急性白血病化疗后骨髓抑制期及恢复期的涂片

A～E. 急性白血病化疗后呈再障样改变，A 图增生减低，B～E 分别可见脂肪细胞、破骨细胞、吞噬细胞及破骨细胞（见箭头）。F. 急性白血病化疗后呈溶贫样改变，红系明显增生，嗜多色性红细胞较易见

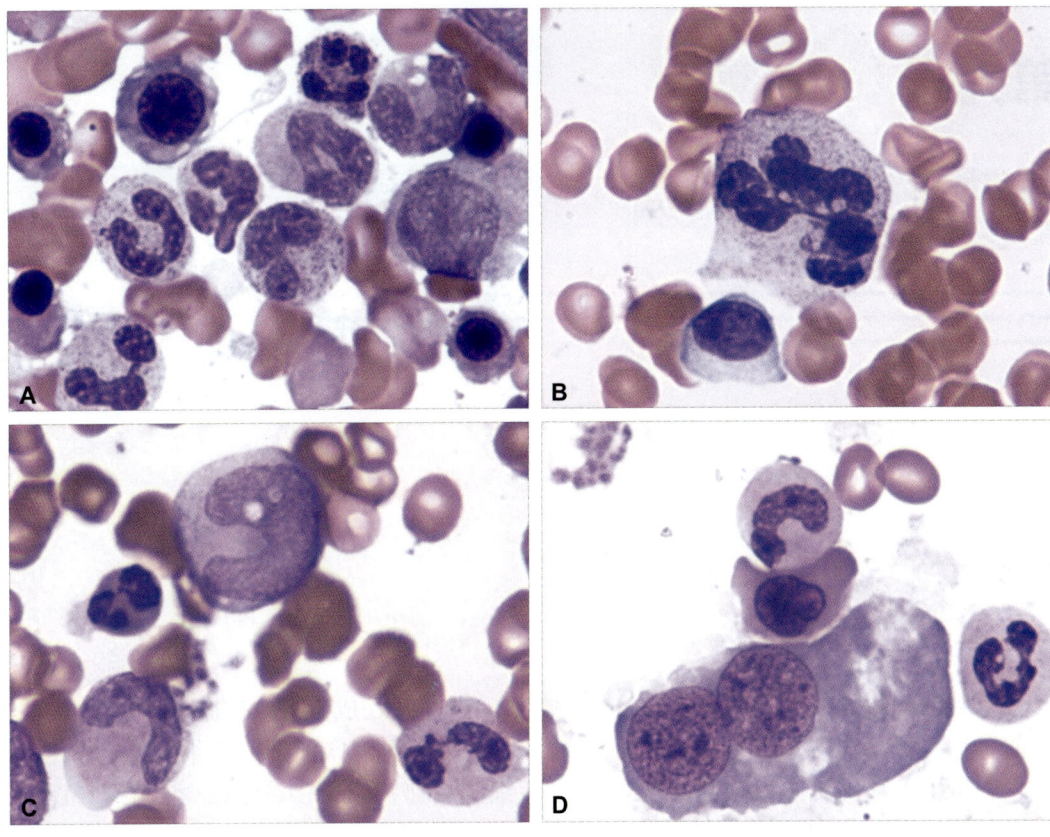

图 8-43　急性白血病化疗后巨幼样变及毒性改变的骨髓象
A. 粒系可毒性改变。B. 粒细胞分叶过多,伴巨幼样变、中毒颗粒。C. 粒系巨幼样变。D. 红系巨幼样变

(三) 细胞化学染色

一般来说,急性白血病复查不需要做细胞化学染色,但由于化疗后可导致血细胞形态不典型改变而难以辨认时(尤其是粒、单系的辨认),可选择一些细胞化学染色来辅助细胞辨认。如急性白血病"复发",且这些白血病细胞与初诊时形态有很大的出入时,应警惕继发性急性白血病或发生急性白血病转化的可能性,这时应做 MPO、PAS、α-NAE、NAS-DCE 等染色,以助于做出正确判断。

(四) 诊断意见及鉴别诊断

骨髓检验是急性白血病复查患者最重要的检查之一,通过与上次骨髓涂片的比较,可做出血液学疗效等判断,其诊断意见包括多种,如疾病完全缓解骨髓象、部分缓解骨髓象、未缓解骨髓象、复发骨髓象、退步骨髓象、改善骨髓象、文字描述性诊断意见等。诊断意见的关键所在是必须密切结合病史及上一次骨髓检验情况,如与上次骨髓比较,白血病细胞增多,可视为退步;如上一次骨髓完全缓解,而本次白血病细胞≥20% 则称为复发;如治疗后白血病细胞比治疗前减少,虽未达到缓解标准,却往好的方向转变,可视为改善等。

虽然骨髓检验非常实用,但由于形态学检查的灵敏度不高,无法判断疾病是否为真正缓解,故需结合分子生物学、细胞遗传学、流式细胞学等检查,以判断是否达到分子生物学、细胞遗传学等水平的缓解,且能有效预警急性白血病复发。

(邓小燕)

第九章

成熟淋巴细胞肿瘤

WHO 分型(2016)将成熟淋巴细胞肿瘤分为:成熟 B 细胞肿瘤、成熟 NK/T 细胞肿瘤等,其种类繁多,临床上以前者为多见。成熟 B 细胞肿瘤主要包括多发性骨髓瘤(MM)、淋巴浆细胞淋巴瘤(LPL)、慢性淋巴细胞白血病 / 小淋巴细胞淋巴瘤(CLL/SLL)、毛细胞白血病(HCL)、边缘区淋巴瘤(MZL)、套细胞淋巴瘤(MCL)、滤泡性淋巴瘤(FL)、脾 B 细胞淋巴瘤 / 白血病不能分类(SBCL/L-U)、B 细胞幼淋巴细胞淋巴瘤(B-PLL)、弥漫大 B 细胞淋巴瘤(DLBCL)、伯基特淋巴瘤(BL)等,成熟 NK/T 细胞肿瘤包括 T 细胞幼淋巴细胞淋巴瘤(T-PLL)、大颗粒淋巴细胞白血病(LGL)、间变性大细胞淋巴瘤(ALCL)等,详见附录三。

LPL、CLL/SLL、HCL、MZL、MCL、FL、B-PLL、SBCL/L-U 是一组表现为外周血 / 骨髓中成熟 B 细胞克隆性增殖为主要特征,并通过外周血 / 骨髓形态学、细胞免疫表型、细胞 / 分子遗传学检测可以诊断的疾病,统称为 B 细胞慢性淋巴增殖性疾病(B-cell chronic lymphoproliferative disorders,B-CLPD),好发于中老年,多数呈惰性病程,主要形态学表现为成熟淋巴细胞增多。

DLBCL、ALCL、BL 等形态学表现为胞体大或中的原始及幼稚细胞,但细胞表型却为成熟淋巴细胞。

本章主要选择一些与细胞形态学密切或有一定相关性的成熟淋巴细胞肿瘤进行介绍,由于细胞形态学检查对这类疾病诊断的意义有限,故通常需结合病理组织学、流式细胞学、细胞遗传学及分子生物学检查进行确诊。

第一节　多发性骨髓瘤

多发性骨髓瘤(mulitiple myeloma,MM)即 WHO 分型中的浆细胞骨髓瘤(plasma cell myeloma,PCM)是一种发生于骨髓的多灶性单克隆浆细胞增殖的恶性肿瘤,并常分泌过量的单克隆免疫球蛋白,称为 M 蛋白。根据 M 蛋白将 MM 分为 IgG 型、IgA 型、IgD 型、IgM 型、IgE 型、轻链型、双克隆及多克隆型、不分泌型。绝大多数 MM 发病于 50 岁以上,临床表现为 CRAB 症状,即高钙血症、肾功能损害、贫血、骨质病变,且易感染。

一、血象

血红蛋白量常减少,白细胞数、血小板数减少或正常。血涂片中红细胞呈缗钱状排列,淋巴细胞可增多,部分可见少许浆细胞(常 <5%),见图 9-1;少数患者可出现大量浆细胞,如浆细胞 >20% 或 >2.0×10⁹/L,则称为继发性浆细胞白血病。

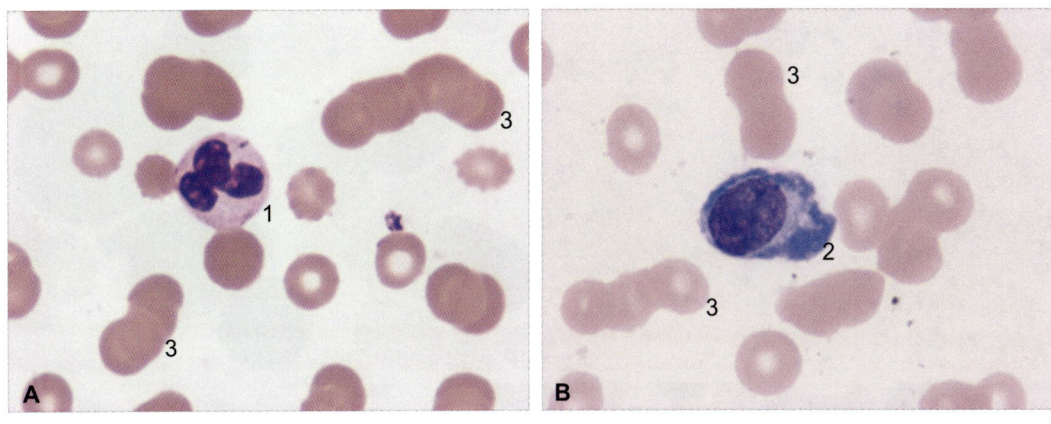

图 9-1　多发性骨髓瘤的血象
1. 中性杆状核粒细胞。2. 幼稚浆细胞。3. 红细胞呈缗钱状排列

二、骨髓象

骨髓增生活跃或增生明显活跃,少数增生极度活跃。骨髓瘤细胞(即单克隆浆细胞、异常浆细胞)常 ≥10%,为原始浆细胞和(或)幼稚浆细胞和(或)成熟浆细胞。骨髓瘤与浆细胞形态相似但往往更具多态性,如胞体大小不一(大者如巨核细胞),胞核巨大、多个、不规则甚至分叶,染色质细致,有的可见核仁,有的还可见胞质颗粒、火焰细胞、Mott 细胞等。粒、红、巨系可减少,红细胞常呈缗钱状排列。见图 9-2。各种浆细胞的形态特点见第一章第六节及图 1-70 至图 1-72。

三、诊断意见及鉴别诊断

根据年龄(常 >50 岁)、CRAB 症状,骨髓中骨髓瘤细胞≥10%,可做出"多发性骨髓瘤骨髓象"、"提示或疑为多发性骨髓瘤骨髓象"等诊断意见,并可建议做免疫固定蛋白电泳、流式细胞学、X 线或磁共振等检查,其免疫固定蛋白电泳呈单克隆、流式细胞学检查为单克隆浆细胞(典型表型为 CD38⁺、CD138⁺、CD56⁺、CD19⁻、k∶λ>3 或 <0.3)、骨影像学检查呈现骨质病变、血清游离轻链增多等,这些均有助于进一步确诊。中国多发性骨髓瘤诊治指南(2017 年修订)见附录七。MM 早期骨髓瘤细胞呈灶性分布,故单个部位穿刺阴性或 <10% 不能排除 MM 可能,而应多部位穿刺、结合其他检查。骨髓标本取材欠佳,会导致骨髓瘤细胞 <10%,但如能检到原始和(或)幼稚浆细胞,对诊断也有重要价值。

从形态学来看,增多的如均是成熟浆细胞(即使≥10%),诊断也应慎重,需与再生障碍性贫血、反应性浆细胞增多症等鉴别,见图 9-3。另外还需与浆母细胞淋巴瘤、继发性单克隆免疫球蛋白血症、意义未明单克隆免疫球蛋白血症等鉴别。

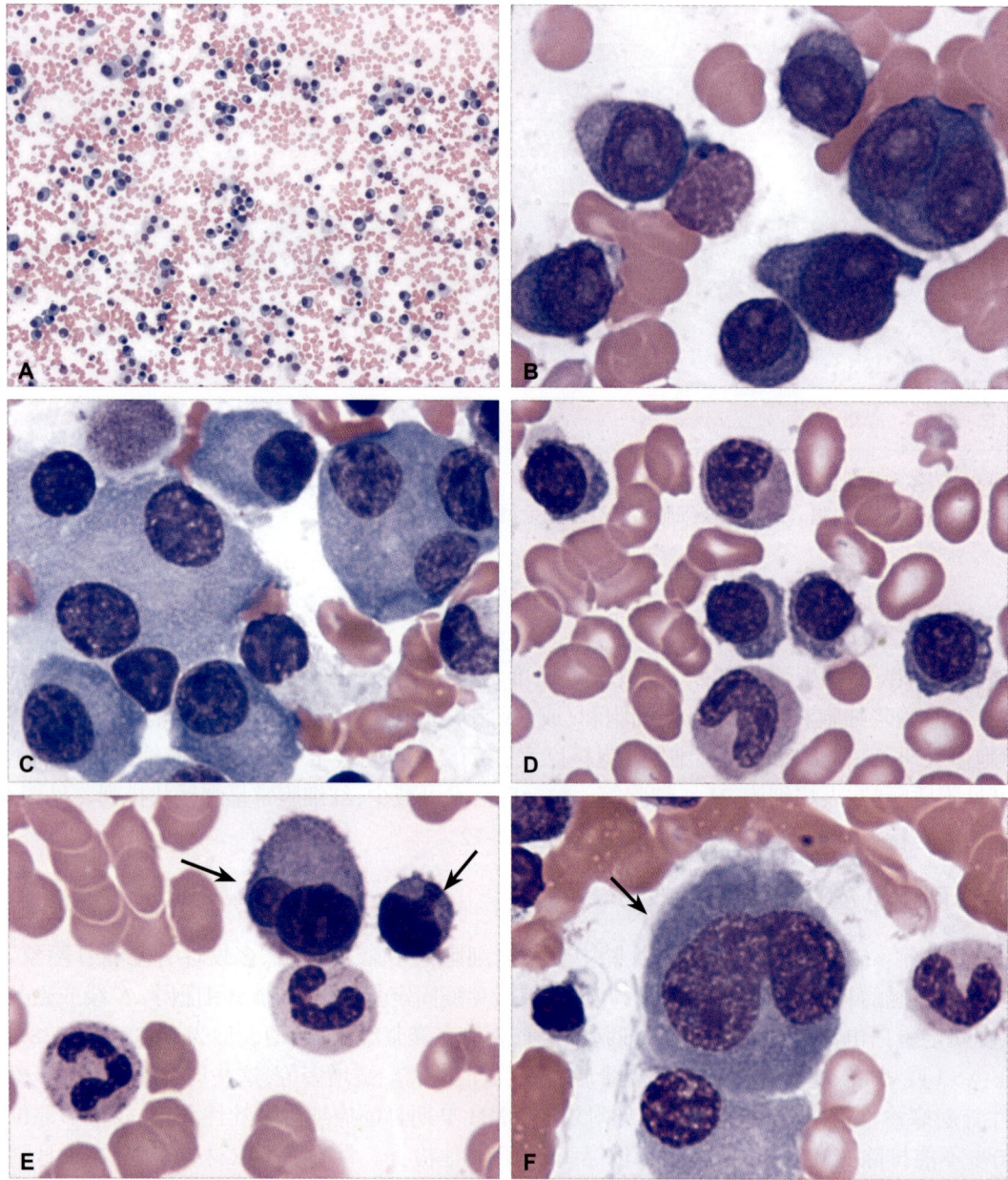

图 9-2   多发性骨髓瘤的骨髓象（A 为 ×100 视野）

A.骨髓增生明显活跃,浆细胞易见。B.以原始浆细胞为主。C.以幼稚浆细胞为主,并可见双核及多核。D.以成熟浆细胞为主。E.不典型幼稚及成熟浆细胞（见箭头）。F.巨大幼稚浆细胞（见箭头）

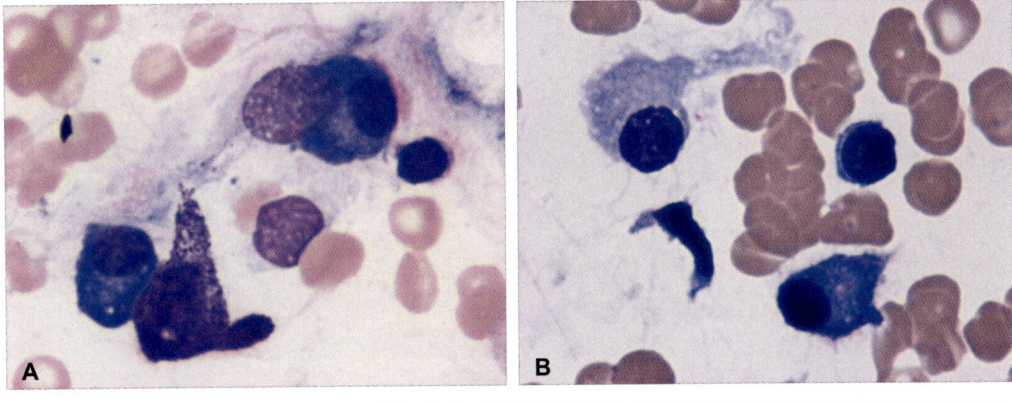

图 9-3　其他浆细胞增多的骨髓象
A. 再生障碍性贫血,可见浆细胞、肥大细胞及网状细胞等。B. 反应性浆细胞增多症,见浆细胞、淋巴细胞

第二节　Waldenström 巨球蛋白血症

Waldenström 巨球蛋白血症(Waldenström,WM)是一种少见的惰性成熟 B 细胞淋巴瘤,在 2016 年 WHO 分型中属于淋巴浆细胞淋巴瘤(lymphoplasmacytic lymphoma,LPL),主要由小 B 淋巴细胞、浆细胞样淋巴细胞、浆细胞组成,同时伴有血清单克隆 IgM 增多。WM 主要见于老年人,临床表现为贫血、乏力、出血、脾肿大,肝、淋巴结也可肿大,还可有感染、雷诺现象、高黏滞综合征、神经系统症状、视力下降、肾功能损害等。

一、血象

血红蛋白量减少,白细胞数、血小板数减少或正常。血涂片中淋巴细胞可增多,有的可见浆细胞样淋巴细胞,红细胞呈缗钱状排列,见图 9-4。

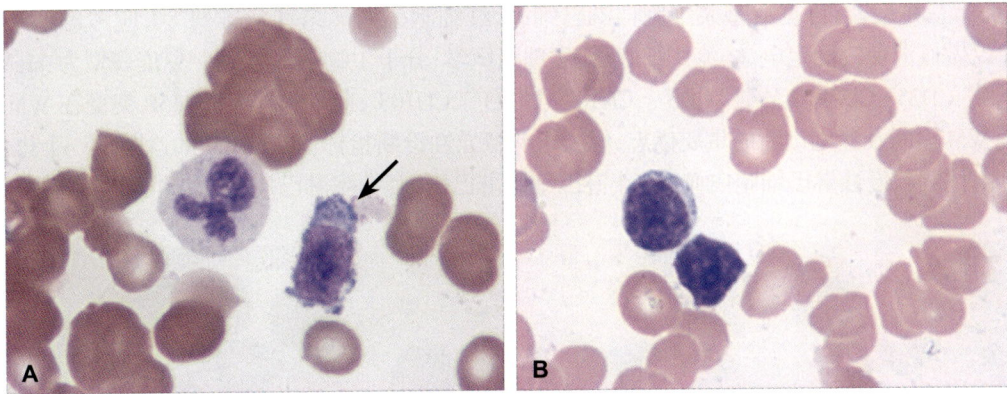

图 9-4　Waldenström 巨球蛋白血症的血象
A. 见中性杆状核粒细胞、浆细胞样淋巴细胞(见箭头),红细胞缗钱状排列。B. 易见淋巴细胞,红细胞呈缗钱状排列

二、骨髓象

骨髓增生活跃或增生明显活跃,以淋巴细胞增多为主,并伴一定数量浆细胞样淋巴细胞、浆细胞,红细胞呈缗钱状排列。浆细胞样淋巴细胞(plasmacytoid lymphocytes)特点为:胞体小,胞质少而深蓝,胞核较规则,染色质致密,未见核仁。粒、红、巨系往往减少,肥大细胞常较易见。见图 9-5。

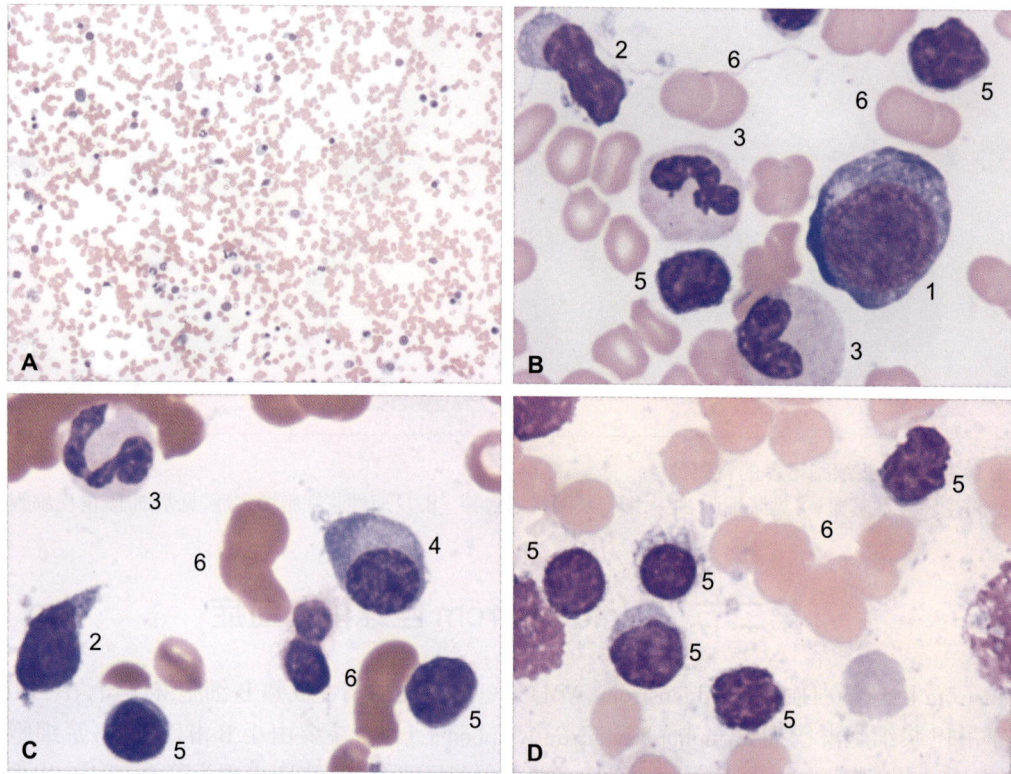

图 9-5　Waldenström 巨球蛋白血症的骨髓象（A 为 ×100 视野）
1. 早幼红细胞。2. 浆细胞样淋巴细胞。3. 中性粒细胞（包括幼稚及成熟）。4. 浆细胞。5. 淋巴细胞。6. 缗钱状红细胞

三、诊断意见及鉴别诊断

　　根据脾肿大、贫血及骨髓检验特点，可做出"提示或疑为慢性淋巴增殖性疾病骨髓象"等诊断意见，若血清 IgM 高且形态典型者（可见典型浆细胞样淋巴细胞、红细胞呈明显缗钱状排列等），应考虑到 WM 的可能性，并可建议做血清免疫固定电泳、流式细胞学、病理组织学、分子生物学等检查。免疫表型为：sIgM$^+$、CD19$^+$、CD20$^+$、CD22$^+$、CD25$^+$、CD27$^+$、FMC7$^+$、CD5$^{-/+}$、CD10$^{-/+}$、CD23$^{-/+}$、CD103$^-$；此外，*MYD88*L265P 突变在 WM 中的发生率很高，是 WM 诊断及鉴别诊断的重要标志，但属于非特异性诊断指标。LPL/WM 的诊断是一个排他性诊断，需与多发性骨髓瘤、慢性淋巴细胞白血病 / 小淋巴细胞淋巴瘤、套细胞淋巴瘤、滤泡淋巴瘤等鉴别，见图 9-6。

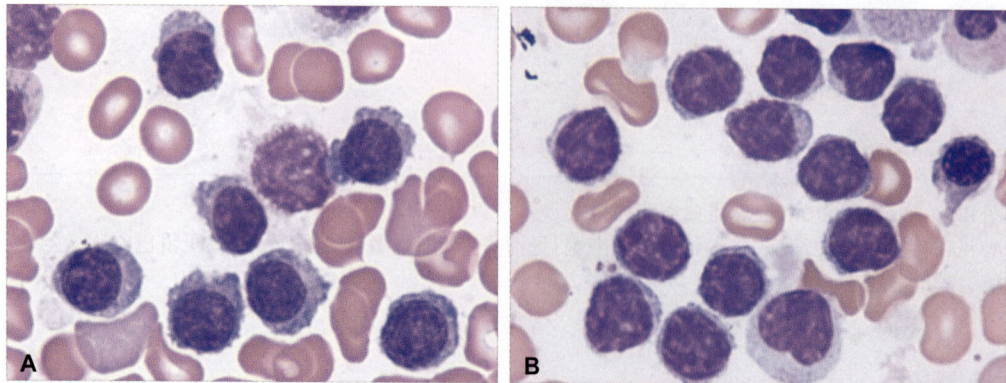

图 9-6　多发性骨髓瘤及慢性淋巴细胞白血病的骨髓象
A. 小浆细胞型多发性骨髓瘤。B. 典型的慢性淋巴细胞白血病

（陈海生）

第三节　慢性淋巴细胞白血病／小淋巴细胞淋巴瘤

慢性淋巴细胞白血病／小淋巴细胞淋巴瘤(chronic lymphocytic leukemia/small cell lymphoma, CLL/SLL),是一种发生在外周血、骨髓、脾和淋巴结的成熟 B 淋巴细胞克隆增殖性疾病,为最常见的 B-CLPD。CLL 和 SLL 为同一疾病实体,但表现形式不同;当疾病为白血病表现,外周血中 B 淋巴细胞 >5.0×10⁹/L 时称为 CLL;当疾病主要累及淋巴结和(或)肝、脾,且外周血中单克隆 BLC<5.0×10⁹/L 时称为 SLL。如外周血中单克隆 BLC<5.0×10⁹/L,且无肝、脾、淋巴结肿大,称之为单克隆 B 淋巴细胞增多症(monoclonal B-cell lymphocytosis, MBL)。

CLL 主要见于老年人(中位年龄约 60~75 岁),SLL 见于发病于各年龄段,起病缓慢,早期无明显症状,部分因体检或因其他疾病就诊时发现。主要体征为全身淋巴结明显肿大,并可有脾、肝大。有的伴皮肤病变、感染、自身免疫性疾病。该病病程一般较长,但少数可向恶性程度更高的淋巴瘤转变(以向 DLBCL 转变最常见)。

一、血象

血红蛋白量多为正常或轻度减少,合并自身免疫性溶血性贫血时贫血加重;CLL/SLL 的白细胞数增多(早期 SLL 的白细胞数正常),常 >10×10⁹/L,淋巴细胞≥5×10⁹/L;血小板数常正常。外周血涂片中以成熟淋巴细胞为主(常≥50%),形态与正常小淋巴细胞难以区别,原始及幼稚淋巴细胞常 <10%,涂抹细胞易见;早期 SLL 的白细胞分类可正常。见图 9-7。

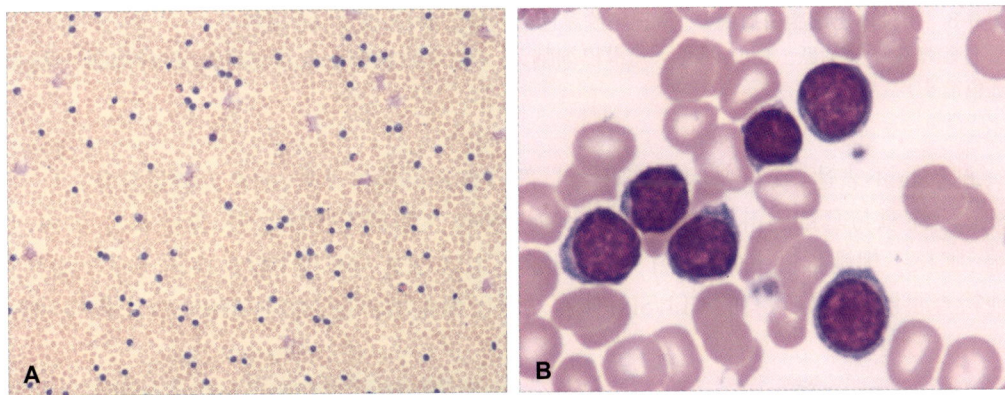

图 9-7　慢性淋巴细胞白血病／小淋巴细胞淋巴瘤的血象(A 为 ×100 视野)
A. 白细胞数明显增多,并易见涂抹细胞。B. 可见大量形态较正常的小淋巴细胞

二、骨髓象

早期 SLL 未累及骨髓者,骨髓无明显异常;累及者,与 CLL 相似。CLL 的骨髓增生明显活跃或增生极度活跃,成熟淋巴细胞明显增多,常≥40%,形态与正常小淋巴细胞相似,原始及幼稚淋巴细胞常 <10%,涂抹细胞易见。见图 9-8。

三、诊断意见及鉴别诊断

根据年龄、淋巴结肿大、外周血和(或)骨髓中淋巴细胞明显增多,可做出"提示慢性淋巴增殖性疾病骨髓象"等诊断意见,如形态学及临床表现均非常典型,可首先考虑 CLL/SLL,但是最终确诊需结合病理组织学、流式细胞学等检查。典型 CLL/SLL 的免疫表型为:CD5、CD19、CD23、CD200 强阳性,膜 Ig(常为 IgM)、CD20、CD22、CD79b 弱阳性,FMC7、cyclin D1 常阴性,B 细胞为单克隆性(即 κ：λ >3 或 <0.3,或

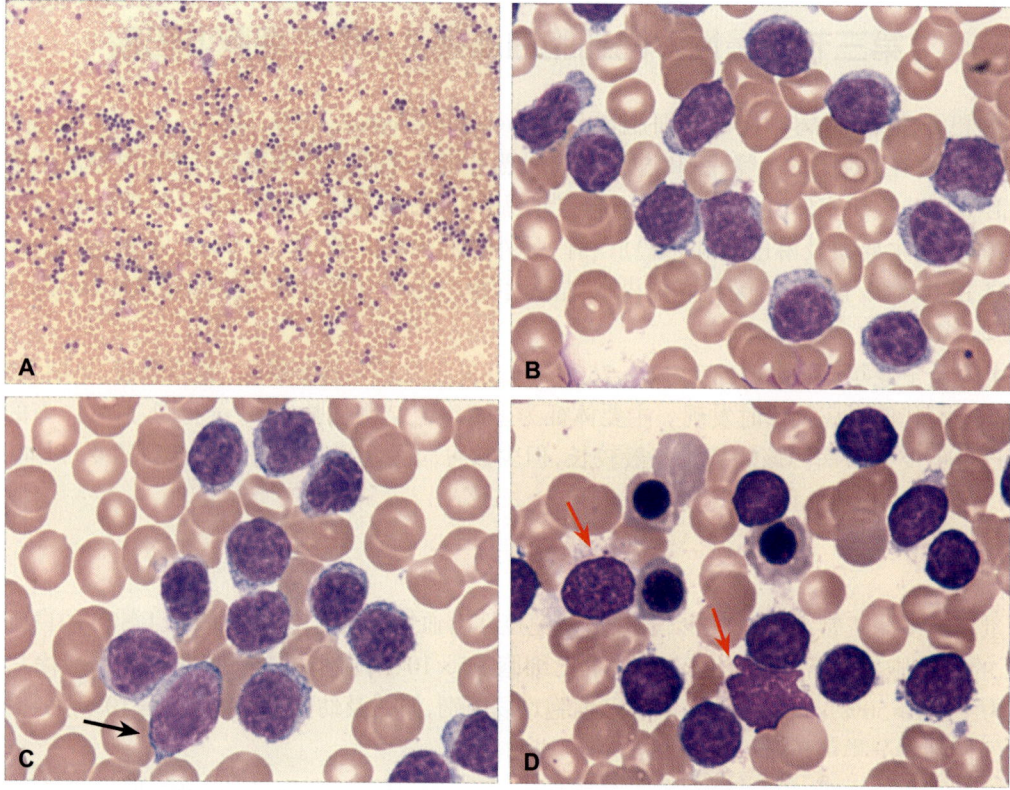

图 9-8　慢性淋巴细胞白血病 / 小淋巴细胞淋巴瘤的骨髓象（A 为 ×100 视野）
A. 骨髓增生明显活跃。B~D. 可见大量淋巴细胞，并见少许幼稚淋巴（见黑色箭头），涂抹细胞易见（见红色箭头）

>25% 的 B 细胞 sIg 不表达，或 Ig 基因重排阳性）。部分患者染色体异常，通常为数量异常。

　　CLL/SLL 应注意与套细胞淋巴瘤（MCL）、滤泡淋巴瘤（FL）等 CLPD 鉴别，典型 MCL 的淋巴细胞大小混杂更明显，胞核不规则程度更高，见图 9-9。实际上，CLL/SLL 与其他 CLPD 在形态学上通常很难鉴别，需借助其他检查手段来区分。有的 CLL/SLL 伴有幼淋巴细胞增多（占 10%~55%），应注意与 PLL 鉴别。

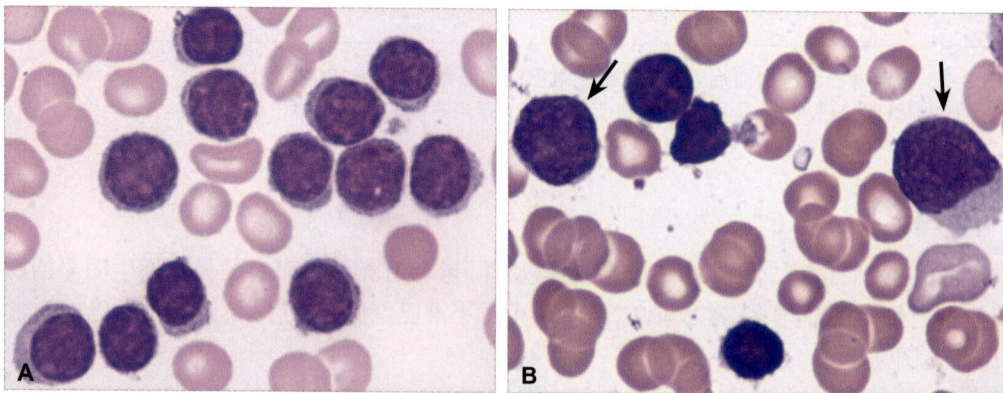

图 9-9　CLL/SLL 及 MCL 的骨髓象
A. CLL/SLL，以小淋巴细胞为主，似正常小淋巴细胞。B. MCL，以成熟淋巴细胞为主，大小不等，有的胞核不规则，并见幼稚淋巴细胞（见箭头）

（杨再林）

第四节　毛细胞白血病

毛细胞白血病（hairy cell leukemia，HCL）简称毛白，是一种较少见白血病，属于成熟 B 淋巴细胞的慢性淋巴增殖性疾病。多见于中老年人，起病隐匿，慢性病程，临床表现为乏力、皮肤及黏膜出血、腹胀、易感染等，脾明显肿大。本病分为经典型（HCL-C）、变异型（HCL-V）。2008 及 2016 年的 WHO 分型均将 HCL-V 归在成熟 B 细胞肿瘤中的脾 B 细胞淋巴瘤 / 白血病，不能分类中。

一、血象

血红蛋白量、白细胞数及血小板数常减少，也可表现为两系、一系减少，白细胞数也可增多、正常。血涂片中淋巴细胞增多，可见一定数量特征性的毛细胞，典型毛细胞特征为：胞体约 10~20μm，边缘不规则，周边不整齐，有许多锯齿状或伪足状突起，有时为细长毛发状；胞质量中等，淡蓝色，无颗粒；核呈圆形、椭圆形、肾形等，染色质较粗，偶见核仁，见图 9-10。HCL-V 中的不典型毛细胞胞核具有幼淋巴细胞的特征（即染色质粗却有核仁）。

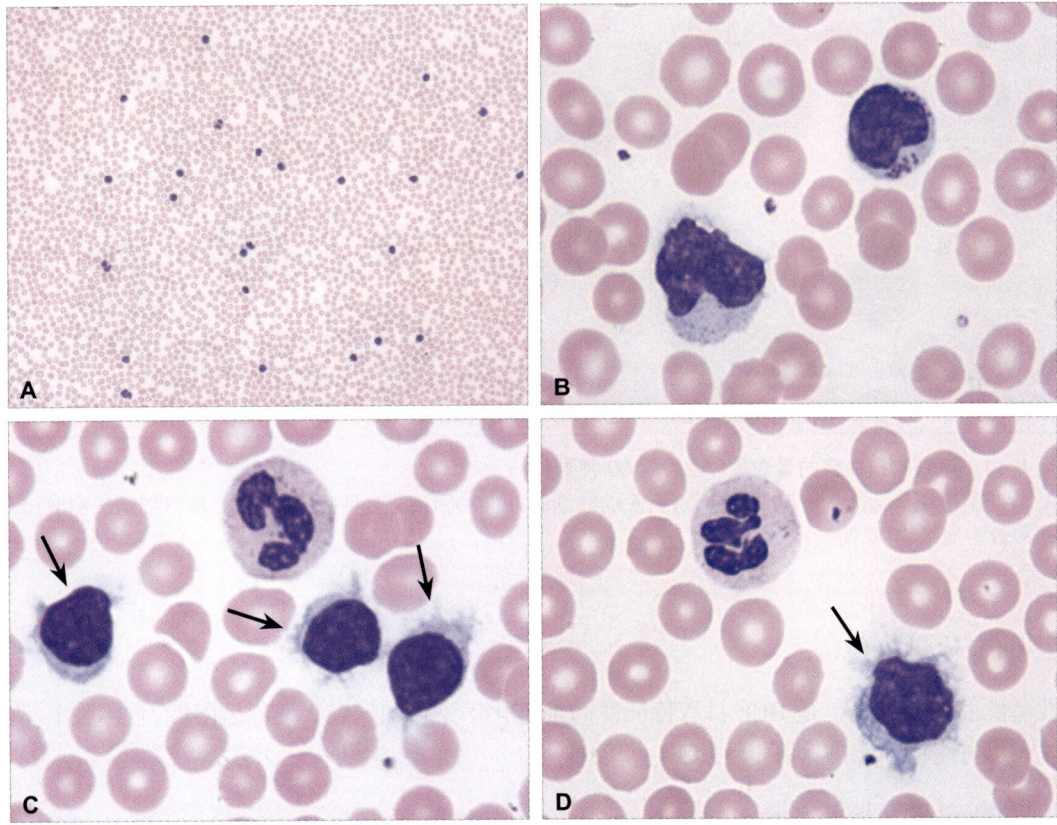

图 9-10　毛细胞白血病的血象（A 为 ×100 视野）
A. 白细胞数增多。B. 淋巴细胞出毛不明显或不出毛。C、D. 易见毛细胞（见箭头）

二、骨髓象

骨髓增生活跃或增生明显活跃,部分因骨髓穿刺干抽而呈增生减低。骨髓中粒、红、巨系常减少,而淋巴细胞增多且多数为毛细胞,形态特征基本同血涂片。见图 9-11。

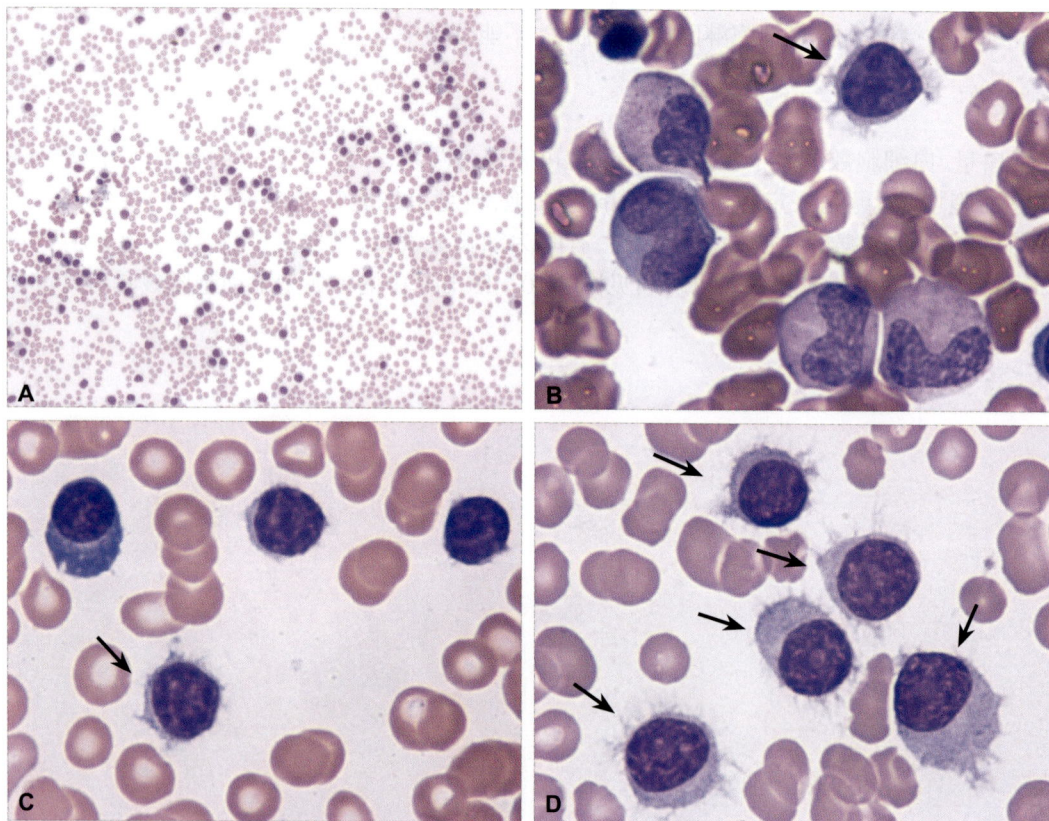

图 9-11　毛细胞白血病的骨髓象(A 为 ×100 视野)
A. 骨髓增生明显活跃。B. 除幼稚粒细胞、晚幼红细胞外,可见毛细胞(见箭头)。C、D. 淋巴细胞比例增加,并多数为毛细胞(见箭头)

三、细胞化学染色

酸性磷酸酶(ACP)染色是 HCL 具有特征性的细胞化学染色,其 ACP 染色呈阳性,且不被 L- 酒石酸抑制,不过 ACP 阴性也不能排除 HCL 可能。

四、诊断意见及鉴别诊断

脾肿大、外周血和骨髓中成熟淋巴细胞增多,可做出"(提示)慢性淋巴增殖性疾病骨髓象"等诊断意见,如多数淋巴细胞似毛细胞,还可做出"疑为毛细胞白血病骨髓象"、"毛细胞白血病待排除骨髓象"等诊断意见。虽 ACP 染色对诊断 HCL 具有重要作用,但由于 HCL 少见故临床极少开展。可建议做细胞免疫表型及基因分析,条件许可的情况下可做病理组织学、超微结构检查;典型 HCL 的免疫表型为 CD103+、CD25+ 的成熟 B 细胞表型,HCL-C 常有 *BRAF*V600E 突变,无 *BRAF*V600E 突变的 HCL-C 及半数 HCL-V 常有 *MAP2K1* 突变。HCL 需与其他小 B 淋巴细胞肿瘤鉴别,如脾 B 细胞边缘区淋巴瘤(SMZL)、脾 B 细胞淋巴瘤 / 白血病不能分类型等,见图 9-12;不过仅根据骨髓检验较难做出正确判断,而借助细胞免疫学、病理组织活检等能准确进行鉴别。

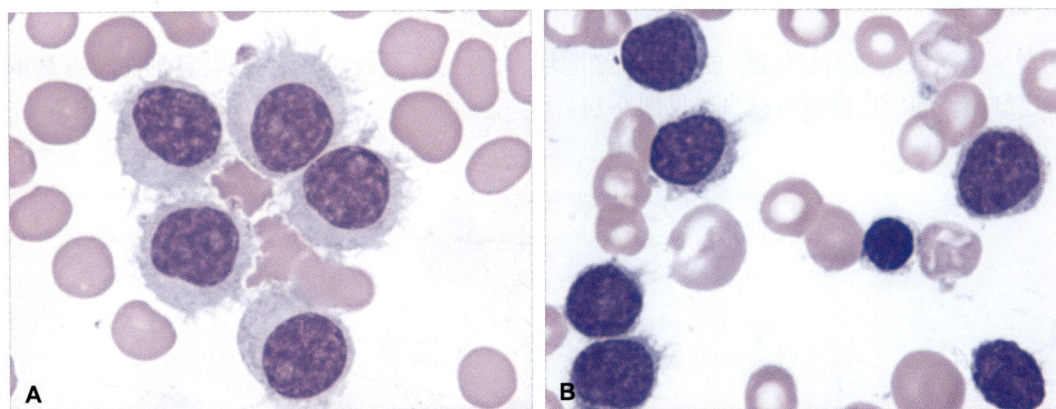

图 9-12　毛细胞白血病(A)和脾 B 边缘区淋巴瘤(B)的骨髓象
A. HCL-V,其毛细胞染色质较粗但均可见核仁。B. SMZL,其淋巴细胞也有绒毛状突起,但多集中在胞体一端

(胡志坚)

第五节　脾边缘区淋巴瘤

　　脾边缘区淋巴瘤(splenic marginal zone lymphoma,SMZL)属于边缘区淋巴瘤(marginal zone lymphoma,MZL)。MZL 还包括淋巴结边缘区淋巴瘤(NMZL)、结外黏膜相关淋巴组织(MALT)淋巴瘤,属于 B-CLPD。SMZL 原发于脾,常累及骨髓、外周血。多发于老年人(中位发病年龄 65 岁),起病隐匿,部分无症状,可伴有贫血、免疫性疾病,脾明显肿大,而浅表淋巴结一般无肿大。

一、血象

　　血红蛋白量、血小板数常减少,白细胞数多增高,常 >20×10⁹/L,也可减少、正常。血涂片中淋巴细胞增多,胞体比正常小淋巴细胞稍大,有的可出现特征性的极性绒毛(指绒毛突起位于胞体一端),见图 9-13。

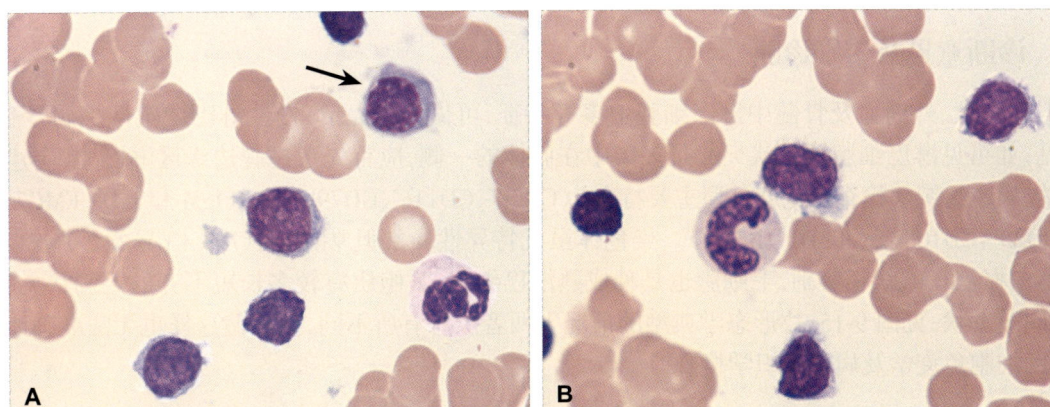

图 9-13　脾边缘区淋巴瘤的血象
以淋巴细胞为主,多数可见极性绒毛突起,并见中幼红细胞(见箭头)

二、骨髓象

骨髓增生活跃或增生明显活跃,成熟淋巴细胞增多,有的可见极性绒毛突起,其形态特点基本同血涂片中的淋巴细胞。粒、红、巨系可减少。见图 9-14。

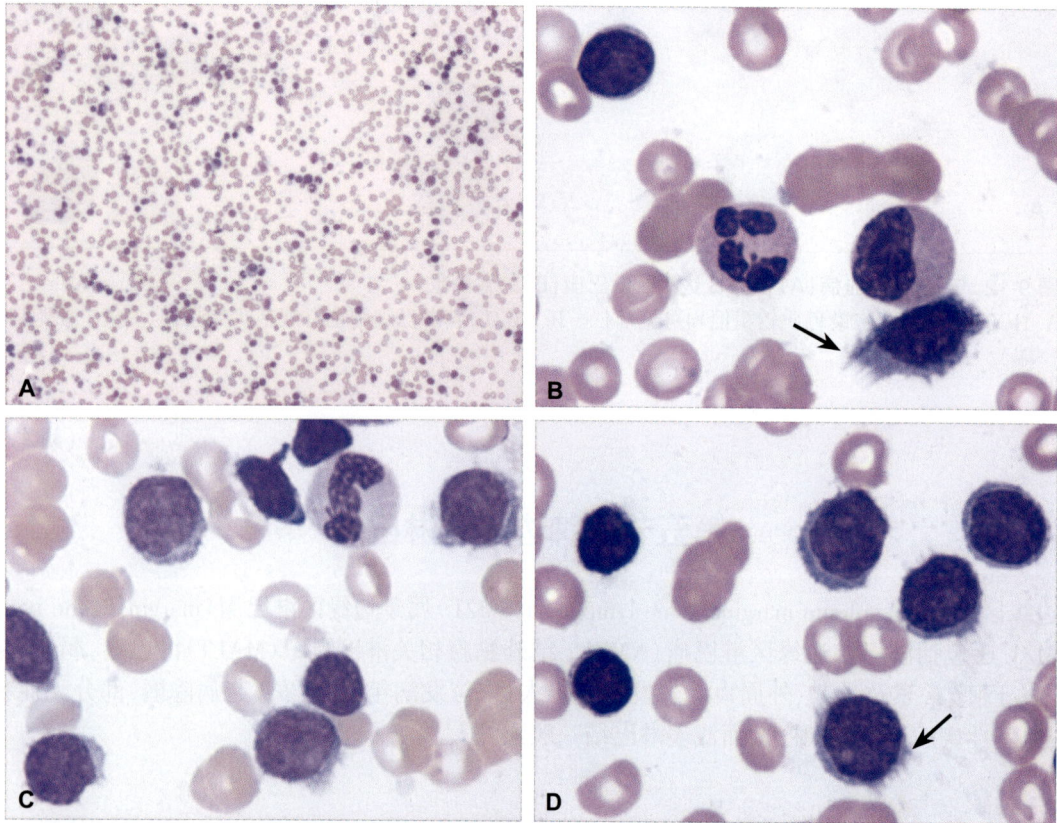

图 9-14 脾边缘区淋巴瘤的骨髓象(A 为 ×100 视野)
A. 骨髓增生明显活跃。B~D. 以成熟淋巴细胞为主,大小不等,有的可见绒毛突起(见箭头)

三、诊断意见及鉴别诊断

根据脾肿大、外周血及骨髓中淋巴细胞增多等特征,可做出“(提示)慢性淋巴增殖性疾病骨髓象” 等诊断意见,如可见淋巴细胞绒毛状突起且多集中在胞体的一侧,应首先考虑脾边缘区淋巴瘤,应建议做细胞免疫学、病理组织等检查。免疫分型主要特点为 $CD20^+$、$CD11c^+$、$CD79b^+$、sIg^+(IgM 和 IgD)、$FMC7^+$、$CD5^-$、$CD10^-$、$CD23^-$、$CD103^-$、$cyclinD1^-$、$BCL-6^-$。染色体虽无特异性异常但常见 del(7q)、+3 异常。SMZL 应注意与毛细胞白血病(HCL)相鉴别,毛细胞也是种成熟淋巴细胞,其胞质有较多长短不齐的毛刺状突起,多而长,向四周散发状,见图 9-15;故形态学典型的情况下两者形态有所不同,但即使这样也无法准确地区分两者,需借助细胞免疫学及病理组织学检查。

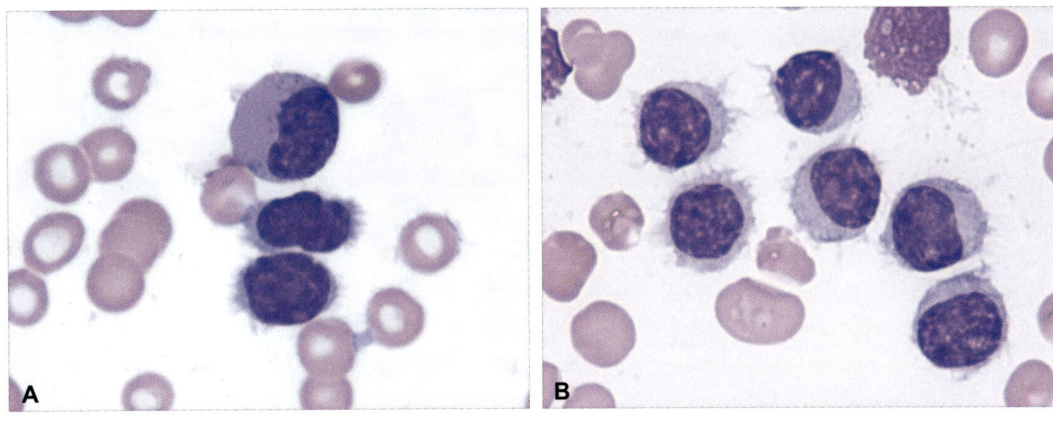

图 9-15　脾边缘区淋巴瘤及毛细胞白血病的骨髓象
A.SMZL,成熟淋巴细胞可见极性绒毛突起。B. HCL,成熟淋巴细胞绒毛呈四周发散状分布

第六节　滤泡淋巴瘤

滤泡淋巴瘤(follicular lymphoma,FL)是滤泡生发中心 B 细胞(通常包括有裂的中心细胞和无裂的中心母细胞)转化的一种较常见的 B-CLPD。主要发生于老年人(中位发病年龄 60~70 岁),临床主要表现为广泛性、无痛性淋巴结肿大,并易累及骨髓、外周血。

一、血象

血红蛋白量、血小板数正常或减少,白细胞数正常、增多。如果累及外周血,血涂片中可见成熟淋巴细胞增多,其胞核常有明显裂痕,故又称小裂细胞(buttock cells);有的还可见少许幼稚淋巴细胞。见图 9-16。

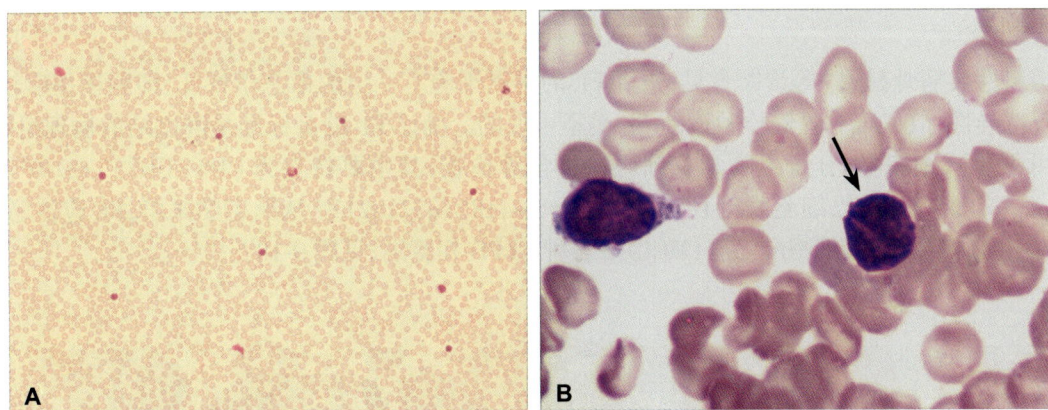

图 9-16　滤泡淋巴瘤的血象(A 为 ×100 视野)
A. 白细胞数增多,淋巴细胞比例增加。B. 易见淋巴细胞,有的为典型小裂细胞(见箭头)

二、骨髓象

骨髓增生活跃或增生明显活跃,累及骨髓者可见成熟淋巴细胞增多,淋巴细胞胞核裂痕常较明显,还可见少量幼稚淋巴细胞,粒、红、巨系正常或减少,图 9-17。

三、诊断意见及鉴别诊断

根据无痛性淋巴结肿大、骨髓中成熟淋巴细胞较明显增多(有的外周血也累及)等,可做出"(提示)慢

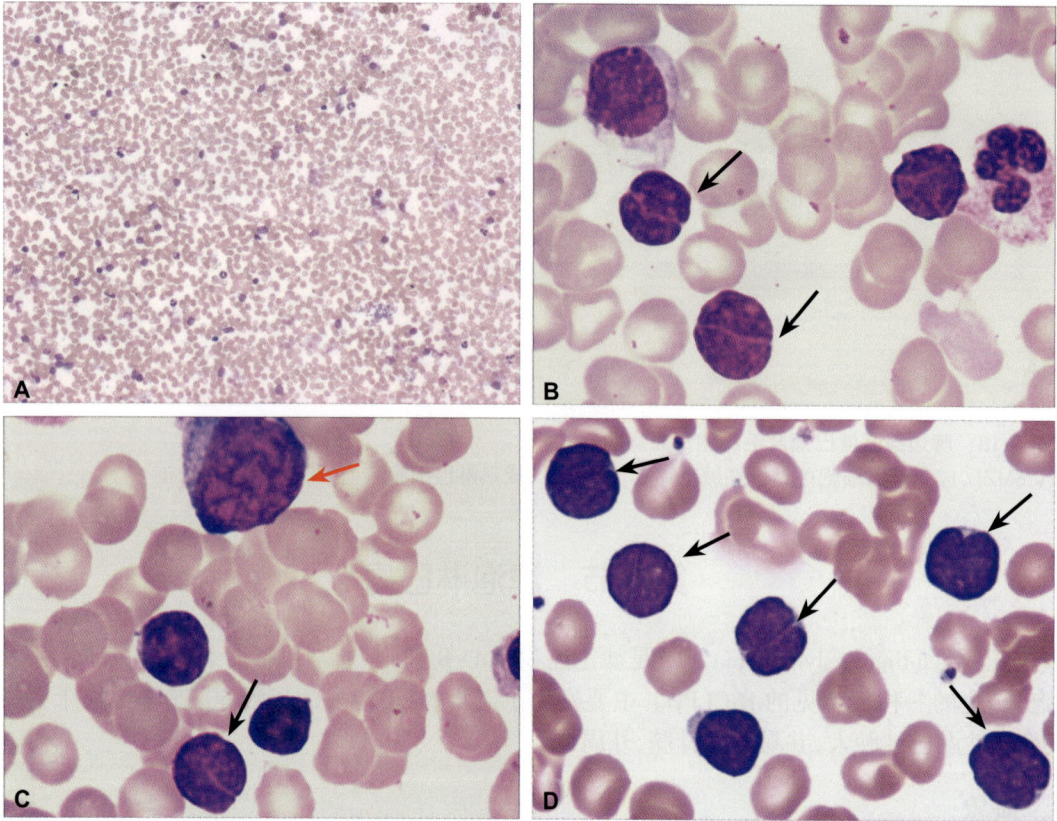

图 9-17　滤泡淋巴瘤侵犯的骨髓象（A 为 ×100 视野）
A. 骨髓增生活跃。B~D. 以成熟小淋巴细胞为主，易见小裂细胞（见黑色箭头），并见少许幼稚淋巴细胞（见红色箭头）

性淋巴增殖性疾病骨髓象"等诊断意见，虽说 FL 的淋巴细胞有一定的形态学特征（即胞核裂痕较明显），但不具有特异性，故仅依靠骨髓检验诊断 FL 是不可取的。确诊 FL 的金标准是淋巴结的病理组织活检，另外还可做流式细胞学、分子生物学及细胞遗传学等检查，其主要特点为 CD5⁻、CD23⁻、CD10⁺、FMC7⁺、CD19b⁺、sIg⁺ 的成熟 B 淋巴细胞表型且有 BCL-2⁺、t(14;18)（q32;q21）。从形态学来看，FL 应注意与慢性淋巴细胞白血病（CLL）、套细胞淋巴瘤（MCL）等各种 CLPD 相鉴别，见图 9-18。

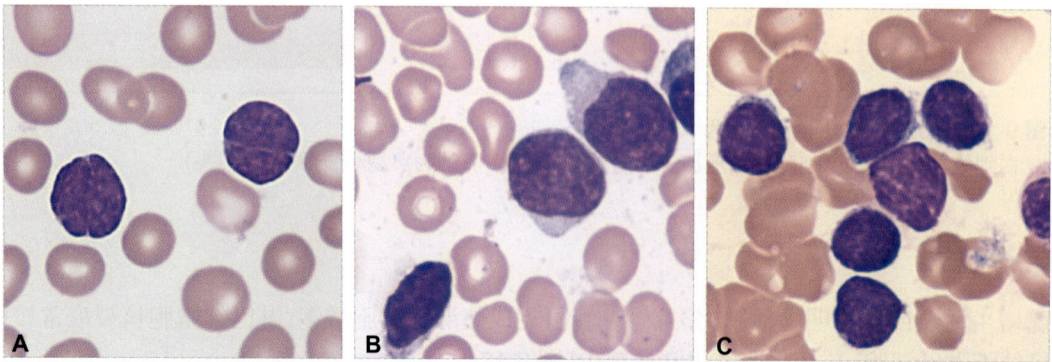

图 9-18　各种慢性淋巴增殖性疾病的骨髓象
A. 滤泡淋巴瘤，为小裂细胞。B. 套细胞淋巴瘤，见成熟淋巴细胞及 2 个幼稚淋巴细胞。C. 慢性淋巴细胞白血病，均为成熟淋巴细胞，且与正常小淋巴细胞相似

第七节　套细胞淋巴瘤

套细胞淋巴瘤（mantle cell lymphoma,MCL）是来源于淋巴滤泡套区的小 B 淋巴细胞淋巴瘤。MCL 多见于老年人（60~70 岁），分为经典型、白血病性非淋巴结性 MCL（即惰性 MCL）。经典型多呈侵袭性，预后不良，主要表现为淋巴结肿大伴全身症状，大多数患者诊断时已是Ⅲ期、Ⅳ期，常伴骨髓、外周血侵犯。惰性 MCL 进展缓慢，多数以脾肿大、外周血淋巴细胞增多及骨髓侵犯为主要表现，常无明显淋巴结肿大。

一、血象

血红蛋白量、血小板数减少；白细胞数常增多。血涂片中常以成熟淋巴细胞增多为主，为典型小淋巴细胞或淋巴细胞呈多形性，其胞体小至中等大小，胞核可不规则或有切迹，类似于生发中心的中心细胞（小裂细胞）；而且还可见胞体中等大小的幼稚淋巴细胞增多，见图 9-19。

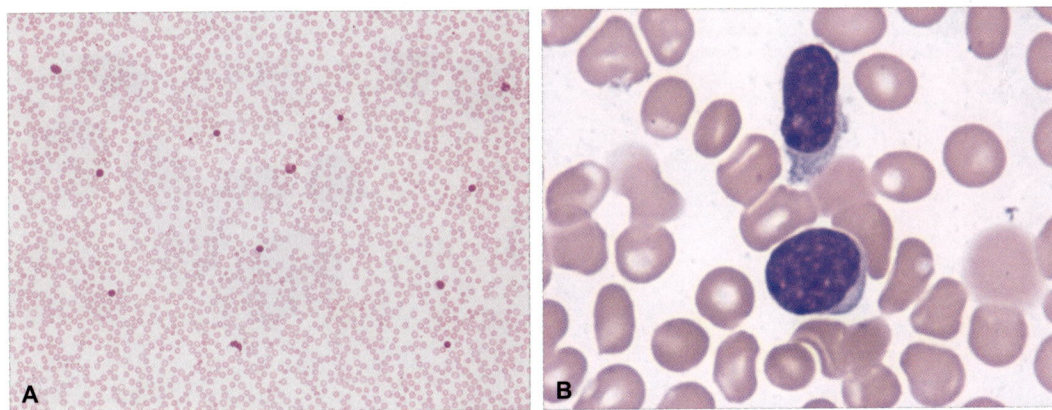

图 9-19　套细胞淋巴瘤的外周血象（A 为 ×100 视野）
A. 白细胞数增多，淋巴细胞比例增加。B. 以成熟淋巴细胞为主，有的胞体偏大

二、骨髓象

骨髓常受累者，表现为增生活跃或增生明显活跃，淋系增多，以成熟小淋巴细胞为主，形态基本同血涂片，并可见幼稚淋巴细胞增多且有的可见胞质突起。少数形态学类似于 CLL，少数类似于原始细胞或多形性。粒、红、巨系常减少。见图 9-20。

三、诊断意见及鉴别诊断

根据淋巴结或脾肿大，外周血、骨髓中成熟淋巴细胞增多，可做出"提示或疑为慢性淋巴增殖性疾病骨髓象"等诊断意见。由于 MCL 的细胞形态学有多种变化但无特异性，如呈典型的小淋巴细胞、淋巴细胞多形性、幼稚淋巴细胞增多等，不易与其他各种 CLPD（如 CLL、FL 等）鉴别，故通过骨髓检验无法做出 MCL 的诊断意见，确诊 CLPD 类型需做病理组织学及流式细胞学等检测。MCL 的典型免疫表型为 CD5+、sIgM+、FMC7+、CD43+、CD23-/dim、CD10-、BCL-6- 的成熟 B 淋巴细胞表型且有 BCL-2+、Cyclin D1+（即 CCND1、BCL-1）、t(11;14)；如果组织形态学特征符合典型 MCL 表现，但 Cyclin D1、t(11;14)均阴性，则需 SOX11 阳性。对于幼稚淋巴细胞较多见的 MCL 患者还应注意与幼淋巴细胞白血病、急性淋巴细胞白血病等鉴别。见图 9-21。

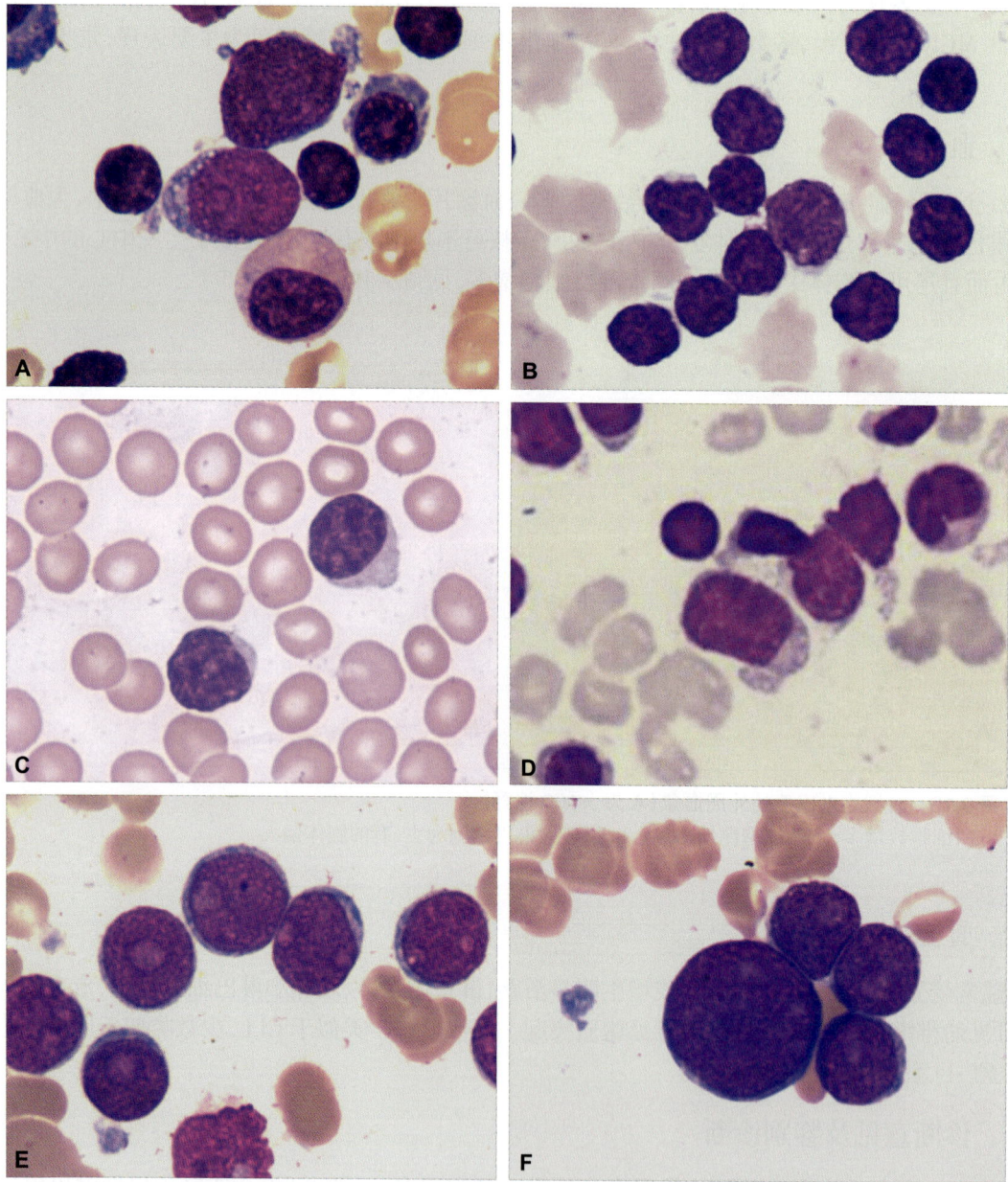

图 9-20　套细胞淋巴瘤的骨髓象

A. 以成熟小淋巴细胞为主，并见体积大的 2 个幼稚淋巴细胞。B. 以成熟小淋巴细胞为主，有的胞核有裂。C. 以中等大小的淋巴细胞为主。D. 以成熟淋巴细胞为主，大小细胞混杂。E. 原始细胞样的 MCL 细胞。F. 胞体巨大的 MCL 细胞

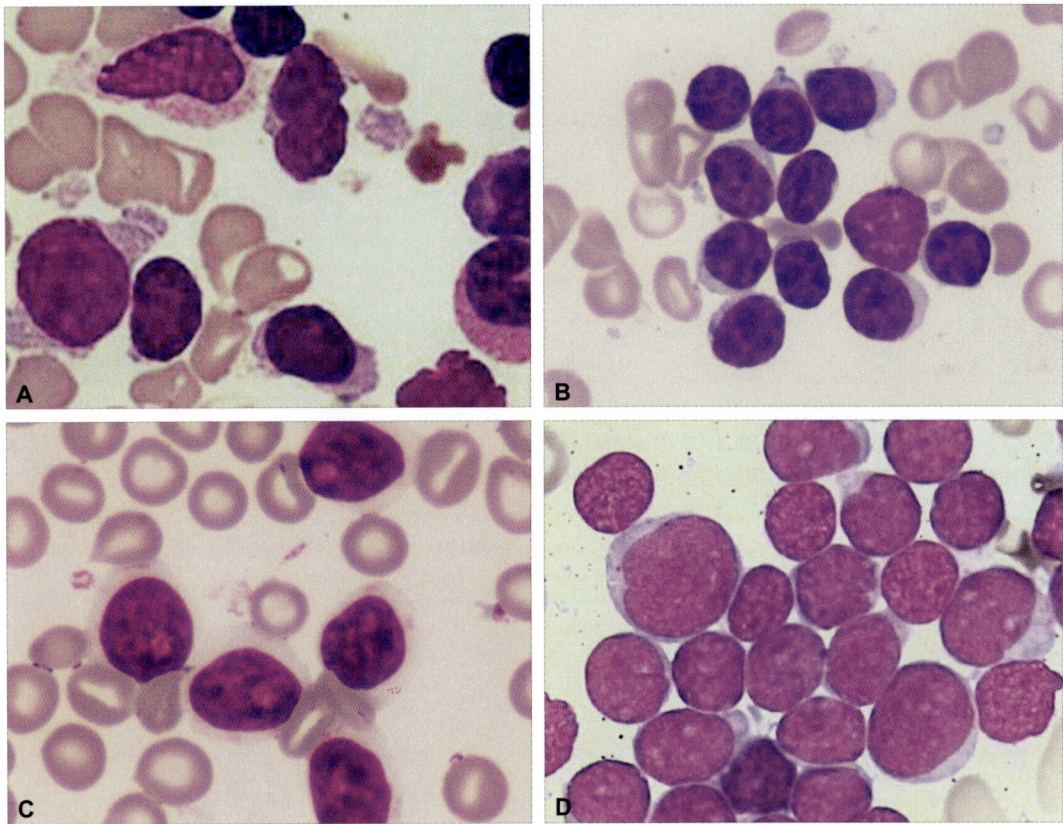

图 9-21　套细胞淋巴瘤及与其他需要鉴别疾病的骨髓象
A. MCL,大小细胞混杂。B. CLL,以形态较正常的小淋巴细胞。C. PLL,以染色质粗而核仁清晰的幼淋巴细胞为主。D. ALL,以原始及幼稚淋巴细胞为主

第八节　幼淋巴细胞白血病

幼淋巴细胞白血病（prolymphocytic leukemia,PLL）是一种少见的慢性淋巴增殖性疾病。分为 B-PLL、T-PLL,WHO 分型将两者分别归在成熟 B 细胞肿瘤、成熟 NK/T 细胞肿瘤目录之下。PLL 多见于老年人（中位年龄 70 岁）,起病缓慢,表现为乏力、消瘦、腹胀等,B-PLL 常表现为巨脾而淋巴结常无明显肿大,T-PLL 大多有脾、肝及全身淋巴结肿大。

一、血象

血红蛋白量、血小板数常减少;白细胞数显著增多,常 $>100\times10^9$/L。血涂片中常可见大量幼淋巴细胞,≥55%,常 >90%,其主要形态特征为染色质聚集却有 1 个大而清晰的核仁,其次为胞体中等大小,胞核规则,胞质较多、蓝色或淡蓝色,见图 9-22。

二、骨髓象

骨髓增生活跃或增生明显活跃,幼淋巴细胞明显增多,幼淋巴细胞的形态特点基本同血涂片,粒、红、巨系常减少。见图 9-23。

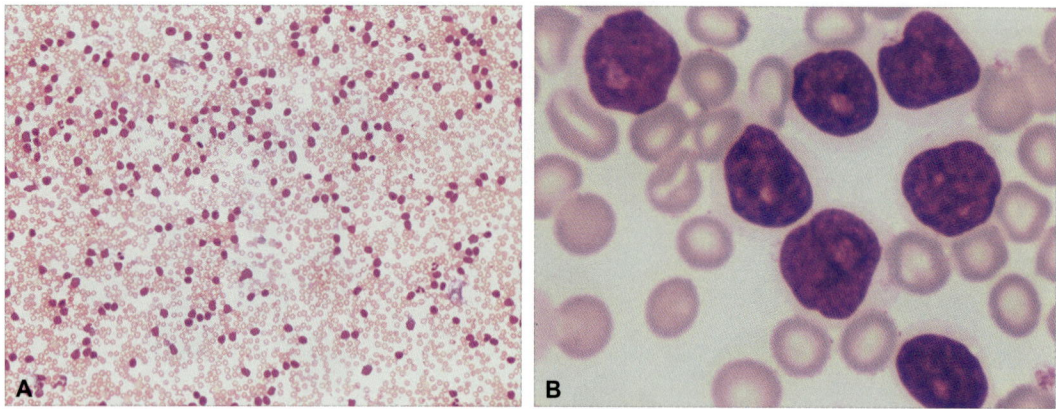

图 9-22   幼淋巴细胞白血病的血象（A 为 ×100 视野）
A. 白细胞数明显增多，以淋巴细胞增多为主。B. 可见大量幼淋巴细胞

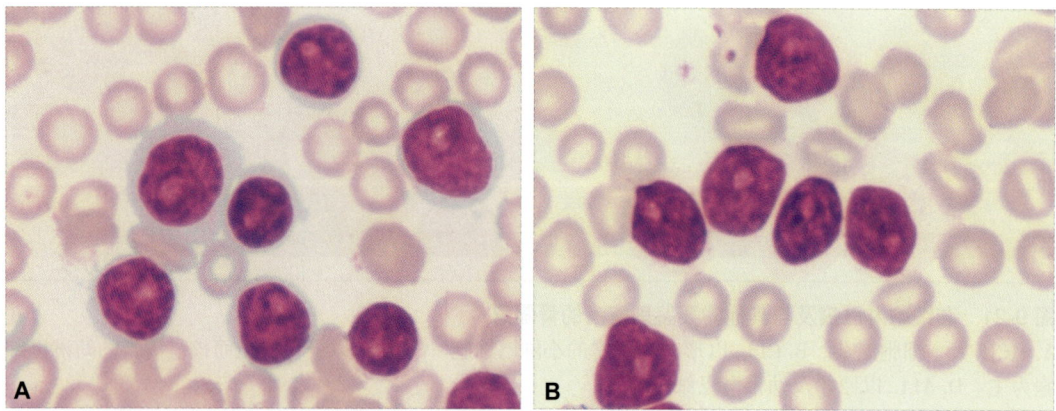

图 9-23   幼淋巴细胞白血病的骨髓象
A、B. 以幼淋巴细胞增生为主，其染色质粗，但都有 1 个大而清晰的核仁

三、诊断意见及鉴别诊断

根据脾肿大特征、外周血及骨髓中幼淋巴细胞增多及形态特点，可做出"（提示）慢性淋巴增殖性疾病（疑为幼淋巴细胞白血病）骨髓象"等诊断意见，应建议做细胞免疫学、染色体等检查。免疫分型以 B-PLL 为多见，其 SmIg（IgM 和 IgD）高表达，FMC7$^+$、CD19$^+$、CD20$^+$、CD22$^+$、CD79a$^+$、CD23$^-$、CD5 可阳性，染色体检查无特征性异常；T-PLL 为 sCD3$^{+/-}$、cCD3$^{+/-}$、CD2$^+$、CD5$^+$、CD7^{++}、CD1a$^-$、TDT$^-$、CD4$^+$CD8$^-$>CD4$^+$CD8$^+$>CD4$^-$CD8$^+$，染色体检查可出现特征性 inv（14）（q11;q32）、t（14;14）（q11;q32）、t（X;14）（q28;q11）等。

PLL 应注意与伴幼淋巴细胞增多的 CLL（CLL/PL）及套细胞淋巴瘤（MCL）相鉴别，见图 9-24；CLL 伴幼淋巴细胞增多时，以成熟小淋巴细胞为主，混杂一些幼淋巴细胞但 <55%；MCL 时往往以成熟小淋巴细胞为主，并见原始及幼稚淋巴细胞增多等。

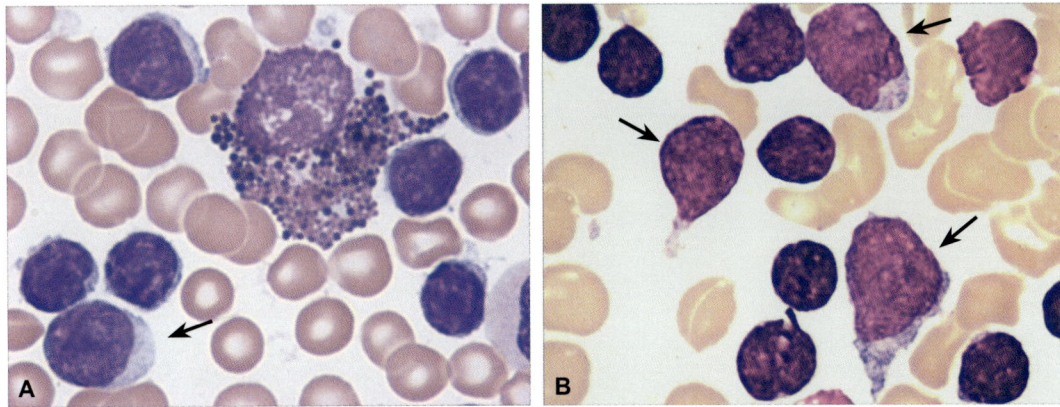

图 9-24　慢性淋巴细胞白血病及套细胞淋巴瘤的骨髓象
A. CLL/SLL，以成熟小淋巴细胞为主，并见幼淋巴细胞（见箭头）。B. MCL，以成熟小淋巴细胞为主，并见原始及幼稚淋巴细胞（见箭头）

（杨再林）

第九节　大颗粒淋巴细胞白血病

大颗粒淋巴细胞白血病（Large Granular Lymphocytic Leukemia，LGLL）是一种以外周血大颗粒淋巴细胞持续增多为主要特征的克隆性淋巴细胞增殖性疾病。2016 年 WHO 分型将 LGLL 分为 T 细胞大颗粒淋巴细胞白血病（T-LGLL）、慢性 NK 细胞增殖性疾病（CLPD-NK）、侵袭性 NK 细胞白血病（ANKL）。惰性 LGLL（指 T-LGLL 及 CLPD-NK）多见于老年人，临床表现为反复感染、脾肿大，可伴有纯红细胞再生障碍性贫血、溶血性贫血、类风湿性关节炎、免疫性血小板减少症及系统性红斑狼疮等自身免疫性疾病。侵袭性多见于年轻人，进展快，常有肝脾淋巴结肿大、发热等全身症状。

一、血象

血红蛋白量、血小板数常减少；白细胞数不定，淋巴细胞增多，常 $>5 \times 10^9/L$，中性粒细胞明显减少。血涂片中淋巴细胞增多，以大颗粒淋巴细胞为主，T-LGLL 及 CLPD-NK 的大颗粒淋巴细胞主要特点为：胞体较大，胞质较丰富，略嗜碱性，常含有较粗大的嗜天青颗粒，胞核较规则，染色质呈块状，见图 9-25；ANKL 的大颗粒淋巴细胞异形性明显，胞体多不规则，常有伪足及空泡，胞质颗粒粗大。

二、骨髓象

骨髓增生明显活跃，成熟淋巴细胞常增多，多数为大颗粒淋巴细胞，形态基本同血涂片，红、巨系常有不同程度减少。见图 9-26。

三、诊断意见及鉴别诊断

根据临床表现、外周血及骨髓中大颗粒淋巴细胞增多，可做出"（提示）慢性淋巴增殖性疾病（疑为大颗粒淋巴细胞白血病）骨髓象"等诊断意见，并建议做流式细胞学、分子生物学等检查。单纯形态学无法判断其是 T 细胞还是 NK 细胞来源，也无法确定是否为单克隆。T 细胞型 LGLL 的特点为：惰性常为 CD3$^+$、CD8$^+$、CD57$^+$、TCR 重排阳性、CD56$^-$、CD4$^-$，侵袭性常为 CD3$^+$、CD8$^+$、CD56$^+$、TCR 重排阳性；NK 细胞型 LGLL 的特点为：CD2$^+$、CD56$^+$、TCR 重排阴性。大多数 T-LGLL 有 STAT3 突变。从形态学检查来看，LGLL 需与继发性 LGL 增多鉴别，如病毒感染、自身免疫性疾病、造血干细胞移植后等，为一过性或不超过 6 个月，病因去除后大颗粒淋巴细胞数可恢复正常。若鉴别困难，可通过流式细胞学、分子生物学检查加以区分。

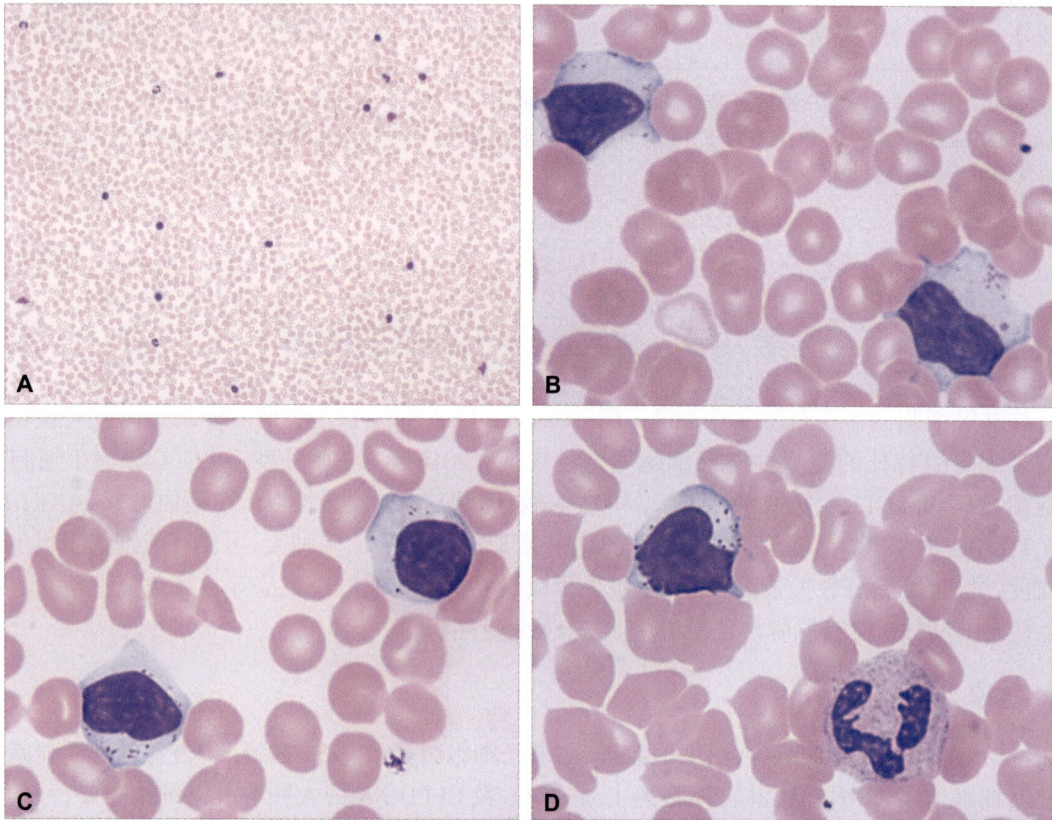

图 9-25　大颗粒淋巴细胞白血病的血象（A 为 ×100 视野）
A. 白细胞数增加，以淋巴细胞为主。B~D. 易见大颗粒淋巴细胞（共 5 个）

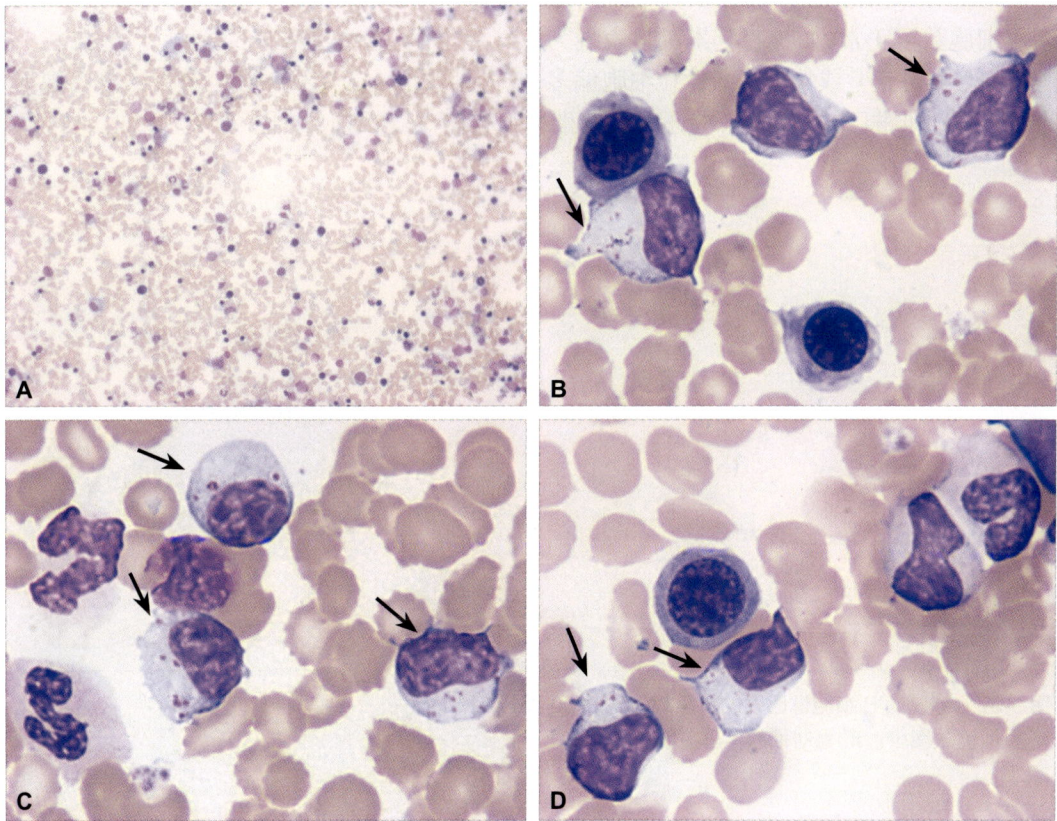

图 9-26　大颗粒淋巴细胞白血病的骨髓象（A 为 ×100 视野）
A. 骨髓增生明显活跃。B~D. 大颗粒淋巴细胞（见箭头）比例增加

（张式鸿）

第十节　弥漫大 B 细胞淋巴瘤

弥漫大 B 细胞淋巴瘤(diffuse large B cell lymphoma,DLBCL)是一种大 B 细胞弥漫性增殖的侵袭性淋巴瘤,为成人 NHL 中常见的一种类型。大多数 DLBCL 为原发病例,但也有一部分由低级别(即低恶性程度)淋巴瘤(如 CLL、FL、SMZL、LPL 等)转化而来。DLBCL 发病于任何年龄,主要表现为浅表和(或)深部淋巴结进行性肿大,并常伴发热、盗汗、进行性消瘦等全身症状,随着病情进展可累及淋巴结外的任何部位,以胃肠道、骨髓等累及为常见,也可合并免疫性疾病。

一、血象

早期血细胞数可正常,如骨髓受累者常表现为血红蛋白量、血小板数减少,而白细胞数减少或正常。血涂片白细胞分类可正常或伴有嗜酸性粒细胞偏多,或可见数量不等体积中等至较大的淋巴瘤细胞(形态学上常为原始及幼稚淋巴样细胞),有的还可见幼稚粒细胞、有核红细胞,见图 9-27。

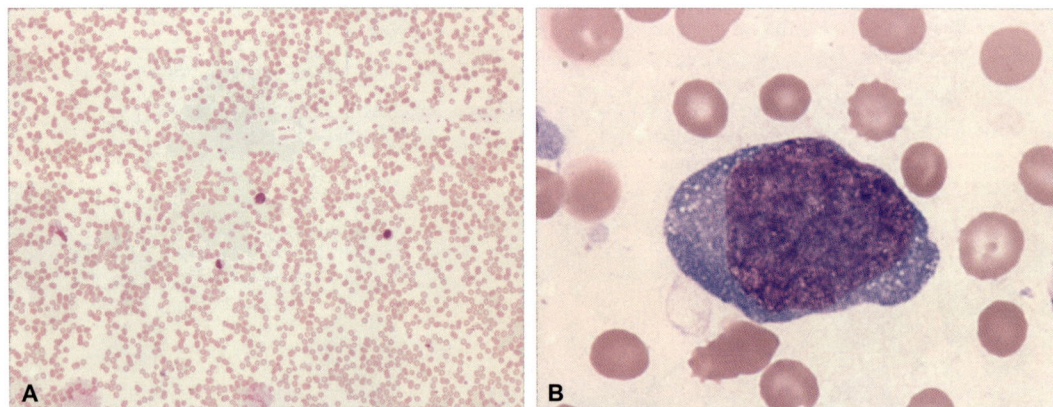

图 9-27　弥漫大 B 细胞淋巴瘤的血象(A 为 ×100 视野)

A. 白细胞数减少。B. 为幼稚的淋巴瘤细胞

二、骨髓象

骨髓常累及,其骨髓增生活跃或增生明显活跃,可见一定数量淋巴瘤细胞(形态学上常为原始及幼稚淋巴样细胞),淋巴瘤细胞≥20% 为淋巴瘤白血病,<20% 为淋巴瘤侵犯骨髓。因 DLBCL 病理亚型多、复杂,故其形态学变化大。骨髓中的淋巴瘤细胞以散在分布为主,少数可呈小堆分布。淋巴瘤细胞通常具有以下特点:胞体较大或中等大小,大小常不一致,胞体规则或不规则;胞质少至较多,较深蓝,有的可见空泡、颗粒;胞核较大、常不规则,染色质较细致或聚集,部分可见较大而清晰核仁。另外,还常可见噬血细胞,其吞噬血小板、红细胞、有核红细胞及中性粒细胞等。粒、红、巨系正常或减少,血小板常减少。见图 9-28。

三、细胞化学染色

为了辅助鉴别细胞系列,可选择一些细胞化学染色,见图 9-29。如 MPO 染色呈阴性,PAS 染色呈阴性、阳性,典型者呈粗颗粒状阳性。

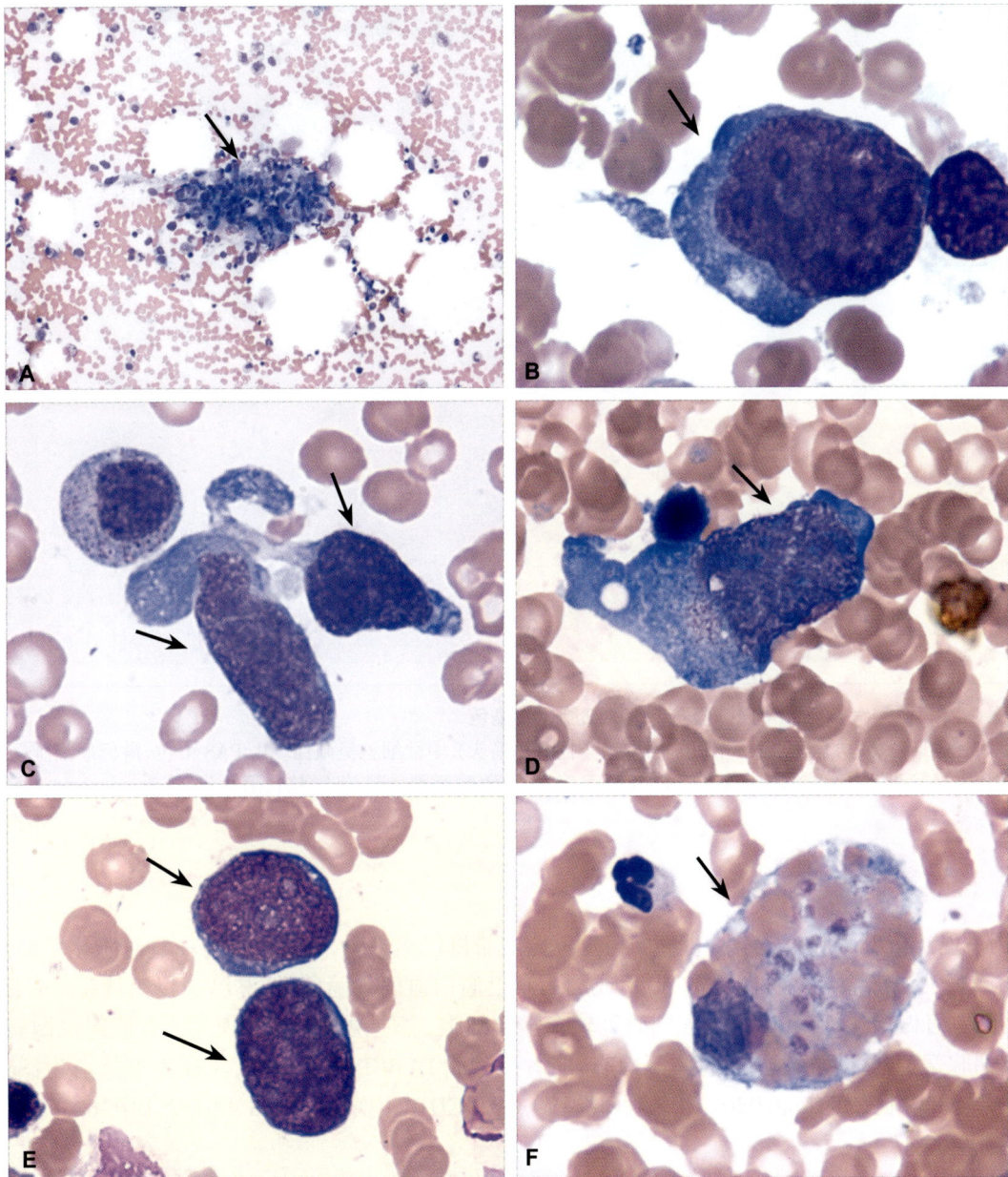

图 9-28　弥漫大 B 细胞淋巴瘤侵犯的骨髓象（A 为 ×100 视野）
A. 成堆分布的淋巴瘤细胞，似骨髓小粒。B~E. 为形态各异、中等至较大的淋巴瘤细胞（见箭头），有的胞体不规则，有的可见簇状颗粒。F. 噬血细胞（见箭头），可见吞噬大量红细胞、血小板

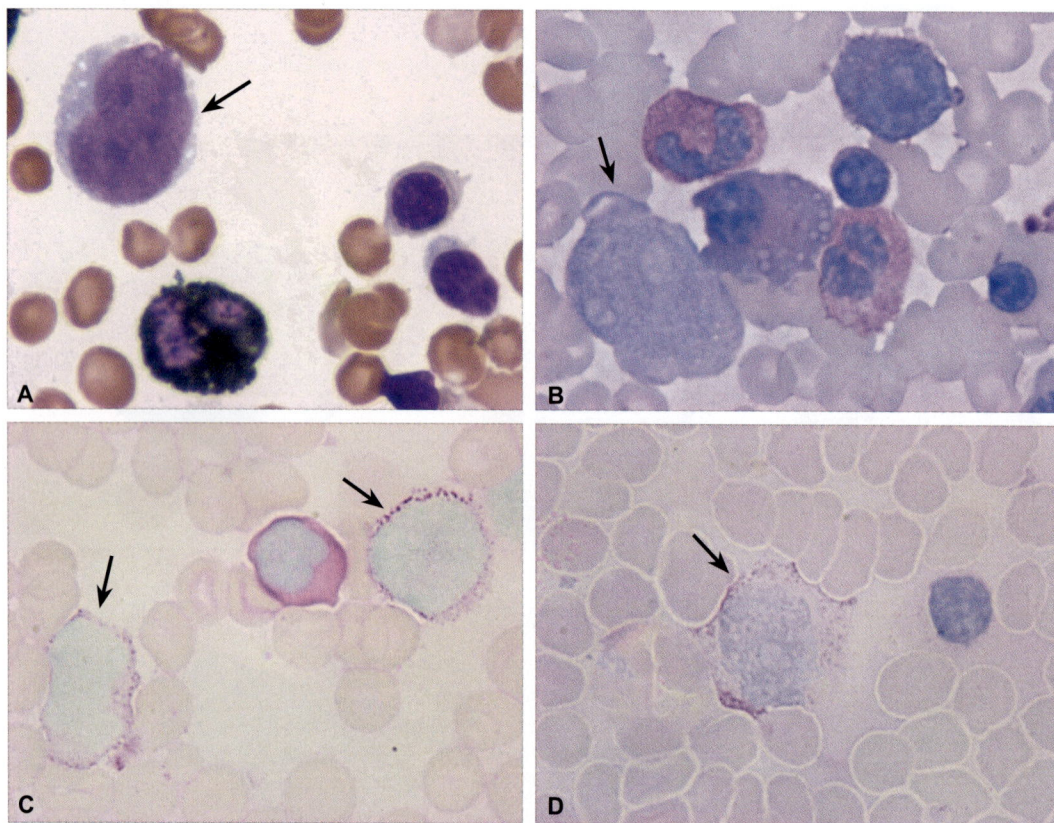

图 9-29　弥漫大 B 细胞淋巴瘤侵犯骨髓的细胞化学染色
A. MPO 染色（复方联苯胺法），淋巴瘤细胞呈阴性（见箭头），中性细胞呈阳性。B. PAS 染色，淋巴瘤细胞呈阴性（见箭头），中性粒细胞呈阳性。C、D. PAS 染色，淋巴瘤细胞呈粗、细颗粒状阳性（见箭头）

四、诊断意见及鉴别诊断

　　根据淋巴结或肝脾肿大、发热，骨髓中可见一定数量淋巴瘤细胞，必要时结合一些细胞化学染色，可做出"提示或疑为淋巴瘤侵犯骨髓象"、"提示或疑为淋巴瘤白血病骨髓象"、"淋巴瘤侵犯待排除骨髓象"等诊断意见，也可做描述性诊断意见，如同时见较多噬血细胞，也应说明伴噬血现象。并应建议做病理组织学、流式细胞学、分子生物学及染色体等检查，前者是诊断 DLBCL 的金标准，免疫表型特点为：SmIg⁺、Ki-67⁺的单克隆 B 细胞（CD19⁺、CD20⁺、CD22⁺、CD79a⁺），CD5、CD10、CD23、CD138、BCL-2、BCL-6、MYC 可阳性，IgH 重排阳性。

　　由于 DLBCL 形态学分型复杂且形态学本身也存在许多变化，故如无病理学确诊的支持，单纯依靠骨髓细胞形态学诊断无法诊断 DLBCL，因其他大 B 细胞淋巴瘤及间变大细胞淋巴瘤侵犯、淋巴母细胞白血病 / 淋巴瘤等也有相似的形态学特征。DLBCL 侵犯骨髓还需与传染性单核细胞增多症、病毒感染等鉴别，后两者常在外周血出现较多异淋而骨髓异淋少见。

第十一节　间变性大细胞淋巴瘤

　　间变性大细胞淋巴瘤（anaplastic large cell lymphoma，ALCL）是一种较少见的、侵袭性 T 细胞淋巴瘤，根据是否表达间变性淋巴瘤激酶（ALK）分为 ALK⁺、ALK⁻ALCL，前者以 30 岁之前多见，后者多见于老年人。临床常表现为高热、盗汗、消瘦，有的伴皮肤病变，淋巴结可肿大。

一、血象

血红蛋白量、血小板数及白细胞数正常或呈进行性减少。

二、骨髓象

骨髓常累及,骨髓增生活跃或增生明显活跃,可见一定数量淋巴瘤细胞(形态学上常为原始及幼稚淋巴样细胞);淋巴瘤细胞≥20%为淋巴瘤白血病,<20%为淋巴瘤侵犯。其胞体常较大、不规则;胞质较深蓝,常有核旁淡染区(高尔基体发育所致);胞核高度异形性,如可见马蹄形、肾形、R-S样核形(似镜影)、多核、花环形及怪异形等,染色质较细致或聚集,核仁常大而明显;见图9-30。有的可见噬血细胞。少数患者为较单一、胞核较规则的淋巴瘤细胞,与免疫母细胞相似。

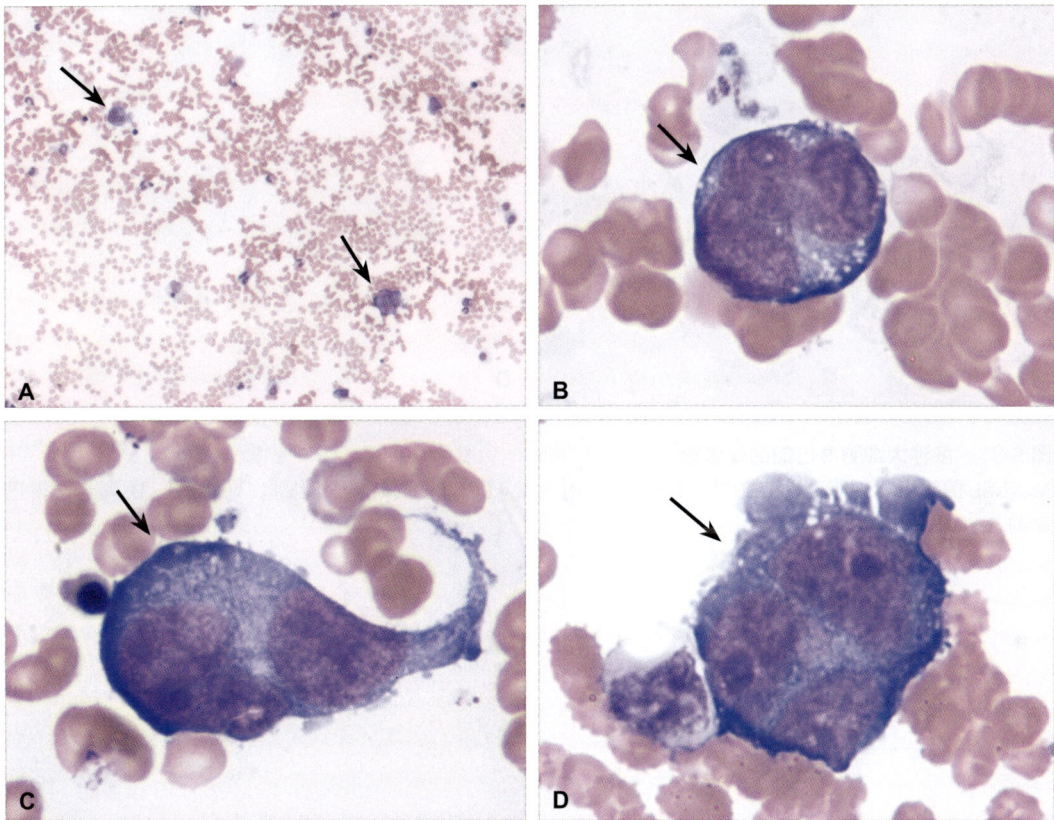

图9-30　间变性大细胞淋巴瘤侵犯的骨髓象(A为×100视野)
A.淋巴瘤细胞(见箭头)。B.马蹄形核淋巴瘤细胞(见箭头)。C.双核淋巴瘤细胞(见箭头)。D.三核淋巴瘤细胞(见箭头)

三、诊断意见及鉴别诊断

根据淋巴结肿大、发热,骨髓中可见一定数量胞体较大和(或)中等大小的淋巴瘤细胞等,必要时结合一些细胞化学染色,可做出"提示或疑为淋巴瘤侵犯骨髓象"、"提示或疑为淋巴瘤白血病骨髓象"、描述性等诊断意见。并应建议做病理组织学及流式细胞学等检测,前者是诊断ALCL的金标准,免疫表型的特点为:CD30$^+$、ALK$^{+/-}$、CD2$^+$、CD3$^+$、CD4$^+$、CD45RO$^+$、CD5$^+$,还常有t(2;5)、*NPM-ALK*基因、*TCR*重排等。

ALCL的形态学虽有些特征性,但单纯依靠形态学无法诊断,它需与其他各种大细胞淋巴瘤鉴别,如各种大B细胞淋巴瘤、霍奇金淋巴瘤等,见图9-31。

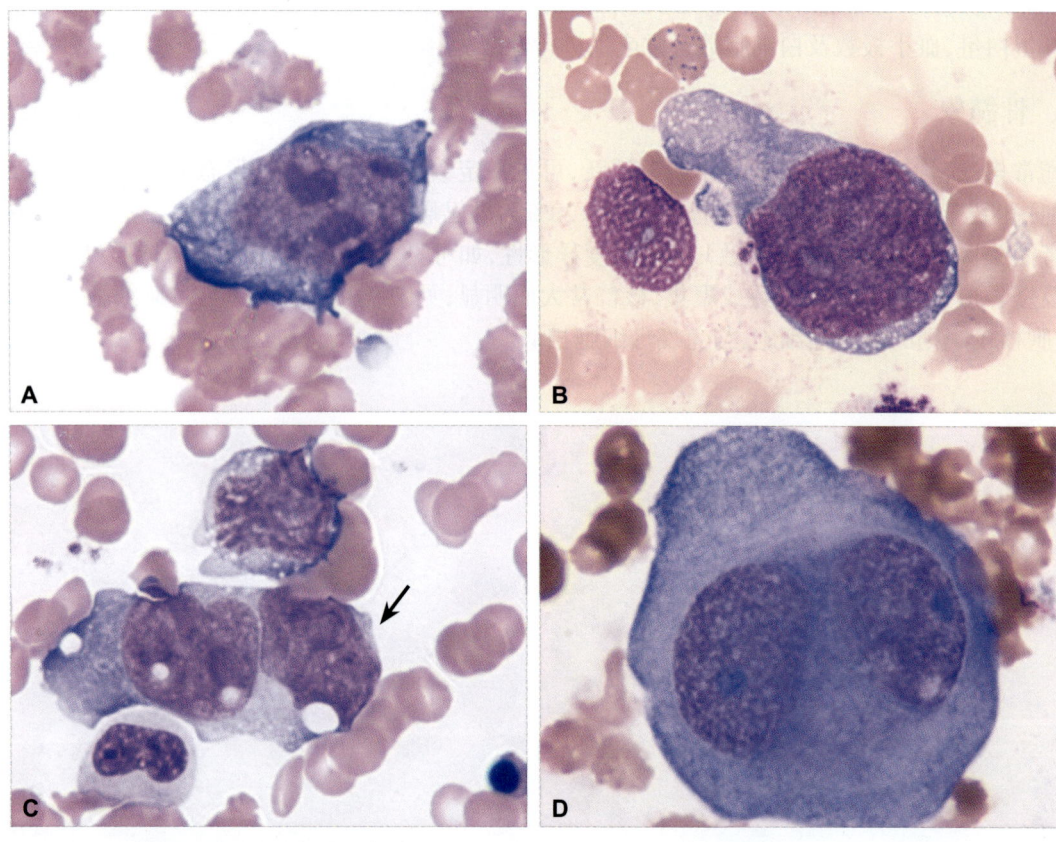

图 9-31　多种大细胞淋巴瘤的骨髓象

A. ALCL 的淋巴瘤细胞。B. DLBCL 的淋巴瘤细胞。C. ALCL 的双核淋巴瘤细胞（见箭头）。D. 霍奇金淋巴瘤的 R-S 细胞

（杨再林）

骨髓增殖性肿瘤(myeloproliferative neoplasm,MPN)是一组获得性的克隆性干细胞疾病,以分化相对较成熟的一系或多系细胞(粒、红、巨系)持续性异常增生为特征。其起病缓慢,常有肝、脾肿大。2016年WHO分型的MPN包括 *BCR-ABL1*⁺ 的慢性髓细胞白血病、慢性中性粒细胞白血病、真性红细胞增多症、原发性血小板增多症、原发性骨髓纤维化、慢性嗜酸性粒细胞白血病(非特指型)及不能分类型,其诊断标准详见附录八。

第一节　慢性髓细胞白血病

慢性髓细胞白血病(chronic myelogenous leukemia,CML)即为慢性粒细胞白血病(chronic granulocytic leukemia,CGL or chronic myelogenous leukemia,CML),简称慢粒,目前根据英语意译称为慢性髓细胞白血病,其实根据该病主要累及粒系来看,称之为慢性粒细胞白血病更为贴切。慢粒是一种起源于造血干细胞、主要累及粒系的常见骨髓增殖性肿瘤。发病于各年龄组,但以青壮年多见。其起病缓慢,主要临床表现为低热、乏力、消瘦、腹胀等,主要体征为脾明显肿大(早期可无脾肿大)。临床分为慢性期(chronic phase,CML-CP)、加速期(amlelerated phase,CML-AP)及急变期(blast crisis,CML-BC),多数慢性期患者几年内会转变为加速期、急变期。

一、血象

血红蛋白量正常、减少;白细胞数常明显增多,多数为 $(100\sim300)\times10^9$/L,有的 $>1000\times10^9$/L;血小板数常增多或正常,有的 $>1000\times10^9$/L。血涂片中以中性中幼粒及其以下细胞为主,原始细胞 <10%,伴嗜酸性粒细胞和(或)嗜碱性粒细胞增多,各阶段粒细胞形态常无明显异常,见图10-1。有的还可见有核红细胞、裸核型巨核细胞、微小巨核细胞、小巨核细胞等。

如外周血原始细胞增多(10%~19%)或嗜碱性粒细胞≥20% 即为加速期;如外周血原始细胞≥20%(包括等同于原始细胞的白血病细胞)即为急变期。见图10-2。

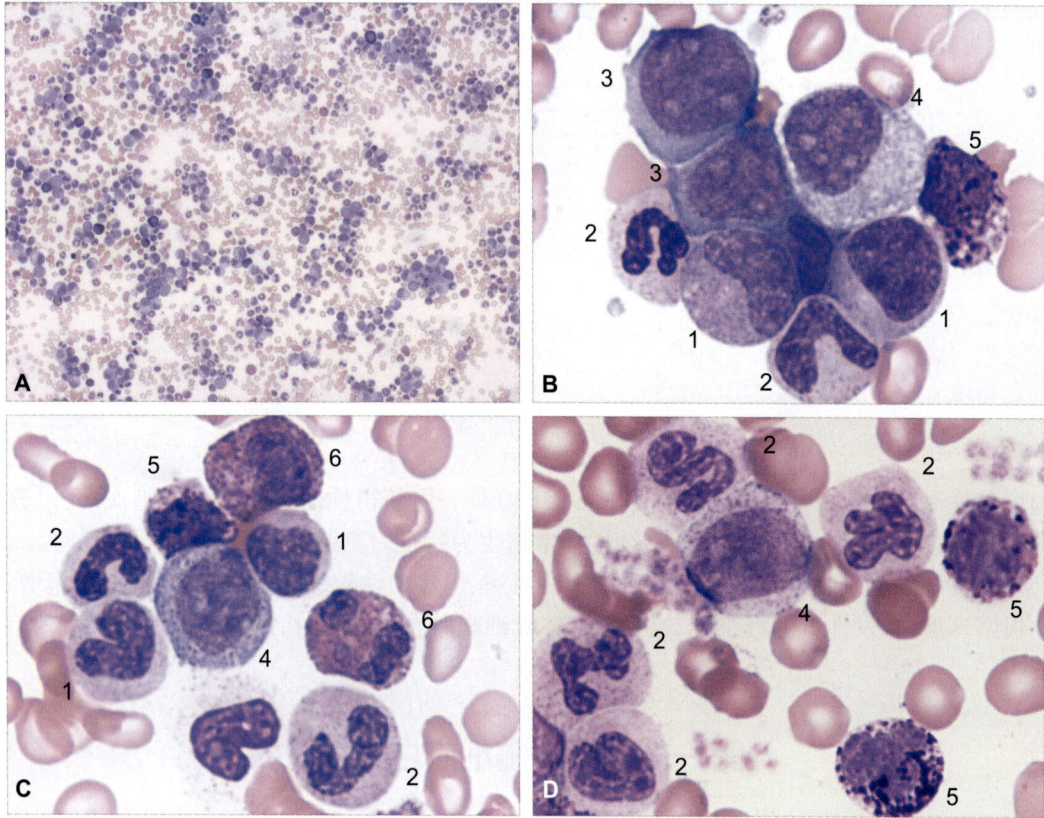

图 10-1　慢性粒细胞白血病（慢性期）的血象（A 为 ×100 视野）

A. 白细胞数明显增多。B~D. 粒细胞增多，以中性中幼粒及其以下细胞为主，嗜酸性及嗜碱性粒细胞易见
1. 中性幼稚粒细胞。2. 中性粒细胞。3. 原始粒细胞。4. 早幼粒细胞。5. 嗜碱性粒细胞。6. 嗜酸性粒细胞

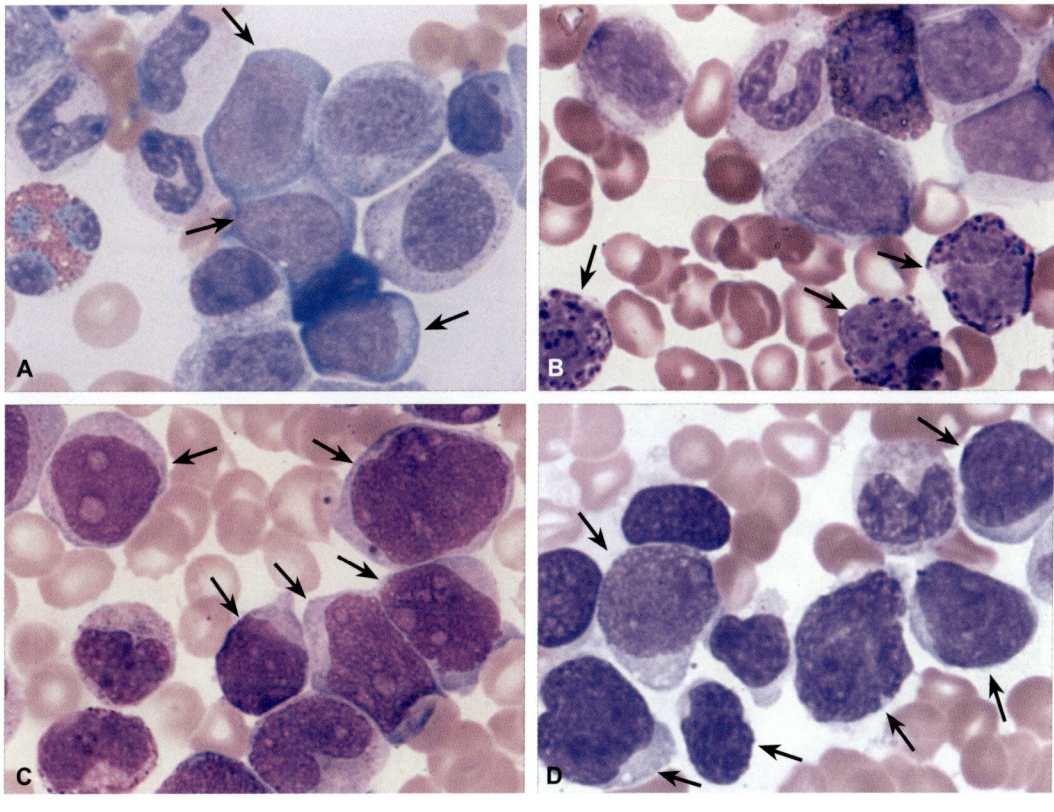

图 10-2 慢性粒细胞白血病加速期及急变期的血象

A. 加速期,原始细胞较明显增多(见箭头)。B. 加速期,嗜碱性粒细胞较明显增多(见箭头)。C. 急粒变,原始粒细胞明显增多(见箭头)。D. 急淋变,原始及幼稚淋巴细胞明显增多(见箭头)

二、骨髓象

骨髓增生极度活跃,粒红比值明显增加,粒系极度增生,以中性中幼粒及其以下细胞为主,嗜酸性粒细胞和(或)嗜碱性粒细胞较易见,原始细胞<10%。粒细胞形态基本上正常或少数巨幼样变。红系常明显减少,巨核细胞常明显增生,有的可见病态巨核细胞。有时可见戈谢样、海蓝样、尼曼-匹克样吞噬细胞。见图10-3。原始细胞10%~19%则进入加速期,原始细胞≥20%则进入急变期。可急变为急单、急粒单、急粒、急淋、急性嗜碱性粒细胞白血病等;急变的原始细胞以髓系多见,其次为淋系。

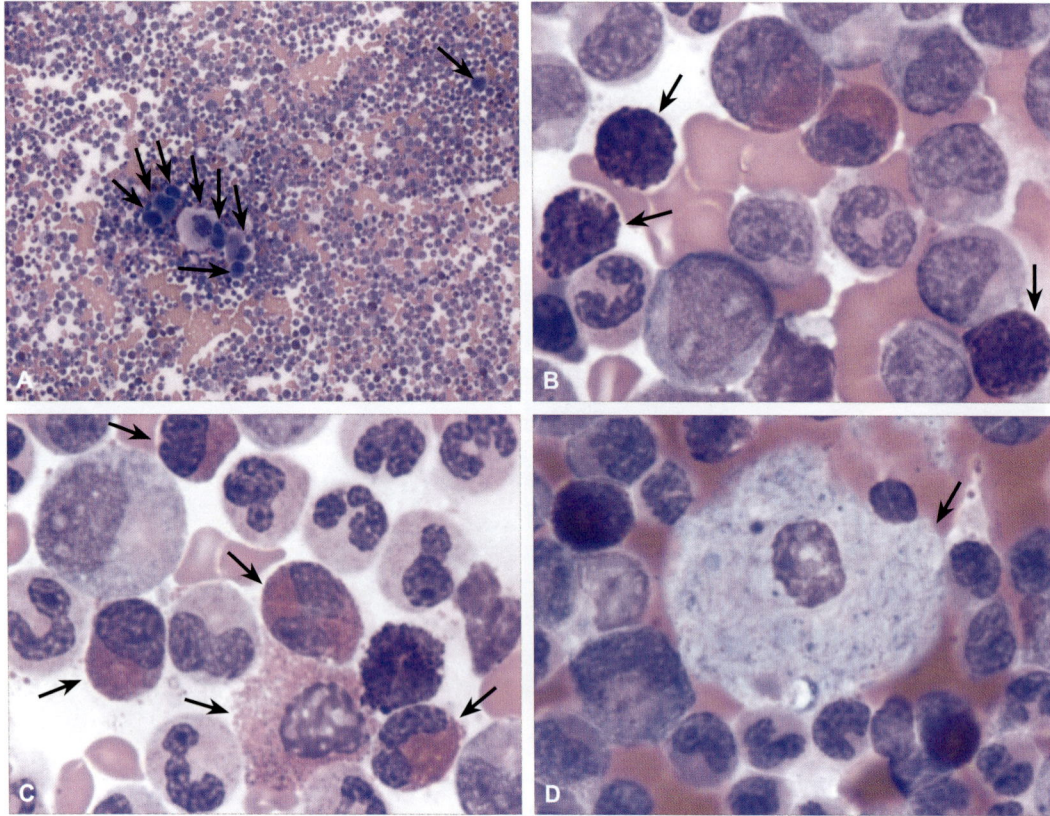

图 10-3　慢性粒细胞白血病(慢性期)的骨髓象(A 为 ×100 视野)
A. 骨髓增生极度活跃,巨系也明显增生(见箭头)。B. 以中性中幼粒及其以下细胞增生为主,并易见嗜碱性粒细胞(见箭头)。C. 以中性中幼粒及其以下细胞增生为主,并易见嗜酸性粒细胞(见箭头)。D. 可见戈谢样吞噬细胞(见箭头)

三、细胞化学染色

应常规做 NAP 染色。因为 CML 慢性期的 NAP 阳性率及积分明显下降,甚至为 0 分;若合并感染、妊娠或发生急变等,NAP 积分可增多。急变期需常规做 MPO、NAS-DCE、NSE、PAS 染色,以辅助判断急性白血病的细胞系列,见图10-4。

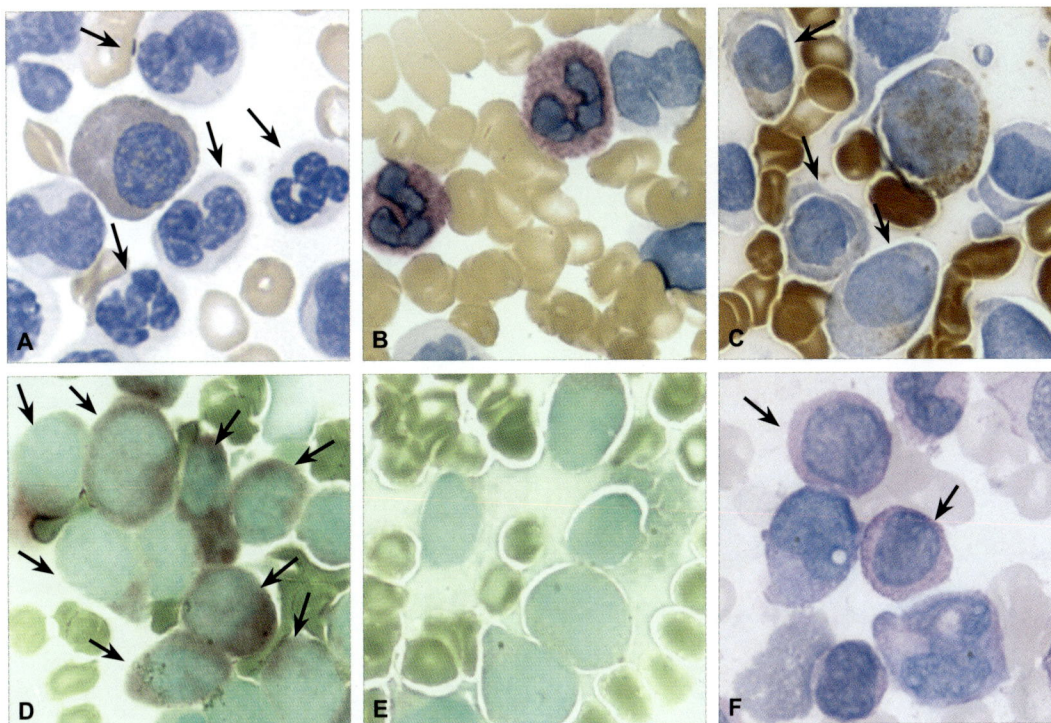

图 10-4　慢性粒细胞白血病的细胞化学染色
A. CML 慢性期,NAP 染色呈阴性(见箭头)。B. CML 慢性期伴感染,中性粒细胞呈(++)。C. CML 急单变,MPO 染色(二盐酸联苯胺法)呈阳性或弱阳性(后者见箭头)。D. CML 急单变,α-NAE 染色多数呈阳性(见箭头)。E. CML 急单变,与 D 为同一个病例,α-NAE 加 NaF 染色后阳性被抑制。F. CML 急单变,PAS 染色呈阴性或阳性(后者见箭头)

四、诊断意见及鉴别诊断

根据脾肿大、NAP 积分明显下降、CML 慢性期的典型血象和骨髓象改变,可做出"提示慢性粒细胞白血病(慢性期)骨髓象"诊断意见,不过确诊 CML 必须要有 BCR-ABL1 融合基因阳性,若做染色体检查则多数可同时检到 t(9;22)(q34;q11)。对于 CML 慢性期复查患者,如原始细胞 10%~19% 或外周血嗜碱性粒细胞≥20%,为 CML 加速期;如原始细胞≥20% 为 CML 急变期,并结合一系列细胞化学染色来提示急变细胞类型。CML 需与类白血病反应、慢性中性粒细胞白血病、不典型慢性髓细胞白血病等鉴别,但借助于形态学特点、NAP 积分、Ph 染色体、BCR-ABL1 融合基因等可将其区分。

(管洪在)

第二节　慢性中性粒细胞白血病

慢性中性粒细胞白血病(chronic neutrophilic leukemia,CNL)简称慢中,是一种粒系异常增生的罕见骨髓增殖性肿瘤。患者多为老年人,其起病隐匿,进展缓慢,主要表现为脾肿大、乏力、头晕、低热、易感染等。

一、血象

血红蛋白量轻度减少、正常;白细胞数持续增多,一般≥25×10⁹/L,单核细胞 <1×10⁹/L;血小板数大多正常。血涂片中性粒细胞常≥80%,幼稚粒细胞 <10%(包括早幼粒、中幼粒和晚幼粒细胞),原始粒细胞罕见,嗜酸性、嗜碱性粒细胞常不多见,粒系形态无明显异常或有的可见类中毒颗粒、杜勒小体。见图 10-5。

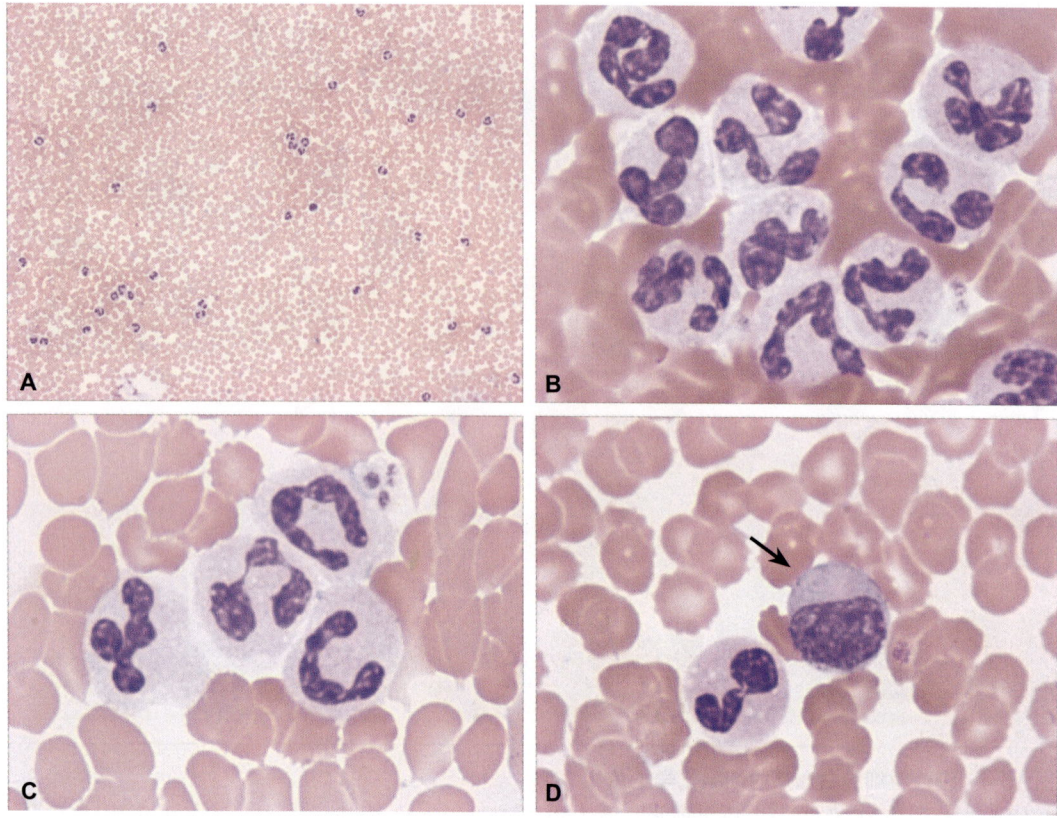

图 10-5　慢性中性粒细胞白血病的血象（A 为 ×100 视野）
A. 白细胞数增多，以中性粒细胞为主。B、C. 均为中性粒细胞。D. 偶见幼稚粒细胞（见箭头）

二、骨髓象

骨髓增生明显活跃或增生极度活跃，粒红比值明显增加，粒系明显增生，以中性中幼粒及其以下细胞为主，原始粒细胞 <5%，嗜酸性、嗜碱性粒细胞不多见，粒系形态常无明显异常。红系明显减少，巨系正常或增多，有的可见小巨核细胞。见图 10-6。

三、细胞化学染色

中性粒细胞碱性磷酸酶染色（NAP）阳性率及积分常明显增高，图 10-7。

四、诊断意见及鉴别诊断

外周血白细胞数持续增多（≥3 个月），以中性成熟粒细胞为主，嗜酸性、嗜碱性粒细胞不多见；骨髓中粒系明显增生，以中性中幼粒及其以下细胞为主，嗜酸性、嗜碱性粒细胞不多见；NAP 积分常明显增加，再结合临床可做出"疑为慢性中性粒细胞白血病骨髓象"、"慢性中性粒细胞白血病待排除骨髓象"等诊断意见，可建议做 *CSF3R* T618I 或其他 *CSF3R* 突变检测，因为大多数患者存在 *CSF3R*。CNL 主要需与感染、肿瘤、浆细胞疾病等引起的类白血病反应鉴别，类白有原发病，但由于有的原发病较隐蔽而易误诊；CNL 还需与慢性粒细胞白血病（CML）等骨髓增殖性肿瘤鉴别，CML 的骨髓及外周血中常易见嗜酸性和（或）嗜碱性粒细胞，外周血幼稚粒细胞也易见，NAP 活性明显降低或缺乏，而且费城染色体、*BCR-ABL1* 融合基因呈阳性，这些可将两者区分开来。

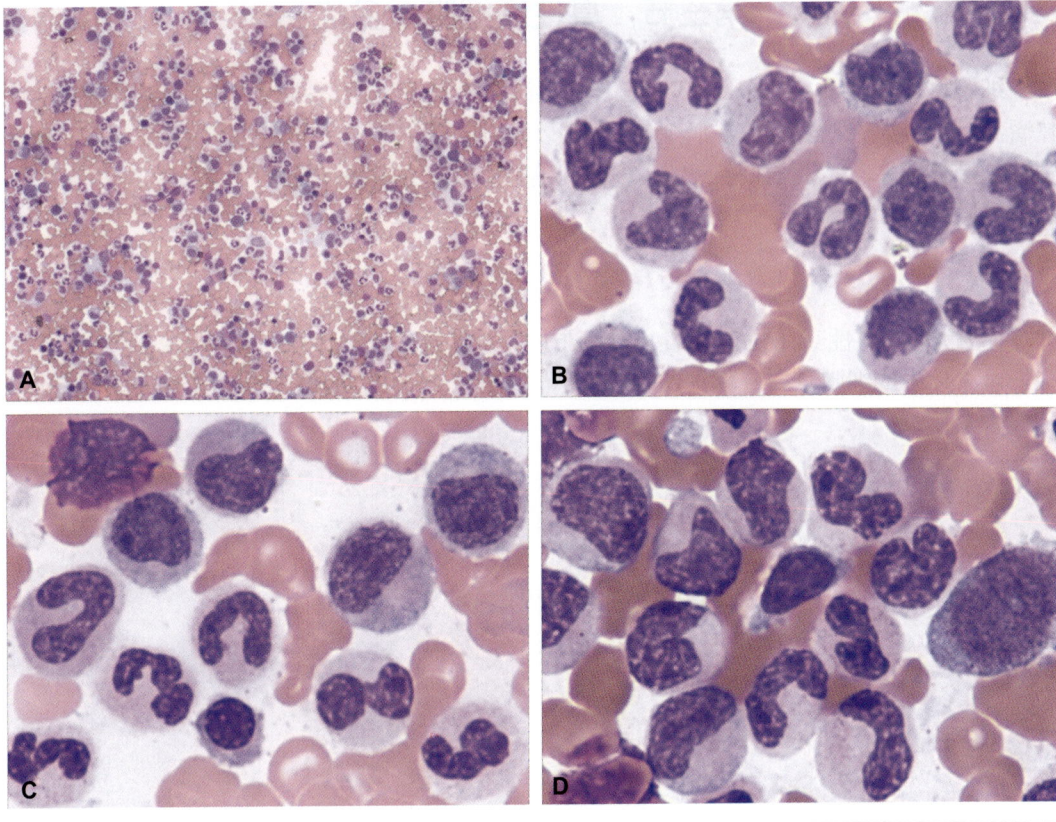

图 10-6　慢性中性粒细胞白血病的骨髓象（A 为 ×100 视野）
A. 骨髓增生极度活跃。B~D. 以中性中幼粒及其以下细胞为主,嗜酸性及嗜碱性粒细胞不多见,形态无明显异常

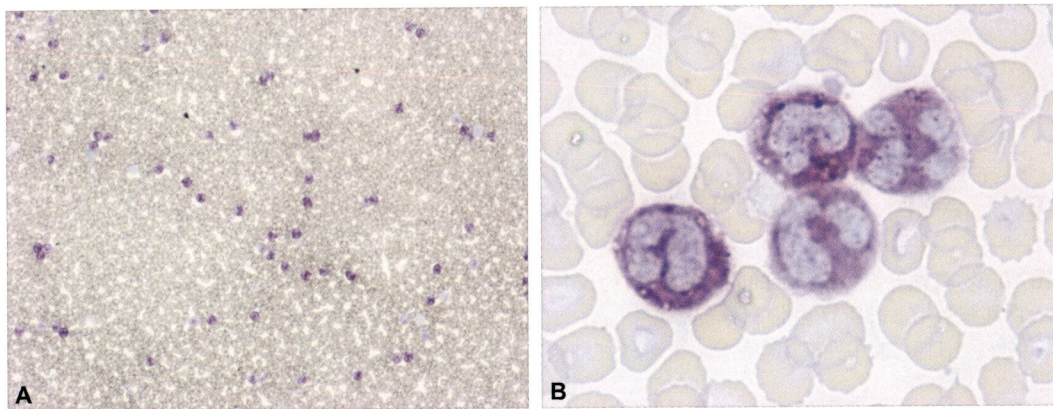

图 10-7　慢性中性粒细胞白血病的 NAP 染色结果（A 为 ×100 视野）
A. 白细胞数增多,几乎均阳性且较强。B. 中性粒细胞均呈阳性,为(++)-(++++)

（周迎春）

第三节　真性红细胞增多症

真性红细胞增多症（polycythemia，PV），是一种起源于造血干细胞、骨髓中以红系异常增生为主的骨髓增殖性肿瘤。主要临床表现为皮肤、黏膜变红，尤其以脸部、颈部、掌心为明显，还有头晕、头痛、乏力、耳鸣、多汗、高血压、肢体麻木等，易发血栓、出血，多数可有脾肿大。有的因骨髓纤维化、造血功能衰竭、转变为急性白血病等原因死亡。

一、血象

血红蛋白量增多（男性≥165g/L，女性≥160g/L）；白细胞数常增多，多为（10~30）×10^9/L；血小板数正常或略增多。血涂片中红细胞分布密集，有的可见幼稚粒细胞、晚幼红细胞，其他常无明显异常。见图 10-8。

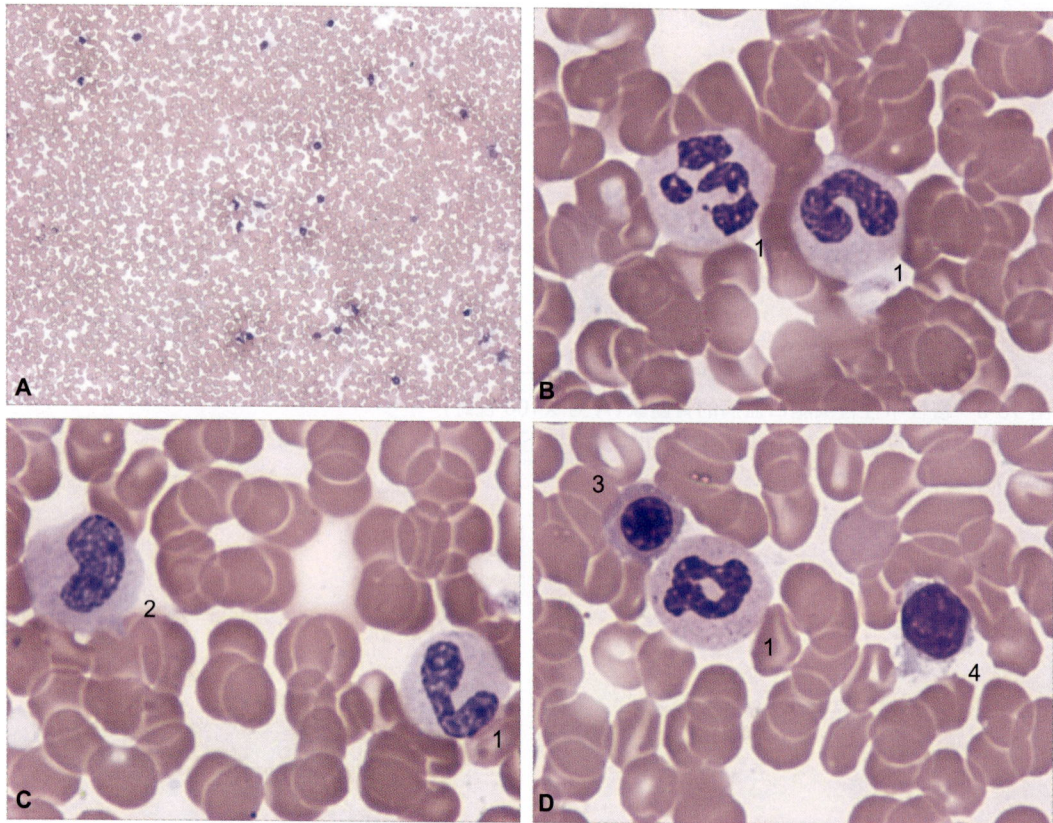

图 10-8　真性红细胞增多症的外周血象（A 为 ×100 视野）
A. 白细胞数增多。B~D. 红细胞分布密集
1. 中性粒细胞。2. 中性晚幼粒细胞。3. 晚幼红细胞。4. 淋巴细胞

二、骨髓象

骨髓增生明显活跃或增生活跃，粒红比值正常或下降，粒、红、巨系均增生，常以红系增生为主，红细胞分布密集，血细胞形态常无明显异常。由于骨髓明显增生或伴骨髓纤维化，骨髓可出现干抽而呈"增生减低"。见图 10-9。个别可出现原始细胞增多，转变为急性白血病。

三、细胞化学染色

NAP 染色的阳性率、积分常增高；铁染色常正常，有的骨髓铁可减少或缺乏，见图 10-10。

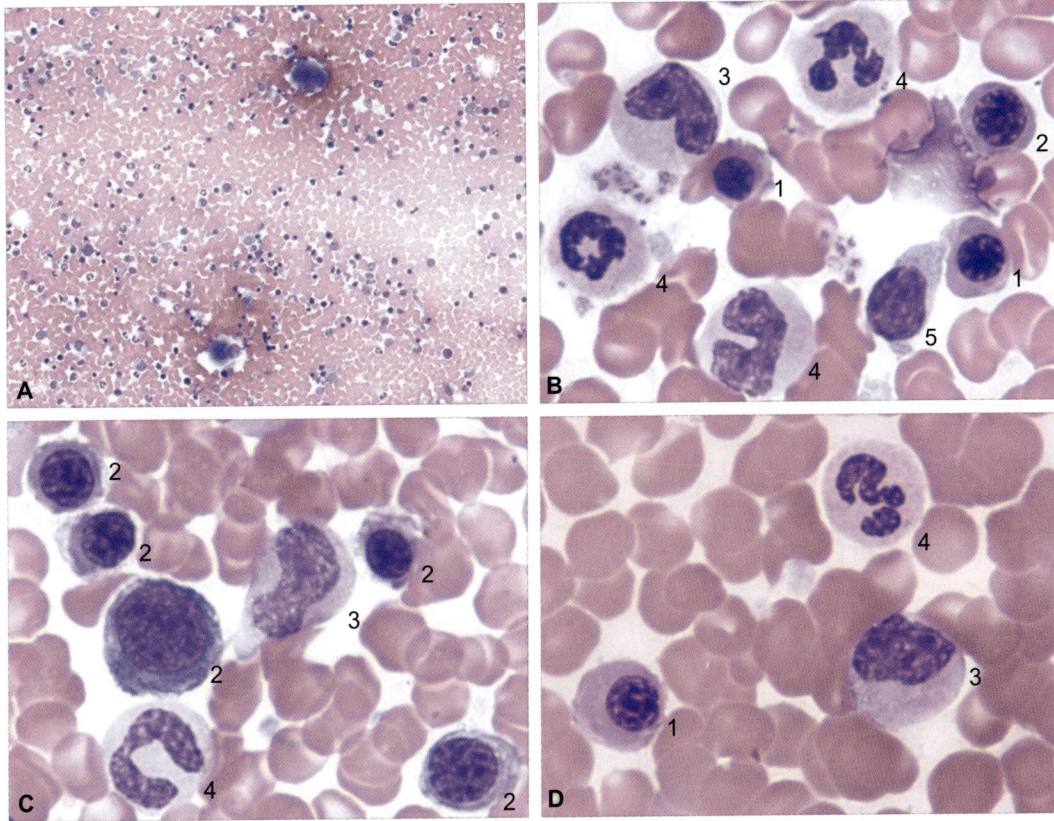

图 10-9　真性红细胞增多症的骨髓象

A. 骨髓增生明显活跃。B~C. 红系较明显增生,红细胞分布密集,血细胞形态无明显异常。D. 部分稀释骨髓象,有核细胞减少,有核红细胞、幼稚粒细胞不多见

1. 晚幼红细胞。2. 中幼红细胞。3. 中性晚幼粒细胞。4. 中性粒细胞。5. 淋巴细胞

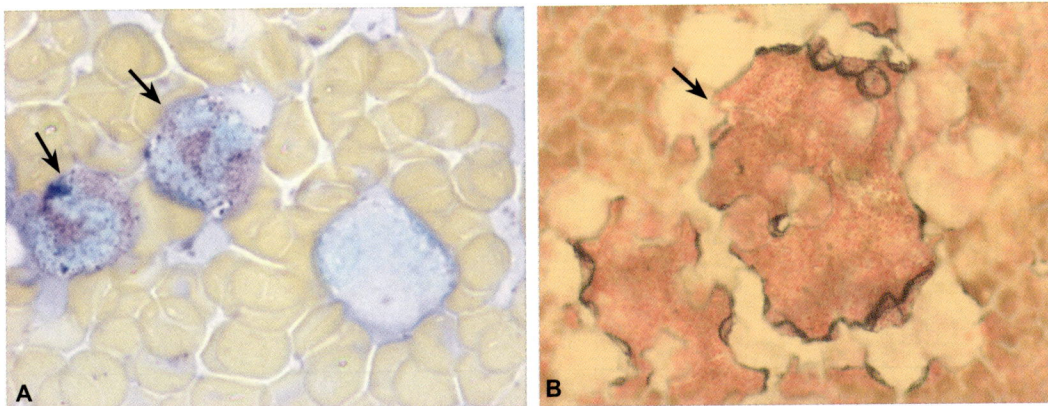

图 10-10　真性红细胞增多症的细胞化学染色

A. NAP 染色,显示积分增高,中性粒细胞呈(++)(见箭头)。B. 铁染色,细胞外铁阴性(见箭头)

四、诊断意见及鉴别诊断

PV 的骨髓检验缺乏特异性,故一般只做描述性诊断意见,其确诊需密切结合临床、血象、$JAK2V617F$ 基因及血清 EPO 检测等,因为 95% 以上 PV 患者有 $JAK2V617F$ 突变或类似突变($JAK2$ 12 号外显子突变),而血清 EPO 常减少。由于 PV 一般做描述性诊断意见,故需鉴别的疾病不多。

第四节　原发性血小板增多症

原发性血小板增多症(essential thrombocythemia,ET)是一种起源于造血干细胞、骨髓中以巨系异常增生为主的骨髓增殖性肿瘤。本病好发于 50~60 岁,早期无明显症状,后期易形成血栓、出血,部分可有脾肿大。

一、血象

血红蛋白量一般正常,出血者可导致小细胞低色素性贫血;白细胞数正常或增多,多在(10~30)×10^9/L;血小板≥450×10^9/L。血涂片中血小板易见,可偶见幼稚粒细胞、有核红细胞、大血小板、畸形血小板等,其他无明显异常。见图 10-11。

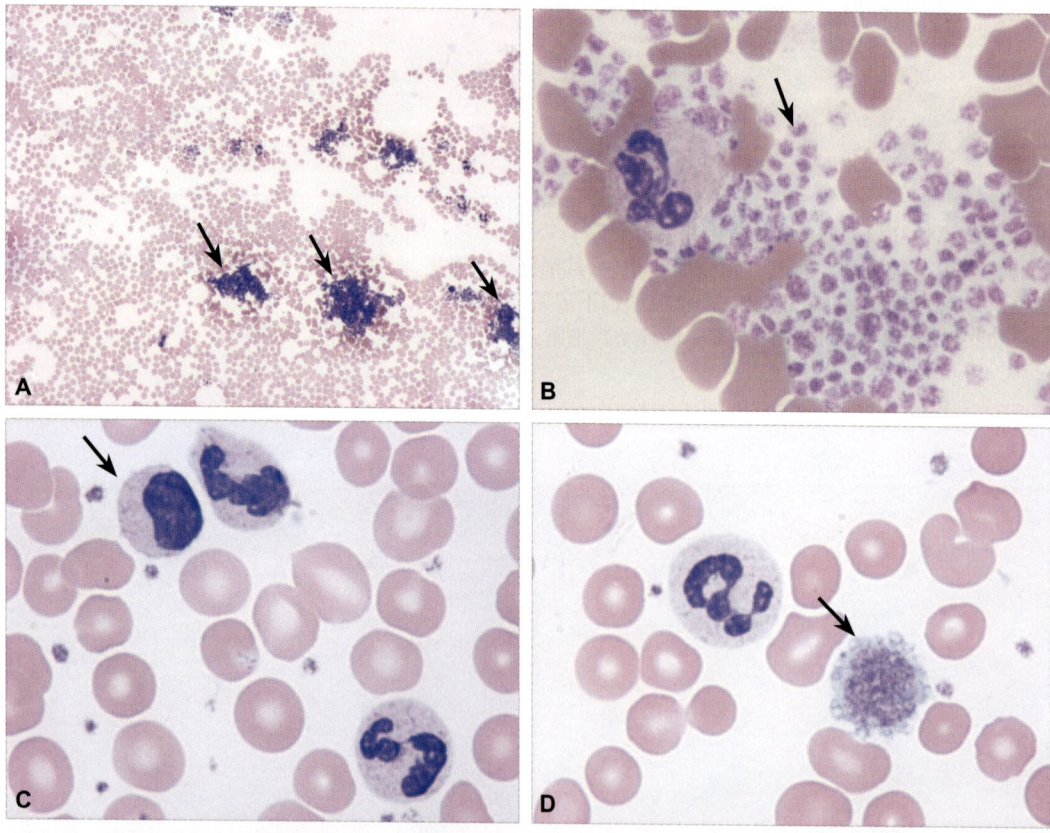

图 10-11　原发性血小板增多症的外周血象(A 为 ×100 视野)
A、B. 指头血血涂片,尾部可见大堆血小板(见箭头)。C. 抗凝血涂片,易见散在的血小板,并见中性晚幼粒细胞(见箭头)。D. 抗凝血涂片,易见散在的血小板,并见大血小板(见箭头)

二、骨髓象

骨髓增生活跃或增生明显活跃。粒红比值大致正常,巨系常明显增生,以颗粒巨及产板巨为主,并可见胞体增大、胞核分叶过多巨核细胞等。血小板易见、极易见,呈大堆、大片分布,可见大血小板、畸形血小板。由于骨髓明显增生或伴骨髓纤维化,可出现干抽而呈"增生减低"。见图 10-12。个别患者可出现原始细胞增多转变为急性白血病等。

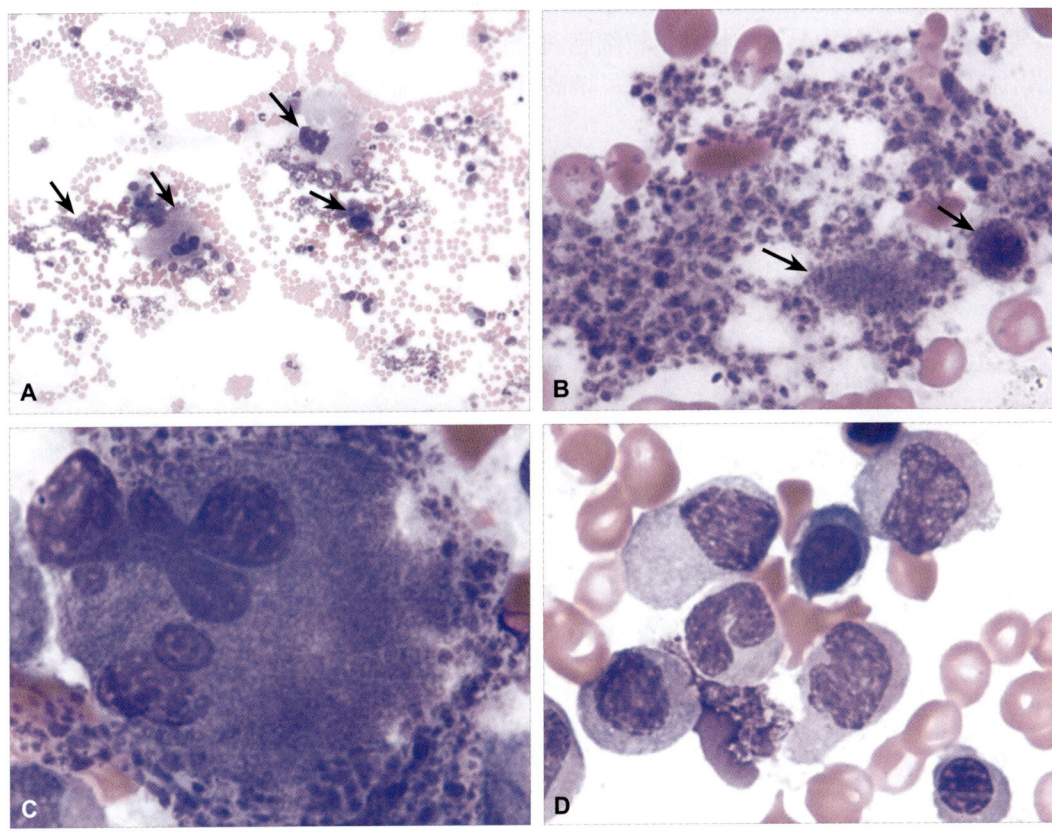

图 10-12　原发性血小板增多症的骨髓象(A 为 ×100 视野)
A. 骨髓增生活跃,巨核细胞及血小板易见(见箭头)。B. 呈大片分布的血小板,并见大血小板(见箭头)。C. 产板巨分叶过多。D. 粒、红系比例及形态无明显异常

三、细胞化学染色

NAP 染色的阳性率及积分常增高。铁染色一般正常,如伴有慢性出血可导致骨髓铁减少、缺乏。

四、诊断意见及鉴别诊断

ET 的骨髓检验缺乏特异性,除了巨系增生、血小板极易见外,其他常无明显异常,故一般只做描述性诊断意见。其确诊需密切结合临床、血象、基因突变检测(*JAK2V617F* 或 *CALR*、*MPL* 基因常阳性)等,还可做骨髓活检,活检的主要特征为成熟巨核细胞数增多、胞核分叶过多、胞体增大。由于慢性粒细胞白血病的血小板数也常≥450×10⁹/L,而且有的主要表现为血小板数增多,故应注意鉴别,通过 *BCR-ABL1*、染色体等检测可区分两者。

（刘　文）

第五节　原发性骨髓纤维化

原发性骨髓纤维化（primary myelofiborosis，PMF）是骨髓增殖性肿瘤的一种类型，其特征为骨髓巨系、粒系增生，伴有反应性骨髓结缔组织增生、髓外造血。主要临床表现为贫血、脾明显肿大。

一、血象

血红蛋白量轻度或中度减少，网织红细胞数可增高；白细胞数增高或正常；血小板数高低不一，早期可增高，晚期减少。血涂片中易见中性幼稚粒细胞、有核红细胞、泪滴形等异形红细胞，有的甚至可见早幼粒细胞、原始粒细胞，嗜酸性、嗜碱性粒细胞也可增高；可见巨核细胞、大血小板、巨血小板。见图 10-13。

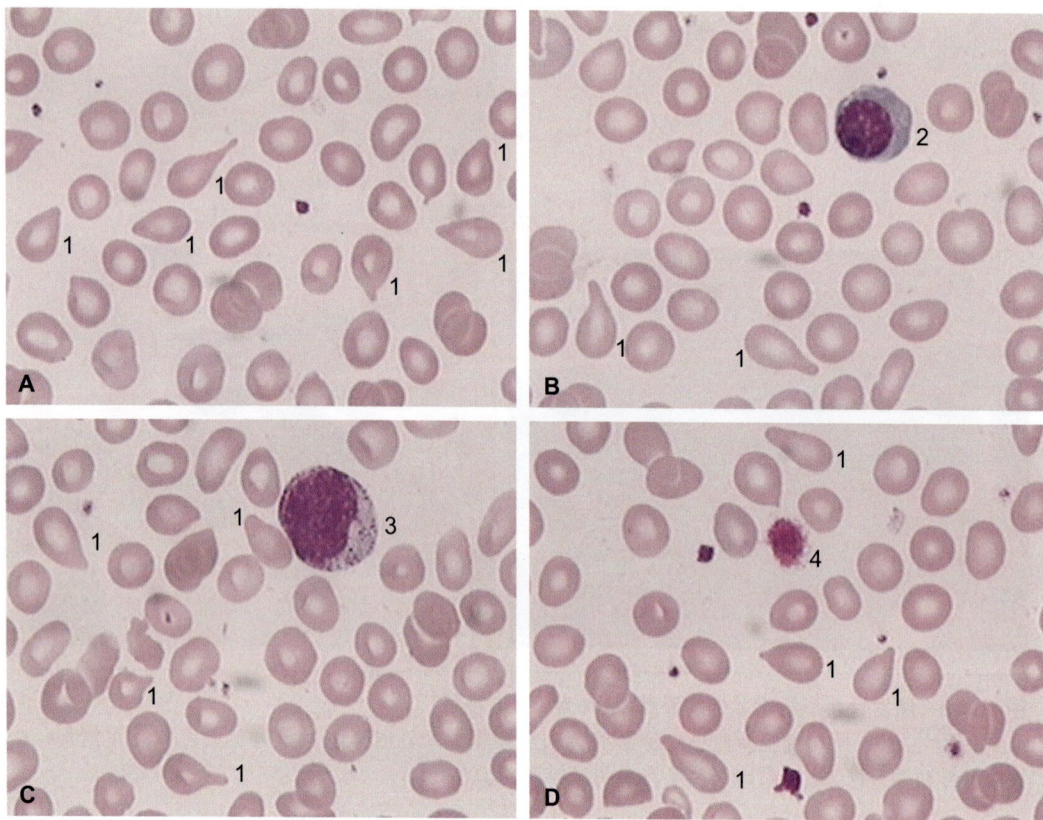

图 10-13　原发性骨髓纤维化的血象
1. 泪滴形红细胞。2. 中幼红细胞。3. 中性中幼粒细胞。4. 大血小板

二、骨髓象

骨髓纤维化早前期，骨髓中造血细胞增多或正常，常表现为粒、巨系增生，有的伴巨系形态异常。骨髓纤维化期，骨髓穿刺常干抽或稀释，骨髓增生减低甚至增生极度减低，泪滴形红细胞较易见，巨核细胞常形态异常，如胞体变大、小巨核细胞，微小巨核细胞等。见图 10-14。

三、诊断意见及鉴别诊断

由于 PMF 的骨髓检验无特征性表现，所以通常采用描述性诊断意见。如结合患者有贫血、巨脾，外周血见泪滴形红细胞、有核红细胞、幼稚粒细胞时可考虑本病，并建议骨髓活检、细胞遗传学及 MPN 相关基

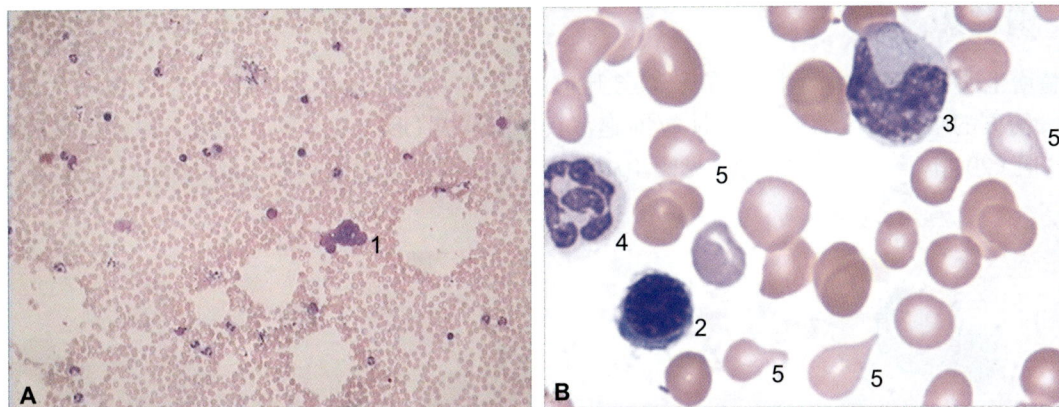

图 10-14 原发性骨髓纤维化的骨髓象（A 为 ×100 视野，骨髓增生减低）
1. 裸核型巨核细胞。2. 中幼红细胞。3. 中性晚幼粒细胞。4. 中性分叶核粒细胞。5. 泪滴形红细胞

因检测（有的存在 *JAK₂*、*CALR*、*MPL* 基因突变）。骨髓活检是确诊本病的最主要依据。PMF 需与继发性骨髓纤维化相鉴别，如 CML、PV、ET、MDS 等血液系统肿瘤，还有骨髓转移癌、自身免疫性疾病、感染性疾病等均可继发骨髓纤维化。

第六节　慢性嗜酸性粒细胞白血病，非特指型

慢性嗜酸性粒细胞白血病，非特指型（chronic eosinophilicleukemia, not otherwise specified, CEL, NOS）是一种极为罕见的骨髓增殖性肿瘤，本病是因前体嗜酸性粒细胞自主性、克隆性增殖，导致嗜酸性粒细胞持续增多并造成多脏器功能损害。CEL 临床表现复杂，常有乏力、发热、咳嗽、肌肉痛、血管性水肿、瘙痒、皮肤红斑、丘疹、腹泻、心力衰竭、呼吸困难、意识或精神异常等表现。

一、血象

血红蛋白量、血小板数常减少；白细胞数一般明显增高，常 $>50 \times 10^9$/L，嗜酸性粒细胞持续增多，$\geqslant 1.5 \times 10^9$/L。血涂片中嗜酸性粒细胞明显增多，占 20%~90%，以成熟嗜酸性粒细胞为主，并见幼稚嗜酸性粒细胞，有时可见早幼粒细胞、原始细胞（<20%）；嗜酸性粒细胞可有形态异常，常表现为胞质颗粒减少、空泡、胞核分叶过少或过多等。见图 10-15。

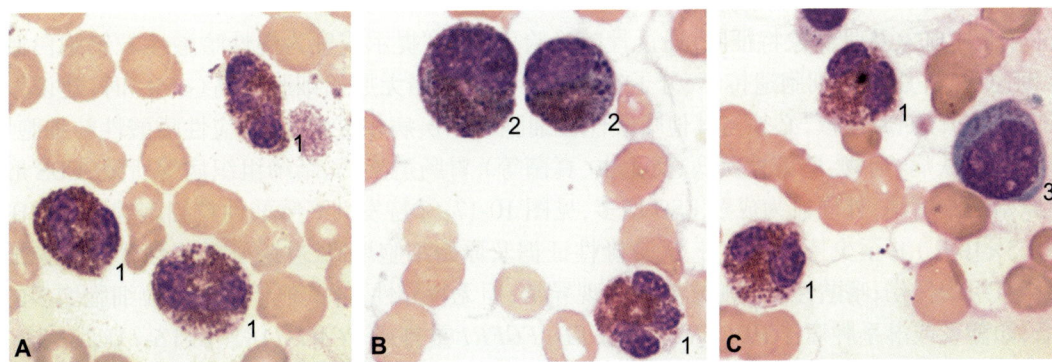

图 10-15 慢性嗜酸性粒细胞白血病的血象
1. 嗜酸性粒细胞。2. 嗜酸性中幼粒细胞。3. 早幼粒细胞

二、骨髓象

骨髓增生明显活跃或增生极度活跃,粒红比值增加,粒系明显增生,以嗜酸性粒细胞增生为主,并易见各阶段幼稚的嗜酸性粒细胞,嗜酸性粒细胞常有形态异常(形态基本同血涂片),原始粒细胞增多(一般≥5%,但<20%)。红、巨系常减少。见图 10-16。

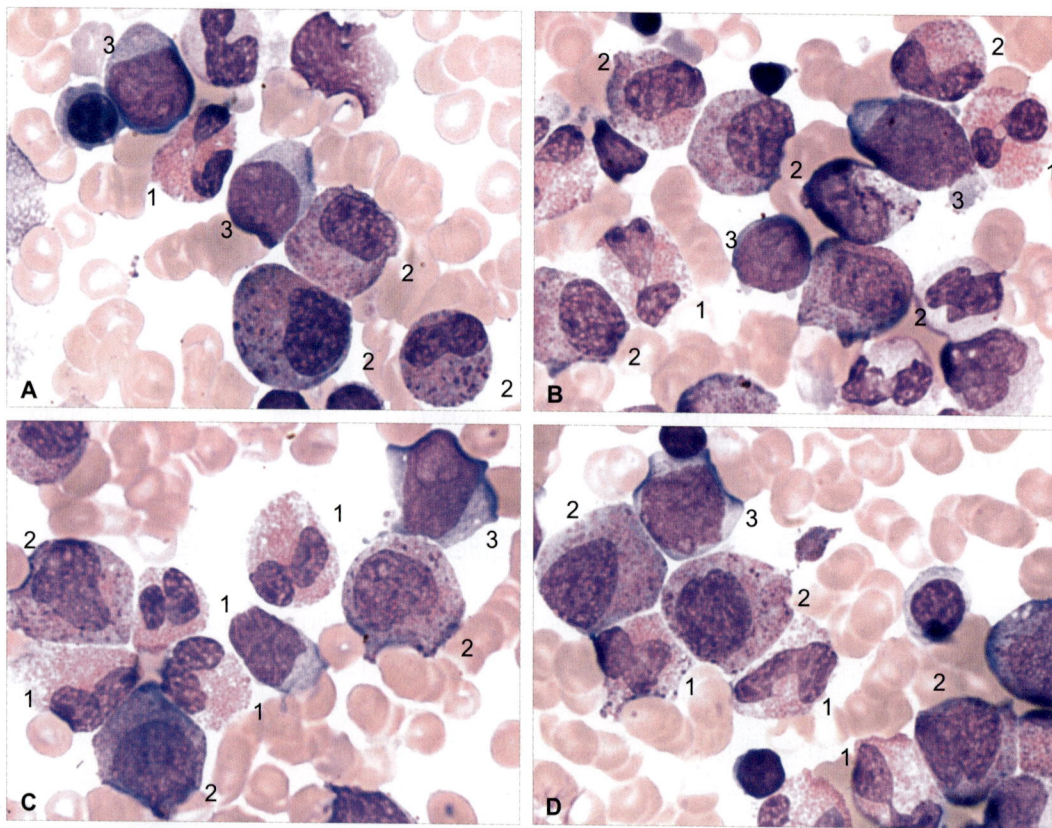

图 10-16   慢性嗜酸性粒细胞白血病的骨髓象
1.嗜酸性粒细胞。2.嗜酸性幼稚粒细胞。3.原始细胞

三、诊断意见及鉴别诊断

当符合上述血象及骨髓象特征时,通过骨髓检验可做出"提示或疑为慢性嗜酸性粒细胞白血病骨髓象"等诊断意见,并建议做细胞遗传学、分子生物学等检测。当无原始细胞增高(<5%)时,建议做描述性诊断意见。CEL 诊断应谨慎,必须与其他嗜酸性粒细胞增多疾病相鉴别:①反应性嗜酸性粒细胞增多,如过敏性疾病、皮肤病、药物、感染性疾病(寄生虫、真菌等)、胃肠道疾病、结缔组织病等所致,EOS 形态基本正常,无原始细胞增高,外周血为成熟 ESO 增多,见图 10-17;②特发性高嗜酸性粒细胞综合征(HES),EOS 增多(≥1.5×10^9/L)并至少持续 6 个月,无克隆性证据及原始细胞增高,并除外反应性嗜酸性粒细胞增多症,同时伴有组织损伤;嗜酸性粒细胞形态可出现异常,但无特异性;③其他伴嗜酸性粒细胞增多的髓系或淋系肿瘤,如髓系或淋系肿瘤伴 *PDGFRA*、*PDGFRB*、*FGFR1* 重排或 *PCM1-JAK2*、*ETV6-JAK2*、*BCR-JAK2* 融合基因,还有 aCML、CMML、CML 急变期、AML-M4EO 等,见图 10-18。

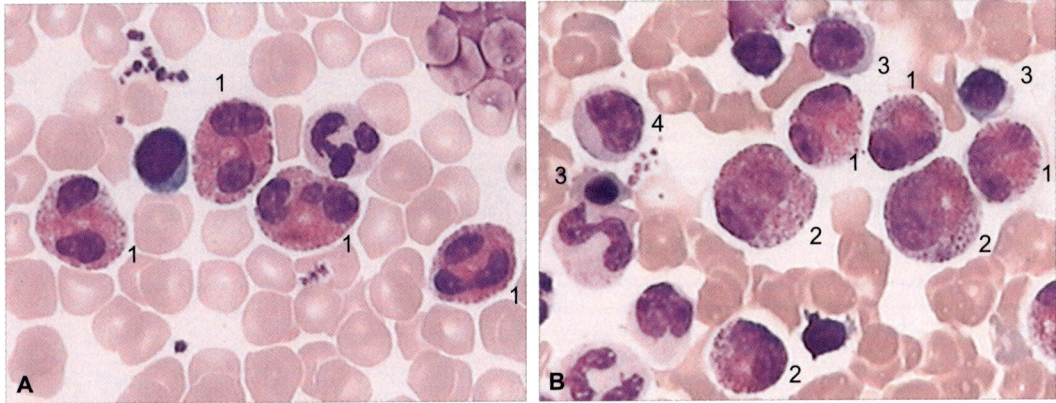

图 10-17　反应性嗜酸性粒细胞增多症的涂片（A 为血象，B 为骨髓象）
1. 嗜酸性粒细胞。2. 嗜酸性幼稚粒细胞。3. 有核红细胞。4. 中性晚幼粒细胞

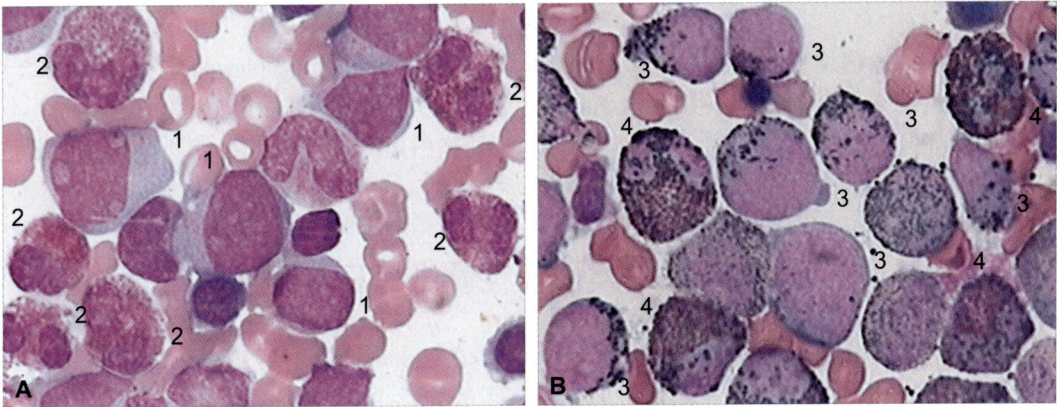

图 10-18　伴 EOS 增多的急性粒单核细胞白血病骨髓象（A 为骨髓象，B 为 MPO 染色）
1. 原始细胞。2. 各阶段 EOS。3. MPO 染色，原始细胞呈阳性。4. MPO 染色，EOS 呈强阳性

（张　宏）

第十一章

骨髓增生异常 / 骨髓增殖性肿瘤

骨髓增生异常 / 骨髓增殖性肿瘤（myelodysplastic/myeloproliferative neoplasm，MDS/MPN）是一组同时具有骨髓增生异常综合征、骨髓增殖性肿瘤特征的造血系统克隆性恶性疾病，包括 *BCR-ABL1*⁻ 不典型慢性髓细胞白血病、慢性粒单核细胞白血病、幼年型粒单核细胞白血病、MDS-MPN 伴环形铁粒幼细胞和血小板增多、不能分类型，各型诊断标准（WHO，2016）详见附录九。

第一节　不典型慢性髓细胞白血病

不典型慢性髓细胞白血病（atypical chronic myelogenous leukemia，aCML）也称为不典型慢性粒细胞白血病，是一种主要累及中性粒细胞的少见慢性白血病。多数为老年人，主要表现为贫血、脾肿大。

一、血象

血红蛋白量、血小板数常减少，白细胞数增多（常 $\geq 13 \times 10^9$/L）。血涂片中性粒细胞、幼稚粒细胞增多，幼稚粒细胞 $\geq$10%，原始细胞 <20%，嗜碱性粒细胞 <2%，单核细胞 <10%；粒细胞呈病态改变，如获得性 Pelger-Huët 畸形、粒细胞核分叶过多、染色质异常聚集、双核、胞质颗粒异常等。见图 11-1。

二、骨髓象

骨髓增生明显活跃或增生极度活跃，粒红比值明显增加。粒系明显或极度增生，以中性中幼粒及其以下细胞为主，原始细胞 <20%，粒系呈病态改变（形态基本同血涂片）。见图 11-2。红、巨系减少，有的伴病态改变。

三、细胞化学染色

aCML 一般不需做细胞化学染色，但如细胞发育异常导致粒、单系较难鉴别时，可做 MPO、NAS-DCE、NSE、PAS 染色，以辅助鉴别。

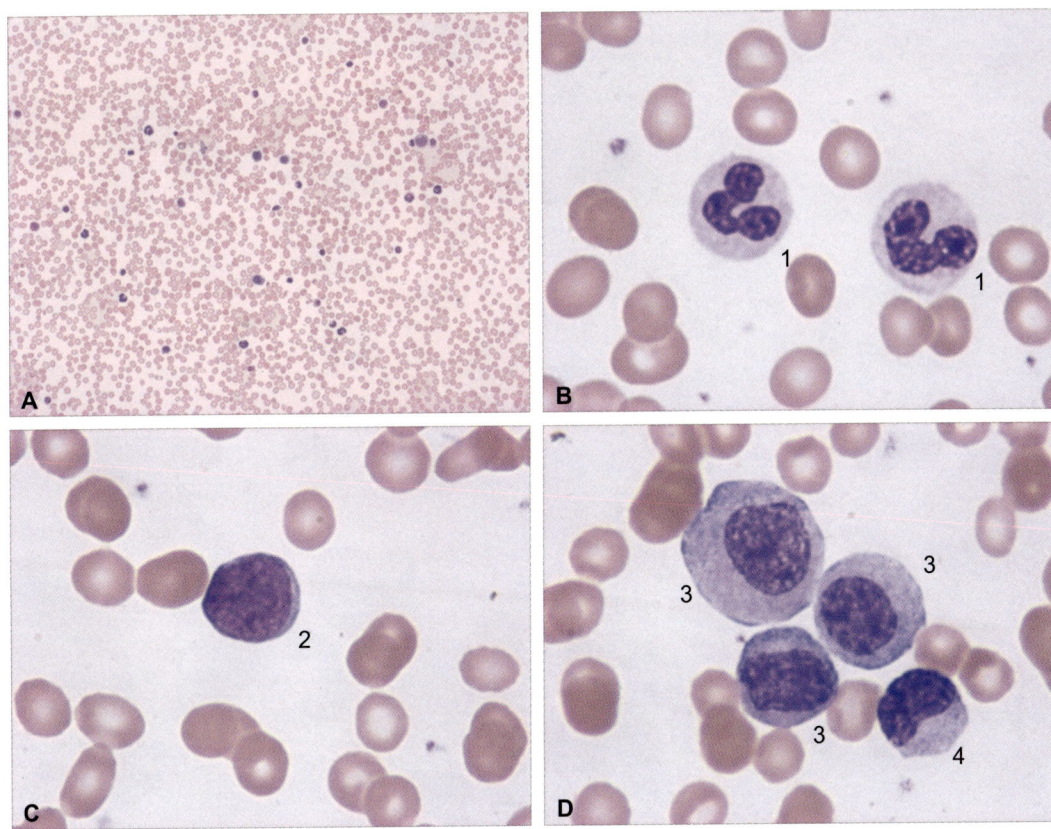

图 11-1　不典型慢性粒细胞白血病的血象（A 为 ×100 视野）
1. 中性杆状核粒细胞伴中性颗粒减少。2. 原始细胞。3. 中性中幼粒细胞伴颗粒减少。4. 中性晚幼粒细胞伴中性颗粒减少

四、诊断意见及鉴别诊断

　　患者常有脾肿大；外周血白细胞数增多且幼稚粒细胞 >10%；骨髓粒系明显或极度增生，以中幼粒及其以下细胞为主伴病态改变；外周血与骨髓原始细胞 <20%，且嗜酸性、嗜碱性粒细胞不高，可做出"不典型慢性粒细胞白血病待排除骨髓象"等诊断意见，并建议做遗传学、分子生物学等检查，约 1/3aCML 患者可合并 *SETBP1* 和（或）*ETNK1* 基因突变。需注意的是，aCML 是一个排他性疾病，确诊必须结合其他，如无 Ph 染色体、*BCR-ABL1* 融合基因，无 *JAK2*、*CALR*、*MPL* 基因突变等，以排除 CML、PV、ET 及 PMF 等。aCML 还需与 CNL、CMML 鉴别；CNL 的外周血以成熟的中性粒细胞为主，骨髓及外周血的粒系无明显病态改变，存在 *CSF3R* T618I 或其他 *CSF3R* 激活突变；CMML 的外周血单核细胞≥1×10⁹/L、单核细胞≥10% 等。见图 11-3。

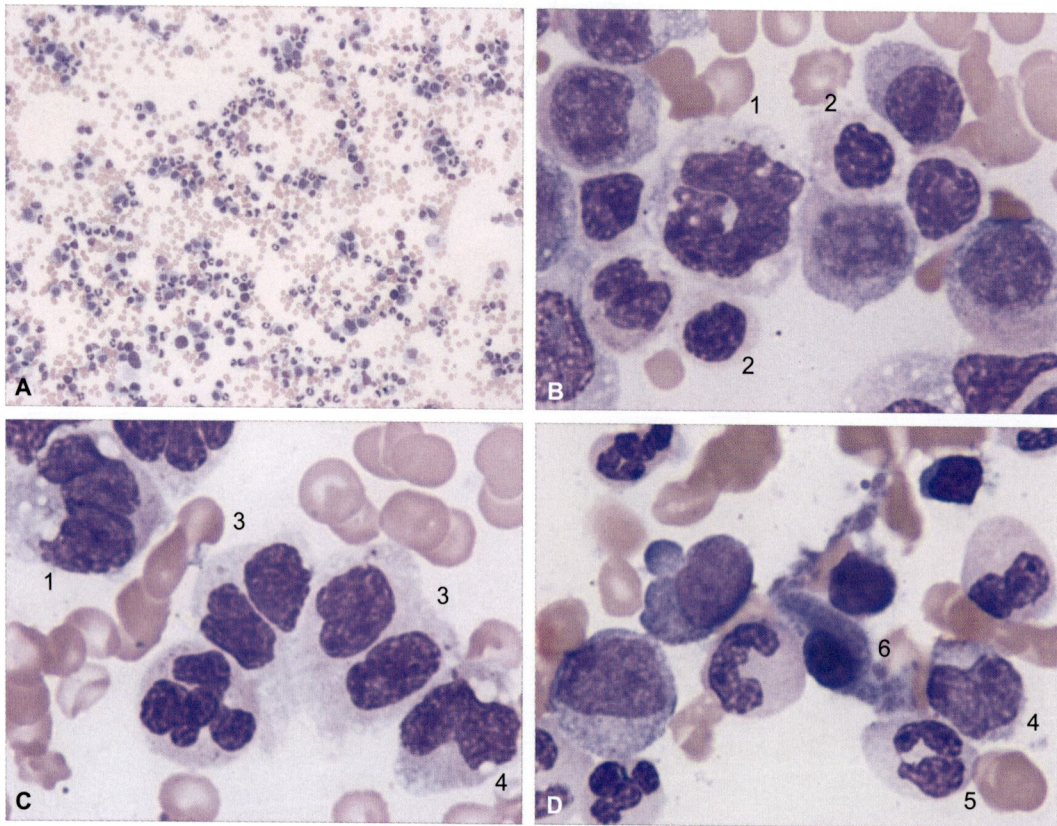

图 11-2 不典型慢性粒细胞白血病的骨髓象（A 为 ×100 视野）

A. 骨髓增生明显活跃。B~D. 粒系明显增生,并易见病态改变

1. 中性杆状核粒细胞(伴巨幼样变、中性颗粒减少、空泡变性)。2. 中性粒细胞(核分叶过少)。3. 双核粒细胞(伴巨幼样变、中性颗粒减少)。4. 中性晚幼粒细胞(伴中性颗粒减少)。5. 中性分叶核粒细胞(伴中性颗粒减少)。6. 小巨核细胞

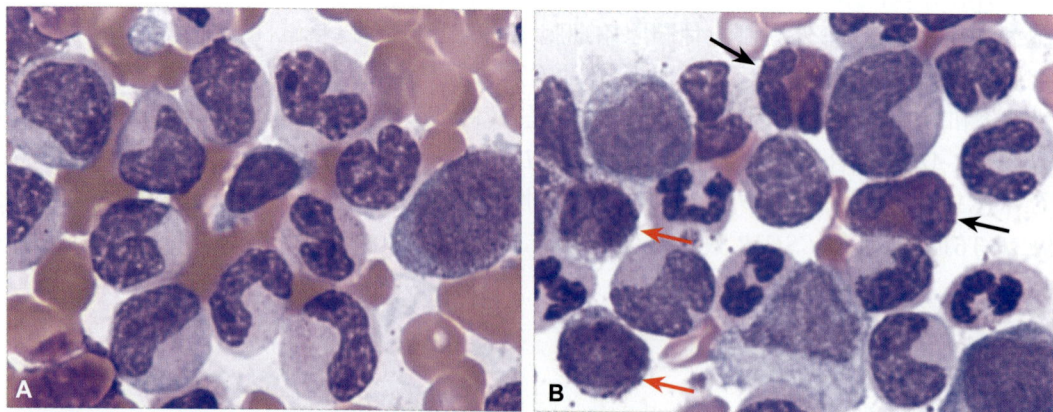

图 11-3 慢性中性粒细胞白血病(A)及慢性粒细胞白血病(B)的骨髓象

A. 粒系明显增生,以中性中幼粒及其以下细胞为主且形态无明显异常。B. 粒系明显增生,以中性中幼粒及其以下细胞为主且形态无明显异常,同时易见嗜酸性粒细胞(见黑色箭头)、嗜碱性粒细胞(见红色箭头)

第二节 慢性粒单核细胞白血病

慢性粒单核细胞白血病(chronic myelomonocytic leukaemia, CMML)是一种主要累及粒系、单系的较为罕见慢性白血病。多见于老年人,表现为发热、乏力、肝脾肿大等。根据外周血、骨髓中原始细胞(包括幼稚单核细胞)比例等,WHO 将其分为三型,见表 11-1。

表 11-1 慢性粒单核细胞白血病(CMML)3 个亚型诊断标准

亚型	外周血的原始细胞	骨髓的原始细胞
CMML-0	<2%	<5%
CMML-1	2%~4%	5%~9%
CMML-2	5%~19% 和(或)有棒状小体	10%~19% 和(或)有棒状小体

一、血象

血红蛋白量、血小板数常减少;白细胞数常增多,少数正常、减少,单核细胞持续性增多≥1×10^9/L。血涂片中单核细胞≥10%,原始细胞(包括幼稚单核细胞)<20%,幼稚粒细胞常可见,粒系可伴发育异常,如颗粒减少、巨幼样变、双核、分叶异常等,有的伴嗜酸性粒细胞增多,有的 CMML-2 可见棒状小体,见图 11-4。

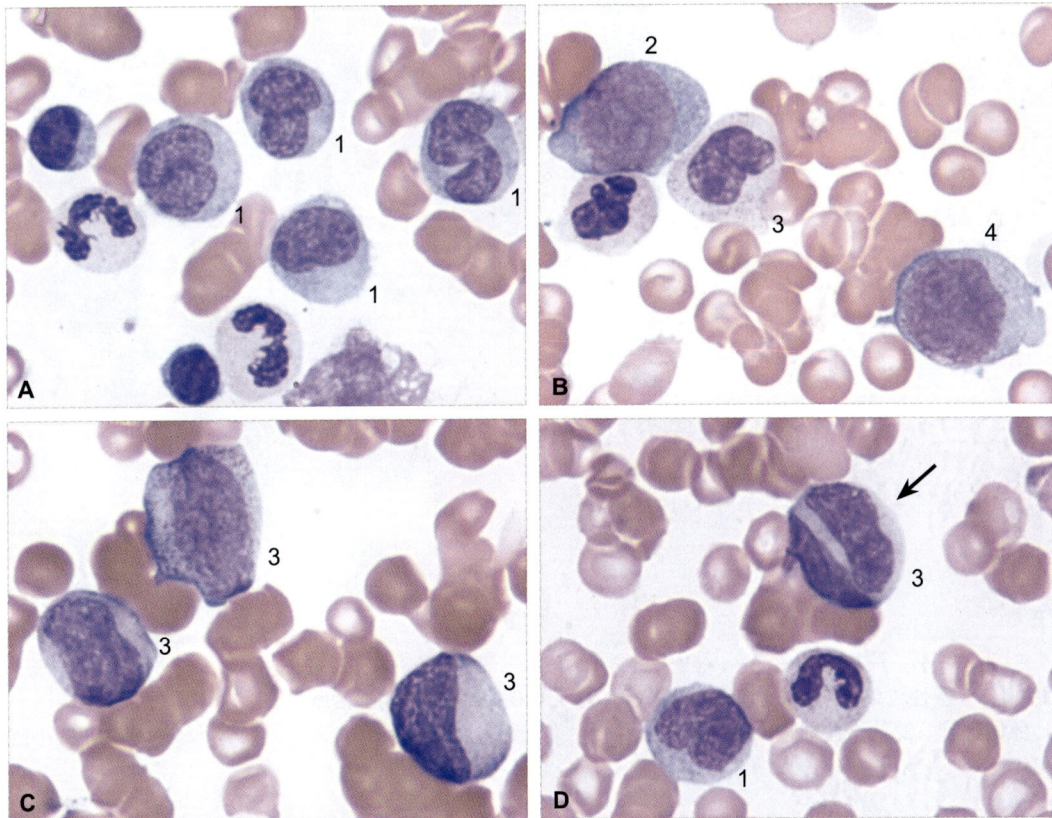

图 11-4 慢性粒单核细胞白血病的血象
1.单核细胞。2.原始细胞。3.中性幼稚粒细胞(箭头所指为双核)。4.幼稚单核细胞

二、骨髓象

骨髓增生明显活跃,常有≥1系发育异常。粒红比值增加,粒系常明显增生,单核细胞也常增多,原始细胞(包括幼稚单核细胞)<20%,有的CMML-2可见棒状小体。粒系等发育异常(形态基本同血象),所以有时粒、单系细胞较难区分,见图11-5。

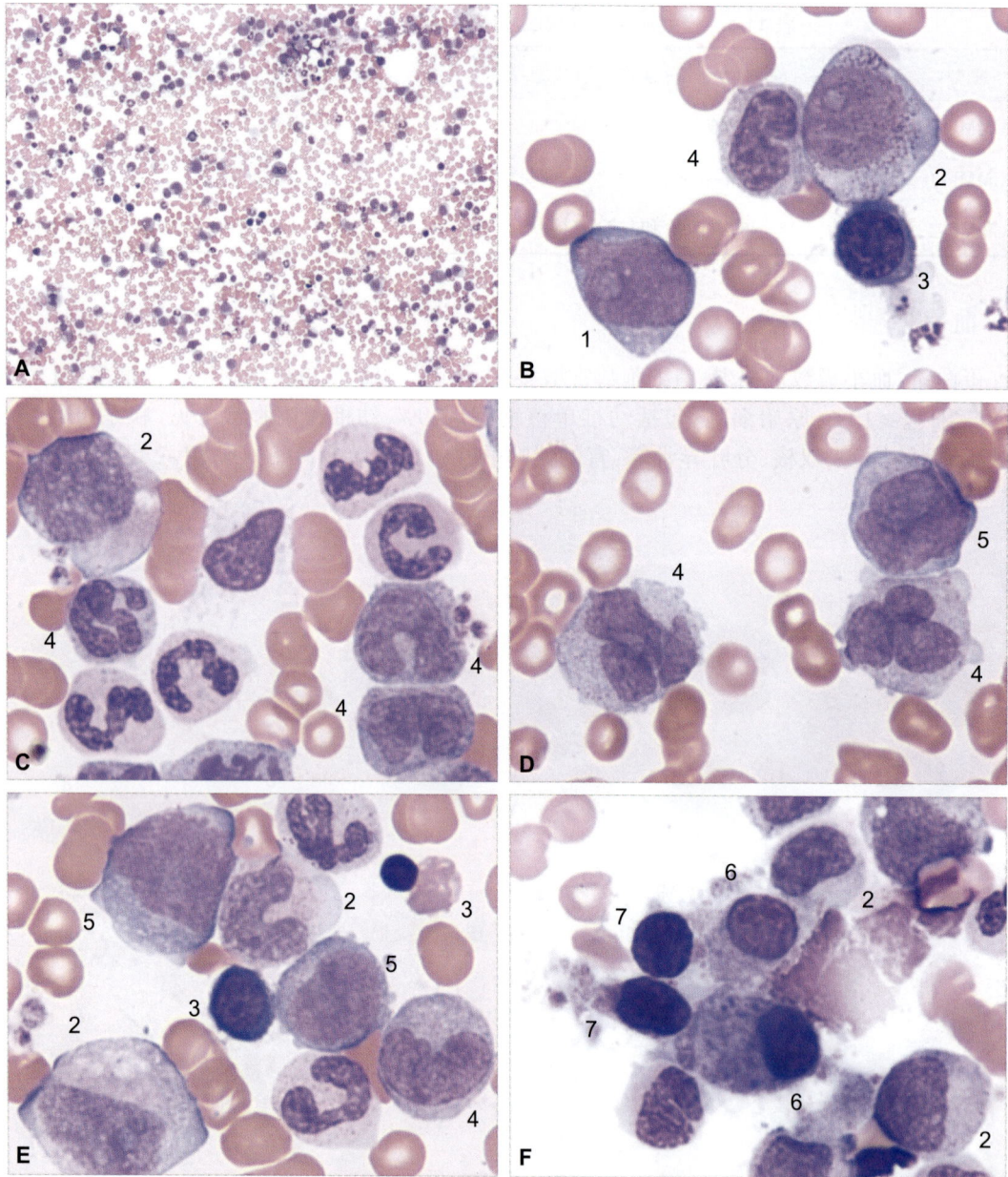

图11-5　慢性粒单核细胞白血病的骨髓象(A为×100视野,增生明显活跃)
1.原始细胞。2.幼稚粒细胞。3.有核红细胞。4.单核细胞。5.幼稚单核细胞。6.小巨核细胞。7.微小巨核细胞

三、细胞化学染色

CMML一般不需做细胞化学染色,但如细胞发育异常导致粒、单系较难鉴别时,可做MPO、NAS-DCE、NSE、PAS染色,以辅助鉴别,见图11-6。

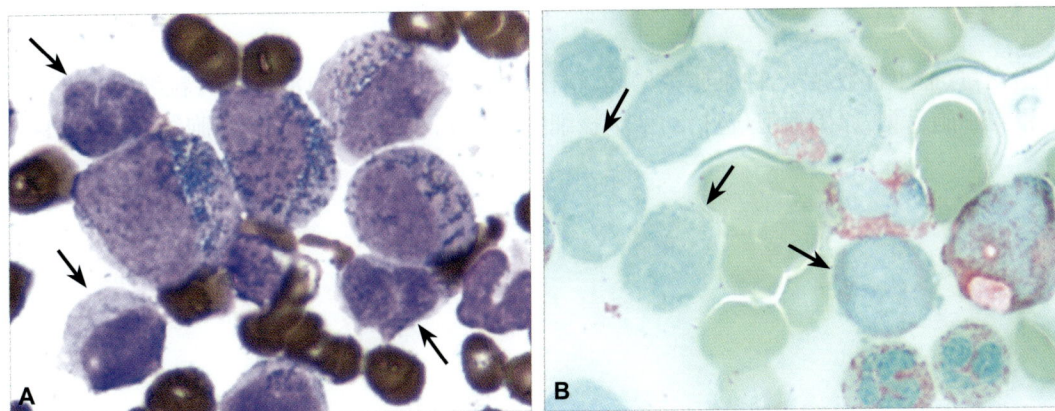

图 11-6　慢性粒单核细胞白血病的细胞化学染色
A. MPO 染色（复方联苯胺法），单核细胞呈阴性（见箭头），幼稚粒细胞呈阳性。B. NAS-DCE 染色，单核细胞呈阴性（见箭头），各阶段粒细胞呈阳性

四、诊断意见及鉴别诊断

外周血单核细胞持续≥$1×10^9$/L，单核细胞≥10%，幼稚粒细胞通常 <10%；骨髓中以粒系增生为主伴发育异常，原始细胞（包括幼稚单核细胞）<20% 者，结合临床及病史，可做出"疑为慢性粒单核细胞白血病骨髓象"、"慢性粒单核细胞白血病待排除骨髓象"等诊断意见，建议进一步做染色体、CMML 相关基因（如 *TET2*、*SRSF2*、*ASXL1*、*SETBP1*）及流式细胞学等检查。本病应注意与 CML、aCML 鉴别，见图 11-7；还需与 MPN 伴单核细胞增多鉴别，后者骨髓中存在 MPN 特征和（或）MPN 相关的突变（*JAK2*、*CALR* 或 *MPL*）。

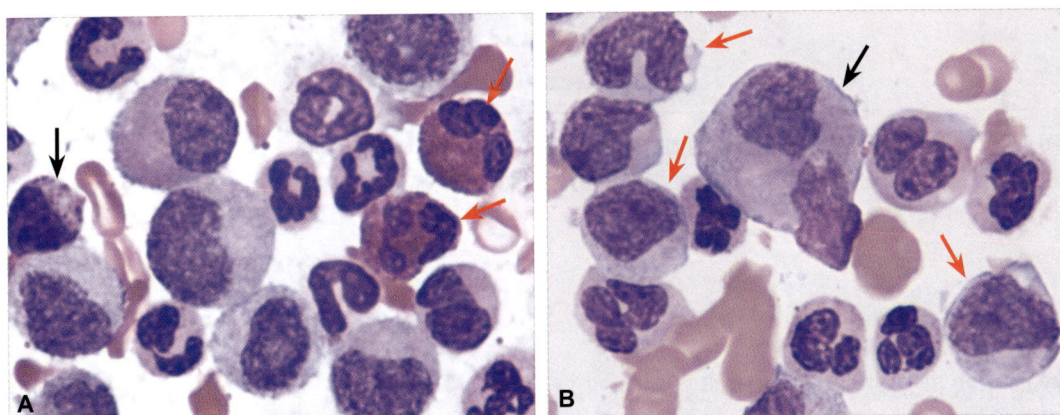

图 11-7　慢性粒细胞白血病（A）及不典型慢性粒细胞白血病（B）的骨髓象
A. 粒系增生，以中性中幼粒及其以下细胞为主，并见嗜碱性粒细胞（见黑色箭头）、嗜酸性粒细胞（见红色箭头）。B. 粒系增生，以中性中幼粒及其以下细胞为主，并见双核（见黑色箭头）、颗粒减少（见红色箭头）

（周芙玲）

第三节　幼年型粒单核细胞白血病

幼年型粒单核细胞白血病（juvenile myelomonocytic leukemia，JMML），是一种粒系、单系异常增生的少见儿童白血病。多发生于 4 岁以下儿童，临床表现为出血、感染、肝脾明显肿大、淋巴结肿大、皮肤损害等。

一、血象

血红蛋白量、血小板数减少,白细胞数增高,单核细胞≥$1×10^9$/L。血涂片中性粒细胞、单核细胞增多,各阶段幼稚粒细胞易见,原始细胞(包括幼稚单核细胞)<20%,有的可见有核红细胞等。见图 11-8。

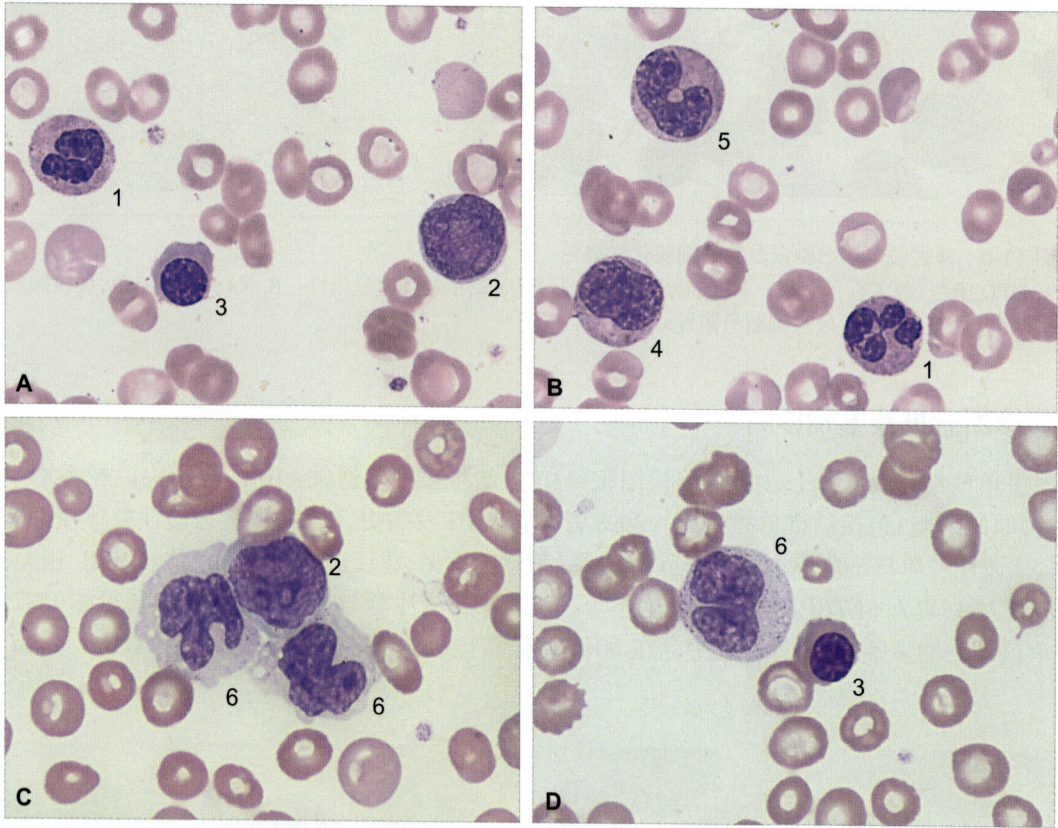

图 11-8　幼年型粒单核细胞白血病的血象
1. 中性粒细胞。2. 原始细胞。3. 晚幼红细胞。4. 中性晚幼粒细胞。5. 中性分叶核粒细胞(可见核丝,巨幼样变)。6. 单核细胞

二、骨髓象

骨髓增生极度活跃,粒红比值明显增加,以粒系增生为主,原始细胞(包括幼稚单核细胞)增多但 <20%;单核细胞也增多,约占 5%~10%,也可高达 30% 以上。粒系可见发育异常,无棒状小体。红、巨系常减少。见图 11-9。

三、细胞化学染色

JMML 一般不需做细胞化学染色,但如细胞发育异常导致粒、单系较难鉴别时,可做 MPO、NAS-DCE、NSE、PAS 染色,以辅助鉴别,见图 11-10。

四、诊断意见及鉴别诊断

儿童患者如不明原因脾肿大,外周血单核细胞≥$1×10^9$/L,骨髓中以粒系增生为主伴单核细胞增多,粒系可见发育异常,外周血及骨髓原始细胞(包括幼稚单核细胞)增多但 <20% 者,结合临床可做出"疑为幼年型粒单核细胞白血病骨髓象"、"幼年型粒单核细胞白血病待排除骨髓象"等诊断意见,并可建议做

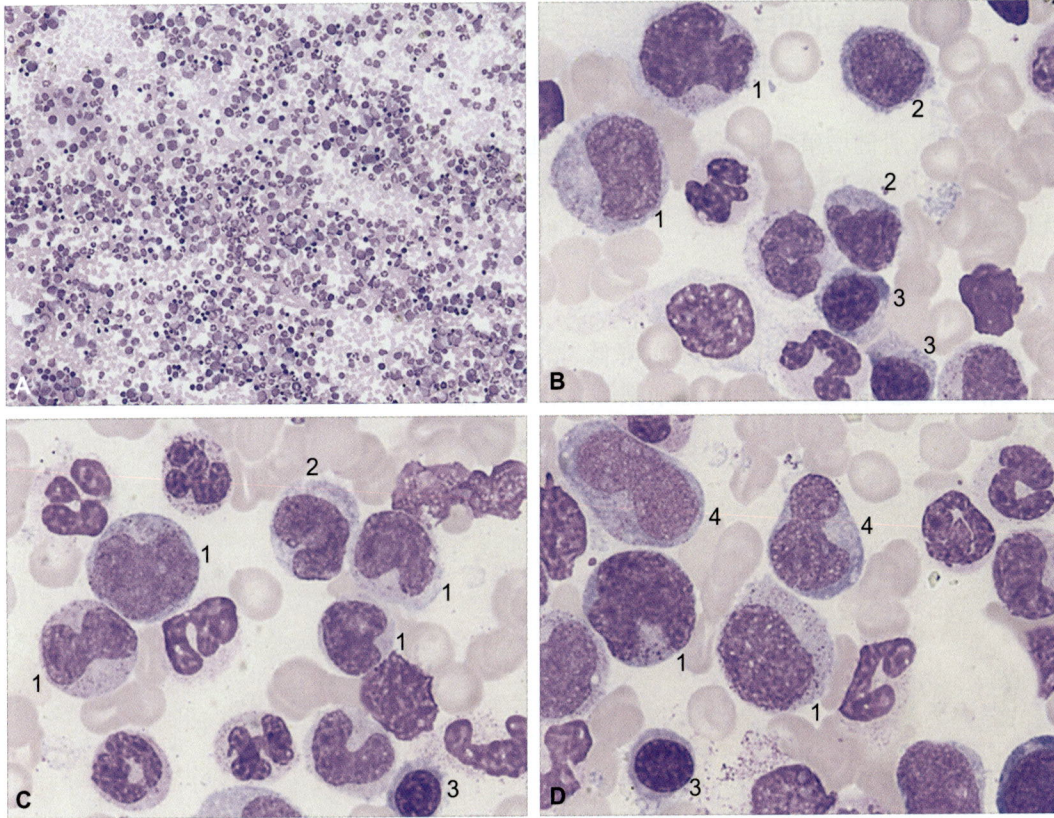

图 11-9　幼年型粒单核细胞白血病的骨髓象（A 为 ×100 视野，增生极度）
1. 幼稚粒细胞（有的核质发育失衡）。2. 单核细胞。3. 中幼红细胞。4. 幼稚单核细胞

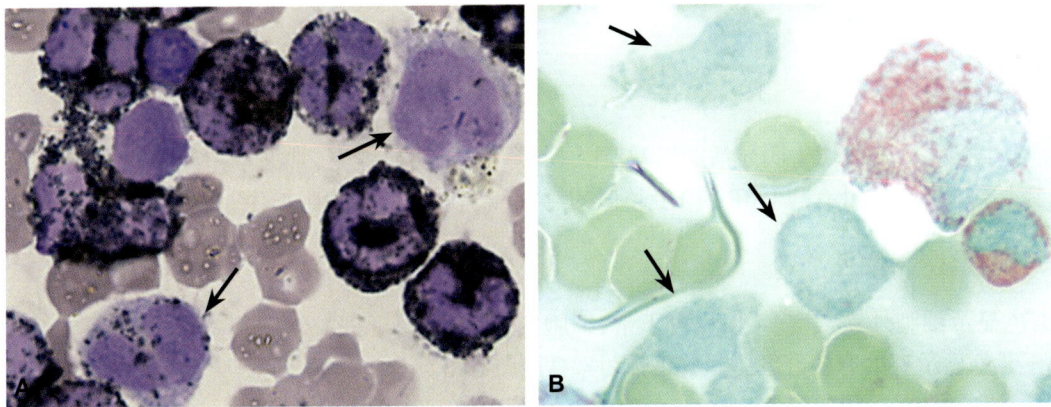

图 11-10　幼年型粒单核细胞白血病的细胞化学染色
A. MPO 染色（复方联苯胺法），粒系呈强阳性，单系呈弱阳性（见箭头）。B. NAS-DCE 染色，粒系强阳性，单系呈阴性（见箭头）

HbF、染色体、*PTPN11*、*KRAS*、*NRAS*、*NF1* 及 *CBL* 基因突变的检测，因为 JMML 患者 HbF 增多，有的可有染色体异常及上述基因突变。并注意与儿童慢性粒细胞白血病鉴别，后者嗜碱性粒细胞和（或）嗜酸性粒细胞增多，有 Ph 染色体、*BCR-ABL1* 融合基因；还应注意与粒、单核细胞增多的类白血病反应鉴别，后者有相应病史，血细胞病态改变不明显，原始细胞、幼稚单核细胞不多，HbF、染色体、*PTPN11*、*KRAS*、*NRAS*、*NF1* 及 *CBL* 基因等无异常。

第四节　骨髓增生异常／骨髓增殖性肿瘤
伴环形铁粒幼细胞和血小板增多

骨髓增生异常／骨髓增殖性肿瘤伴环形铁粒幼细胞和血小板增多（MDS/MPN with ring sideroblasts and thrombocytosis，MDS/MPN-RS-T）是一种少见血液系统疾病。临床表现主要为贫血、血小板增多，肝、脾及淋巴结常无肿大。

一、血象

血红蛋白量减少；白细胞数正常，也可降低、增多；血小板数增多，$\geq 450 \times 10^9$/L。血涂片中原始细胞 <1%，可见幼稚粒细胞、有核红细胞、大红细胞等，见图 11-11。

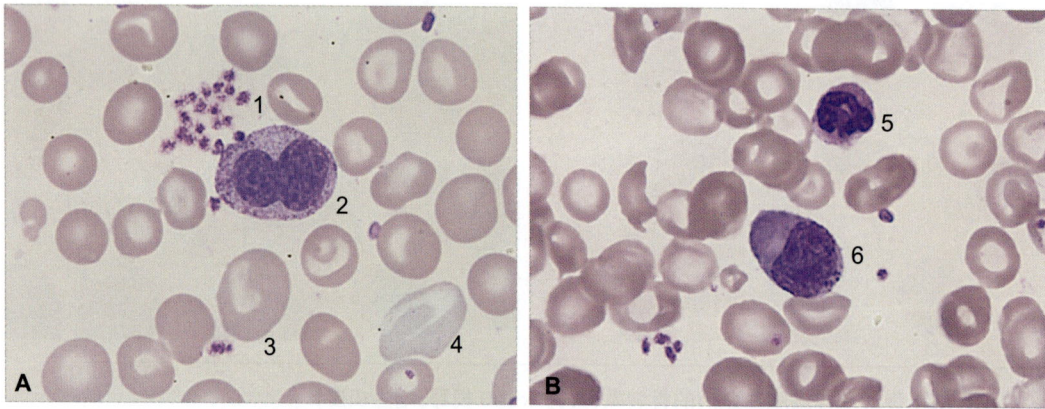

图 11-11　MDS/MPN 伴环形铁粒幼细胞和血小板增多的血象
1. 血小板。2. 单核细胞。3. 大红细胞。4. 嗜多色性红细胞。5. 中性杆状核粒细胞。6. 中性中幼粒细胞

二、骨髓象

骨髓增生极度活跃或增生明显活跃，粒红比值下降，红系明显增生，常见单一红系病态改变，也可伴多系病态，原始细胞 <5%，可有与 PMF 或 ET 类似的巨大和多形性巨核细胞增生，血小板易见。见图 11-12。

三、细胞化学染色

铁染色显示细胞外铁常增多，但也可正常；细胞内铁增多，环形铁粒幼细胞 $\geq$15%（占有核红细胞百分比）。PAS 染色显示有的有核红细胞呈弥散阳性。见图 11-13。

四、诊断意见及鉴别诊断

患者贫血伴血小板增多（$\geq 450 \times 10^9$/L），骨髓红系发育异常较明显，环形铁粒幼细胞 $\geq$15%，外周血原始细胞 <1%，骨髓原始细胞 <5% 者，通过骨髓检验可做出"提示或疑为骨髓增生异常／骨髓增殖性肿瘤伴环形铁粒幼细胞和血小板增多骨髓象"等诊断意见，并可建议做 SF3B1、JAK2V617F、CALR、MPL 基因检测，因为 MDS/MPN-RS-T 常有 SF3B1 阳性，且常与 JAK2V617F 共突变，而较少与 CALR 或 MPL 基因共突变。MDS/MPN-RS-T 应注意与导致血小板增多的疾病如急性溶血、急性化脓性感染等鉴别，还应注意与药物等引起的继发性环形铁粒幼细胞增多鉴别，这些疾病有明确病史，细胞形态常无明显异常。

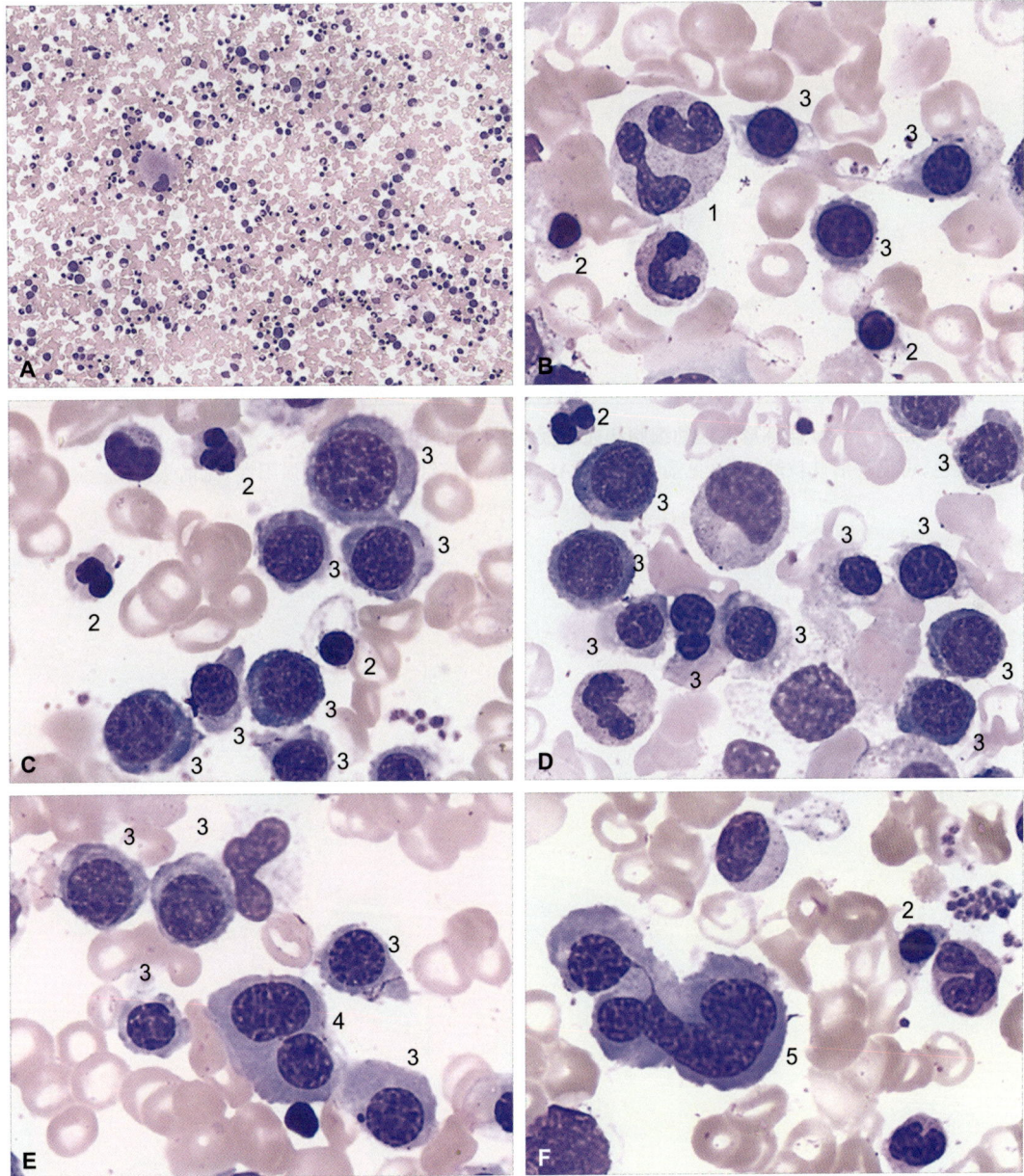

图 11-12　MDS/MPN 伴环形铁粒幼细胞和血小板增多的骨髓象（A 为 ×100 视野，增生明显活跃）

1. 中性杆状核粒细胞（双核）。2. 晚幼红细胞（有的核碎裂、缺铁样改变）。3. 中幼红细胞（有的巨幼样变、缺铁样改变）。4. 中幼红细胞（巨幼样变、双核）。5. 中幼红细胞（巨幼样变、畸形核）

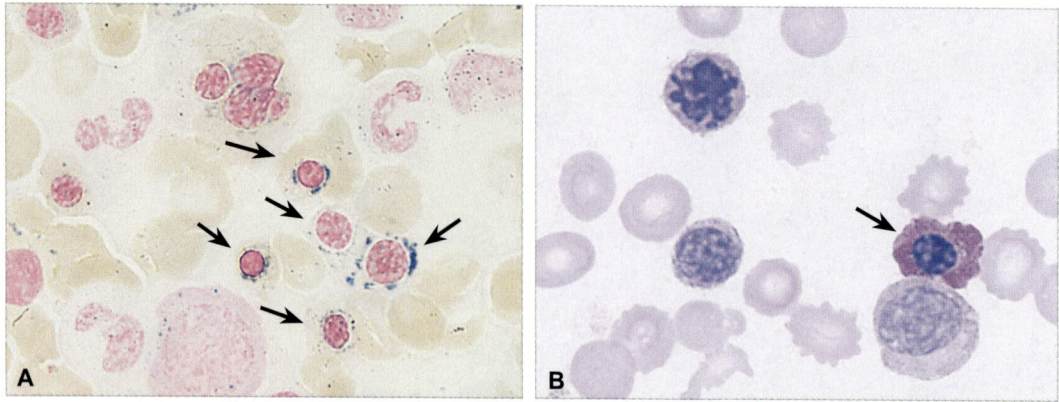

图 11-13   MDS/MPN 伴环形铁粒幼细胞和血小板增多的细胞化学染色
A. 铁染色,可见环形铁粒幼细胞(见箭头)。B. PAS 染色,有核红细胞呈弥散强阳性(见箭头)

（莫武宁）

4

第四篇

与血液系统相关疾病的
检验形态学

本编包括类脂质沉积病、血液系统原虫及真菌感染性疾病、粒细胞缺乏症、粒细胞减少症、类白血病反应、传染性单核细胞增多症、嗜酸性粒细胞增多症、噬血细胞综合征、骨髓转移癌及骨髓坏死，主要叙述与形态学密切相关的内容。

第十二章

类脂质沉积病

类脂质沉积病(lipoid storage disease,LSD)是一类较罕见的遗传性类脂质代谢障碍性疾病,由于溶酶体中参与类脂质代谢的某些酶异常,使相应的脂质大分子物质不能被水解而沉积在单核 - 巨噬细胞系统内的一组疾病。临床上主要包括戈谢病、尼曼 - 匹克病、海蓝组织细胞增生症。

第一节　戈　谢　病

戈谢病(Gaucher disease,GD)是由于常染色体隐性遗传的 β- 葡萄糖脑苷脂酶缺陷,导致葡萄糖脑苷脂沉积在单核-巨噬细胞系统内形成戈谢细胞的脂质代谢障碍性疾病,常累及骨髓、肝脾、骨骼、神经系统。根据神经系统有否受累等,分为 Ⅰ 型(非神经病变型、成人型)、Ⅱ 型(急性神经病变型、婴儿型)、Ⅲ 型(慢性神经病变型、少年型),以 Ⅰ 型最为常见。主要临床表现为肝脾肿大,以脾肿大为显著,有的伴骨痛、骨骼病变,Ⅱ 型、Ⅲ 型有神经系统症状。

一、血象

血红蛋白量常减少,白细胞数、血小板数正常或减少。血涂片白细胞分类常无明显异常,个别偶见戈谢细胞,尤其见于脾切除后患者。

二、骨髓象

骨髓增生活跃或增生明显活跃,见许多形态学上较特异的戈谢细胞(具体比例无统一的标准)为本病的主要特征,以涂片血膜尾部或两侧边缘多见,可见成堆、单个分布,戈谢细胞主要特点为胞体大且胞质中含大量交织成网状或洋葱皮样结构,少数可吞噬少许血细胞等。戈谢细胞详细特点见第一章第七节及图1-77、图12-1。粒、红、巨系增生正常或略减少,巨系可成熟障碍,血细胞形态无明显异常,有的可见成熟浆细胞增多。

216

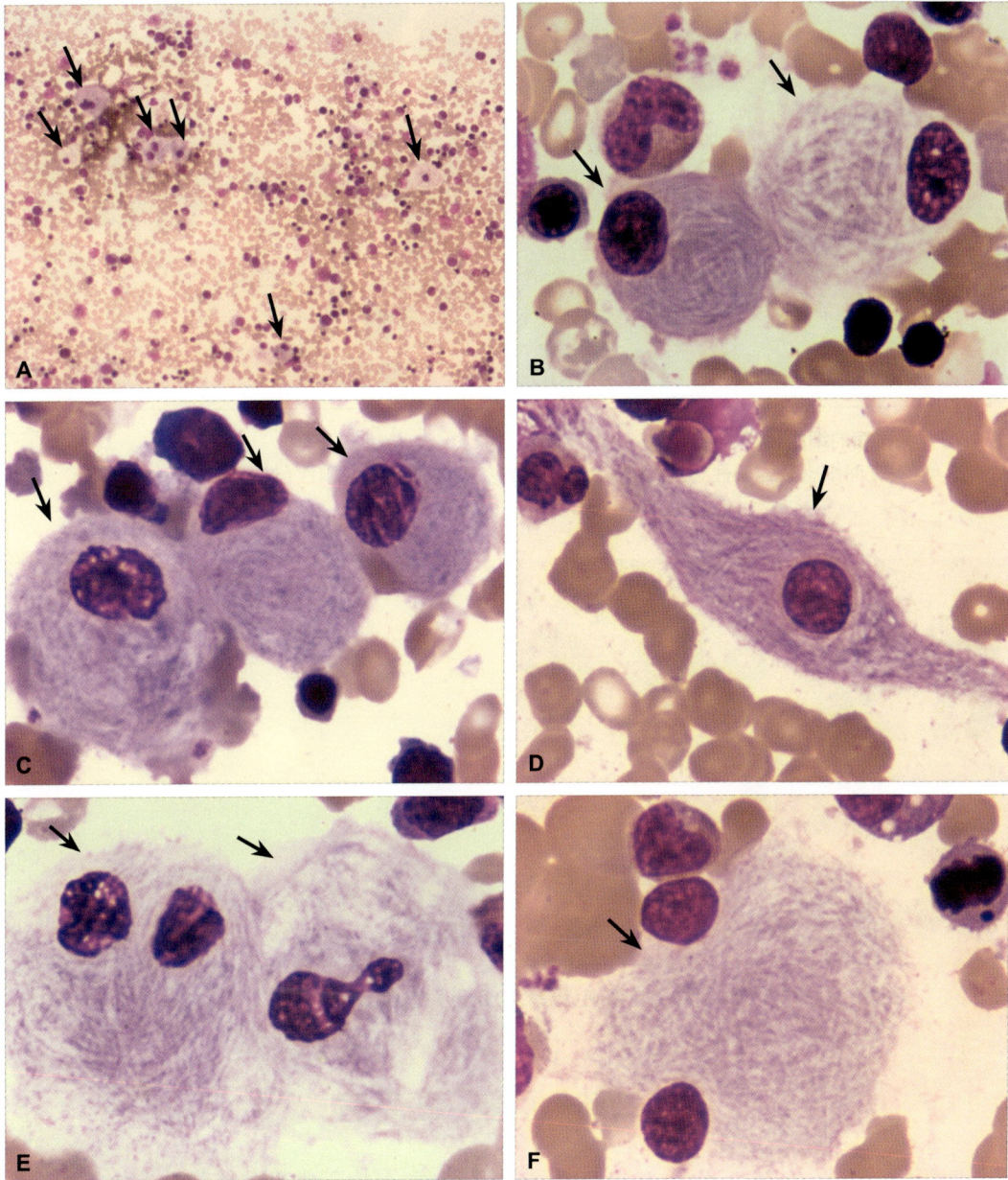

图 12-1　戈谢病的骨髓象（A 为 ×100 视野，染色偏酸）

A. 骨髓增生明显活跃，易见戈谢细胞（见箭头）。B~F. 易见戈谢细胞（见箭头），其胞质呈洋葱皮样结构

三、细胞化学染色

PAS、ACP（酸性磷酸酶）染色，戈谢细胞均呈强阳性，见图 12-2；MPO 染色呈阴性。对于细胞形态不典型者可选择上述细胞化学染色，以辅助鉴别。

四、诊断意见及鉴别诊断

根据患者肝脾肿大、贫血，骨髓中检到许多戈谢细胞，可做出"提示或疑为戈谢病骨髓象"等诊断意见，进一步确诊及分型需测定 β- 葡萄糖脑苷脂酶活性、基因分析。戈谢病需与骨髓中见到戈谢样（吞噬）细胞的其他疾病鉴别，如慢性粒细胞白血病、免疫性血小板减少症、慢性淋巴细胞白血病、恶性淋巴瘤、多发性骨髓瘤、骨髓增生异常综合征等，这些疾病有可能见到戈谢样吞噬细胞，见图 12-3，与戈谢细胞在形态上较难区别，必须结合临床有否脾肿大、戈谢样细胞量、有否基础疾病、"戈谢细胞"的吞噬物情况等辅助鉴别。

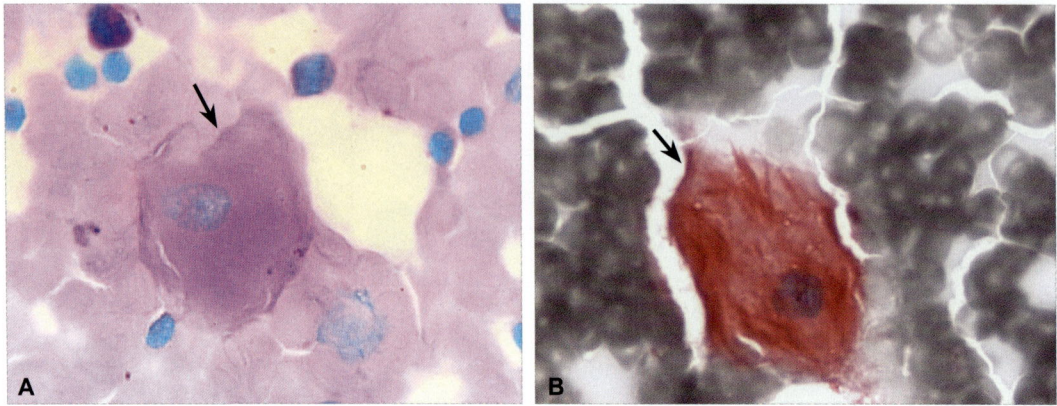

图 12-2　戈谢病的细胞化学染色
A. PAS 染色,戈谢细胞呈强阳性(见箭头)。B. ACP 染色,戈谢细胞呈强阳性(见箭头)

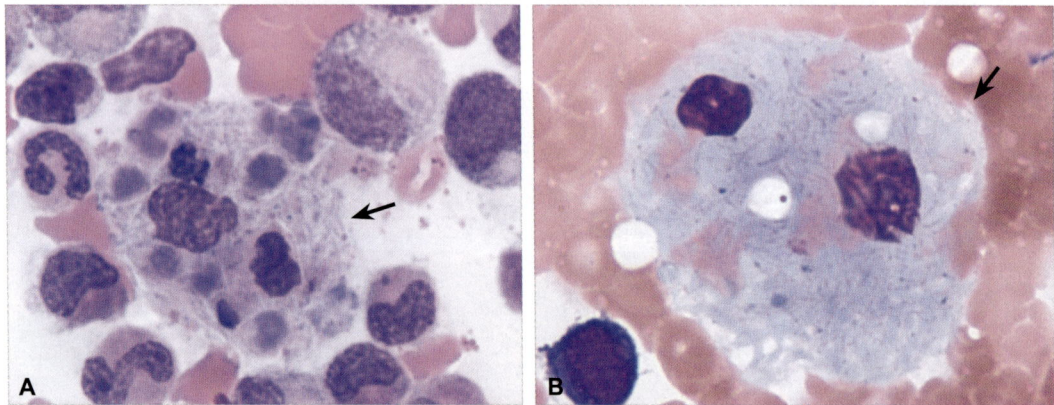

图 12-3　其他疾病骨髓中的戈谢样吞噬细胞(见箭头,还见吞噬血细胞)

第二节　尼曼 - 匹克病

尼曼 - 匹克病(Niemann-Pick disease,NPD)又称鞘磷脂病,是由于常染色体隐性遗传的酸性鞘磷脂酶活性缺失,导致鞘磷脂沉积在单核 - 巨噬细胞系统内形成尼曼 - 匹克细胞的脂质代谢障碍性疾病。该病好发于儿童,临床主要表现为肝脾肿大,有的伴神经系统症状、眼底黄斑部可见樱桃红斑等。根据临床表现分为五型:A 型(急性神经型,婴儿型)、B 型(内脏型,非神经型)、C 型(慢性神经型,幼年型)、D 型(Nova Scotia 型,变异型)及 E 型(成人非神经型,成人型)。

一、血象

血红蛋白量、白细胞数及血小板数正常或减少。血涂片白细胞分类常无明显异常,单核细胞、淋巴细胞可有特征性空泡,具有诊断价值。

二、骨髓象

骨髓增生活跃或增生明显活跃,见许多形态学上较特异的尼曼 - 匹克细胞(具体比例无统一的标准)为 NPD 的主要特征,以涂片血膜尾部或两侧边缘多见,可见成堆、单个分布,尼曼 - 匹克细胞主要特点为胞体大且胞质中含大量透明的圆滴状空泡,类似泡沫状,故又称泡沫细胞,少数可吞噬少许血细胞,见图12-4。尼曼 - 匹克细胞详细特点见第一章第七节及图 1-78。粒、红、巨系增生正常或略减少,巨系可成熟

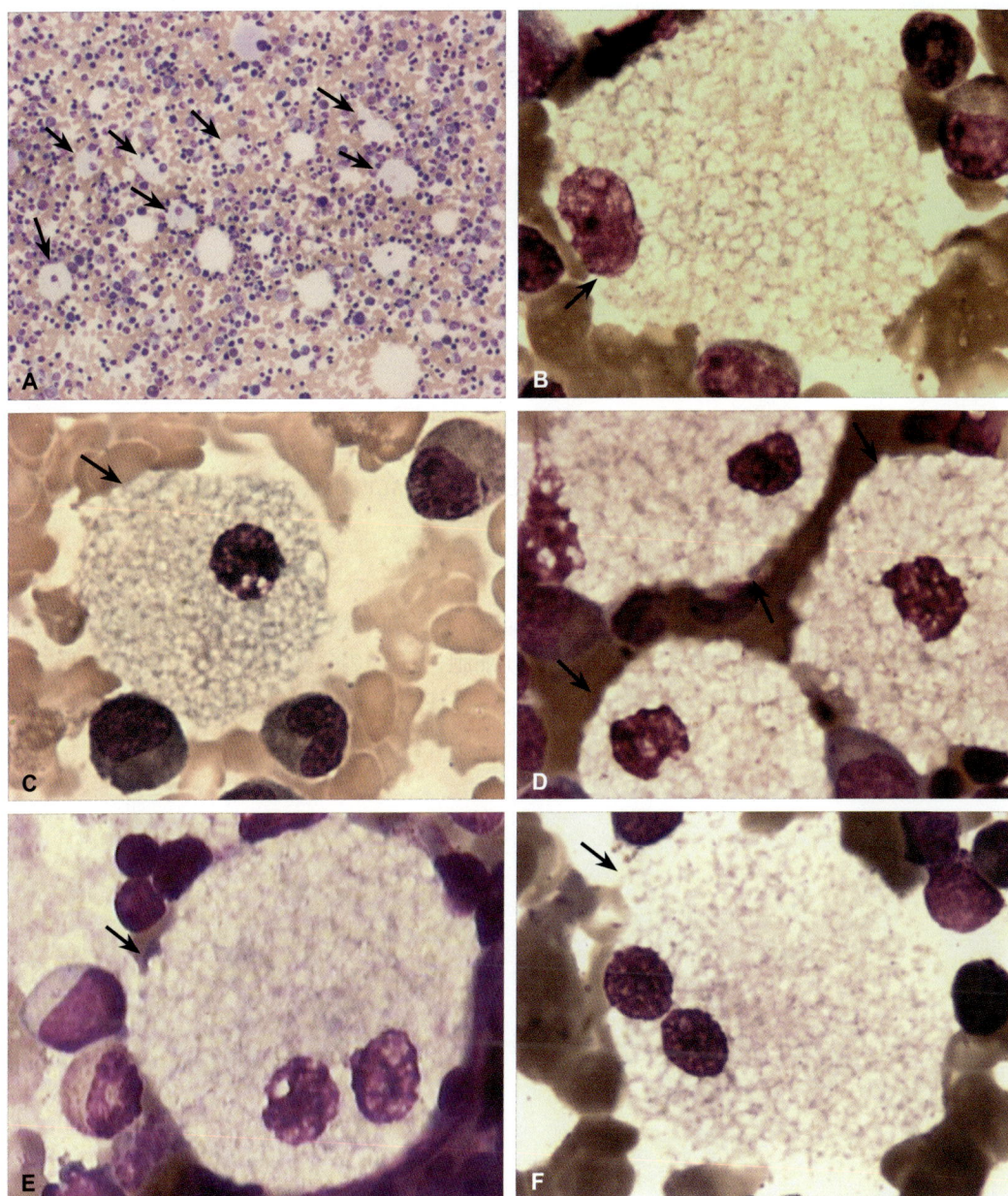

图 12-4 尼曼 - 匹克病的骨髓象（A 为 ×100 视野）
A. 骨髓增生明显活跃，易见尼曼 - 匹克细胞（见箭头）。B~F. 易见尼曼 - 匹克细胞（见箭头），其胞质中含大量空泡

障碍，血细胞形态无明显异常。

三、细胞化学染色

PAS 染色，尼曼 - 匹克细胞空泡壁呈弱阳性，空泡呈阴性；ACP 染色空泡壁呈弱阳性或阴性，空泡呈阴性；MPO 染色呈阴性。见图 12-5。对于细胞形态不典型者可选择上述细胞化学染色，以辅助鉴别。

四、诊断意见及鉴别诊断

根据患者肝脾肿大、贫血，骨髓中找到许多尼曼 - 匹克细胞，可做出"提示或疑为尼曼 - 匹克病骨髓象"等诊断意见，进一步确诊及分型需测定酸性鞘磷脂酶活性、基因分析。尼曼 - 匹克病需与骨髓中见到尼曼 - 匹克样吞噬细胞的其他疾病鉴别，如慢性粒细胞白血病、免疫性血小板减少症、珠蛋白生成障碍性贫血、

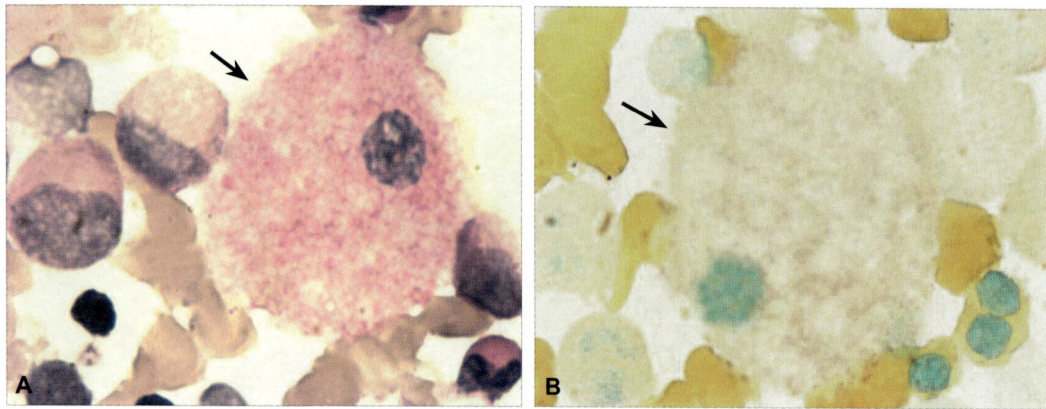

图 12-5   尼曼 - 匹克病的细胞化学染色
A. PAS 染色,尼曼 - 匹克细胞的空泡壁呈弱阳性(见箭头)。B. ACP 染色,尼曼 - 匹克细胞的空泡壁呈弱阳性(见箭头)

GM1 神经节苷脂病 Ⅰ 型、Wolman 病、Hurler 病、高胆固醇血症、血乳糜微粒过多血症、家族性高密度脂蛋白缺乏症等,这些疾病有可能见到尼曼 - 匹克样(吞噬)细胞,见图 12-6,与尼曼 - 匹克细胞在形态上较难区别,必须结合临床有否脾肿大、尼曼 - 匹克样细胞量、有否基础疾病、"尼曼 - 匹克细胞"的吞噬物情况等辅助鉴别。

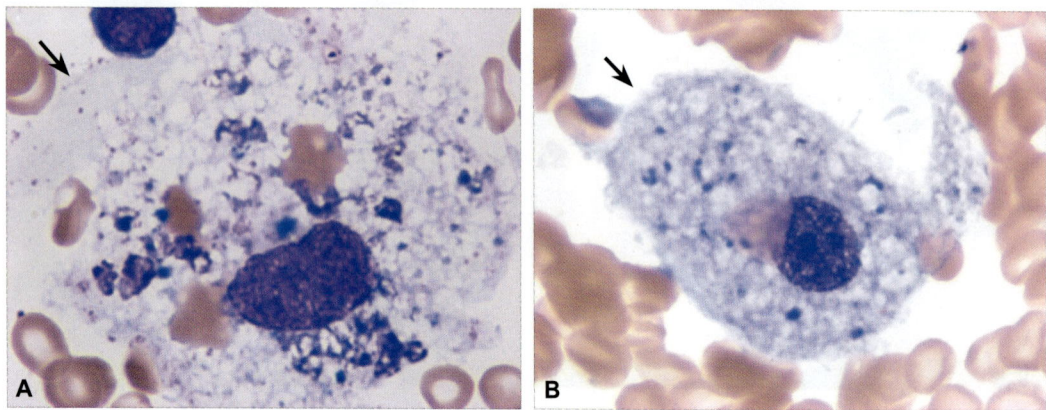

图 12-6   其他疾病中的尼曼 - 匹克样吞噬细胞(见箭头,还可见吞噬红细胞等)

(陈大鹏)

第三节   海蓝组织细胞增生症

海蓝组织细胞增生症(sea blue histiocytosis,SBH)是一种罕见的脂质代谢异常性疾病,以海蓝组织细胞沉积在骨髓、脾、肝等组织器官为主要特征。发病于各年龄段,但以儿童多见,原发性或家族性,后者为常染色体隐性遗传,其具体机制不明。临床起病隐匿,肝脾肿大(以脾肿大为明显),有的可出现紫癜、皮疹、智力下降、神经系统症状及肺部损害等,多数可长期存活。

一、血象

血红蛋白量、血小板数常减少,白细胞数一般正常。血涂片白细胞分类无明显异常。

二、骨髓象

骨髓增生明显活跃,见许多形态学上较特异的海蓝组织细胞(具体比例无统一的标准)为 SBH 的主要特征,以涂片血膜尾部或两侧边缘多见,有的成堆分布,见图 12-7。根据海蓝组织细胞形态分为 Ⅰ 型、Ⅱ 型、Ⅲ 型,其主要特点为主:胞体巨大,胞质丰富,含有数量不等的海蓝色颗粒,有的还可见空泡,少数可吞噬少许血细胞等,详见第一章第七节及图 1-79。粒、红、巨系增生正常或略减少,巨系可成熟障碍,血细胞形态无明显异常。

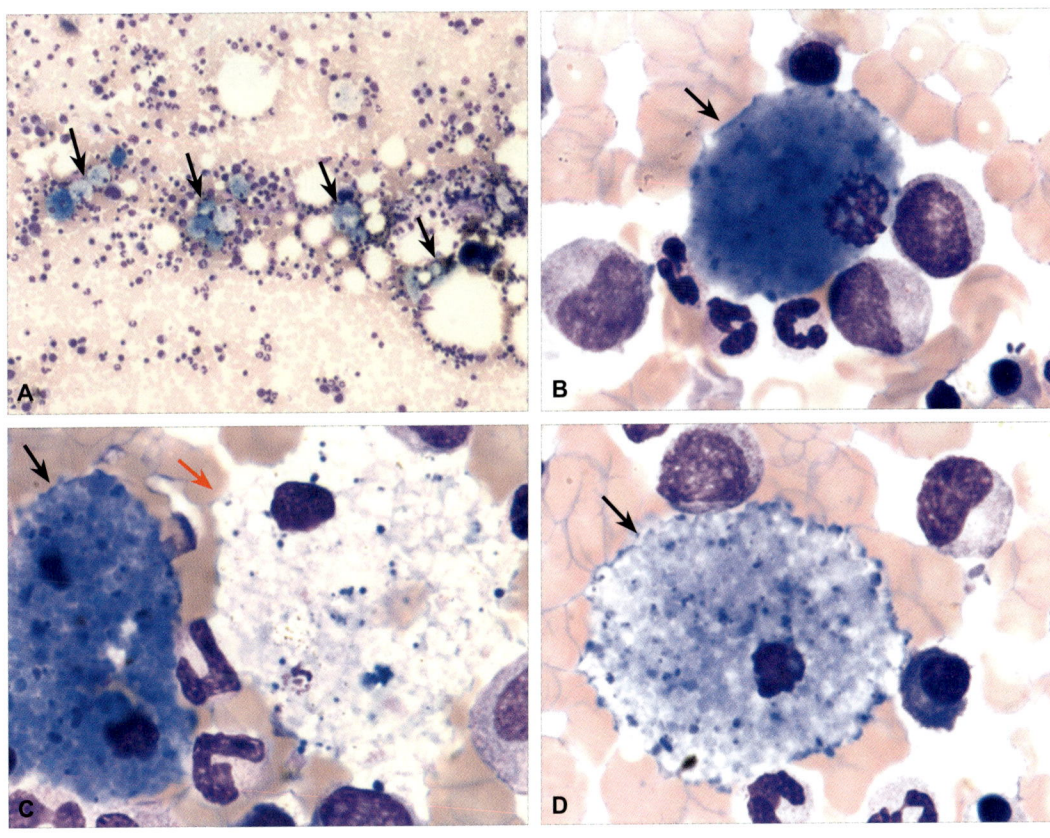

图 12-7 海蓝组织细胞增生症的骨髓象(A 为 ×100 视野)
A.骨髓增生明显活跃,易见海蓝组织细胞(见箭头)。B.可见 Ⅰ 型海蓝组织细胞(见箭头)。C.可见 Ⅰ 型(见黑色箭头)及 Ⅲ 型(见红色箭头)。D.可见 Ⅱ 型海蓝组织细胞(见箭头)

三、诊断意见及鉴别诊断

根据患者肝脾肿大、骨髓中可见许多海蓝组织细胞,同时无其他继发病的特征出现,可做出"提示或疑为海蓝组织细胞增生症骨髓象"等诊断意见,如有家族史者基本能确诊。肝、脾、肺等病理组织活检发现大量海蓝组织细胞,也是诊断该病主要依据。SBH 的诊断还需排除继发性海蓝组织细胞增生症,后者骨髓中可见少量海蓝样吞噬细胞,还存在原发病,如慢性粒细胞白血病、免疫性血小板减少症、真性红细胞增多症、溶血性贫血、缺铁性贫血、骨髓增生异常综合征、多发性骨髓瘤、高脂血症等,故鉴别一般不难,见图 12-8。

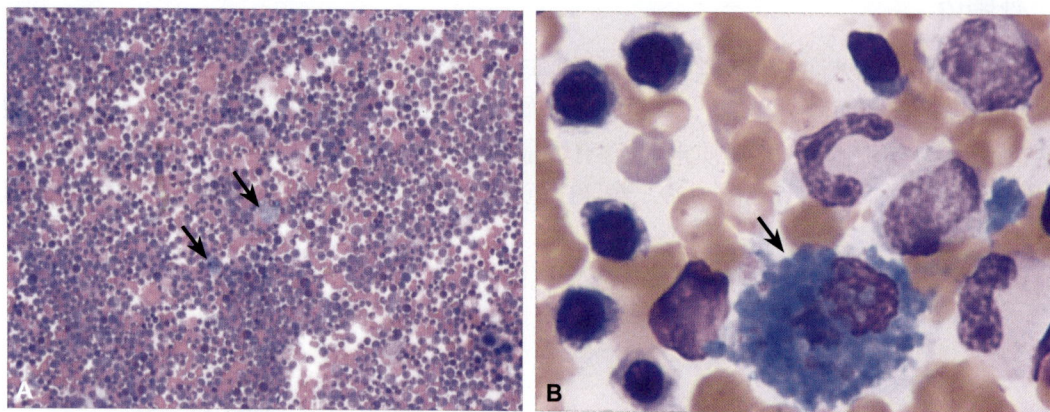

图 12-8 继发性海蓝组织细胞增生症的骨髓象（A 为 ×100 视野）
A. 慢性粒细胞白血病的海蓝样吞噬细胞（见箭头）。B. 免疫性血小板减少症的海蓝样吞噬细胞（见箭头）

（欧阳丹明）

血液系统可受到多种原虫及真菌感染,本章主要叙述疟疾、黑热病、马尔尼菲青霉菌病及组织胞浆菌病。

第一节 疟 疾

疟疾(malaria)是由人类疟原虫感染引起的血液系统寄生虫病,是严重威胁人类健康的热带传染病。主要由按蚊叮咬人体而传播,发病高峰常在夏秋季节。疟原虫寄生于红细胞、肝细胞内。寄生于人体的疟原虫主要有四种:间日疟原虫(*Plasmodium vivax*,PV)、恶性疟原虫(*P.falciparum*,PF)、三日疟原虫(*P.malariae*,PM)、卵形疟原虫(*P.ovale*,PO)。我国以前两种为常见,近些年我国多为非洲等输入性疟疾(主要为PF)。疟疾的典型症状为突发性寒战、高热、大量出汗,若反复发作,多出现贫血、白细胞及血小板减少、脾肿大。

一、血象

血红蛋白量在疟疾反复多次发作后可进行性减少,PF尤为明显;血小板数常减少,这也是最常见、最早的血象改变;白细胞数正常或减少。血涂片中单核细胞可增多,常可见少量异淋,有时可检到中性粒细胞、单核细胞吞噬疟原虫及疟色素(主要见于PF),见图13-1。薄片或厚片血涂片易见到疟原虫,见到疟原虫的环状体、滋养体、裂殖体和配子体中任何期(PF一般只见环状体、配子体),是确诊疟疾的最重要依据,有的根据虫体形态可区分虫种。薄片上疟原虫形态典型,容易识别;厚片的检出率较薄片高,但识别相对难些。疟原虫在瑞-吉染色下的主要形态特点为:胞质呈蓝色,有的见空泡;胞核呈深红色,圆形或不规则颗粒状;疟色素呈棕褐色、棕黄色。四种疟原虫形态特征各有不同,主要鉴别要点见表13-1,形态学特点见图13-2。

二、骨髓象

骨髓增生活跃。粒红比值常下降,红系常增生,嗜多色性红细胞较易见,红细胞内可检到疟原虫(检出率比外周血高),巨核细胞、血小板正常或减少,单核-巨噬细胞增多,吞噬现象活跃,有的见少许异淋。见图13-3。

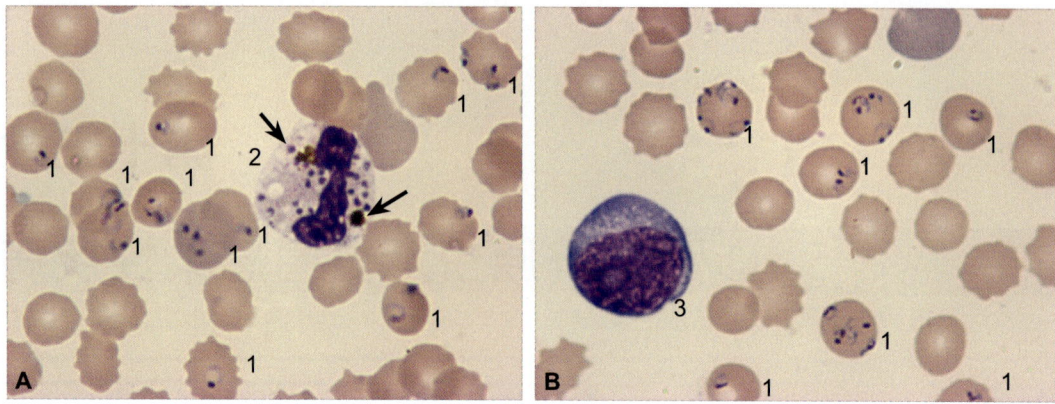

图 13-1　恶性疟疾的血象
1. 含环状体的红细胞。2. 中性粒细胞吞噬疟原虫并含疟色素(见箭头)。3. 异型淋巴细胞

表 13-1　四种疟原虫的主要形态学鉴别要点

	外形变化	特征结构	疟色素
间日疟	被寄生红细胞明显的胀大,可见薛氏点	阿米巴样滋养体,裂殖子个数较多	细小杆状棕黄色
恶性疟	被寄生红细胞正常或略小,可见茂氏点	香蕉、腊肠样配子体;环状体较小、多,双核常见,红细胞感染率高;滋养体和裂殖体少见	粗大聚集棕黑色
三日疟	被寄生红细胞正常或略小,偶见齐氏点	条带样大滋养体;菊花样裂殖体,裂殖子个数较少	粗大松散棕褐色
卵形疟	被寄生红细胞略胀大,边缘不整齐,呈伞状或卵圆形拖尾,常见粗大薛氏点	椭圆形或鸡蛋样滋养体;也可见菊花样裂殖体,裂殖子粗大、个数较少	细小弥散棕黄色

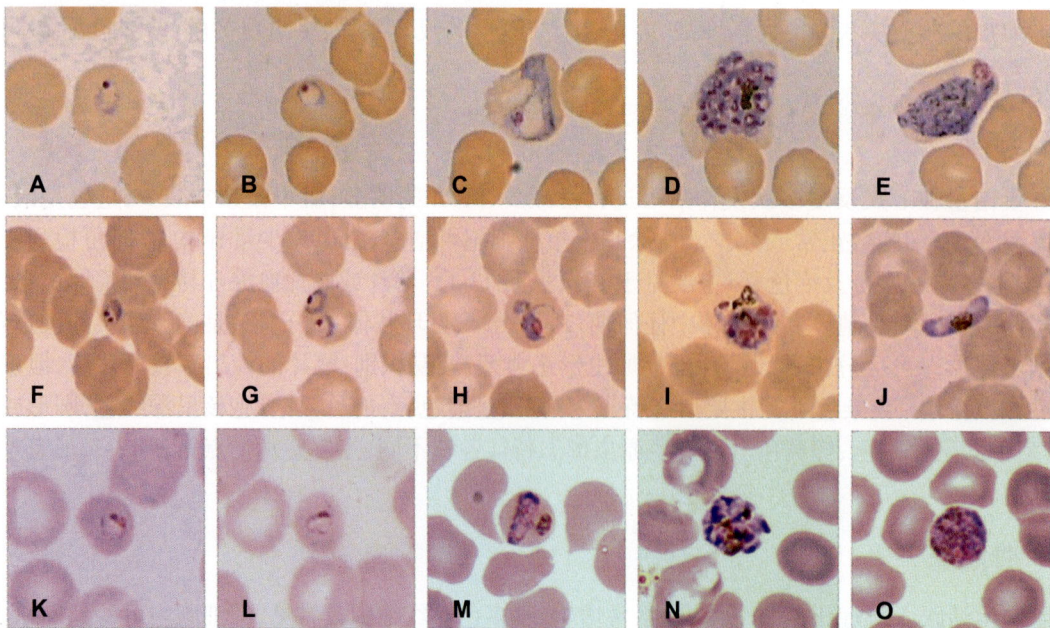

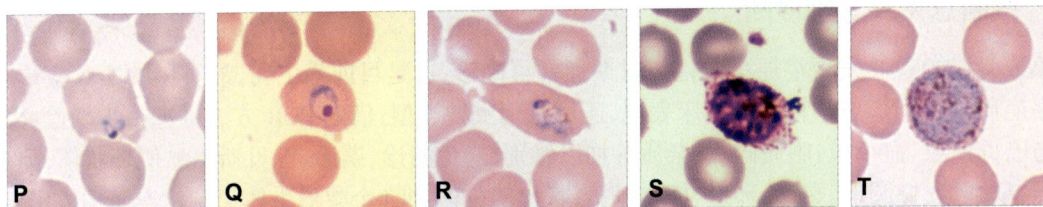

图 13-2　四种疟原虫的各期形态特点

A~E. 间日疟原虫。F~J. 恶性疟原虫。K~O. 三日疟原虫。P~T. 卵形疟原虫

A、B、F、G、K、L、P、Q. 环状体。C、H、M、R. 滋养体。D、I、N、S. 裂殖体。E、J、O、T. 配子体

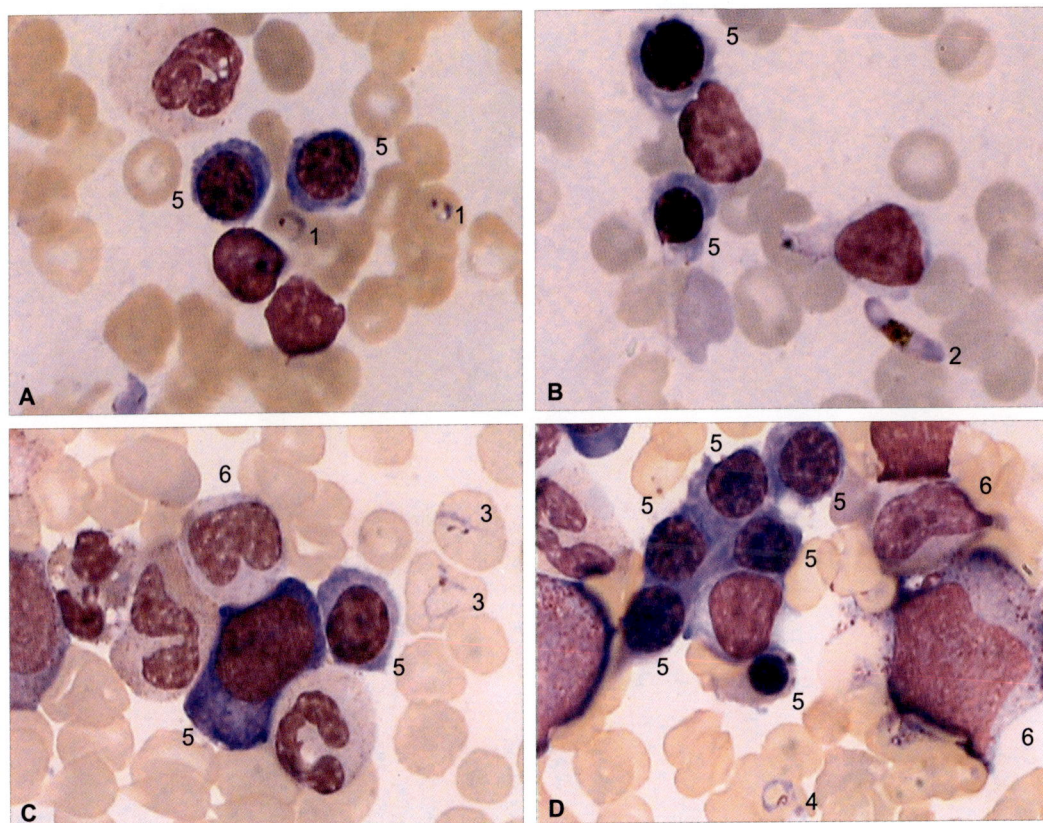

图 13-3　恶性疟疾（A、B）及间日疟疾（C、D）的骨髓象

1. PF 的环状体。2. PF 的配子体。3. PV 的滋养体。4. PV 的环状体。5. 有核红细胞。6. 幼稚粒细胞

三、诊断意见及鉴别诊断

　　血象或骨髓象检验发现疟原虫的任何时期通常可确诊,这是目前最主要、最实用的实验室诊断依据,有的根据疟原虫各期形态学特点及临床表现,还可区别虫种类型,借助 PCR 方法可进一步确诊、分型。疟原虫需与巴贝斯虫、血小板、胞质碎片、杂质等加以鉴别,避免漏诊、误诊。巴贝斯虫酷似环状体,但虫体小、形态各异,呈圆形、椭圆形、梨形、环形、杆状、逗点状及四分体(即 4 个梨形虫体尖端相连而构成十字形)等,常见多个虫体感染同一红细胞,无疟色素,红细胞外也可有虫体;而疟原虫常可见疟色素,并同时可见不同发育时期的虫体。疟原虫与其他类似形态的鉴别见图 13-4。

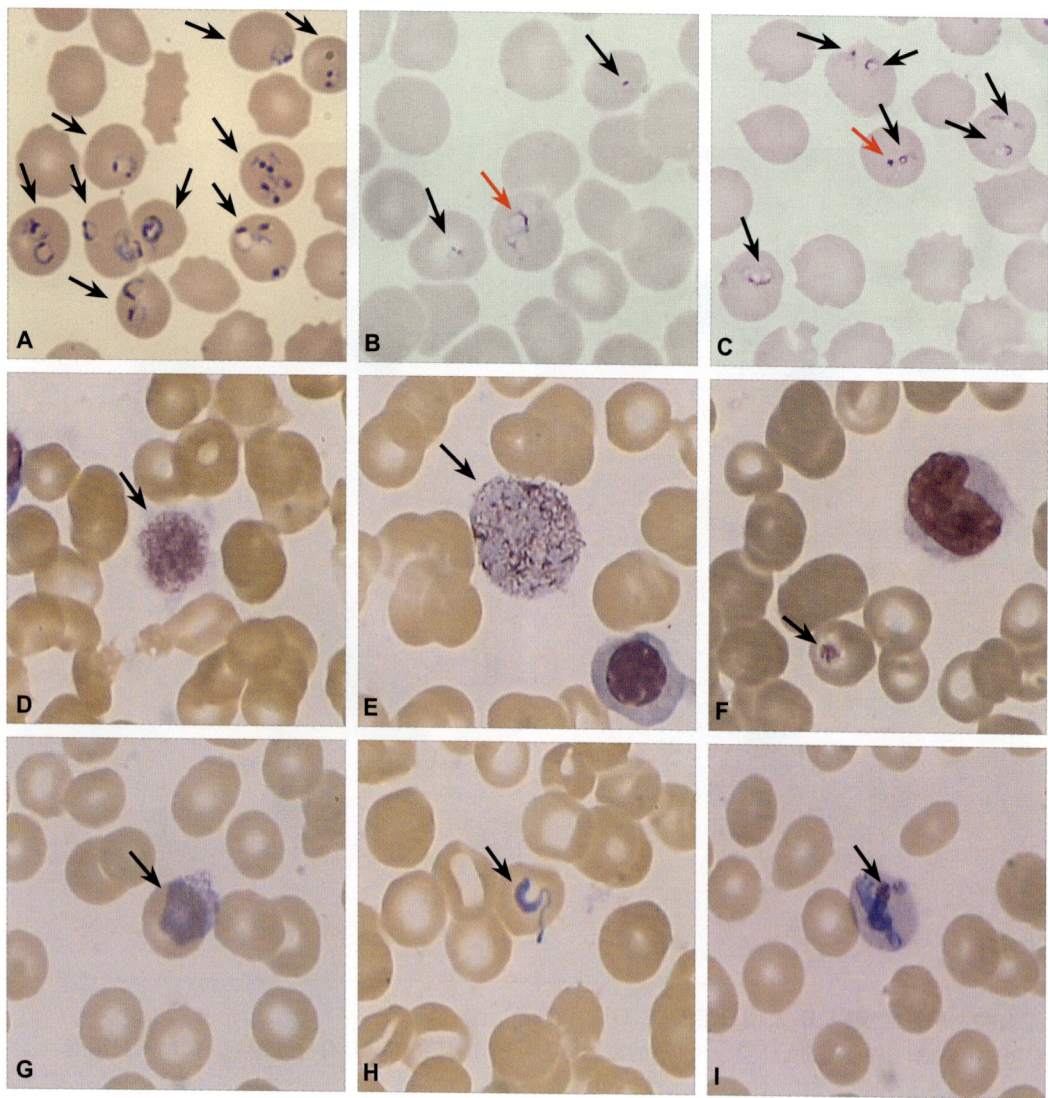

图 13-4　疟原虫与其他类似形态的鉴别
A. 恶性疟原虫的环状体。B. 巴贝斯虫(见箭头,其中红色箭头为环形)。C. 巴贝斯虫(见箭头,其中红色箭头为逗点状)。D. 巨大血小板。E. 胞质碎片。F."黏附"在红细胞表面的血小板。G~I. 杂质

第二节　黑　热　病

黑热病(kalaazar)又称内脏利什曼病,是由杜氏利什曼原虫通过白蛉传播的慢性地方性、人兽共患传染病,本病分布广泛,以新疆、甘肃、四川等地为多见。杜氏利什曼原虫生活史包括无鞭毛体、前鞭毛体两种形态,前者又称利杜体(Leishman-Donovan body),主要寄生于人和脊椎动物的巨噬细胞内,后者主要寄生于白蛉上消化道内。临床表现为长期不规则发热,进行性肝、脾及淋巴结肿大、消瘦、营养不良、皮肤干燥、色素沉着等。

一、血象

多数呈全血细胞减少,以白细胞数减少最为显著,重者表现为粒细胞缺乏症。血涂片中嗜酸性粒细胞可减少或消失,淋巴细胞、单核细胞相对增多,有的单核细胞、中性粒细胞内偶见利杜体,也可散在细胞外,但检出率低且形态常不典型,易与血小板混淆,故不易辨认。利杜体形态特点为:虫体呈椭圆形、船形,大小约(2.9~5.7)μm×(1.8~4.0)μm;胞质呈淡蓝色或淡红色,有的胞质内含有空泡;内有一个较大的卵圆形胞核,呈红色或紫红色;动基体位于核旁,细小、杆状、着色较深、紫红色,与胞核呈"T"字型,见图13-5。

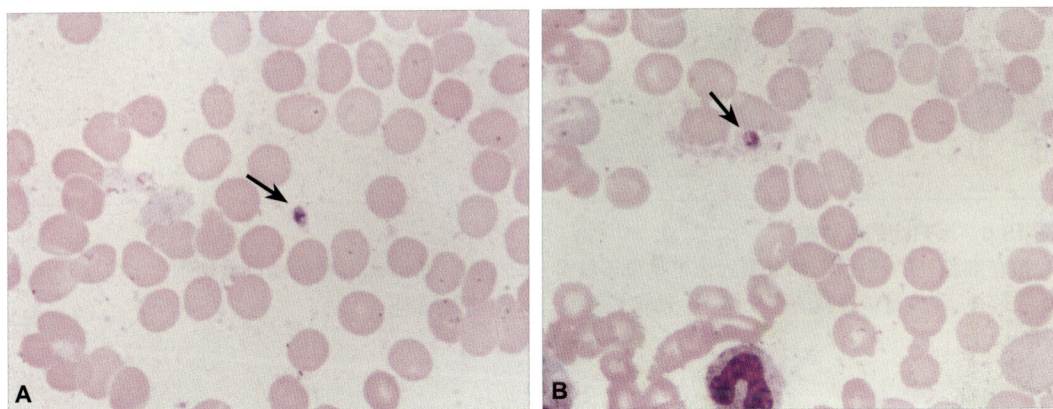

图 13-5　黑热病的血象(箭头所指为散在细胞外的利杜体)

二、骨髓象

骨髓增生活跃或增生明显活跃,粒红比值常下降,粒系、巨系可成熟障碍,巨噬细胞易见,巨噬细胞、中性粒细胞、单核细胞内可检到利杜体,细胞外也可见散在利杜体,见图13-6。骨髓培养也可见前鞭毛体,但耗时较长。

三、诊断意见及鉴别诊断

骨髓中检到吞噬细胞吞噬典型的利杜体通常可确诊,不典型者可借助 PCR 方法进行确诊。本病应与其他病原体所致的感染性疾病鉴别,如荚膜组织胞浆菌病、马尔尼菲青霉菌病等鉴别,三种病原体的形态及临床有相似之处,且由于制片及染色欠佳、形态学实践经验不足等,导致鉴别困难而误诊、漏诊。三种病原体的主要鉴别要点详见本章第四节荚膜组织胞浆菌病的鉴别诊断中描述,形态学特点见图13-7。

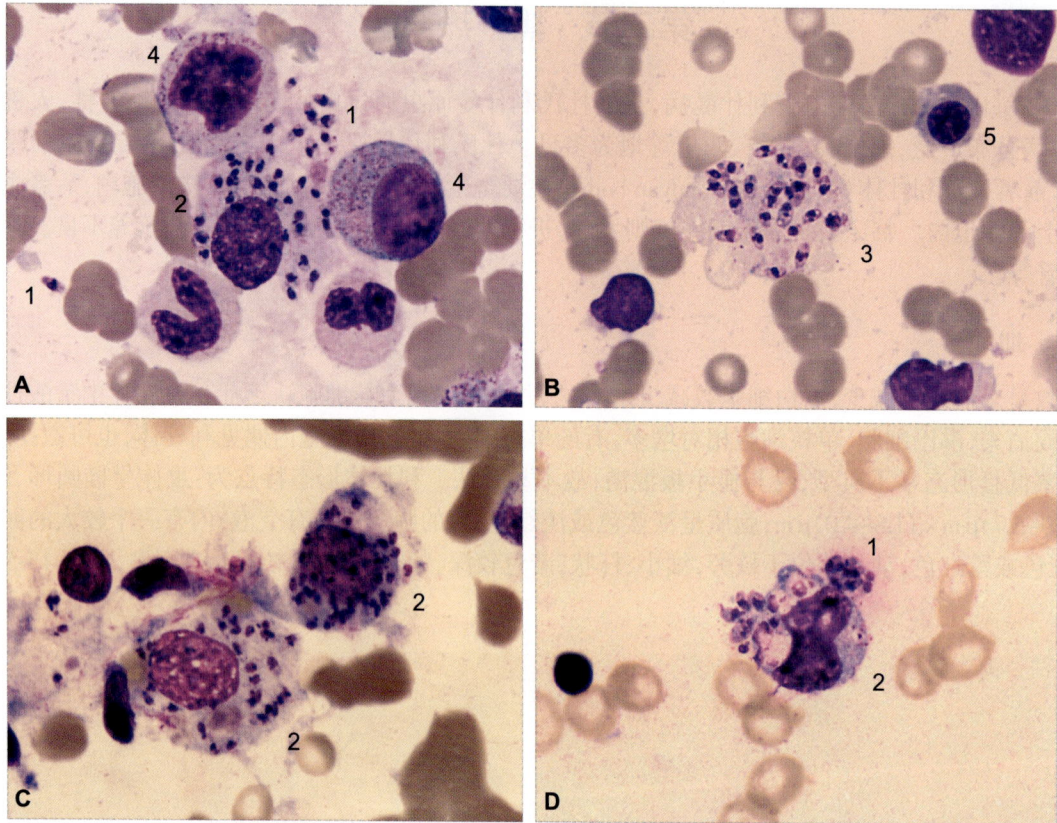

图 13-6 黑热病的骨髓象

1. 散在细胞外的利杜体,部分利杜体可见位于核旁的动基体。2. 吞噬利杜体的巨噬细胞。3. 巨噬细胞的胞质碎片,含大量被吞噬的利杜体。4. 幼稚粒细胞。5. 晚幼红细胞

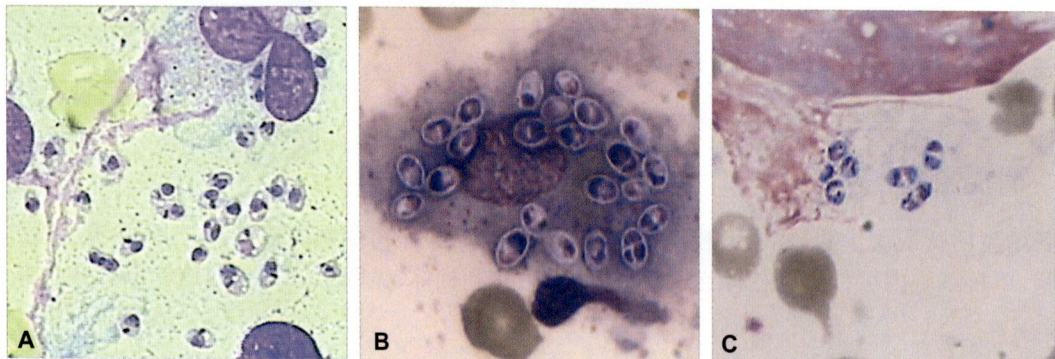

图 13-7 利杜体(A)、荚膜组织胞浆菌(B)及马尔尼菲蓝状菌(C)

(和迎春)

第三节　马尔尼菲青霉菌病

马尔尼菲青霉菌病（penicilliosis manmffei，PSM）是马尔尼菲青霉菌（penicillium marneffei，PM）通过呼吸道吸入、消化道摄入、皮肤伤口侵入所致的深部真菌病。PM 现已更名为马尔尼菲蓝状菌（Talaromyces marneffei，TM），是一种双相型致病菌。本病多见于免疫缺陷、免疫功能抑制者，近年来由于艾滋病、移植患者增多，本病发病率呈上升趋势。PSM 分为局限型、播散型，以播散型多见。播散型 PSM 病情凶险，临床上多表现为发热、肝脾淋巴结肿大、全血细胞减少、肝功能及凝血功能异常，若不及时治疗，死亡率极高。

一、血象

血红蛋白量、血小板数减少，白细胞数不定。部分患者血涂片中可见散在细胞外或被细胞吞噬的马尔尼菲蓝状菌孢子。马尔尼菲蓝状菌孢子形态特点：大小约 $(2\sim3.5)\mu m \times (4\sim10)\mu m$，菌体两端钝圆，形态多样，呈圆形、椭圆形、腊肠形及马蹄形等；有 1~2 个以上紫红色胞核；胞质淡蓝色，中间易见不着色横隔，见图 13-8。

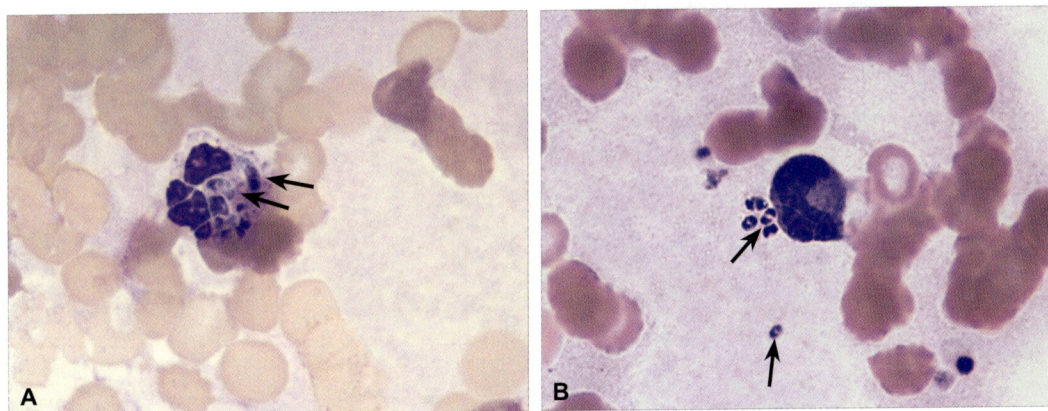

图 13-8　马尔尼菲青霉菌病的血象
A. 中性粒细胞吞噬的腊肠状 TM 孢子（见箭头）。B. 分布于细胞外的 TM 孢子（见箭头），并见横隔

二、骨髓象

骨髓增生活跃或增生明显活跃，血细胞增生，部分粒细胞伴毒性改变，巨噬细胞较易见，胞质内易见被吞噬的马尔尼菲蓝状菌孢子，有的巨噬细胞吞噬大量真菌孢子而呈桑葚状细胞，多分布于髓膜片尾、边缘。通过低倍镜全片观察，见到可疑吞噬细胞转油镜鉴别，有利于提高检出率。横隔、腊肠形孢子、桑葚状细胞是 TM 主要特征，见图 13-9。

三、细胞化学染色

PAS 染色 TM 孢子的胞壁呈红色且连续、清晰，腊肠形 TM 孢子的胞质内可见明显横隔，胞质内容物不易着色。

四、诊断意见及鉴别诊断

PSM 诊断的主要依据是血涂片、骨髓涂片检出马尔尼菲蓝状菌孢子或培养出病原菌。本病应与注意与荚膜组织胞浆菌病、黑热病等鉴别。鉴别要点见本章表 13-2。

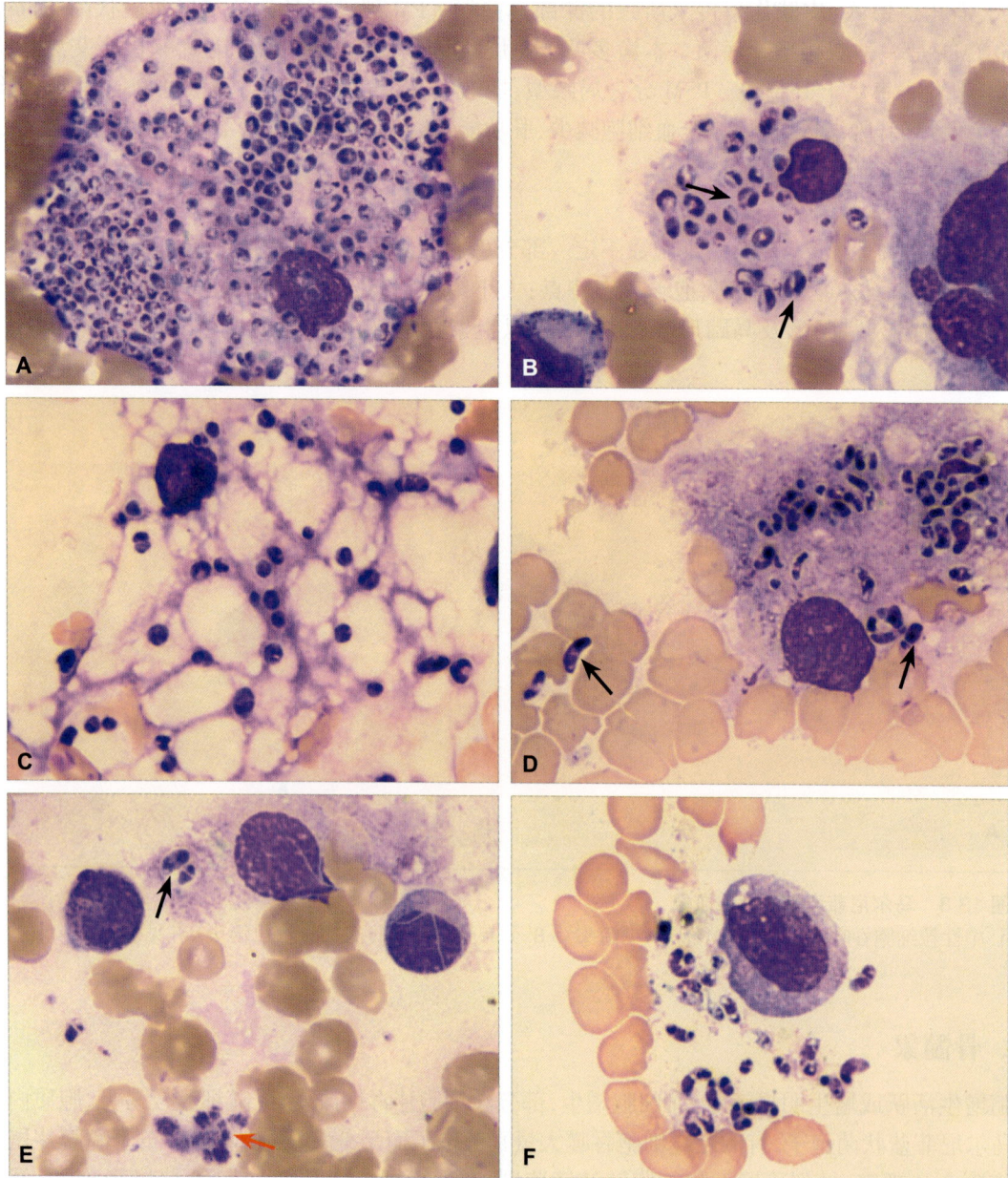

图 13-9　马尔尼菲青霉菌病的骨髓象

A. 吞噬大量形态各异 TM 孢子的吞噬细胞（即桑葚状细胞）。B. 吞噬细胞内的 TM 孢子有清晰的横隔（见箭头）。C. 吞噬细胞内的 TM 孢子形态不典型。D. 细胞内、外的腊肠形 TM 孢子（见箭头）。E. 细胞外的 TM 孢子（见黑色箭头），血小板（见红色箭头）。F. 细胞外的腊肠形 TM 孢子

表 13-2　荚膜组织胞浆菌孢子、马尔尼菲蓝状菌孢子及利杜体的形态学鉴别要点

鉴别点	荚膜组织胞浆菌孢子	马尔尼菲蓝状菌孢子	利杜体
形状	椭圆形、圆形	腊肠状等多形	椭圆形、船形
胞核	1 个,偏一侧	1~2 个以上、有横隔	T 形、点横状
胞膜	荚膜透亮、清晰	胞膜完整、无荚膜	胞膜不清晰
PAS 染色	阳性	阳性	阴性
镜下彩图			

第四节　荚膜组织胞浆菌病

　　荚膜组织胞浆菌病(histoplasmosis capsulati,HC)是由于患者吸入尘埃中荚膜组织胞浆菌(*histoplasma capsulatum*)而引起的深部真菌病。根据病菌侵犯部位分为肺型、进展播散型。肺型的感染局限于肺部,临床症状轻微,以干咳为主,多数患者能够自愈。若感染随血液循环弥漫到全身各组织器官,特别是肝、脾、淋巴结、骨髓,则形成播散性组织胞浆菌病,主要发生于免疫力低下的人群,尤其是人类免疫缺陷病毒(HIV)感染、器官移植、长期服用免疫抑制剂者。进展播散型表现为发热,肝、脾、淋巴结肿大、黄疸、全血细胞减少等。

一、血象

　　血红蛋白量、血小板数及白细胞数减少,有的白细胞数增多。部分患者血涂片中可见单核细胞、中性粒细胞等吞噬荚膜组织胞浆菌孢子。其形态特点为:直径约 2~5μm,大小较一致,椭圆或圆形,孢子一端钝圆,一端稍尖,横径与长径比不超过 1∶2;胞核一个,呈紫红色,圆形或半圆形,多偏于一端;胞质集中于孢子一端而呈半月形。孢子边缘有一圈未着色的透明空晕,形似荚膜。见图 13-10。

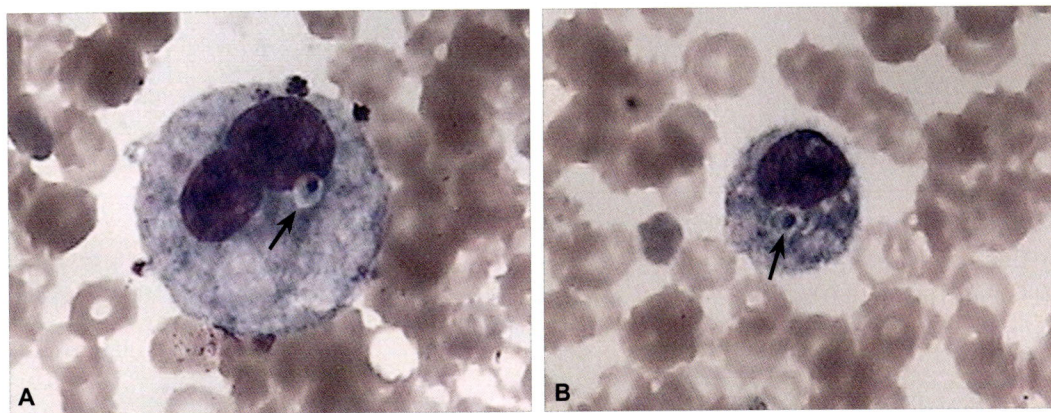

图 13-10　荚膜组织胞浆菌病的血象

A、B. 吞噬细胞吞噬荚膜组织胞浆菌孢子(见箭头)

二、骨髓象

骨髓增生活跃或增生明显活跃,血细胞增生,部分粒细胞伴毒性改变,巨噬细胞、噬血细胞较易见,可见吞噬数量不等的真菌孢子。见图 13-11。

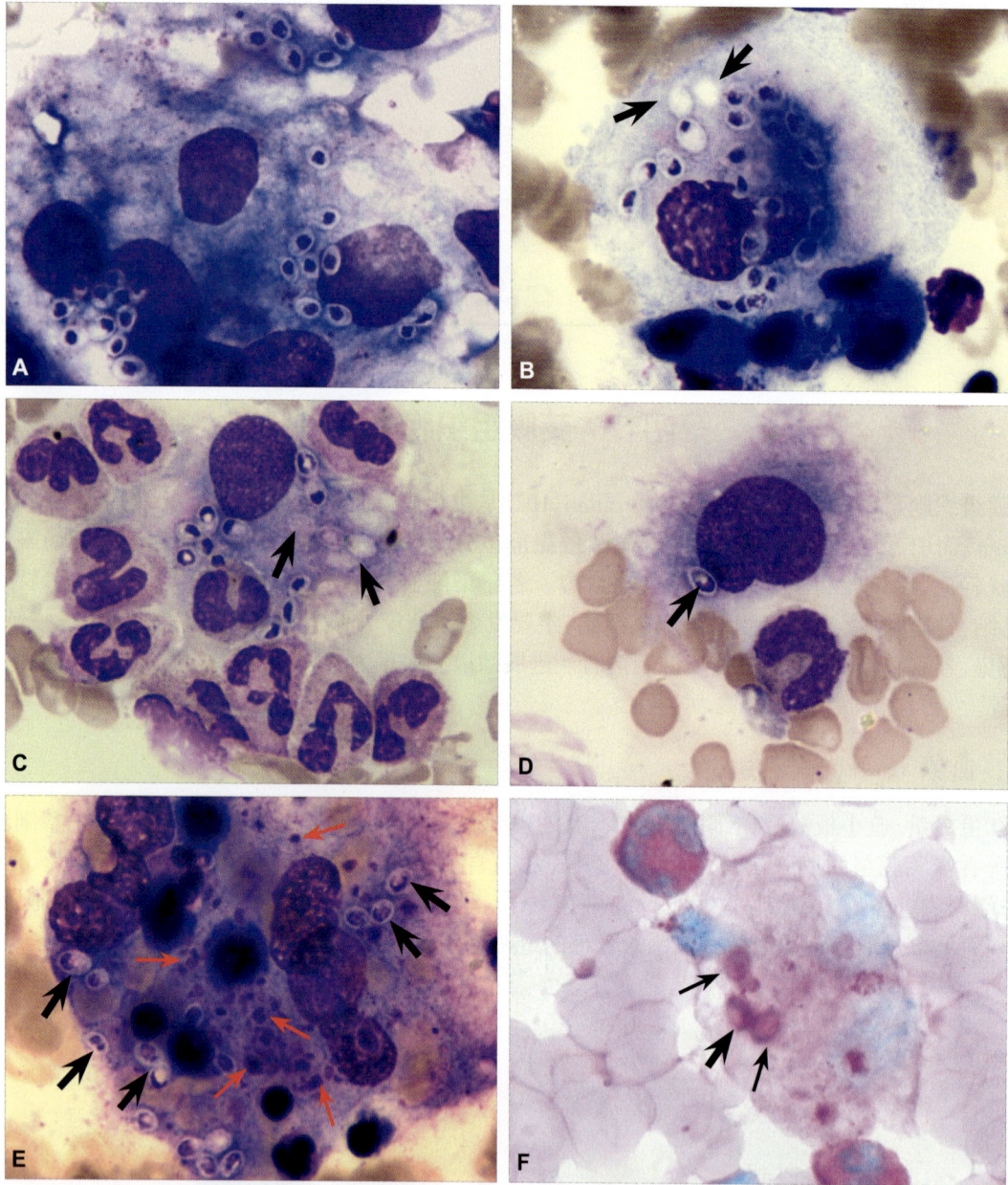

图 13-11　荚膜组织胞浆菌病的骨髓象
A~C. 吞噬细胞内可见许多真菌孢子,其中 B、C 可见白色的为治疗后的真菌孢子(见箭头),其核溶解、消失,而荚膜清晰存在。D. 吞噬细胞内可见一真菌孢子(见箭头)。E. 噬血细胞内可见真菌孢子(见黑色箭头)、血小板(见红色箭头)。F. PAS 染色,孢子荚膜呈红色(见箭头)

三、细胞化学染色

PAS 染色真菌孢子荚膜呈红色且连续、清晰,胞质内容物不易着色,见图 13-11F。

四、诊断意见及鉴别诊断

　　HC 的诊断主要依据血涂片、骨髓涂片检出真菌孢子(疑似荚膜组织胞浆菌孢子)或培养出病原菌,PCR 法可以明确荚膜组织胞浆菌。因组织胞浆菌培养周期较长,为了给患者赢取治疗时间,骨髓、外周血涂片中检出疑似荚膜组织胞浆菌孢子即可提示临床医生,疑为 HC。形态上应注意与马尔尼菲蓝状菌孢子、利杜体鉴别,三者所致疾病临床表现相似,三者形态学鉴别要点见表 13-2。

(石洪琼)

第十四章

其他疾病

其他疾病包括粒细胞减少症和粒细胞缺乏症、类白血病反应、传染性单核细胞增多症、嗜酸性粒细胞增多症、噬血细胞综合征、骨髓转移癌、骨髓坏死、血小板减少症等。

第一节　粒细胞减少症和粒细胞缺乏症

白细胞减少症（leukopenia）是由多种原因所致的外周血白细胞数持续低于正常值的一组疾病。多数情况下，白细胞减少症是由中性粒细胞减少所致。当外周血中性粒细胞 $<2.0 \times 10^9/L$ 时称粒细胞减少症（granulocytopenia），简称粒减；当外周血中性粒细胞 $<0.5 \times 10^9/L$ 时称粒细胞缺乏症（agranulocytosis），简称粒缺。中性粒细胞减少的程度常与感染的危险性高度相关，粒细胞缺乏症是粒细胞减少症发展到严重阶段的表现。粒细胞减少的病因可有遗传性、获得性等，其中获得性占绝大多数，包括药物、放射线、感染、毒素等，其中药物引起者最常见。

一、血象

血红蛋白量、血小板数均正常，白细胞数明显减少，粒细胞减少症者中性粒细胞 $<2.0 \times 10^9/L$，粒细胞缺乏症者中性粒细胞 $<0.5 \times 10^9/L$。血涂片中淋巴细胞相对增多，有时单核细胞亦可增多，粒细胞可见中毒颗粒、杜勒小体、空泡，见图 14-1。

二、骨髓象

粒减呈骨髓增生活跃或增生明显活跃，粒缺呈增生减低或增生活跃，粒红比值正常或下降。粒细胞减少症者，粒系无明显异常或粒系成熟障碍（即以幼稚阶段粒细胞为主，成熟阶段粒细胞减少或极少）；粒细胞缺乏症者，粒系成熟障碍，见图 14-2，或生成障碍（粒系极少），并常伴毒性改变，红、巨系常无明显变化，淋巴细胞、浆细胞可增多。

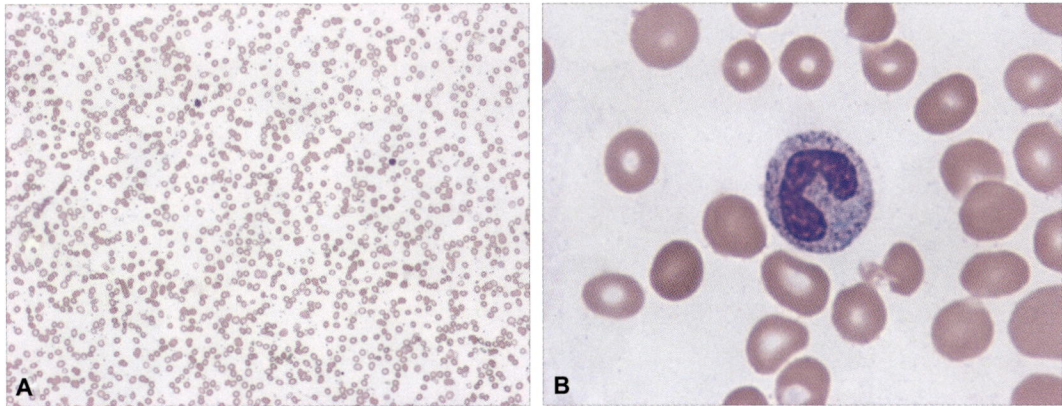

图 14-1 粒细胞缺乏症的血象（A 为 ×100 视野）
A. 白细胞数减少。B. 中性杆状核粒细胞可见中毒颗粒、杜勒小体

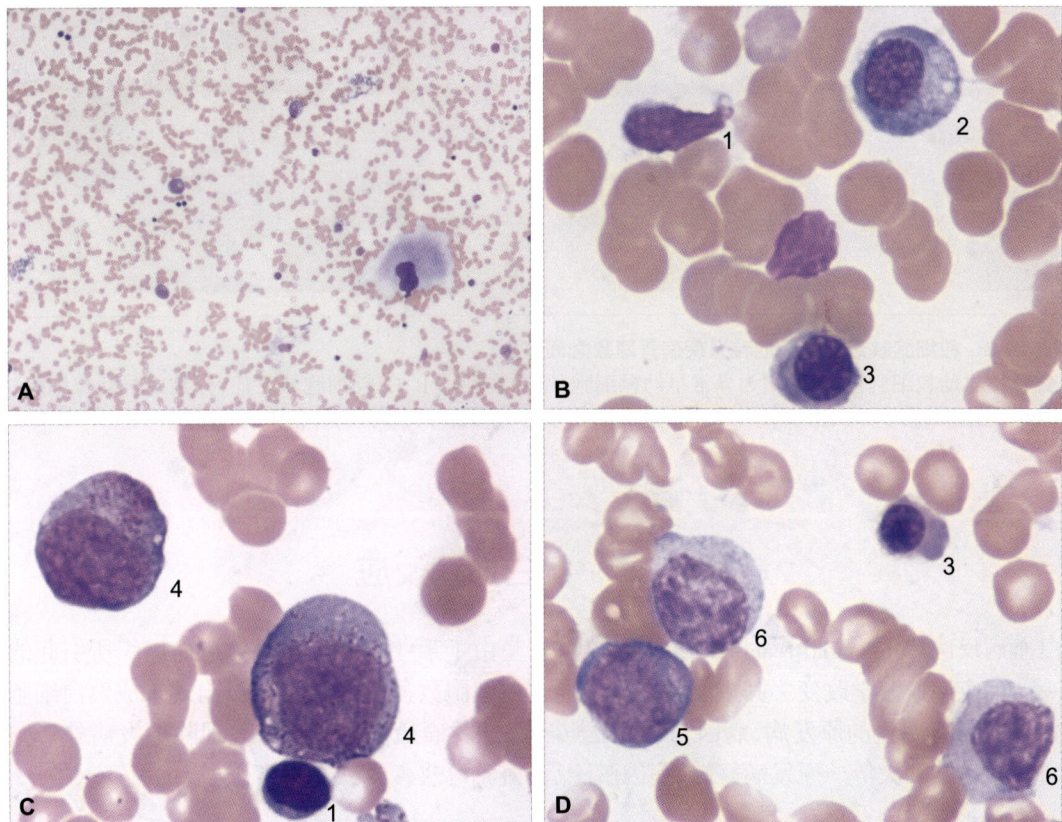

图 14-2 粒细胞缺乏症的骨髓象（A 为 ×100 视野，呈增生减低）
1. 淋巴细胞。2. 浆细胞。3. 幼红细胞。4. 早幼粒细胞。5. 原始粒细胞。6. 中性中幼粒细胞

三、诊断意见及鉴别诊断

粒细胞减少症、粒细胞缺乏症的诊断不困难，通过血象检验即可诊断；通过骨髓检验可明确骨髓粒系生成、成熟情况，明确是否由恶性血液病所致，非恶性血液病所致的骨髓常无特异性，故通常只是做描述性的诊断意见，借助粒细胞抗体测定、抗核抗体系列测定、类风湿因子测定、粒细胞边缘池测定、服药史等可进行病因分析。由于有的粒缺患者的骨髓中以早幼粒细胞、中幼粒细胞增多为主，故应注意与 AML-M3、M2b 等鉴别，见图 14-3。

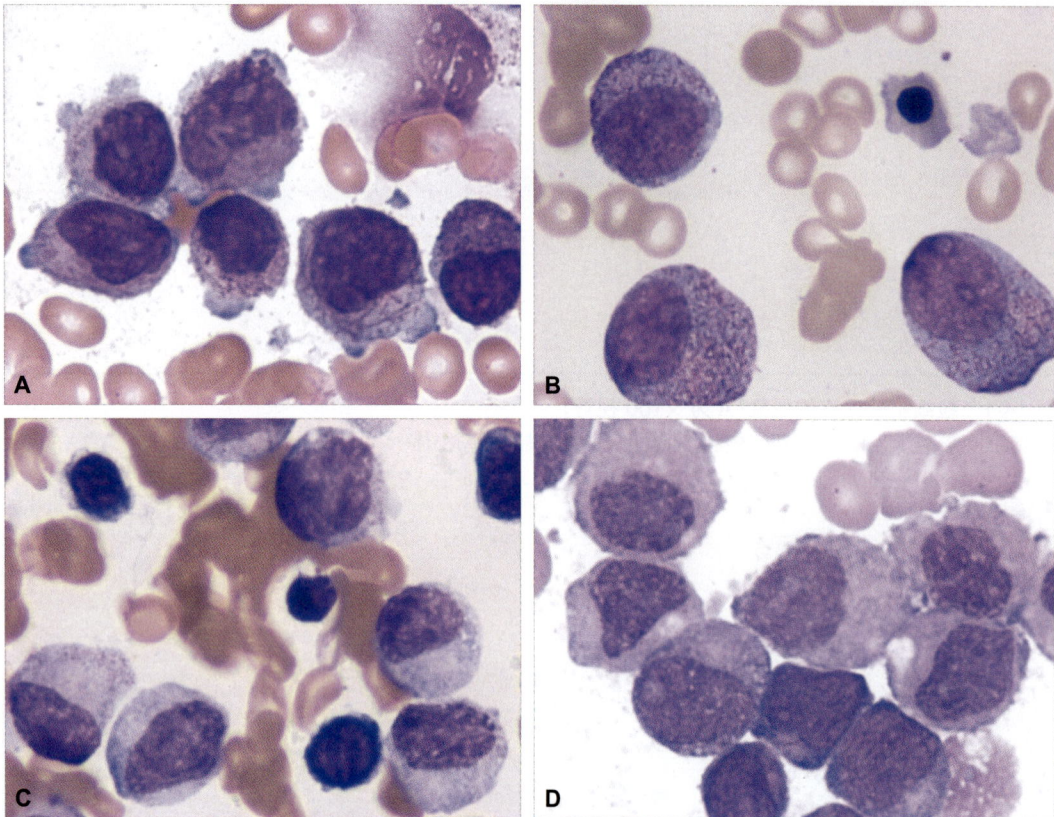

图 14-3   粒细胞缺乏症与其他粒系疾病骨髓象之间鉴别
A. 急性早幼粒细胞白血病,均为异常早幼粒细胞(细颗粒型)。B、C. 粒细胞缺乏症,分别以早幼粒细胞、中幼粒细胞增多为主。D. 急性粒细胞白血病部分分化型(M2b),大多数为异常中幼粒细胞

第二节   类白血病反应

类白血病反应(leukemoid reaction,LR)简称类白,是由于某些因素刺激机体造血组织所引起的类似白血病的一种反应性血液学改变。其主要特点为外周血白细胞数显著增高和(或)出现未成熟白细胞。临床上绝大多数患者有明显的原发病、病因,其中以感染、恶性肿瘤最多见。临床表现除原发病外,常有发热,有的肝、脾、淋巴结肿大等。原发病好转、病因解除后,血象可改善或恢复正常。

一、血象

血红蛋白量、血小板数正常,由恶性肿瘤引起者常减少;白细胞数常明显增多,一般 >30×10⁹/L 但多数 <100×10⁹/L,并常出现幼稚粒细胞(一般 <10%),有的偶见原始粒细胞。根据增多的白细胞类型分为中性粒细胞型、淋巴细胞型、单核细胞型、嗜酸性粒细胞型等,以中性粒细胞型最常见且常为感染所致,其粒细胞常有中毒颗粒、杜勒小体、空泡,见图 14-4。

二、骨髓象

骨髓变化不如外周血明显。中性粒细胞型类白特点如下:骨髓增生明显活跃,粒系增生伴左移(指幼稚粒细胞增多,甚至原始粒细胞也偏多),粒细胞常有明显毒性改变,红、巨系常无明显改变。见图 14-5。淋巴瘤等恶性肿瘤侵犯所致的类白,有的还同时可见不等数量的恶性肿瘤细胞。

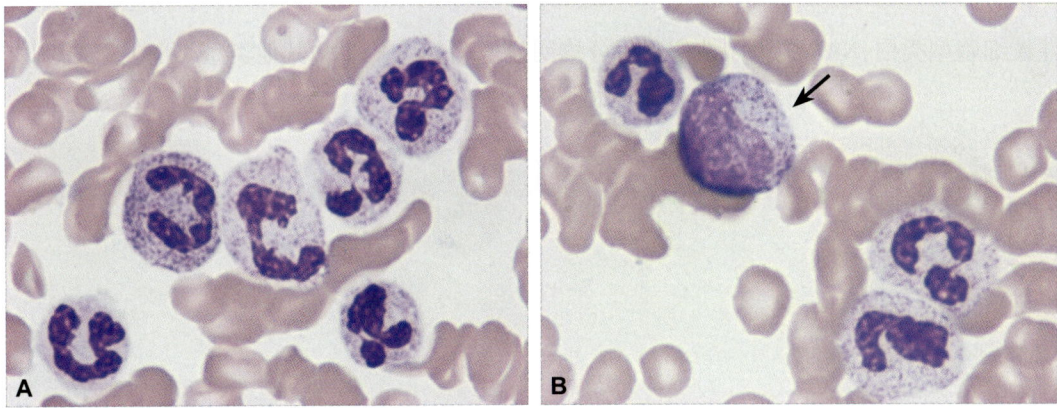

图 14-4 中性粒细胞型类白血病反应的血象

A、B. 以中性粒细胞为主,并可见中毒颗粒,其中 B 中还可见中性中幼粒细胞(见箭头)

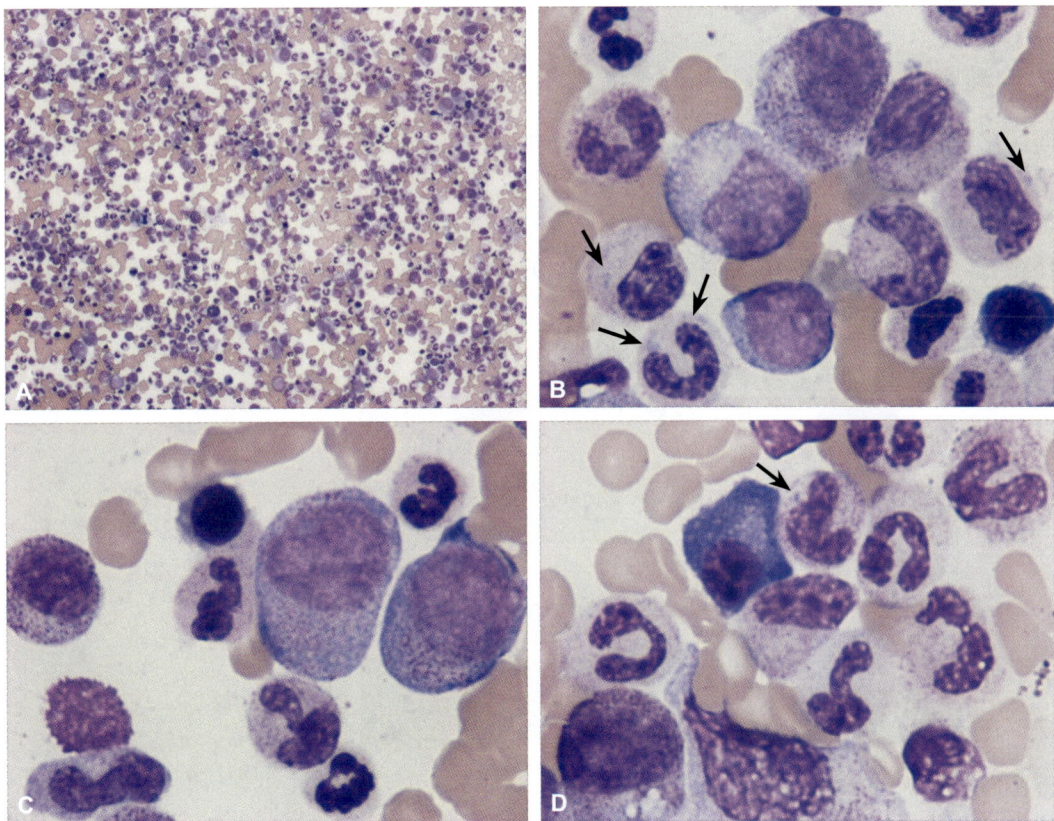

图 14-5 中性粒细胞型类白血病反应的骨髓象(A 为 ×100 视野)

A. 骨髓增生极度活跃。B~D. 粒系明显增生,各阶段幼稚粒细胞较易见,中性粒细胞可见中毒颗粒,并见杜勒小体(见箭头)

三、细胞化学染色

中性粒细胞型类白,NAP 染色阳性率和积分均明显增高,见图 14-6;其他类型类白的 NAP 结果不定。

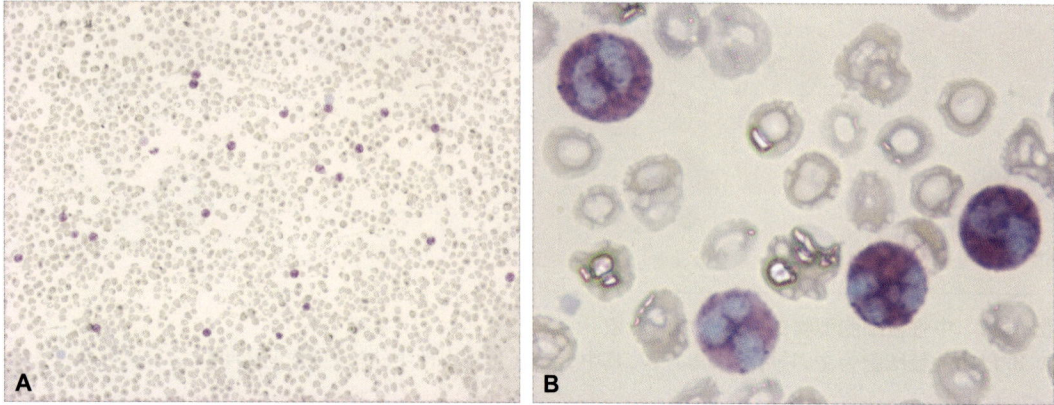

图 14-6   中性粒细胞型类白血病反应的 NAP 染色结果(A 为 ×100 视野)
A. 白细胞数增多,多数 NAP 阳性较强。B. 中性粒细胞均呈阳性,为(++)-(++++)

四、诊断意见及鉴别诊断

根据存在原发病、病因,结合血象、NAP 积分增加、骨髓粒系增生伴核左移及毒性改变,通过骨髓检验可做出"提示或疑为类白血病反应骨髓象"等诊断意见,也可做出描述性诊断意见。本病易与慢性粒细胞白血病(CML)、慢性中性粒细胞白血病(CNL)等混淆,鉴别见图 14-7;CML(慢性期)NAP 积分明显下降,绝大多数存在 Ph 染色体或 *BCR-ABL1* 必阳性等;CNL 的 NAP 积分常明显增加但无毒性改变,外周血幼稚粒细胞少见,常有脾肿大、*CSF3R* 突变等。

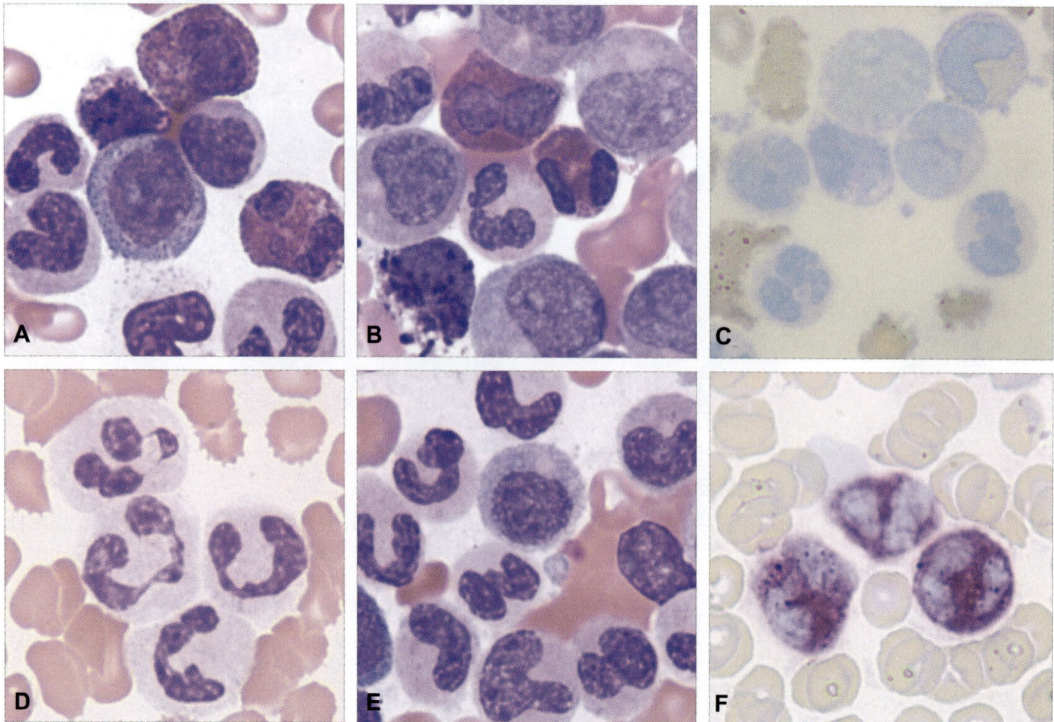

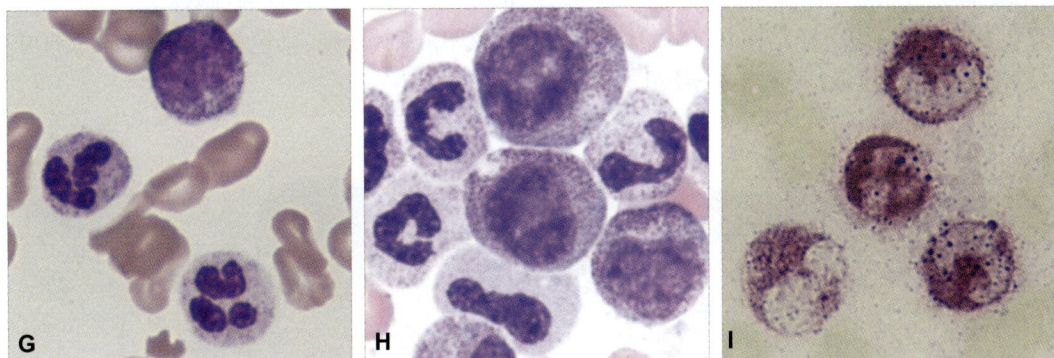

图 14-7 类白血病反应与相似疾病的鉴别

A、D、G. 血象。B、E、H. 骨髓象。C、F、I. NAP 染色。A~C. 慢性粒细胞白血病(慢性期),以各阶段中性粒细胞为主,嗜酸性、嗜碱性粒细胞较易见,NAP 积分明显下降。D~F. 慢性中性粒细胞白血病,外周血以中性粒细胞为主,骨髓粒系明显增生,NAP 积分明显增高。G~I. 类白血病反应,外周血以中性粒细胞为主,骨髓粒系明显增生,均可见毒性改变,NAP 积分明显增高

（张　杰）

第三节　传染性单核细胞增多症

传染性单核细胞增多症(infectious mononucleosis,IM)简称传单,是由原发性 EBV 急性感染引起,以淋巴细胞良性增生或伴异型淋巴细胞(简称异淋)增多为主要特征的传染病。其传染性低,多为自限性,多见于儿童,主要表现为临床三联征:发热、咽扁桃体炎、颈部淋巴结肿大,有的伴肝脾肿大、皮疹、眼睑水肿。

一、血象

血红蛋白量、血小板数大多正常;白细胞数早期正常或略减少,之后 WBC 数增多,高者达 $(30\sim60)\times10^9/L$,淋巴细胞常 $\geq5\times10^9/L$。早期血涂片中中性分叶粒细胞增多,之后迅速转变为淋巴细胞增多(有的为刺激淋巴细胞),达 60%~97%,并伴有异淋增高,通常 $\geq10\%$,见图 14-8。异淋在病程第 4~5 天开始出现,第 7~10 天达到高峰;年龄越小异淋阳性率越高,极少数异淋不多。

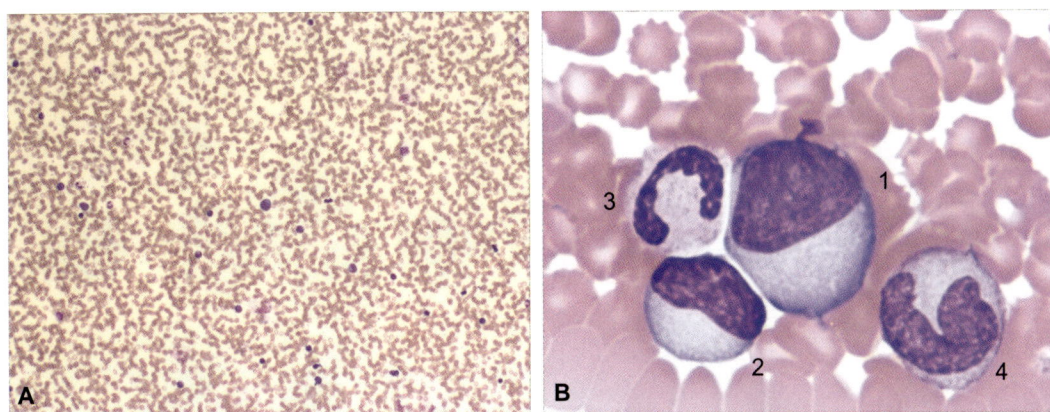

图 14-8 传染性单核细胞增多症的血象(A 为 ×100 视野,白细胞数增多)

1. 异淋。2. 刺激淋巴细胞。3. 中性杆状核粒细胞。4. 单核细胞

异淋形态各异,Downey 根据形态特点三型:Ⅰ型、Ⅱ型、Ⅲ型。主要特点为:胞体大,胞质丰富,胞质呈深蓝色、蓝色,有的可见裙边样结构、空泡及少许颗粒,胞核不规则、规则,染色质较粗,有的隐约可见核仁,详见第一章第五节及图 1-65 至图 1-67 及图 14-9。

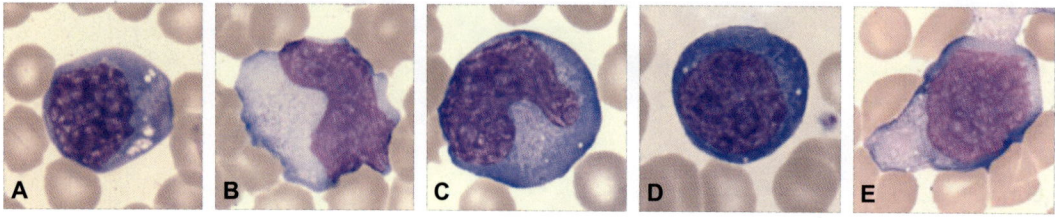

图 14-9　传染性单核细胞增多症的血象
A. Ⅰ型异淋。B、C. Ⅱ型异淋。D、E. Ⅲ型异淋

二、骨髓象

骨髓象变化缺乏特异性,骨髓增生活跃,粒、红、巨系未见明显异常,有的可见淋巴细胞增多及少许异淋,但异淋不及血象多见,见图 14-10。有的可见组织细胞增多。

三、诊断意见与鉴别诊断

由于 IM 的骨髓无特异性改变而无法做出诊断性意见,故通常采用描述性诊断意见。临床诊断病例主要根据临床表现三联征,外周血异淋≥10% 或淋巴细胞≥5×10⁹/L;实验室确诊需结合 EBV 特异性抗体

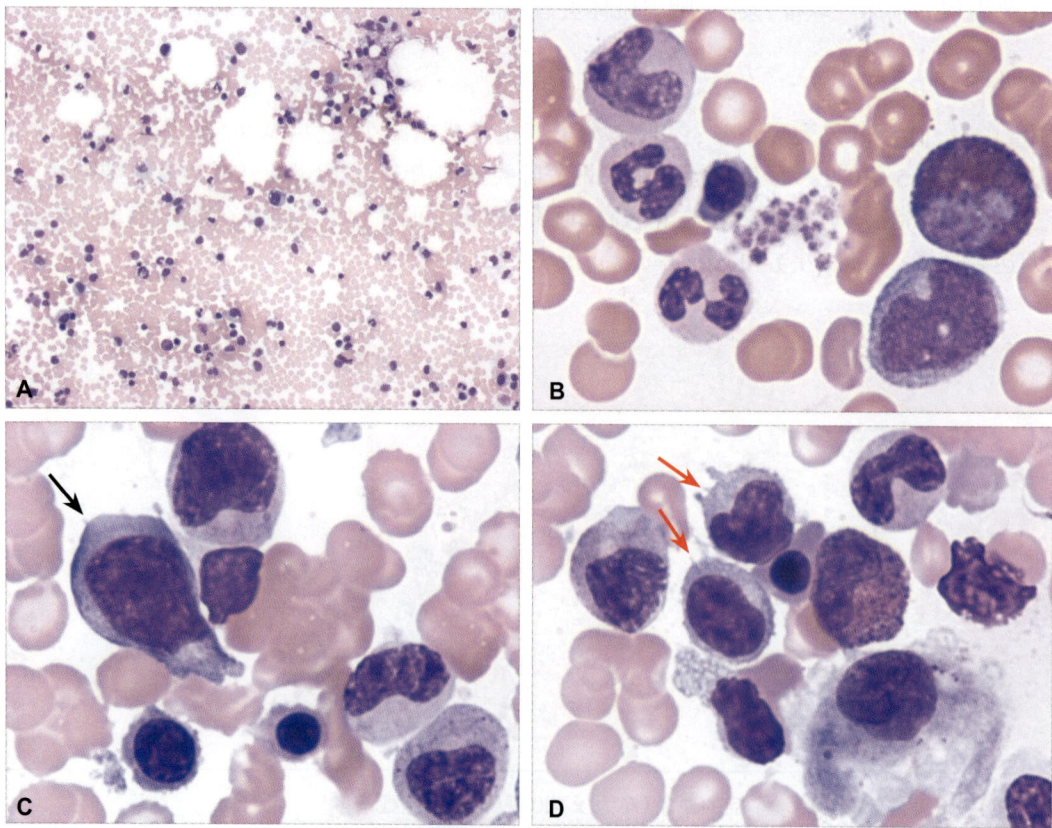

图 14-10　传染性单核细胞增多症的骨髓象(A 为 ×100 视野)
A. 骨髓增生明显活跃。B~D. 粒系、红系及血小板易见,偶见异淋(见黑色箭头)、刺激淋巴细胞(见红色箭头)

及病毒 DNA 检测。临床上 IM 应注意与巨细胞病毒、腺病毒、弓形虫、肝炎病毒、人免疫缺陷病毒、风疹病毒等引起的类 IM，以及链球菌引起的咽峡炎等鉴别，根据病原学检测等可以区分这些疾病。有时 IM 还需与淋巴瘤侵犯外周血相鉴别，通过骨髓检验、淋巴结活检及流式细胞学等均有助于鉴别两者，此外 IM 血象变化明显而骨髓常无明显变化，而淋巴瘤侵犯常同时累及骨髓。

（杨军军）

第四节 嗜酸性粒细胞增多症

嗜酸性粒细胞增多症（eosinophilia）指外周血嗜酸性粒细胞（EOS）>0.5×10⁹/L；高嗜酸性粒细胞增多症（hypereosinophilia, HE）指外周血 EOS≥1.5×10⁹/L（持续≥1 个月）和（或）骨髓中 EOS≥20% 和（或）病理证实组织嗜酸性粒细胞广泛浸润和（或）发现嗜酸性粒细胞颗粒蛋白显著沉淀。HE 分为四大类：遗传性、反应性、克隆性及意义未定 HE，以反应性 HE 为多见，其主要见于超敏反应性疾病、皮肤病、药物、感染（如寄生虫、真菌感染）、自身免疫性疾病及肿瘤（指 EOS 为非克隆性肿瘤）。患者临床症状多无特异性，依原发病的不同而有很大差异。

一、血象

血红蛋白量、血小板数均正常，白细胞数常增多，EOS 绝对值及比例增高，根据增多程度分为：轻度（<15%）、中度（15%~50%）及重度（>50%）。血涂片中增多的 EOS 多为成熟阶段细胞，形态正常或可见空泡；有时偶见异型淋巴细胞。见图 14-11。

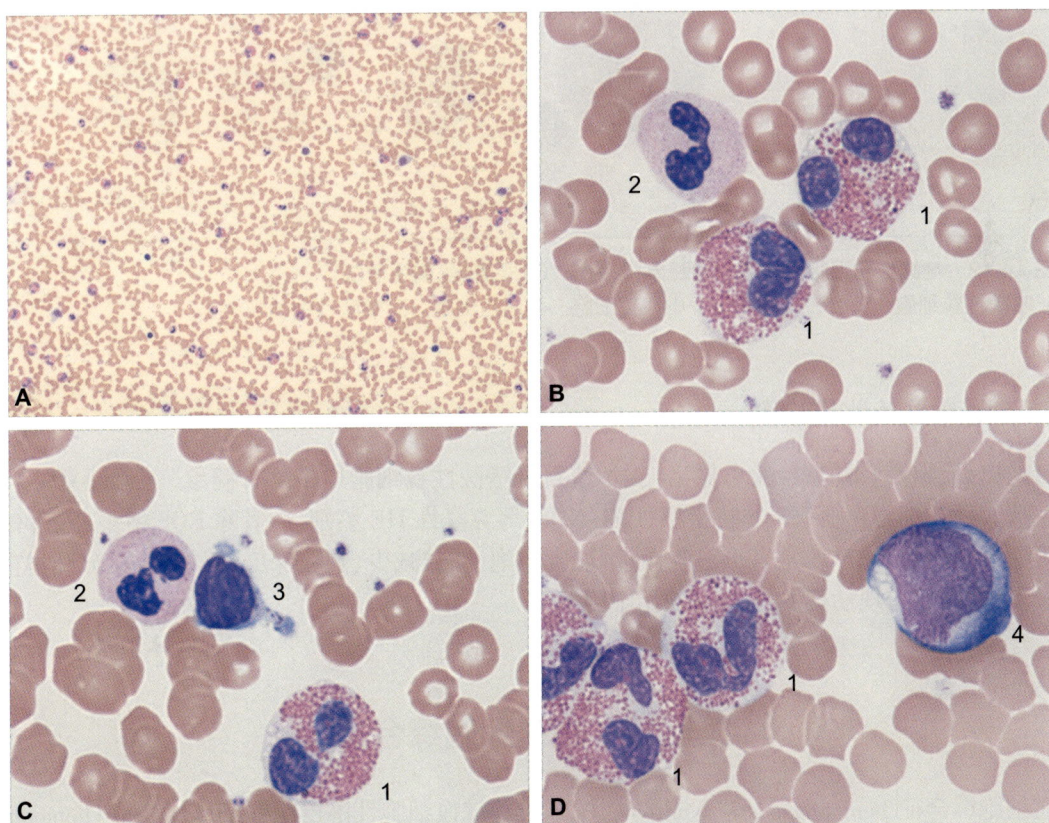

图 14-11 嗜酸性粒细胞增多症的血象（A 为 ×100 视野，白细胞数增加）
1. 嗜酸性粒细胞。2. 中性粒细胞。3. 淋巴细胞。4. 异型淋巴细胞

二、骨髓象

骨髓增生活跃或增生明显活跃,粒红比值常正常。EOS 增多,多数为 20%~50%,以成熟 EOS 增多为主,幼稚 EOS 也增多,形态未见明显异常;红系、巨核系等未见明显异常。见图 14-12。

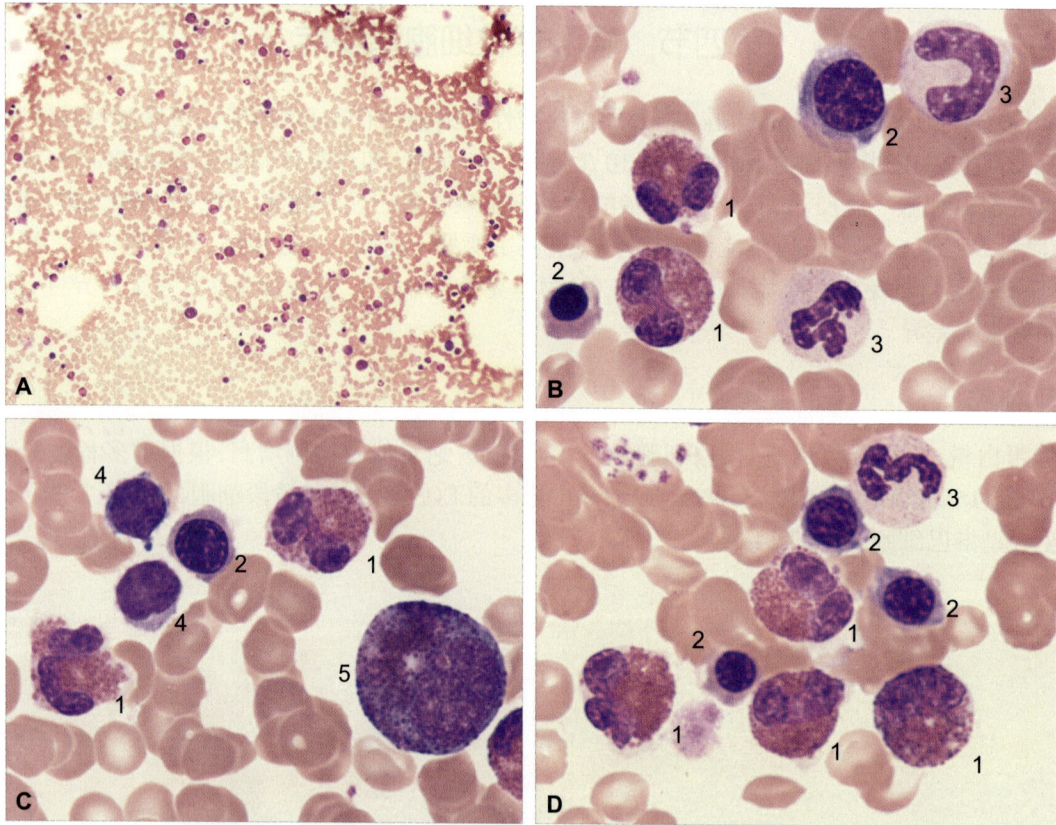

图 14-12　嗜酸性粒细胞增多症的骨髓象(A 为 ×100 视野,呈增生活跃)
1. 嗜酸性粒细胞。2. 有核红细胞。3. 中性粒细胞。4. 淋巴细胞。5. 嗜酸性中幼粒细胞

三、诊断意见及鉴别诊断

结合病史、血象及骨髓象检验可做出“提示或符合嗜酸性粒细胞增多症骨髓象”等诊断意见。本症主要与慢性嗜酸性粒细胞白血病 - 非特指型(CEL-NOS)等克隆性 HE 鉴别,后者除 EOS 增多外,还有造血系统肿瘤等原发病的表现,EOS 常有形态学异常(如含空泡、颗粒减少、颗粒深染、双核、胞核分叶过多等)、原始细胞增多、外周血出现幼稚 EOS 甚至原始细胞等。

(林满华　姜朝新)

第五节　噬血细胞综合征

噬血细胞综合征(hemophagocytic syndrome,HPS)又称噬血细胞性淋巴组织细胞增生症(hemophagocytic lymphohistiocytosis,HLH),是一类原发性、继发性免疫异常导致的过度炎症反应综合征,本质为炎症因子风暴。临床表现为持续发热、肝脾肿大、中枢神经系统症状、全血细胞减少、肝功能损伤、凝血功能障碍等,临床过程往往较凶险。原发性 HLH 为一种常染色体或性染色体隐性遗传病,发病年龄小,多数小于 2 岁;继发性可继发于感染、恶性肿瘤、自身免疫性疾病等,尤以 EB 病毒感染、非霍奇金淋巴瘤多见。

一、血象

一系、两系或三系减少,往往呈进行性减少。血涂片中性粒细胞常明显减少,有的可见粒细胞毒性改变、异型淋巴细胞,个别可见吞噬细胞。

二、骨髓象

骨髓增生活跃,主要特点为吞噬细胞增多,并见数量不等噬血细胞,吞噬血细胞的数量少则 2~3 个,多则几十个,如血小板、红细胞、有核红细胞、中性粒细胞等,见图 14-13A~D。有的可见一定数量肿瘤细胞、病原体等,见图 14-13E、F 及第一章第七节及图 1-75。

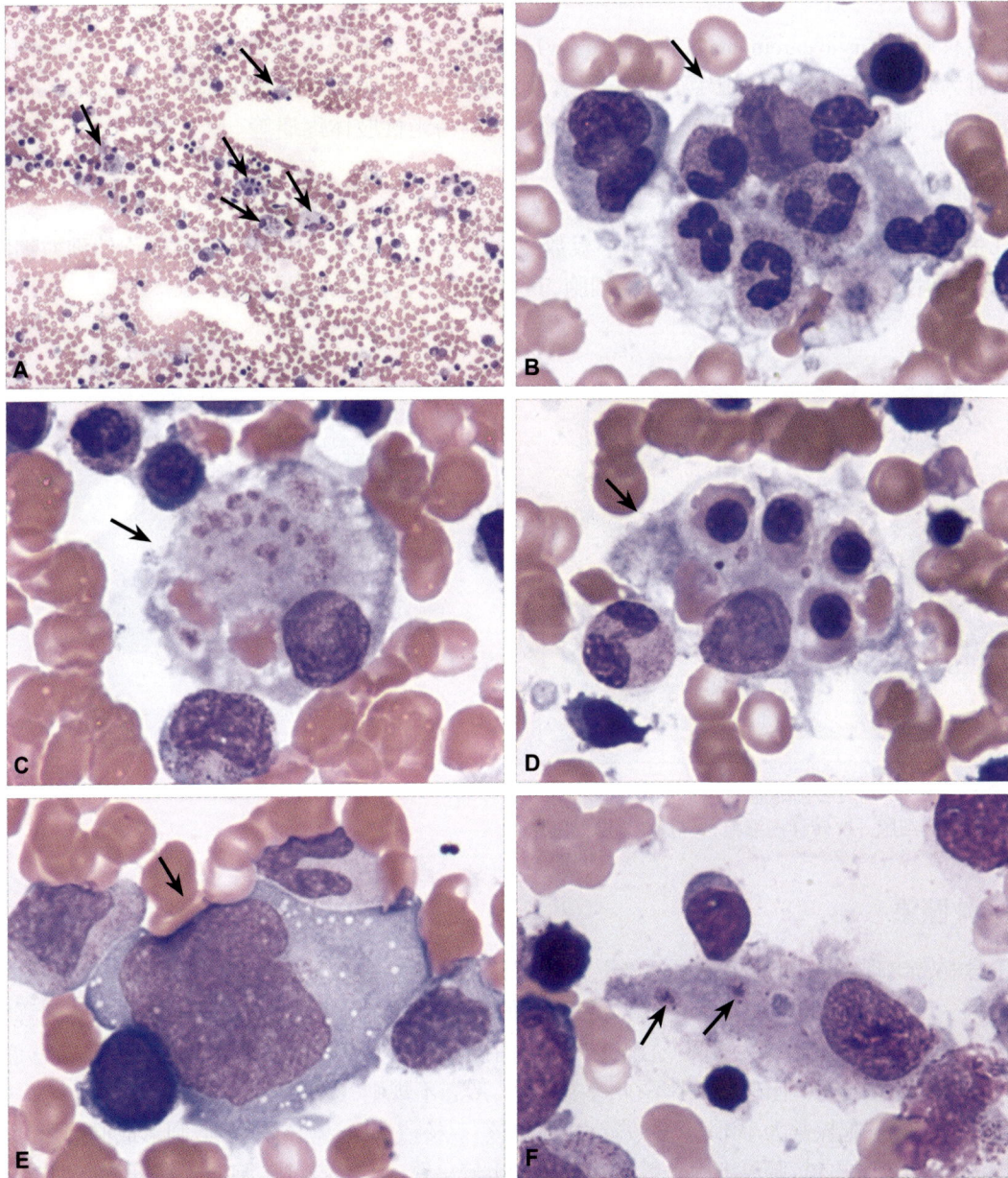

图 14-13 噬血细胞综合征的骨髓象(A 为 ×100 视野)
A. 骨髓增生明显活跃,易见噬血细胞(见箭头)。B. 噬血细胞吞噬中性粒细胞(见箭头)。C. 噬血细胞吞噬红细胞、血小板(见箭头)。D. 噬血细胞吞噬晚幼红细胞、红细胞(见箭头)。E. 淋巴瘤细胞(见箭头)。F. 吞噬细胞吞噬利杜体(见箭头)

三、诊断意见及鉴别诊断

由于通过骨髓检验可见吞噬细胞增多,且有噬血细胞,但仅凭骨髓无法做出 HPS 诊断意见,故一般做出含"可见噬血细胞"等描述性诊断意见。确诊需结合临床及其他检测,例如血甘油三酯、铁蛋白、sCD25 增多,血纤维蛋白原、NK 细胞活性降低等。通过骨髓检验,一般无法确认病因,但如骨髓中同时检到恶性肿瘤或病原体,非常有助于获得性 HPS 的病因诊断,遗传性 HPS 可通过检测 HLH 相关的基因异常来确定病因。

(李晓征　徐菲莉)

第六节　骨髓转移癌

骨髓转移癌(metastic carcinoma of bone marrow)是指髓外器官或组织中的恶性肿瘤发生骨髓内的转移,其原发灶可为肺癌、乳腺癌、前列腺癌、肝癌、胃癌及食管癌等,儿童以神经母细胞瘤(neuroblastoma,NB)骨髓转移最多见。临床表现除原发病外,还常有骨痛、发热、游走性肢体疼痛等。

一、血象

血红蛋白量常减少,白细胞数不定,血小板数减少或正常。血涂片中有的可见少许幼稚粒细胞、有核红细胞,极个别情况下可偶见散在的转移癌细胞,其他常无明显异常,见图 14-14。

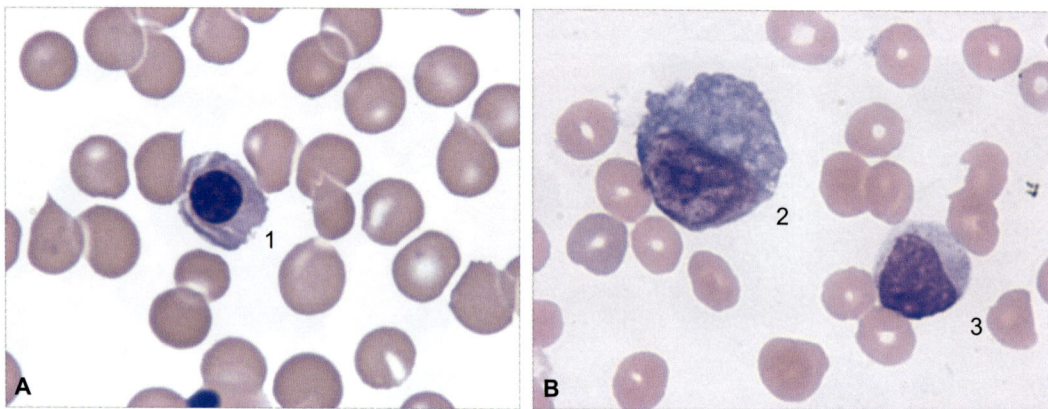

图 14-14　骨髓转移癌的血象
1.晚幼红细胞。2.转移癌细胞(胃癌)。3.淋巴细胞

二、骨髓象

由于骨髓常出现干抽、部分稀释而呈"增生减低"或"增生极度减低",粒、红、巨系常减少,见图 14-15A、B;少数呈增生活跃,甚至增生明显活,见图 14-15C。低倍镜下观察可见数量不等、成堆分布的转移癌细胞,见图 1-89、图 1-90,以血膜边缘为多见(尤其是尾部);油镜下还可见少许散在的转移癌细胞。转移癌细胞排列紧密,彼此镶嵌、融合;其胞体常大小不一,多数较大,形态不规则,边缘不整齐;胞质多少不一,呈深蓝色、蓝色,有的可见空泡;胞核常大小不一,多数较大,为单核、双核或多核,胞核不规则、圆形或椭圆形,染色质细致,核仁常大而清晰。不过,腺癌细胞一般具有胞体大小较一致、胞核较规则、胞质丰富等特点,见图 14-16。

转移癌(瘤)细胞因类型不同而形态多样,故一般无法判断肿瘤的来源。但有的转移癌细胞具有一定特征,神经母细胞瘤骨髓转移时,典型者可见瘤细胞呈菊花状排列、砌墙状排列、品字形、回字形等,细胞间常可见红色细丝样纤维物质等;如黑色素瘤(melanoma)骨髓转移时,其瘤细胞胞质内可见数量不等的黑色粗大、细小颗粒。见图 14-17、图 14-18。

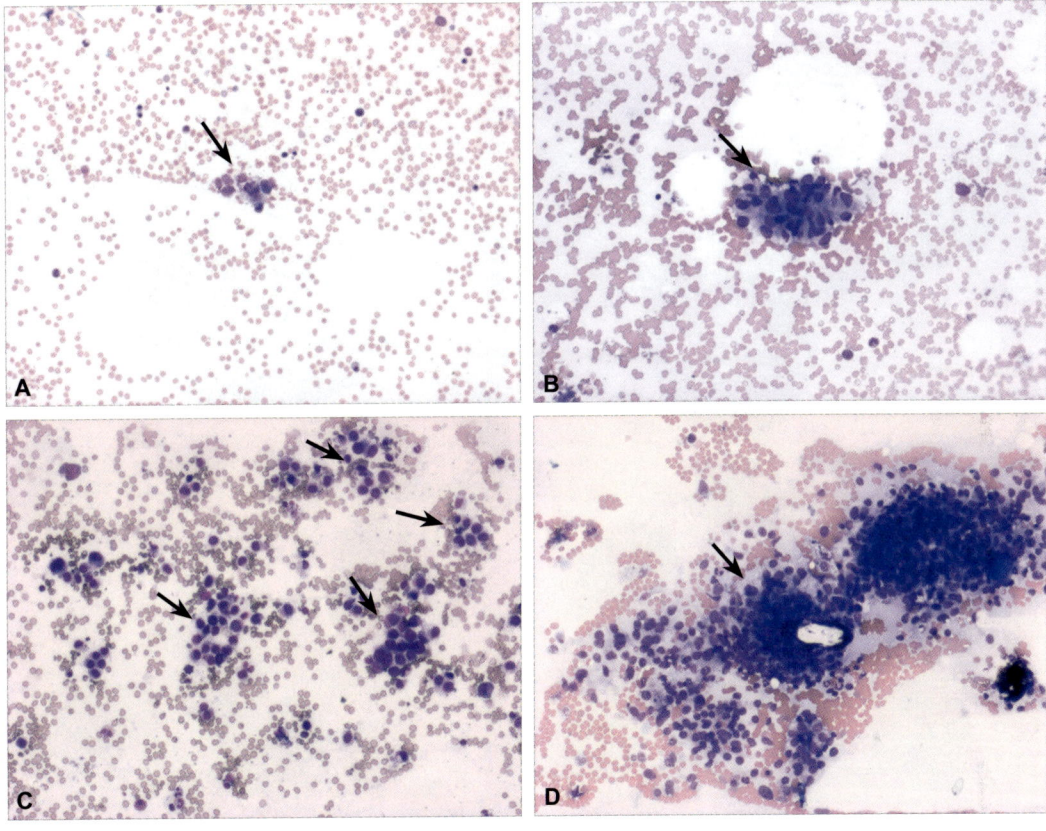

图 14-15 骨髓转移癌的骨髓象（均为 ×100 视野）
箭头所指为成堆的转移癌细胞

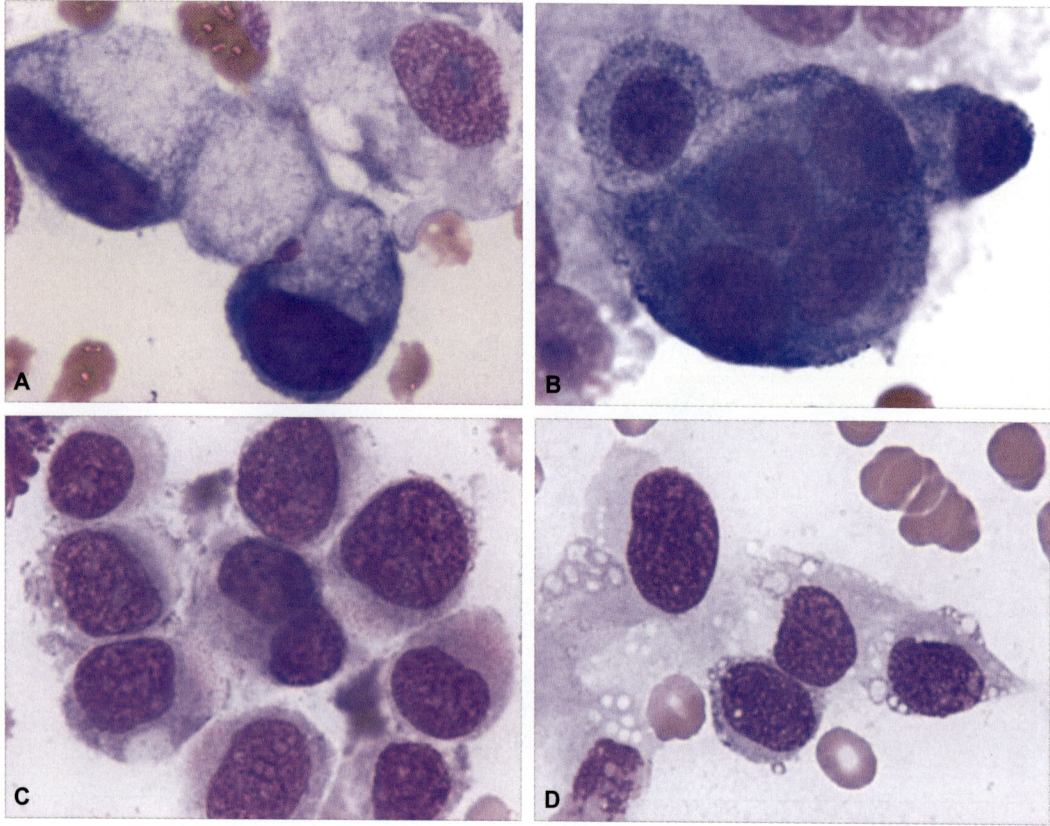

图 14-16 骨髓转移癌(腺癌)的骨髓象

A.结肠癌细胞。B.前列腺癌细胞。C.胃癌细胞。D.乳腺癌细胞

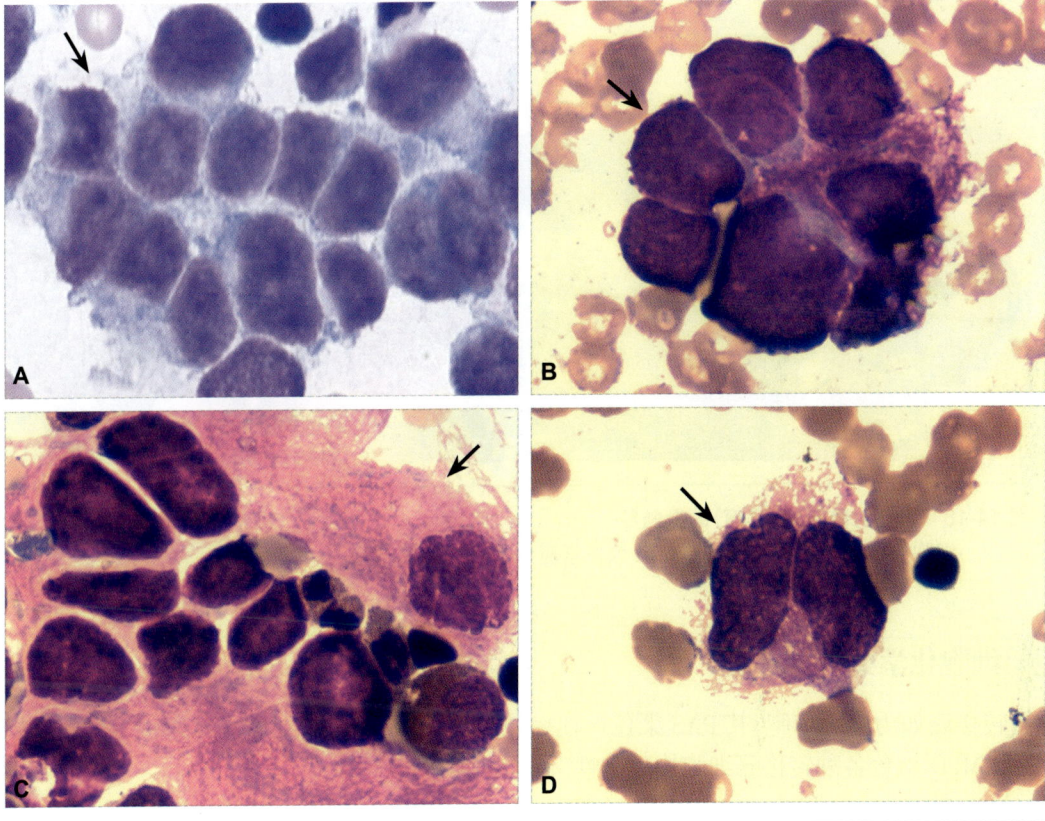

图 14-17 神经母细胞瘤的骨髓象
A. 呈砌墙状排列（见箭头）。B. 呈菊花状排列（见箭头）。C. 见紫红色丝状物（见箭头）。D. 见双核神经母细胞（呈八字形，见箭头）

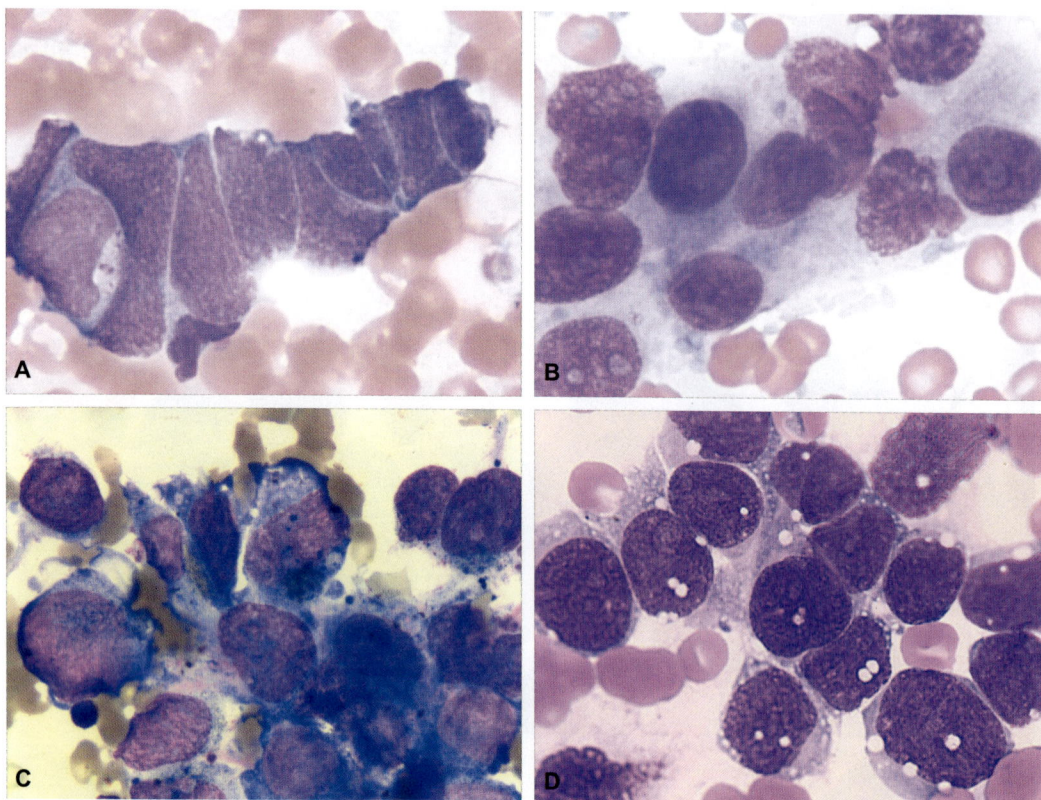

图 14-18   其他骨髓转移癌（瘤）的骨髓象
A. 肺小细胞癌细胞。B. 喉鳞癌细胞。C. 黑色素瘤细胞。D. 肉瘤细胞

三、细胞化学染色

骨髓转移癌如为腺癌细胞，其 PAS 染色往往呈强阳性；横纹肌肉瘤细胞也常阳性，而其他转移癌细胞多呈阴性。MPO 染色各种转移癌细胞均呈阴性。见图 14-19。

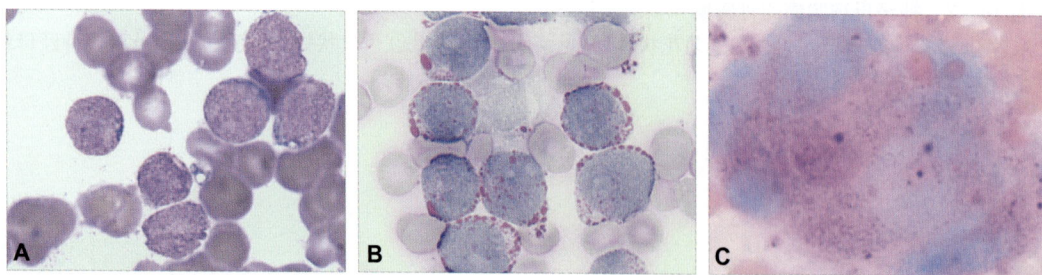

图 14-19   骨髓转移癌（瘤）的细胞化学染色
A. 肉瘤细胞，MPO 染色呈阴性。B. 肉瘤细胞，PAS 染色呈粗颗粒状。C. 腺癌细胞，PAS 染色呈阳性

四、诊断意见及鉴别诊断

骨髓转移癌的形态学通常比较典型，故通过骨髓检验可做出"转移癌骨髓象"等诊断意见，通常无法区分肿瘤细胞的来源，但有时根据形态可提示、疑为腺癌或具有较特殊形态的某种转移癌；形态不典型、癌细胞少者等可做出"疑为转移癌骨髓象"或"转移癌待排除骨髓象"等诊断意见；对于未确诊恶性肿瘤的患

者可建议做肿瘤标志物及影像学等检查以查找原发癌病灶。

骨髓转移癌需要与多种疾病鉴别,见图14-20。如果骨髓中出现的是小细胞或散在分布的转移癌细胞,例如肺小细胞癌、肉瘤等骨髓转移,而极易误诊急性白血病;急性白血病、淋巴瘤白血病或淋巴瘤细胞侵犯骨髓时,少数细胞也会成堆分布,但细胞之间常无融合现象。鉴别这些疾病的最佳方法是通过细胞免疫分型等将其分开。

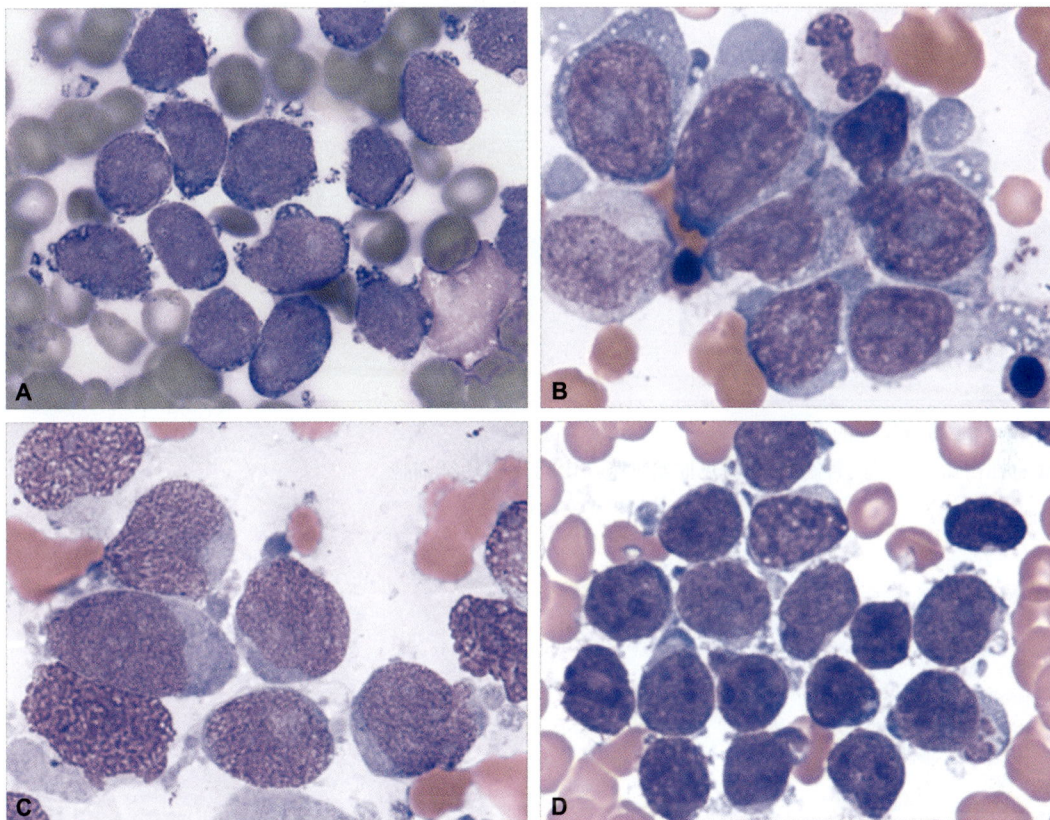

图 14-20　需与骨髓转移肿瘤鉴别的恶性肿瘤细胞
A. 散在分布的肉瘤细胞。B. 小堆分布的弥漫大 B 细胞淋巴瘤细胞。C. 肺小细胞癌细胞。D. 急性淋巴细胞白血病的原始及幼稚淋巴细胞

第七节　骨　髓　坏　死

骨髓坏死(bone marrow necrosis,BMN)是指骨髓中造血细胞、骨髓基质发生不同程度的坏死。它是多种疾病引起的严重并发症,主要为恶性血液病和恶性肿瘤骨髓转移,也可见于镰状细胞病、败血症、重症感染、服用药物等。除原发病临床表现外,主要表现为骨痛、发热、贫血,肝、脾及淋巴结可肿大。

一、血象

血红蛋白量、血小板数常减少,白细胞数不定。血涂片常可见少量幼稚粒细胞、有核红细胞,如为急性白血病所致的骨髓坏死,还可见原始、幼稚的白血病细胞。见图14-21。

二、骨髓象

骨髓外观可呈深棕色、暗灰色,有人形容呈碘酒样、果酱样,有的混有棕褐色颗粒。骨髓增生程度不一,

多为增生明显活跃或增生极度活跃。由于坏死,有核细胞轮廓不清、胞质模糊、胞核呈模糊的深紫红色云雾状,并见大量坏死细胞残影。严重时各种细胞(包括红细胞)完全坏死而无法辨认;有的同时可见少许较完整的有核细胞,如中性粒细胞、淋巴细胞、有核红细胞、白血病细胞及肿瘤细胞等,故通过对这些残留的完整细胞辨认,有时可提示坏死病因。见图 14-22。

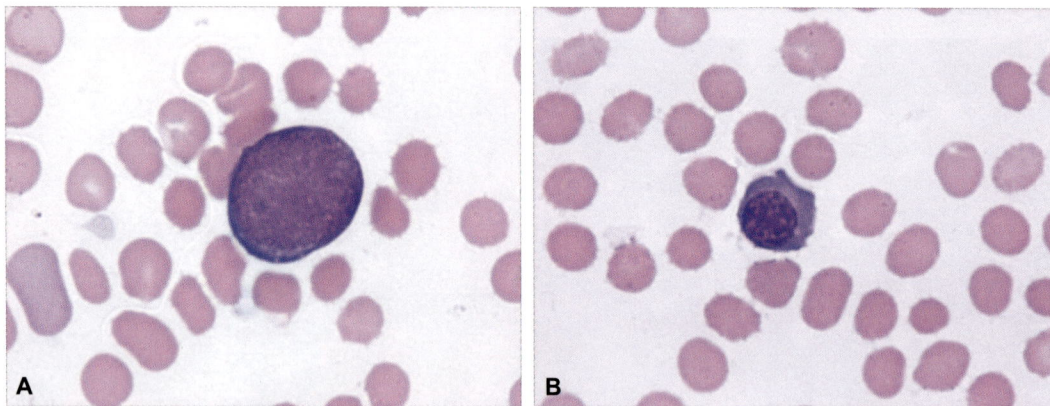

图 14-21 骨髓坏死的血象
A.急性白血病导致的骨髓坏死,可见原始细胞。B.可见中幼红细胞

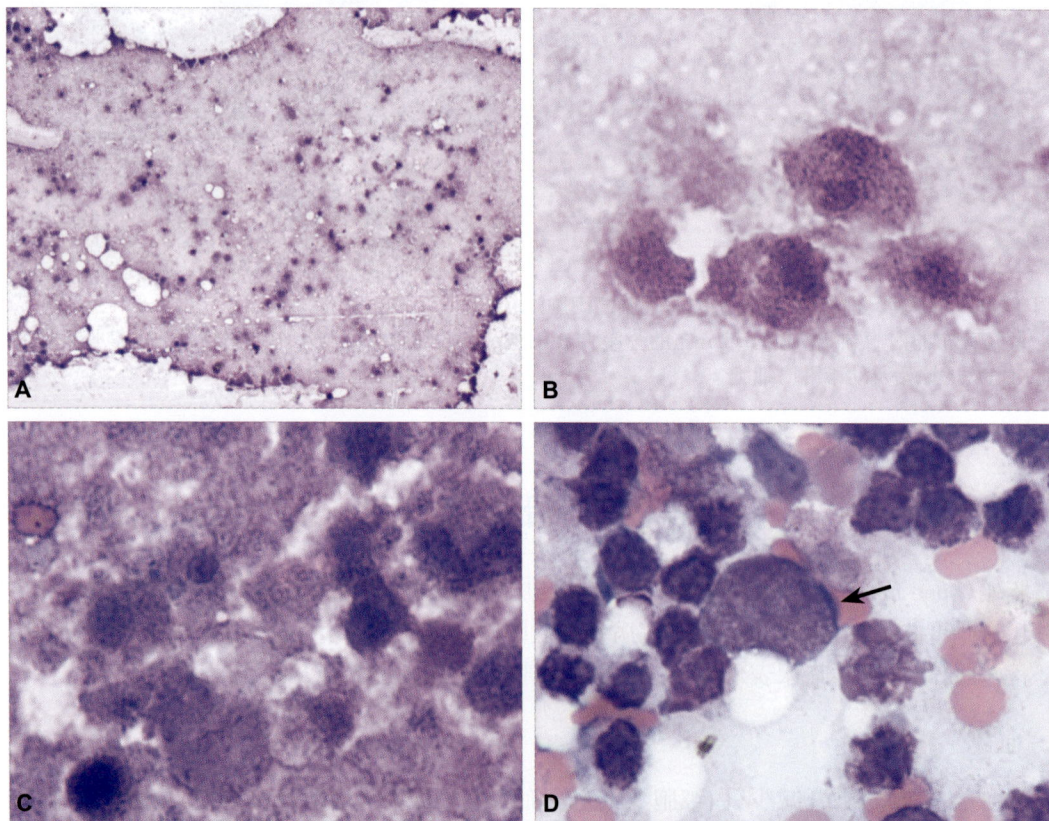

图 14-22 骨髓坏死的骨髓象(A 为 ×100 视野)
A~C.骨髓坏死导致其各种细胞均溶解而无法辨认。D.淋巴瘤侵犯骨髓导致的骨髓坏死,红细胞结构尚可,有核细胞结构模糊而无法辨认,可见残留的结构较完整淋巴瘤细胞(见箭头)

三、诊断意见及鉴别诊断

通过骨髓检验可做出"(提示)骨髓坏死骨髓象"等诊断意见,建议临床查找病因,同时发现白血病细胞提示"白血病所致可能",发现转移癌细胞提示"骨髓转移癌所致可能"。由于取材或染色过程中混入水分、操作不当等也可导致细胞固定不佳,所以应注意排除人为因素所致的细胞溶解。

(杨学农)

第八节　血小板减少症

血小板减少症(thrombocytopenia)是由各种原因所致的外周血小板数低于正常参考范围下限的一组疾病总称。常见原因为血小板生成及成熟障碍、破坏过多、消耗过多、分布异常及假性血小板减少,如药物、感染、自身免疫性疾病、免疫性血小板减少症(immune thrombocytopenia,ITP)、血栓性血小板减少性紫癜(thrombotic thrombocytopenic purpura,TTP)、弥散性血管内凝血、脾功能亢进、体外循环、多种血液病、EDTA依赖性假性血小板减少症(EDTA-dependent pseudothrombocytopenia,EDTA-PTCP)等。临床表现与血小板减少程度有关,轻者可有皮肤出血、牙龈渗血及鼻出血,严重者可导致多发瘀斑、消化道、呼吸道、泌尿道及颅内出血等。EDTA-PTCP临床无出血表现;TTP表现为三联征(血小板减少、微血管病性溶血性贫血及神经系统症状)或五联症(三联征再加上肾脏损害、发热)。

一、血象

血小板数减少,血红蛋白量、白细胞数因病因不同而发生相应改变。当初诊患者检出PLT数减少时,应做外周血涂片镜检,以区别真性、假性血小板减少。若EDTA抗凝血涂片观察到PLT聚集呈大堆、大片(主要位于尾部)或血小板卫星现象(platelet satellite phenomenon),则提示该患者存在假性血小板减少;有的血小板减少患者存在着血小板形态改变,如大血小板、巨大血小板、颗粒减少血小板、畸形血小板等;TTP导致的血小板减少者,裂片红细胞较易见(>1%即有临床意义)。见图14-23。

二、骨髓象

骨髓象随病因而异。ITP骨髓的主要特点为:骨髓增生明显活跃,粒红比值正常或略下降,巨系明显增生伴成熟障碍(即产板巨及血小板减少),见图14-24;TTP骨髓的主要特点为:骨髓增生明显活跃,粒红比值下降或倒置,红系增生(因患者常伴有溶血性贫血),并见裂片红细胞,嗜多色性红细胞较易见,巨系明显增生伴成熟障碍。见图14-25。

三、诊断意见及鉴别诊断

导致血小板减少的原因有多种,许多情况下骨髓并无特异性,所以通常采用描述性诊断意见,例如ITP可采用含"巨系明显增生伴成熟障碍"等描述性诊断意见,TTP可采用包含"巨系明显增生伴成熟障碍,裂片红细胞易见"等描述性诊断意见,并可建议做相应的病因检查,例如血小板自身抗体、血管性血友病因子裂解酶(ADAMTS13)等检测,因为ITP患者血小板自身抗体阳性,TTP患者ADAMTS13常缺乏。此外,骨髓检验时如发现涂片中血小板减少,还需排除因骨髓标本凝固所导致的假性血小板减少,见图14-26。

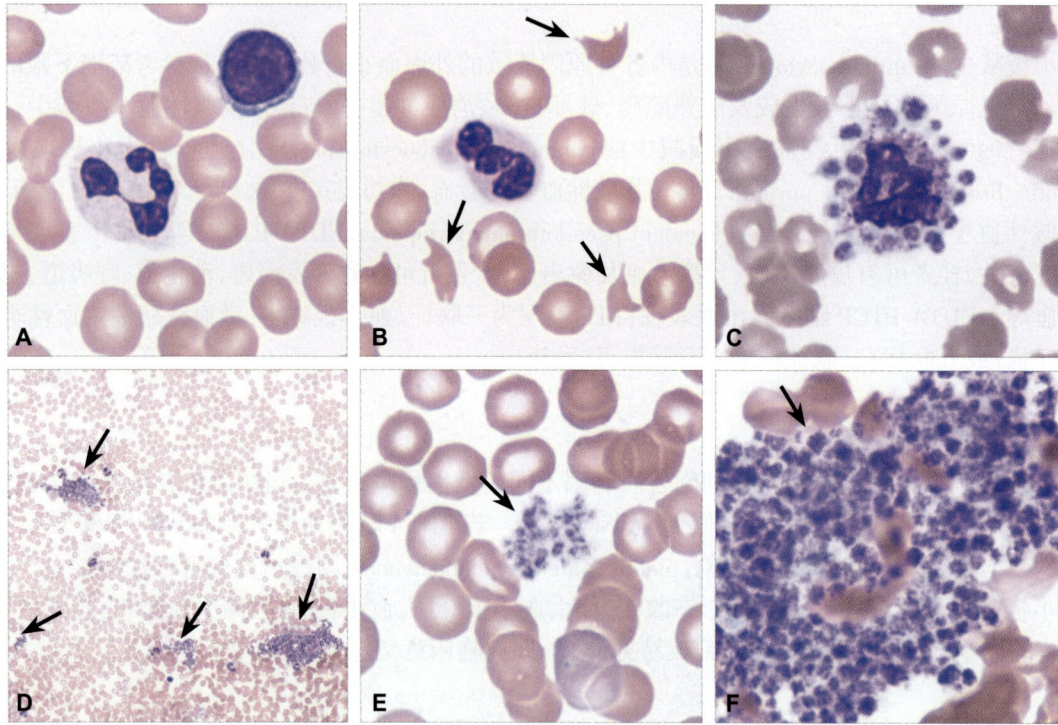

图 14-23　血小板减少症的血象（D 为 ×100 视野）
A. 血小板减少症，未见血小板。B. TTP，易见裂片红细胞（见箭头）。C. 血小板卫星现象，血小板位于白细胞周围。D~F. EDTA-PTCP，可见血小板聚集，呈小堆、大堆分布（见箭头）

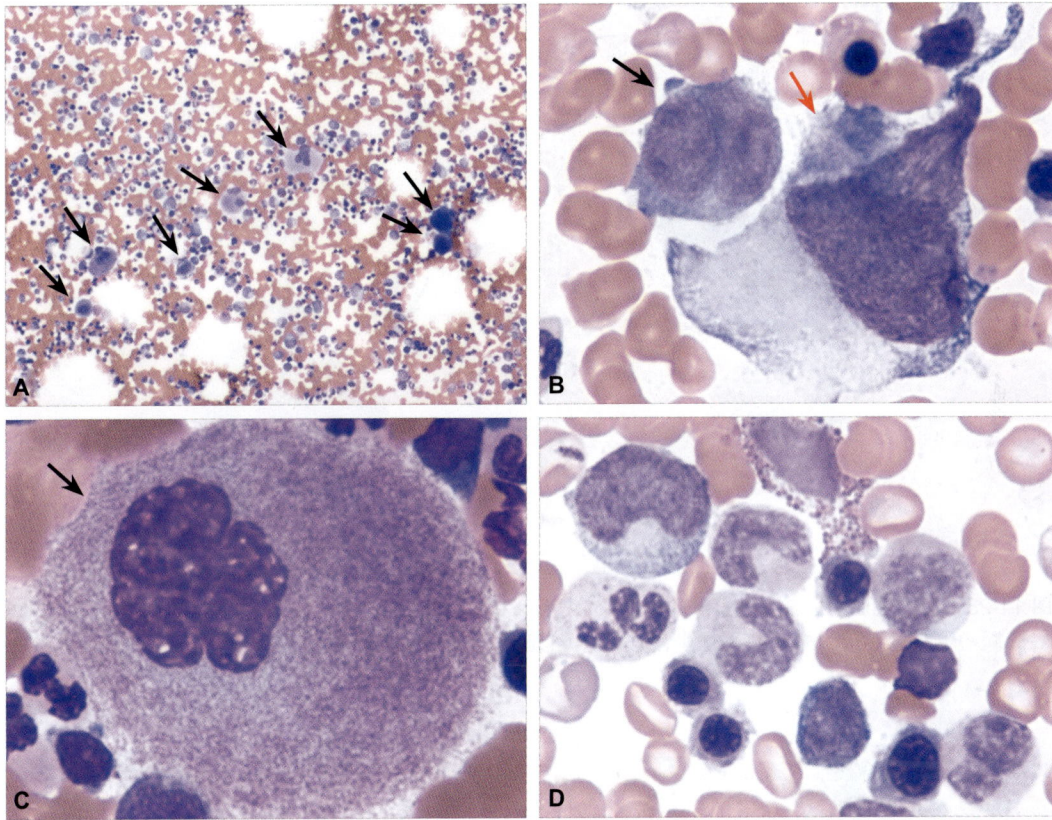

图 14-24　免疫性血小板减少症的骨髓象（A 为 ×100 视野）
A. 骨髓增生明显活跃，易见巨核细胞（见箭头）。B. 见原巨（见黑色箭头）、幼巨（见红色箭头）。C. 见颗粒巨（见箭头）。D. 粒、红系形态无明显异常，血小板少见

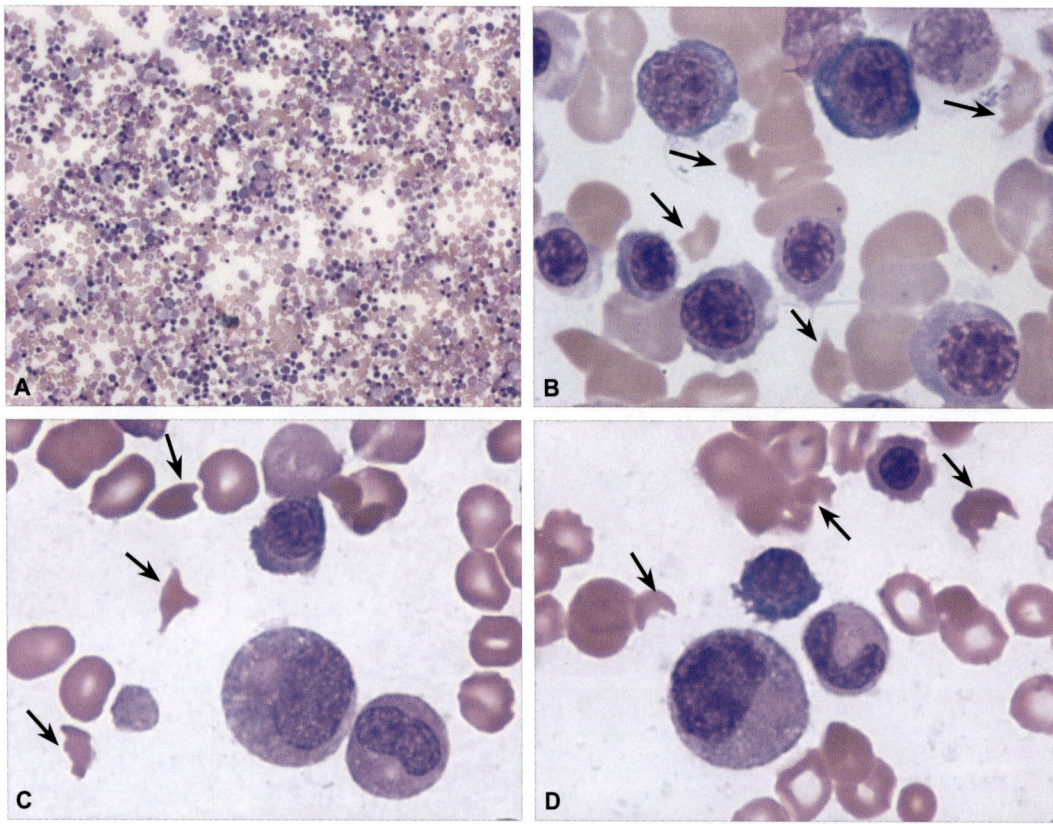

图 14-25   血栓性血小板减少性紫癜的骨髓象（A 为 ×100 视野）
A. 骨髓增生明显活跃。B~D. 红系增生，易见裂片红细胞（见箭头），血小板少见

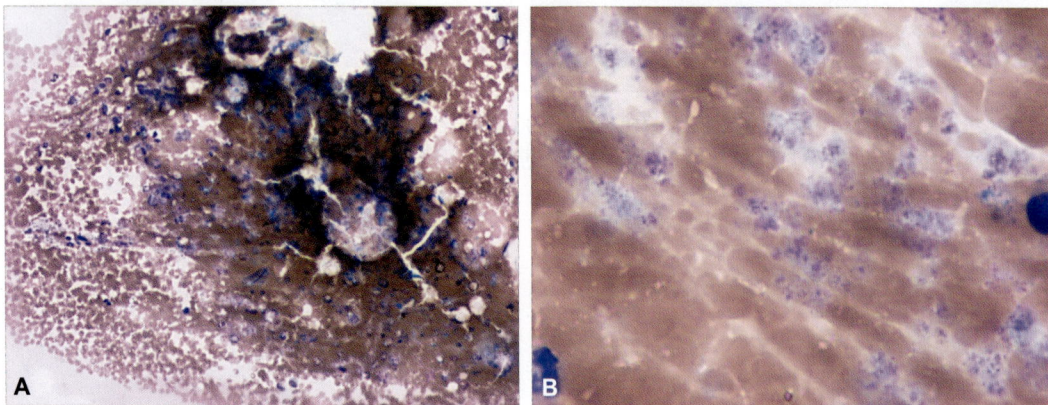

图 14-26   骨髓标本凝固导致的假性血小板数减少（A 为 ×100 视野）
A. 标本凝固导致的凝块，似骨髓小粒。B. 凝块中易见血小板，并可见条状、无色的纤维蛋白

（韩　峰）

5

第五篇

血液系统疾病的临床案例与分析

本篇包括了二十个临床案例,每个案例由临床资料、案例分析组成,前者主要介绍简单病史、血象、骨髓象及细胞化学染色特点,后者包括血象分析、骨髓象分析、细胞化学染色分析、诊断意见及鉴别诊断。通过案例学习以巩固理论知识及临床案例的分析思路。

临床案例一

【临床资料】

患者女性,58 岁,乏力 1 个月,3 天前因乏力明显而在当地医院输过血,现来血液科求诊,患者以往身体健康。血象:白细胞(WBC)2.5×10^9/L,血红蛋白(Hb)51g/L,血小板(PLT)78×10^9/L。血象、骨髓象及细胞化学染色的主要形态特点分别见案例图 1-1 至案例图 1-3。外周血中性粒细胞(NEU)56%,淋巴细胞(LYM)35%,单核细胞(MON)6%,嗜酸性粒细胞(EOS)2%,嗜碱性粒细胞(BAS)1%,并偶见案例图 1-1 中的白细胞;骨髓中粒系 35%、红系 58%,巨系增生。你的骨髓检验诊断意见是什么? 建议做哪些检查?

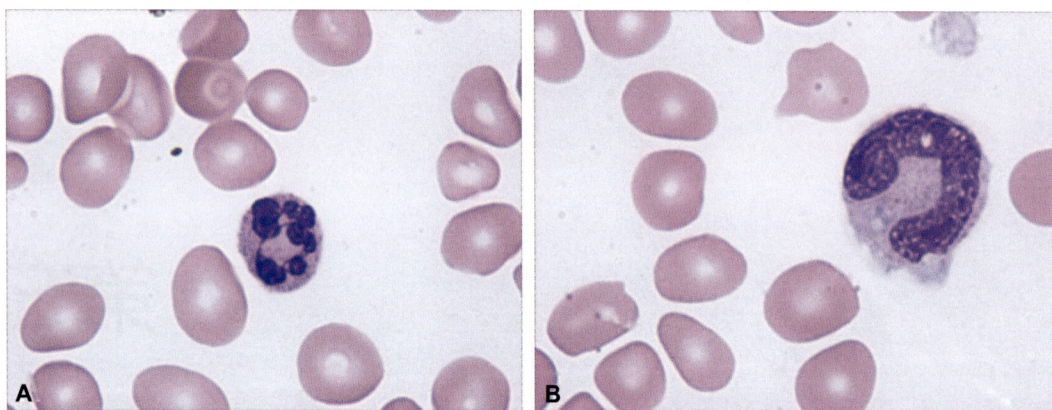

案例图 1-1   临床案例一的血象

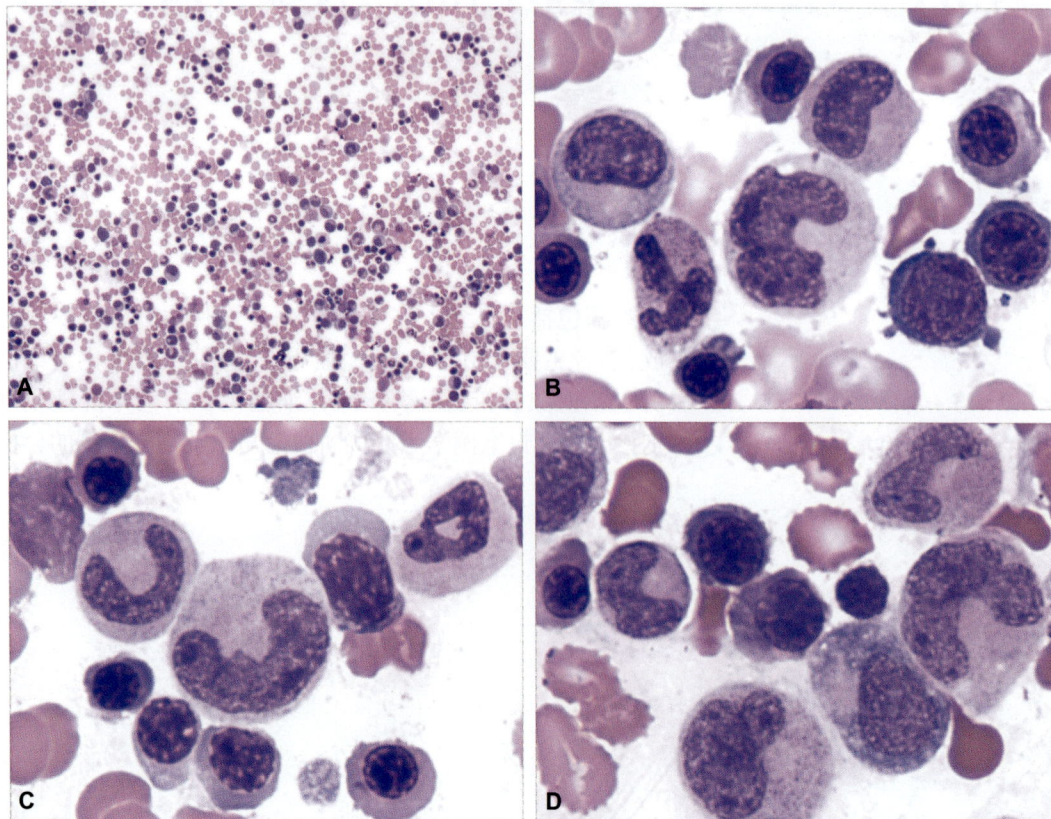

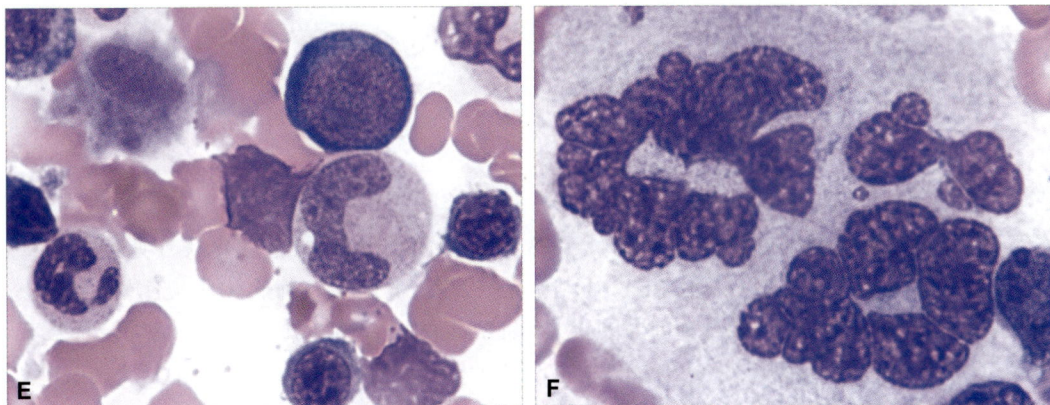

案例图 1-2 临床案例一的骨髓象（A 为 ×100 视野）

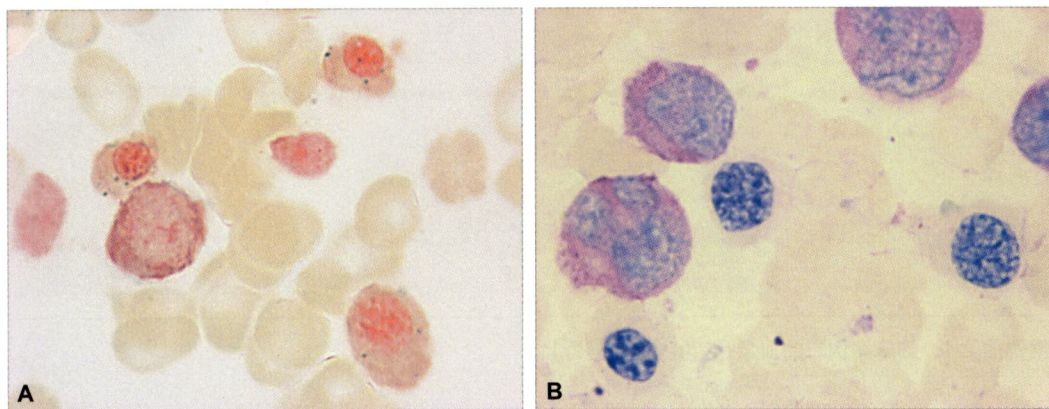

案例图 1-3 临床案例一的铁染色（A）及 PAS 染色（B）结果

【案例分析】

1. 血象分析 患者全血细胞减少，案例图 1-1A、B 分别为中性分叶核粒细胞（分叶过多）、中性杆状核粒细胞（巨幼样变），并易见大红细胞。患者 WBC 分类基本正常，只是偶见形态改变，故初步考虑巨幼细胞贫血、骨髓增生异常综合征等。

2. 骨髓象分析 案例图 1-2A 显示骨髓增生明显活跃。案例图 1-2B~E 粒、红系增生，易见巨幼样变的中性晚幼粒及杆状核粒细胞，而红系巨幼样变不明显，案例图 1-2F 可见分叶过多的巨核细胞。由于骨髓主要表现为粒系巨幼样变，故考虑骨髓增生异常综合征、巨幼细胞贫血（治疗后）及药物导致的形态改变等。

3. 细胞化学染色分析 案例图 1-3A 的铁染色可见 3 个铁粒幼细胞；案例图 1-3B 的 PAS 染色，3 个有核红细胞均呈阴性。MA、MDS 等均有可能。

4. 诊断意见及鉴别诊断 患者血细胞减少且有形态改变，骨髓主要特点为粒系易见巨幼样变而红系形态基本正常，结合患者几天前曾输血（含叶酸及维生素 B_{12}），可能由此导致红系形态恢复正常，故首先考虑 MA 治疗后，骨髓检验可做出"疑为巨幼细胞贫血（治疗后）骨髓象"或"巨幼细胞贫血（治疗后）待排除骨髓象"等诊断意见，建议密切观察疗效。该患者主要需与骨髓增生异常综合征鉴别，后者除巨幼样变外，常还有其他形态学改变，如原始细胞增多、双核粒细胞、分叶过少及颗粒减少粒细胞、小巨核细胞、微小巨核细胞等。

（梁松鹤）

临床案例二

【临床资料】

患者男性,54 岁,因无明显诱因出现头晕、乏力 3 个月。体格检查:双下肢皮肤可见散在出血点,其他无殊。血象:WBC $3.4×10^9$/L,Hb 76g/L,PLT $31×10^9$/L。血象、骨髓象及细胞化学染色的主要形态学特点分别见案例图 2-1 至案例图 2-3。外周血中 NEU 22%,LYM 69%,MON 7%,EOS 2%;骨髓中粒系占 27%,红系占 29%,全片见 4 个巨核细胞,骨髓小粒较易见。你的骨髓检验诊断意见是什么? 建议做哪些检查?

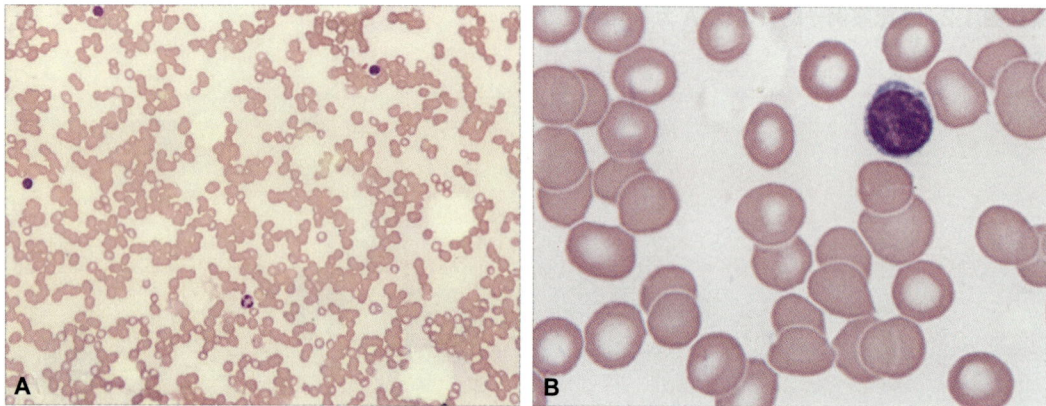

案例图 2-1　临床案例二的血象(A 为 ×100 视野)

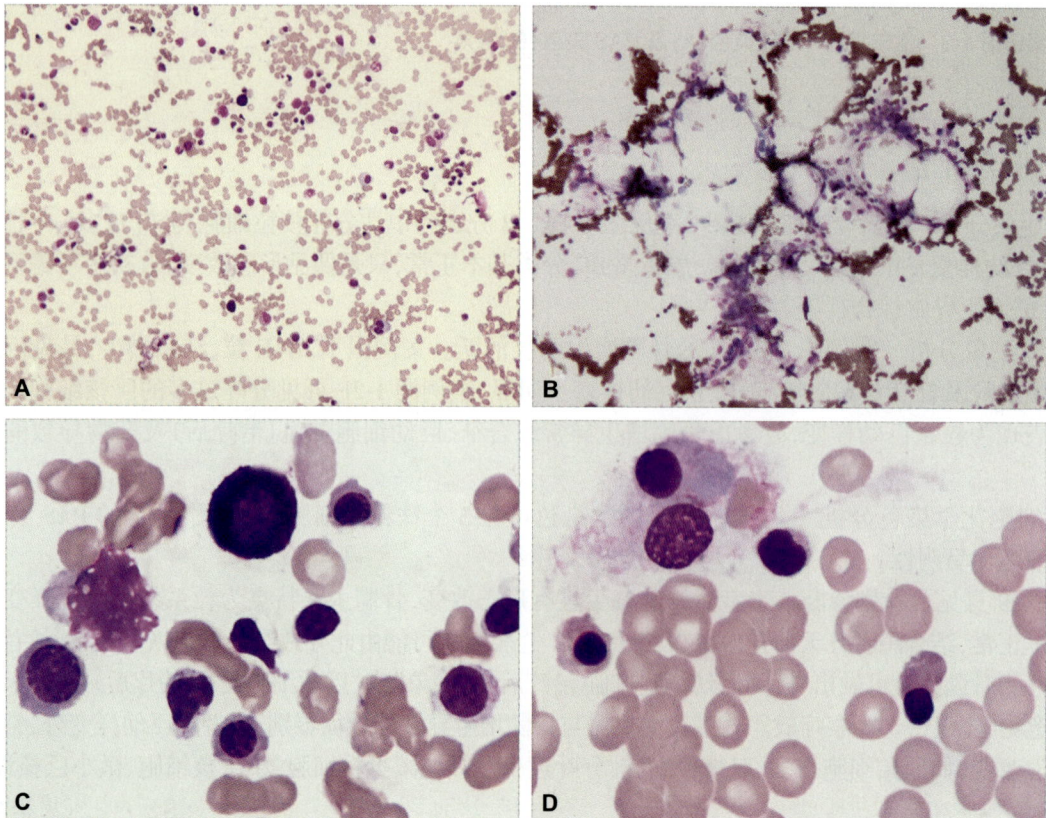

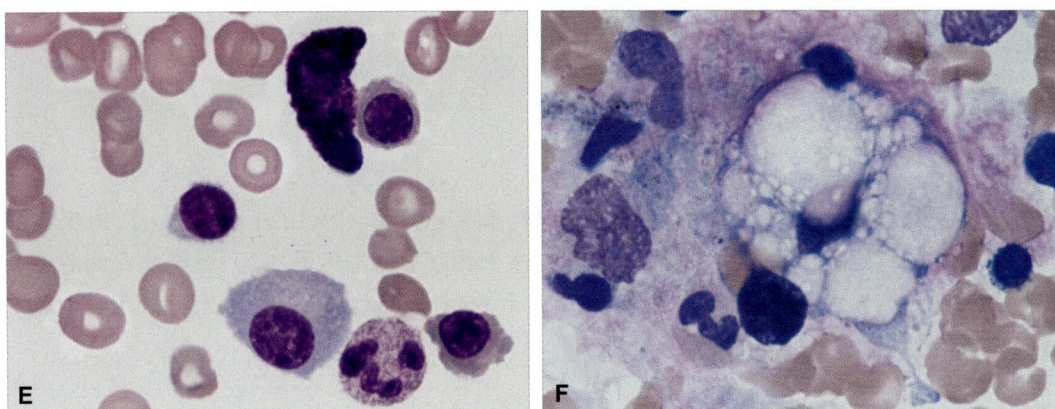

案例图 2-2 临床案例二的骨髓象（A 为 ×100 视野）

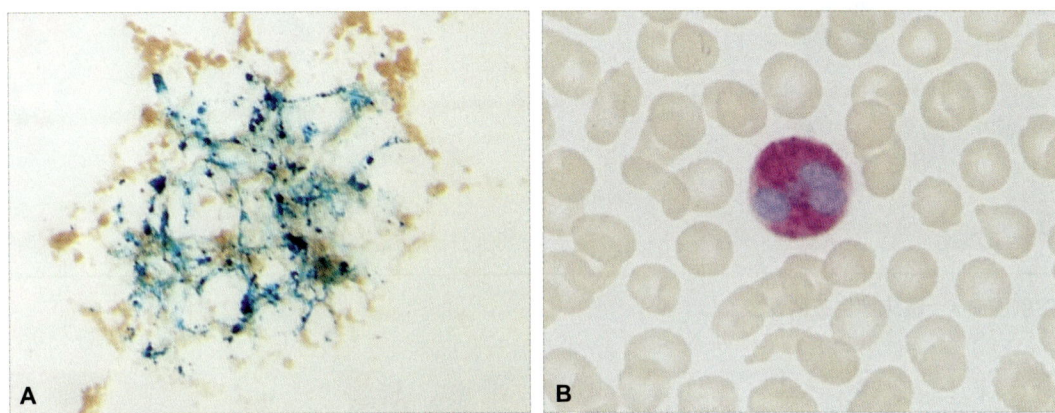

案例图 2-3 临床案例二的细胞化学染色（A 为铁染色的 ×100 视野；B 为 NAP 染色）

【案例分析】

1. 血象分析 患者全血细胞减少,案例图 2-1A 中淋巴细胞增多,案例图 2-1B 也为淋巴细胞,这种情况见于多种疾病。

2. 骨髓象分析 案例图 2-2A 显示骨髓增生活跃;案例图 2-2B 中可见骨髓小粒,其中有核细胞减少,油滴较易见;案例图 2-2C~E 中、晚幼红细胞较易见,并见浆细胞(D、E)、肥大细胞(C、E);巨核细胞减少(全片 4 个),血小板少见,粒系减少(占 27%),案例图 2-2E 中可见中性粒细胞毒性改变;案例图 2-2F 为骨髓小粒,其中非造血细胞增多,可见肥大细胞、脂肪细胞等。故考虑再障。

3. 细胞化学染色分析 案例图 2-3A 中骨髓铁染色细胞外铁(+++);案例图 2-3B 中 NEU 的 NAP 染色呈(++++)。这些结果均支持再障。

4. 诊断意见及鉴别诊断 结合病史、体征、全血细胞减少、骨髓巨系减少且非造血细胞增多,故可做出"疑为再障或再障待排除骨髓象"等诊断意见,建议做骨髓活检进一步确诊。该病主要与 MDS、PNH 等全血细胞减少疾病进行鉴别,MDS 以发育异常为特征且常有细胞遗传学异常,PNH 则 Ham 实验阳性、NAP 积分不增高、CD55 和 CD59 的表达缺陷等。

（郝艳梅）

临床案例三

【临床资料】

患者男性,62岁,头晕乏力一月余。体格检查:无殊。血象:WBC 2.7×10^9/L,Hb 73g/L,PLT 115×10^9/L。血象、骨髓象及细胞化学染色的主要形态特点分别见案例图 3-1 至案例图 3-3。血涂片白细胞分类基本正常,全片偶见案例图 3-1B 中细胞;骨髓中粒系 20%,红系 66%,原始细胞 1.5%,易见图中各种细胞。你的骨髓检验诊断意见是什么?建议做哪些检查?

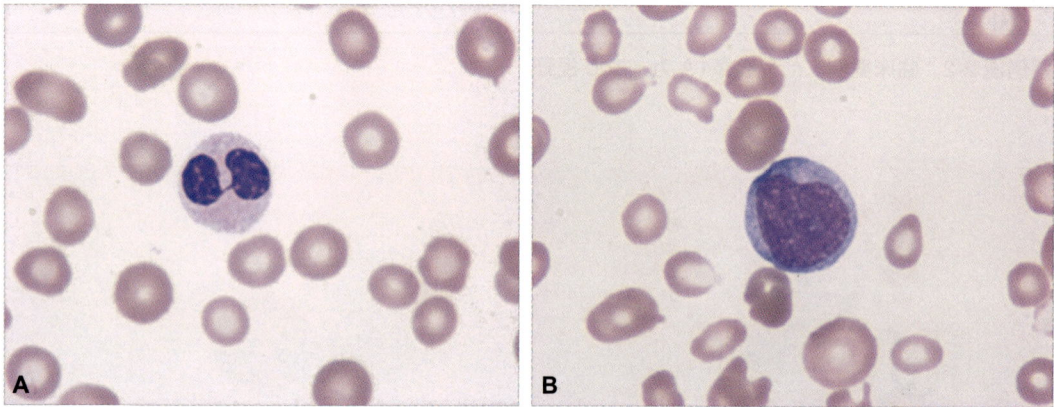

案例图 3-1   临床案例三的血象

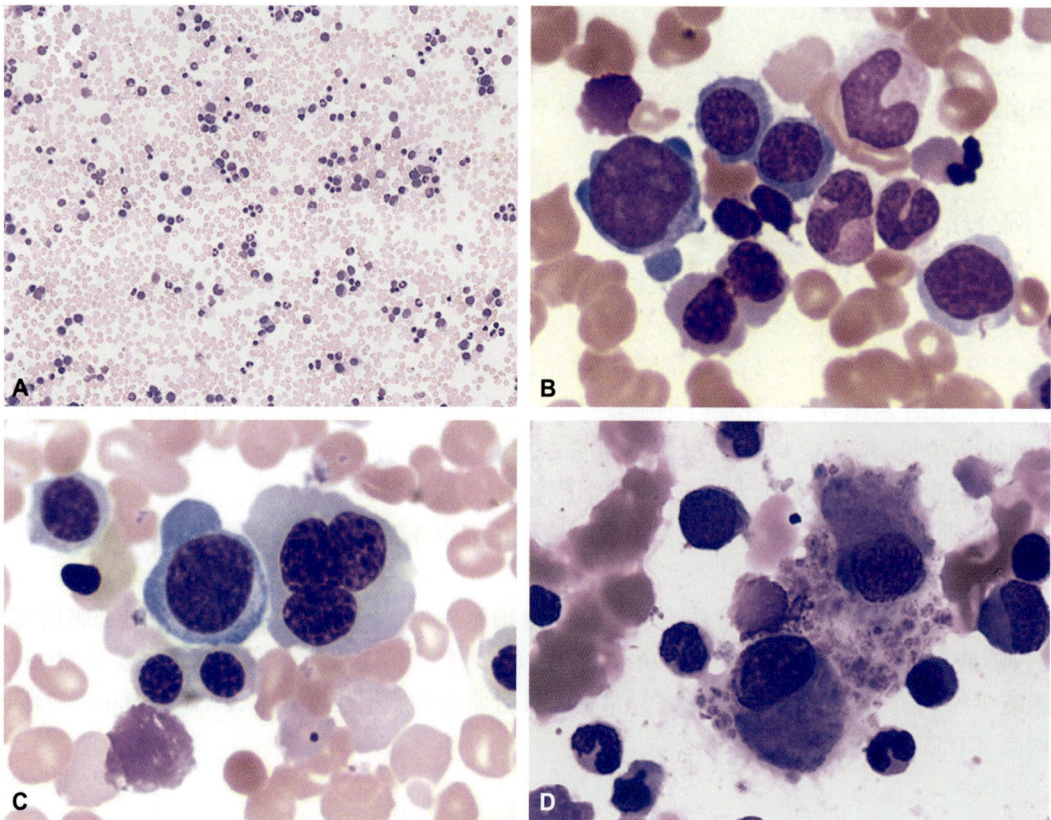

案例图 3-2   临床案例三的骨髓象(A 为 ×100 视野)

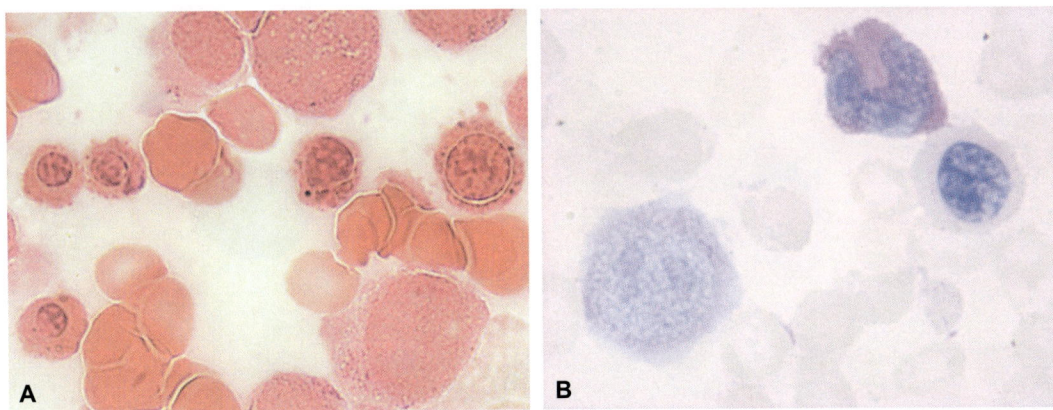

案例图 3-3　临床案例三的铁染色(A)及 PAS 染色(B)结果

【案例分析】

1. 血象分析　患者 WBC 数及 Hb 量减少。案例图 3-1A、B 红细胞大小不均,案例图 3-1B 可见大红细胞,有的红细胞较小、淡染区扩大;案例图 3-1A 可见中性粒细胞分叶过少伴颗粒减少,案例图 3-1B 可见 1 个原始细胞。见于骨髓增生异常综合征、急性白血病等。

2. 骨髓象分析　案例图 3-2A 显示骨髓增生明显活跃;案例图 3-2B 可见粒、红系巨幼样变,并见一个双核幼红细胞、原始细胞;案例图 3-2C 可见红系增多并呈巨幼样变(其中一个为三核),嗜多色性红细胞、大红细胞较易见,并见一豪 - 焦小体;案例图 3-2D 可见 2 个小巨核细胞。虽原始细胞不多见(1.5%),粒红比值倒置(粒系 20%,红系 66%),但三系易见发育异常,所以考虑骨髓增生异常综合征。

3. 细胞化学染色分析　案例图 3-3A 中的可见铁粒幼细胞,未见环形铁粒幼细胞。案例图 3-3B 的 2 个有核红细胞的 PAS 均呈阴性。这两个染色结果虽未为进一步支持 MDS 提供依据,但也不能排除 MDS 可能。

4. 诊断意见及鉴别诊断　根据外周血二系减少、有形态改变且偶见原始细胞,骨髓三系易见发育异常,原始细胞小于 5%,故通过骨髓检验可做出"提示或疑为骨髓增生异常综合征伴多系发育异常(MDS-MLD)骨髓象"等诊断意见,应建议做染色体、流式细胞学、骨髓活检、*TP53* 及 *SF3B1* 等基因检测。该病需与其他原因引起的血细胞减少鉴别,如感染、自身免疫性疾病、溶血性疾病、化疗所致细胞形态学改变等鉴别,这些疾病通常有明确病史,发育异常细胞 <10% 等。

（莫武宁）

临床案例四

【临床资料】

患者女性,54 岁,头昏乏力、肾功能不全 1 个月余求诊。血象:WBC $6.5×10^9$/L,Hb 60g/L,PLT $112×10^9$/L。血象、骨髓象的主要形态学特点分别见案例图 4-1、案例图 4-2,案例图 4-1B 中的异常细胞只是偶见。你的骨髓检验诊断意见是什么? 建议做哪些检查?

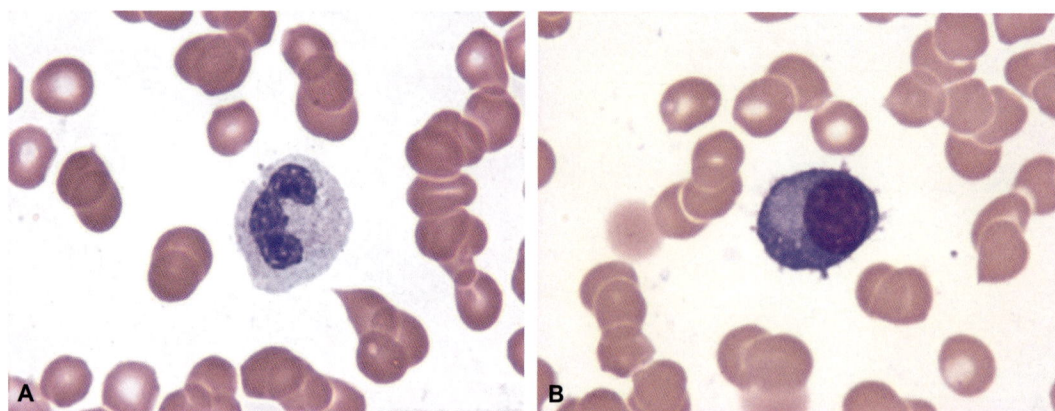

案例图 4-1   临床案例四的血象

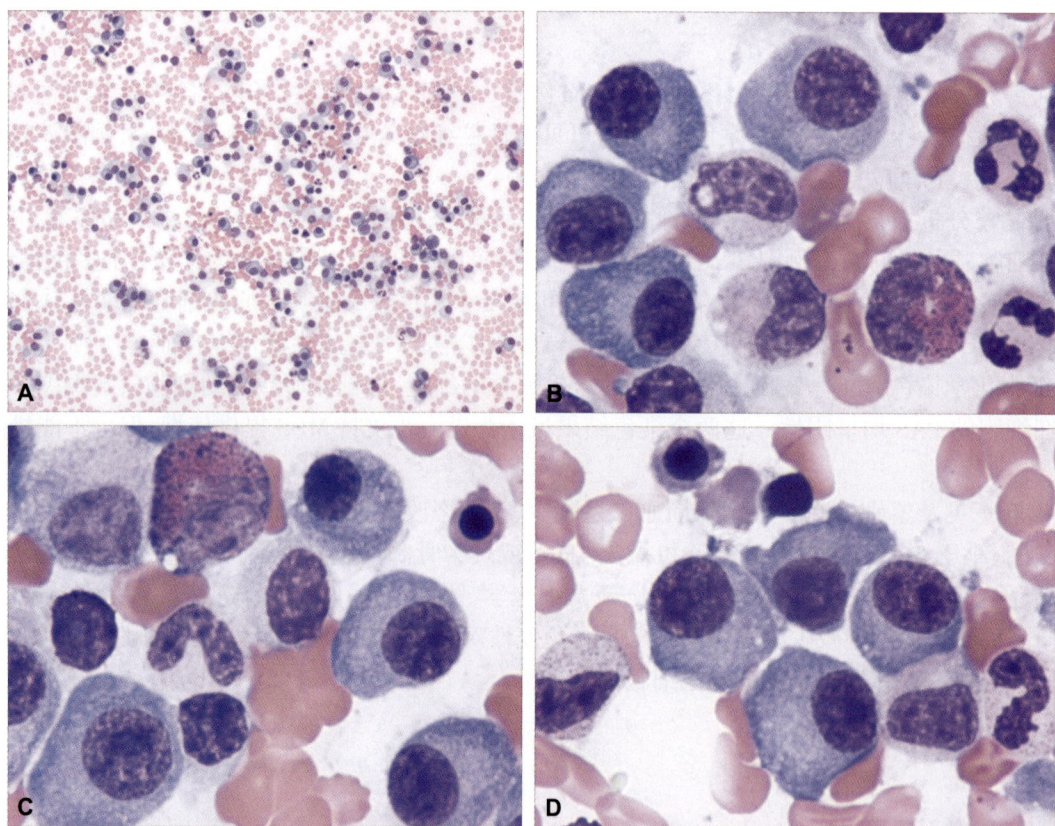

案例图 4-2   临床案例四的骨髓象（A 为 ×100 视野）

【案例分析】

1. 血象分析   患者 Hb 量减少而 WBC 数、PLT 数正常。案例图 4-1 中 A、B 可见红细胞呈缗钱状排列，不过也不能完全排除观察部位偏厚所致；A 图的中性粒细胞似有少许中毒颗粒及中性颗粒减少；全片偶见的异常细胞为浆细胞（案例图 4-1B），其染色质偏细；结合患者年龄 54 岁、肾功能不全，首先考虑多发性骨髓瘤，不过也有可能是感染、骨髓增生异常综合征等。

2. 骨髓象分析   案例图 4-2A 显示骨髓增生明显活跃，案例图 4-2 中各图均可见异常细胞明显增多，大致估算占 40% 左右,其胞体较大、规则;胞核圆形、偏位,大多数染色质较细致;胞质丰富、较深蓝并见核旁淡染区。由此可见,这类是浆系细胞且大多数是幼稚浆细胞,故支持患者为多发性骨髓瘤。

3. 诊断意见及鉴别诊断　通过骨髓检验可做出"多发性骨髓瘤骨髓象"诊断意见,进一步确诊可做血清免疫球蛋白、蛋白固相电泳、肾功能、骨质 X 线、流式细胞学、细胞遗传学和分子生物学等检查,其中最关键是流式细胞学检查,以确认是否为单克隆的浆细胞。

由于该患者骨髓中异常浆细胞多且形态典型,故一般不需要与反应性浆细胞增多鉴别,因为后者常有结核、自身免疫病等原发病,浆细胞一般 <10% 且为成熟浆细胞,也无肾功能异常、骨骼损害等。

(韩　峰)

临床案例五

【临床资料】

患者,女,74 岁,无明显诱因下出现胸背部及双侧胸胁部疼痛;体格检查:胸部压痛,其他无殊。血象:WBC $9.06×10^9$/L,Hb 93g/L,PLT $102×10^9$/L。血象、骨髓象的主要形态学特点分别见案例图 5-1、案例图 5-2,案例图 5-1B 箭头所指这类细胞偶见,案例图 5-2B 箭头所指这类细胞约占 25%。你的骨髓检验诊断意见是什么? 建议做哪些检查?

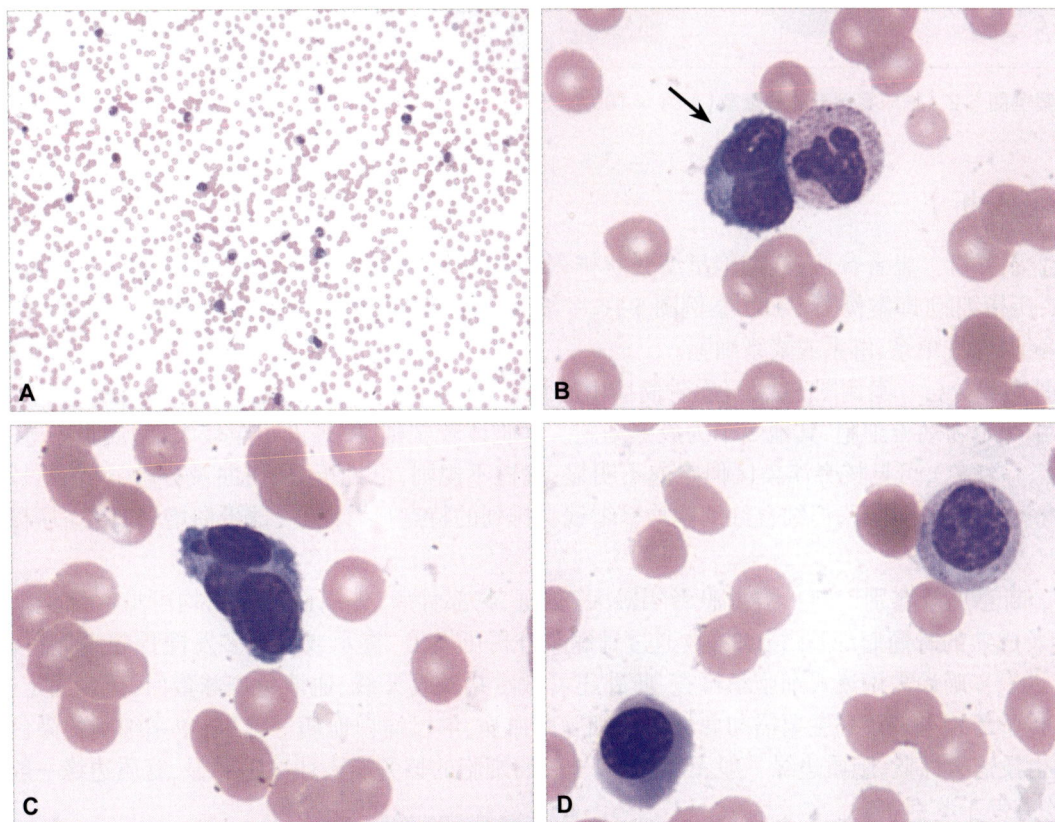

案例图 5-1　临床案例五的血象(A 为 ×100 视野)

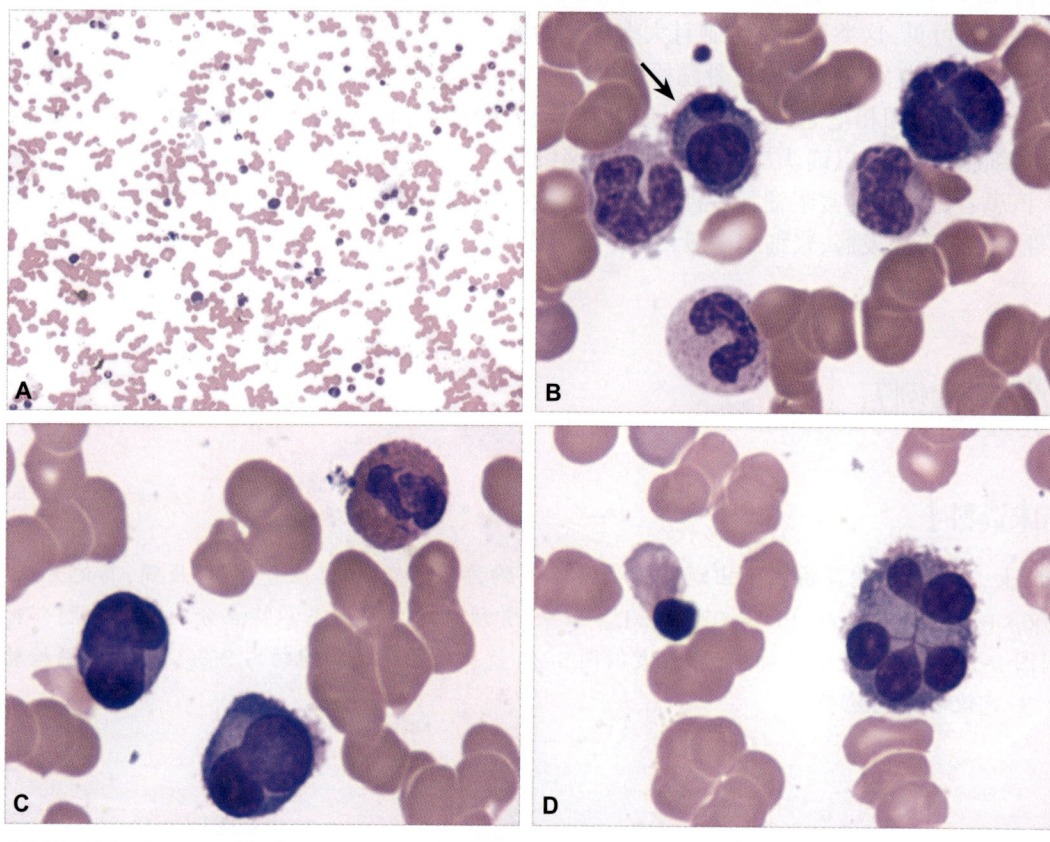

案例图 5-2　临床案例五的骨髓象（A 为 ×100 视野）

【案例分析】

1. 血象分析　患者贫血,红细胞呈缗钱状排列。案例图 5-1D 可见中性幼稚粒细胞、中幼红细胞,还偶见箭头所指细胞(即案例图 5-1B),案例图 5-1C 中细胞与箭头所指细胞相似,其胞质较深蓝、胞核不规则、染色质偏细,考虑单系、淋系或浆系细胞。

2. 骨髓象分析　案例图 5-2A 显示骨髓增生活跃。箭头所指的这类细胞约占 25%,图中共 5 个,案例图 5-2C 中 2 个为幼稚细胞,其他 3 个为成熟细胞。其胞体较规则,中等大小至较大;胞质量中等、深蓝色(有的边缘呈红色),可见核旁淡染区但空泡不明显;胞核不规则,可见折叠、扭曲及分叶,染色质较粗至较细致。这类细胞虽不典型,但结合红细胞均呈缗钱状排列的特点(估计免疫球蛋白增多所致),所以考虑骨髓瘤细胞。

3. 诊断意见及鉴别诊断　根据患者年龄大、贫血、胸部骨痛,外周血及骨髓均可见红细胞缗钱状排列,幼稚及成熟的骨髓瘤细胞占 25%,故通过骨髓象分析可做出"提示或疑为多发性骨髓瘤骨髓象"的诊断意见,进一步确诊需做流式细胞学检查,此外还可做磁共振或 X 线、血清免疫球蛋白、免疫固定电泳、肾功能、遗传学等检查。该病主要需与急性单核细胞白血病、淋巴瘤白血病等鉴别,单系细胞的染色质更疏松、胞质也没这么深蓝、胞质边缘一般无红色等;淋巴瘤细胞的核旁淡染往往不明显、胞质边缘一般无红色现象等均有助于鉴别。

(陈海生)

临床案例六

【临床资料】

患者女性,83岁,因体检发现白细胞数增高求诊。体格检查:颌下、双侧腋窝及双侧腹股沟可扪及肿大淋巴结,B超显示腹腔淋巴结肿大。血象:WBC $144.73×10^9/L$,Hb 121g/L,PLT $123×10^9/L$。血象及骨髓象的主要形态学特点分别见案例图 6-1、案例图 6-2。你的骨髓检验诊断意见是什么? 建议做哪些检查?

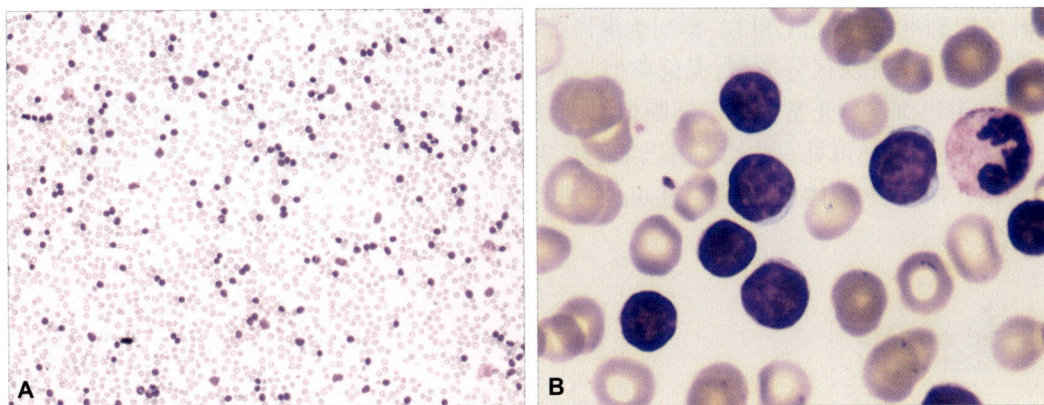

案例图 6-1　临床案例六的血象(A 为 ×100 视野)

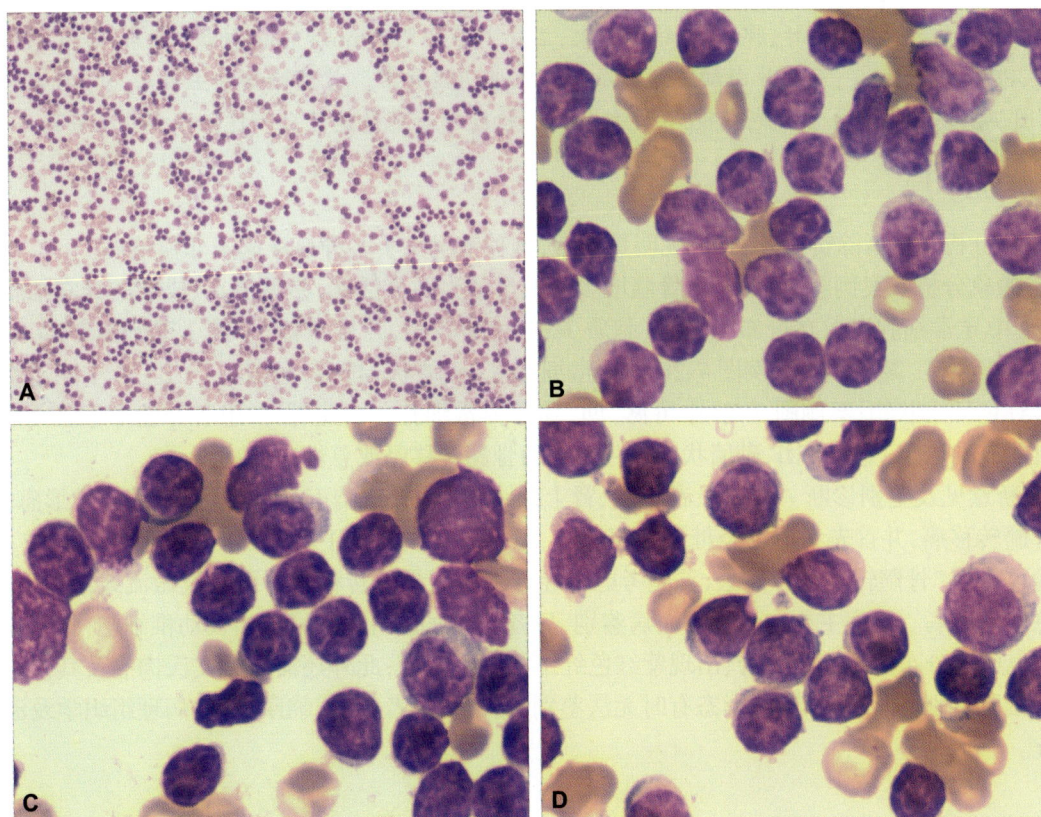

案例图 6-2　临床案例六的骨髓象(A 为 ×100 视野)

【案例分析】

1. 血象分析　患者 WBC 数显著增多,Hb 量及 PLT 数正常。案例图 6-1 显示白细胞数明显增多,以成熟的小淋巴细胞增多为主,形态与正常淋巴细胞相似。由于年龄较大,所以首先考虑慢性淋巴增殖性疾病(CLPD);如为幼儿,首先考虑传染性淋巴细胞增多症,不过常同时出现异淋。

2. 骨髓象分析　案例图 6-2 显示骨髓增生极度活跃,均为成熟淋巴细胞,形态特点基本同血象,形态单一。而粒、红系未见。故进一步支持 CLPD。

3. 诊断意见及鉴别诊断　根据患者年龄大、浅表及深部淋巴结肿大、骨髓及外周血淋巴细胞明显增多,故通过骨髓检验可做出"慢性淋巴增殖性疾病骨髓象(首先考虑慢性淋巴细胞白血病/小淋巴细胞淋巴瘤)"诊断意见,并建议做流式细胞学、染色体及组织病理学等检查来确诊。CLPD 包括慢性淋巴细胞白血病/小淋巴细胞淋巴瘤(CLL/SLL)、套细胞淋巴瘤(MCL)、滤泡淋巴瘤(FL)等,形态典型者有助于鉴别,不典型者通过形态学无法区分类型,无论典型与否,都需借助组织病理学等检查来确诊类型。典型 CLL/SLL,其增多的淋巴细胞与正常小淋巴细胞相似;典型 MCL 骨髓侵犯时,常有大、小淋巴细胞混杂现象,除成熟淋巴细胞增多外,还可见一些幼稚淋巴细胞及染色质偏细的成熟淋巴细胞;典型 FL 骨髓侵犯时,其淋巴细胞的胞核往往有裂、胞体大小不等,还可见一些无裂的幼稚淋巴样细胞。

(杨再林)

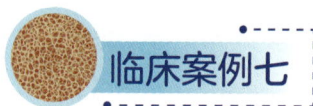

临床案例七

【案例资料】

患者女性,2 岁,间断发热 20 余天,双膝关节疼痛伴功能障碍,以左下肢为重。体格检查:双下肢知觉减退,其他体征阴性。腹部 B 超:肝、脾、淋巴结无肿大,右肾上腺可见 20mm×5mm 肿块。血象:WBC $5.8×10^9$/L,Hb 75g/L,PLT $166×10^9$/L,血涂片白细胞分类及形态未见明显异常。骨髓检验的主要形态学特点见案例图 7-1、案例图 7-2,图中这类异常细胞占 85.5%。你的骨髓检验诊断意见是什么?建议做哪些检查?

【案例分析】

1. 血象分析　患者除贫血外,其他无明显异常,这种情况见于多种血液病及非血液病。

2. 骨髓象分析　案例图 7-1A 显示骨髓增生活跃至增生明显活跃,易见散在、成堆的异常细胞。案例图 7-1B~D 中异常细胞以散在分布为主,其胞质少、染色质较细,并见双核、多核。案例图 7-2A 中异常细胞相互融合聚集呈"菊花团",案例图 7-2B 中异常细胞呈"砌墙状"排列;案例图 7-2B、C 中除异常细胞外还可见紫红色纤维状物;案例图 7-2D 中可见"回"字形异常细胞。由此可见,患者骨髓中存在大量异常细胞,呈散在、成堆分布,呈菊花团、砌墙状、回字形,故为骨髓转移癌或急性白血病。

3. 诊断意见及鉴别诊断　根据患者年龄、肾上腺占位、血象分类正常,再根据骨髓异常形态学特点,说明是骨髓转移癌,并首先考虑神经母细胞瘤所致,患者双下肢知觉下降,推测可能脑转移所致。故通过骨髓检验可做出"骨髓转移癌骨髓象,首先考虑神经母细胞瘤骨髓转移",并可建议做流式细胞学等检查,以除外急性白血病。该病主要与急性白血病鉴别,后者外周血常出现大量原始及幼稚细胞,骨髓中白血病细胞有时也成堆分布但无细胞融合、出现紫红色纤维状物等现象;此外还需与尤文氏肉瘤及其他小细胞转移瘤(癌)细胞鉴别,但仅根据细胞形态有时无法鉴别,需结合患者年龄、临床表现、病理组织学及流式细胞学等检查。

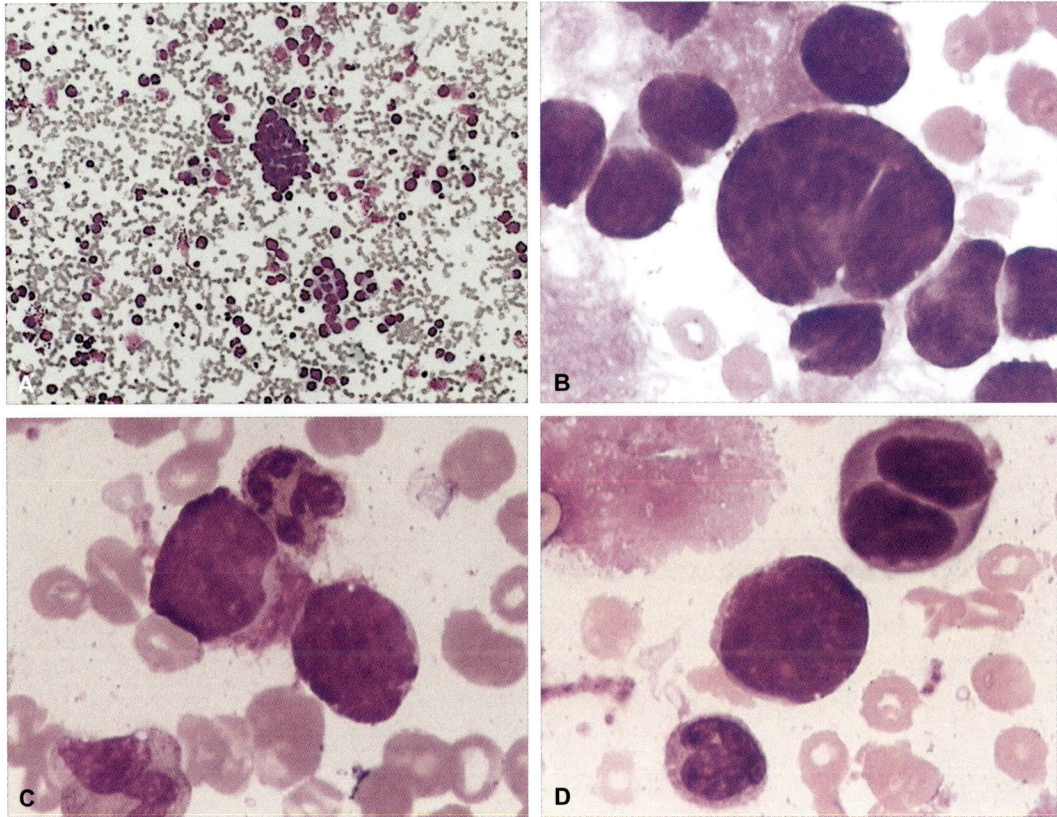

案例图 7-1　临床案例七的骨髓象（A 为 ×100 视野）

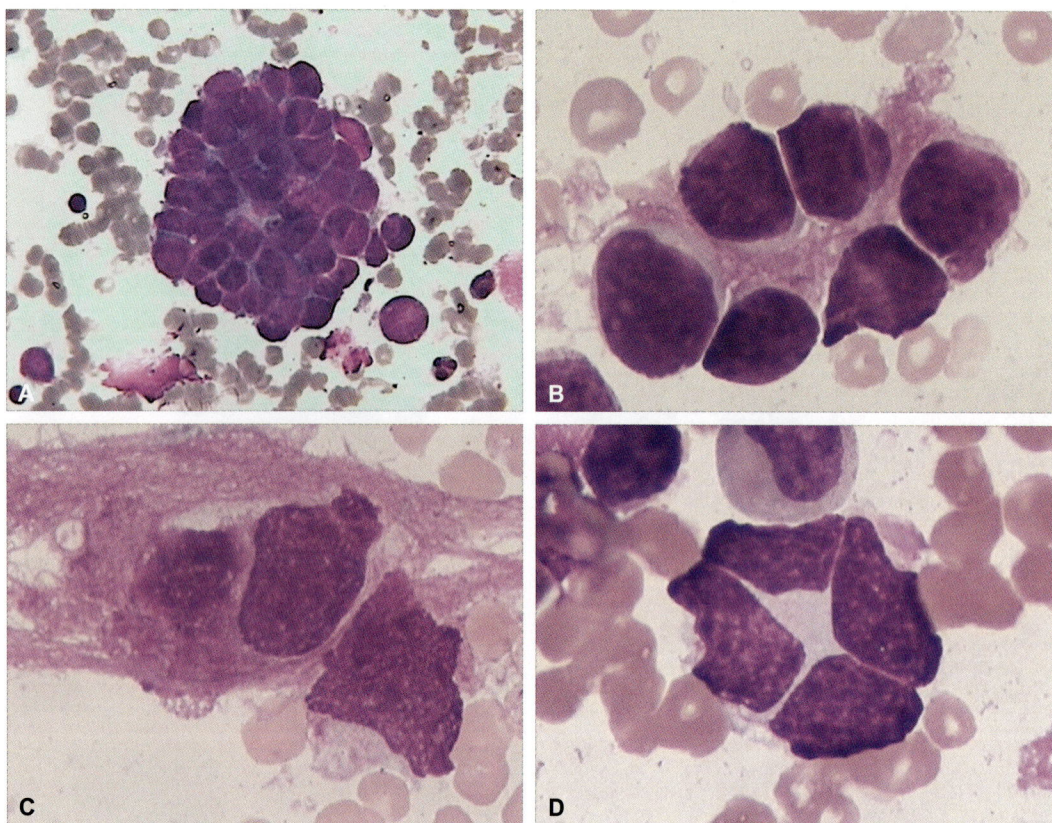

案例图 7-2　临床案例七的骨髓象（A 为 ×400 视野）

（杨学农）

临床案例八

【临床资料】

患者男性，30 岁，以发热、头晕及乏力 10 天入院。体格检查：颈部、腋下可触及肿大淋巴结。血象：WBC $2.87×10^9$/L，Hb 98g/L，PLT $110×10^9$/L，血涂片中白细胞分类及形态未见明显异常。骨髓象的主要形态学特点见案例图 8-1，其骨髓增生活跃，粒红比值正常，箭头所指的这类细胞约占 2%，并见少许案例图 8-1F 中细胞。你的骨髓检验诊断意见是什么？建议做哪些检查？

【案例分析】

1. 血象分析　患者 WBC 数、Hb 量减少，白细胞分类及形态未见明显异常，这种情况见于多种血液病及非血液病。

2. 骨髓象分析　该患者骨髓的主要特点是可见案例图 8-1C 中箭头所指的这类细胞有 2%，B、D、E 也有这类细胞，故案例图 8-1 中共有 5 个这类细胞，其胞体大、胞体不规则；胞质较多、深蓝，案例图 8-1B 可见一簇颗粒，胞核不规则，染色质细致，可见核仁（以案例图 8-1E 最为清晰），从形态学来看似淋巴瘤细胞。骨髓中还可见少许案例图 8-1F 细胞，其胞质中可见被吞噬的红细胞、粒细胞及血小板，故为噬血细胞。

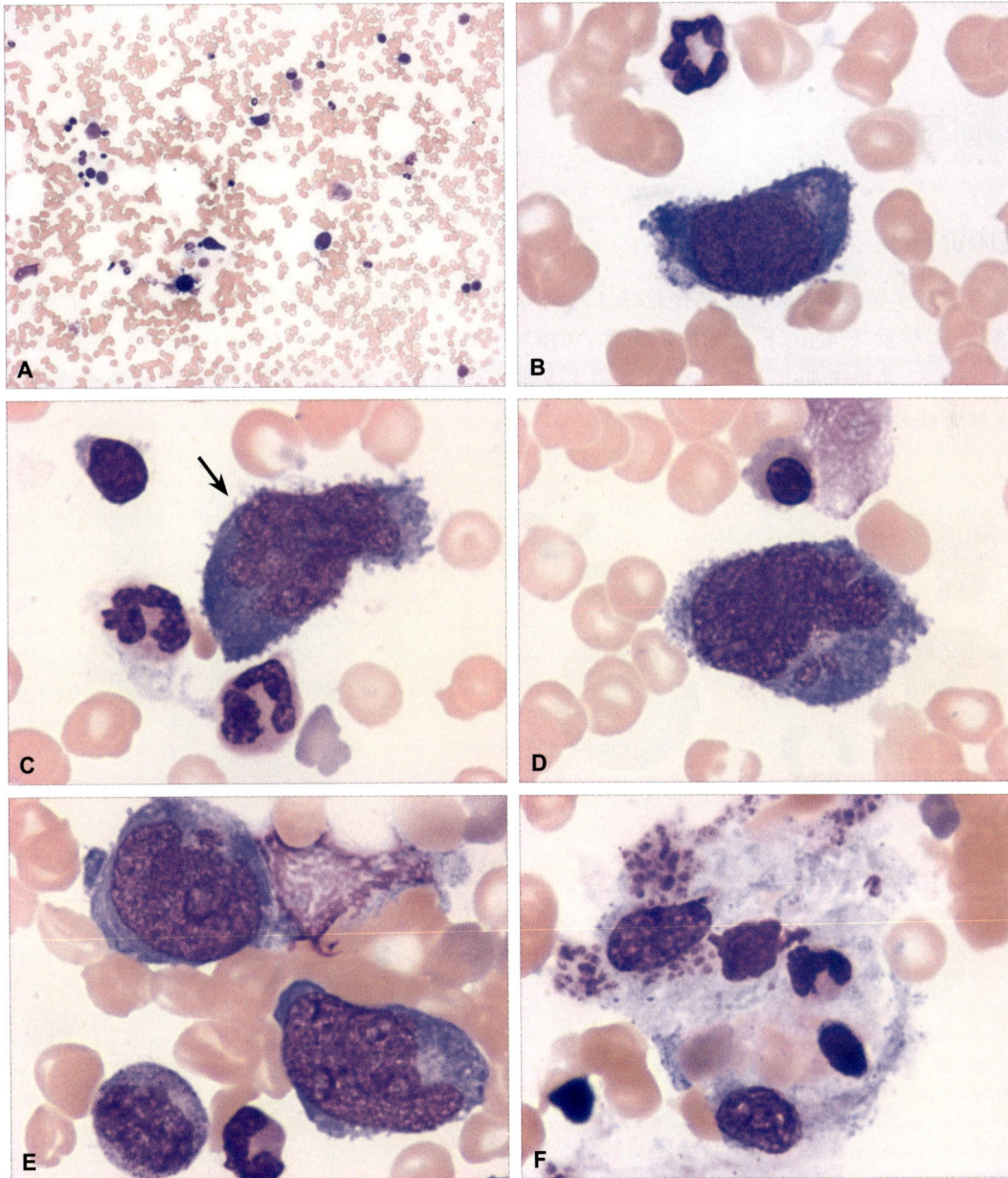

案例图 8-1　临床案例八骨髓象（A 为 ×100 视野）

3. 诊断意见及鉴别诊断　　根据骨髓涂片中异常细胞（似淋巴瘤细胞）占 2%，并见少许噬血细胞，结合患者发热、淋巴结肿大，可做出"提示或疑为淋巴瘤侵犯（并见噬血细胞）骨髓象"诊断意见，建议做流式细胞学、淋巴结病理组织学等检查。虽然淋巴瘤常导致噬血细胞综合征，但单凭骨髓涂片中找到噬血细胞不能诊断为噬血细胞综合征，还需结合临床及血甘油三酯、铁蛋白、纤维蛋白原、sCD25、NK 细胞活性等检测。

（李晓征　徐菲莉）

临床案例九

【临床资料】

患者男性，25 岁，不明原因发热伴腹胀 1 个月求诊，当地医院血象及肝功能检验异常，但具体数据不详。体格检查：脾肋下 4cm，其他无殊。血象：WBC $2.61×10^9$/L，Hb 83g/L，PLT $65×10^9$/L，白细胞分类可见单核细胞增多，其他无明显异常。骨髓象的主要形态学特点见案例图 9-1。你的骨髓检验诊断意见是什么？建议做哪些检查？

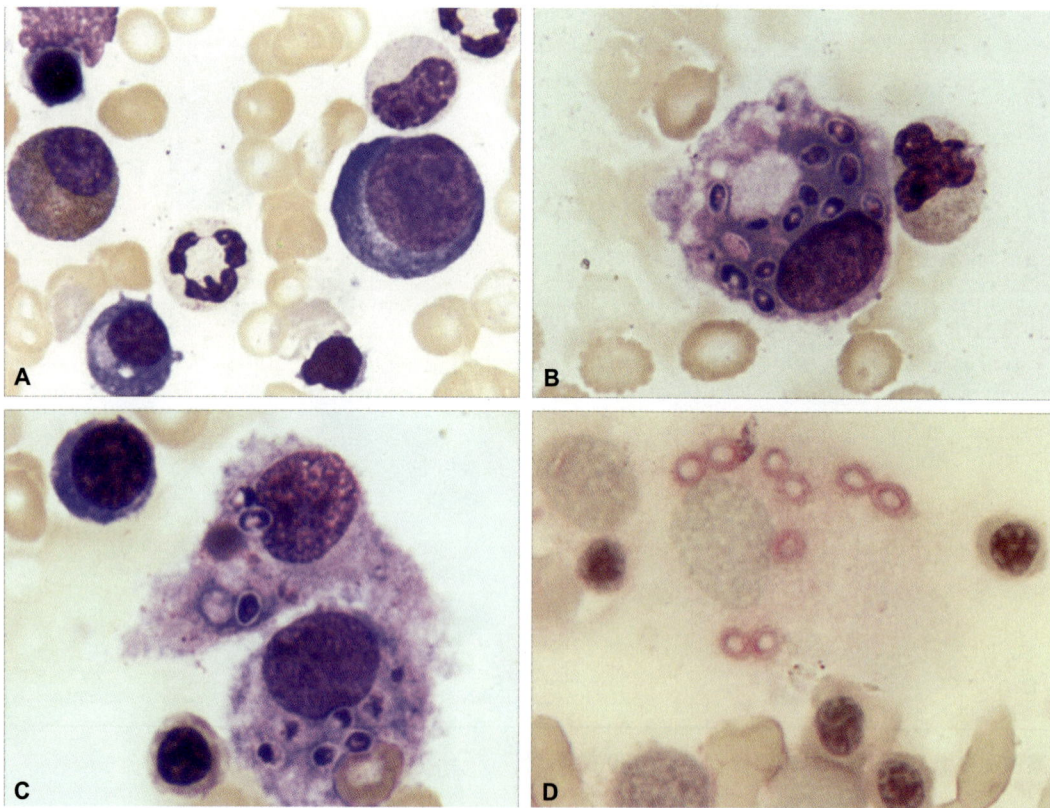

案例图 9-1　临床案例九的骨髓象（D 为 PAS 染色）

【案例分析】

1. 血象分析 患者全血细胞减少,白细胞分类可见单核细胞增多而其他无明显异常,这种情况见于多种疾病。

2. 骨髓象分析 案例图 9-1A 显示骨髓明显活跃,血细胞形态无明显异常。案例图 9-1B、C 中可见吞噬细胞胞质内有吞噬物,其大小似血小板,有胞核及胞质,故为真菌。该真菌卵圆形,大小较一致,胞核位于一端,另外一端可见透明空白区域,有的病原体外可见较厚不着色的荚膜,疑为荚膜组织胞浆菌。

3. 细胞化学染色分析 案例图 9-1D 的 PAS 染色显示病原体胞壁呈阳性,内容物不着色,支持荚膜组织胞浆菌。因为胞壁阳性排除了杜氏利什曼原虫感染;同时又没有查见菌体中间有红色样的细胞壁结构,故不像马尔尼菲青霉菌。

4. 诊断意见及鉴别诊断 根据患者发热、脾肿大,骨髓吞噬细胞内找到真菌(且像荚膜组织胞浆菌),故可做出"真菌感染(疑为荚膜组织胞浆菌感染)骨髓象"等诊断意见,并建议做骨髓培养、血清学试验等检验。该病原体主要与马尔尼菲青霉菌、利杜体等进行鉴别,见案例图 9-2。马尔尼菲青霉菌有典型的形态学特点即透明横隔,此外它为分裂繁殖,分裂前菌体变长、两端钝圆,如腊肠状,故可借助于分裂期腊肠状细胞来进行判定;荚膜组织胞浆菌为出芽繁殖,不会出现腊肠状的细胞及横隔,镜检只能看见窄颈单芽胞繁殖;利杜体由于有动基体,胞体呈小梭形、瓜子形,易与上述两种病原体区别。

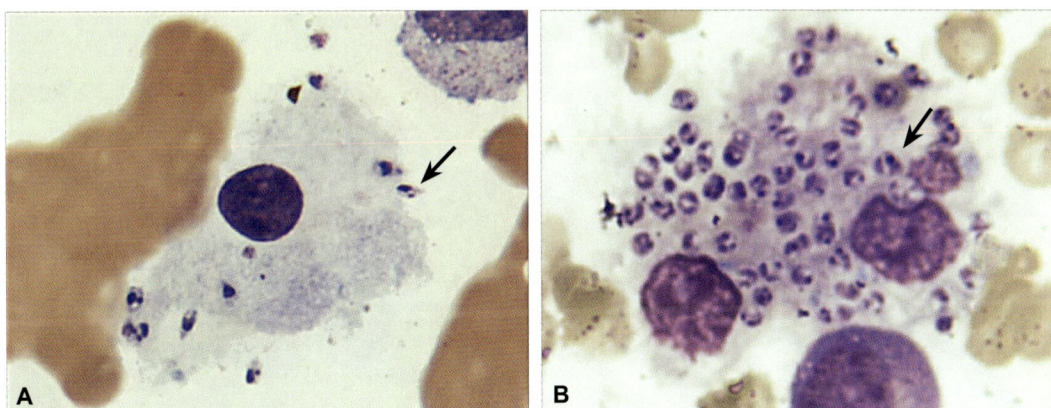

案例图 9-2 利杜体(A)和马尔尼菲青霉菌(B)

(余 江)

临床案例十

【临床资料】

患者女性,58 岁。头晕、乏力、贫血 18 年,伴咳嗽、咳痰 1 个月余。体格检查:脾肋下各 1cm。血象:WBC $13.3×10^9$/L,Hb 77g/L,PLT $141×10^9$/L,血象及骨髓象的主要形态学特点分别见案例图 10-1、案例图 10-2;血涂片中案例图 10-1A 箭头所指细胞偶见,案例图 10-1B 箭头所指这类细胞占 27%;骨髓增生明显活跃,粒系占 62%,红系占 8%,案例图 10-2B、C 箭头所指这类细胞占 6%。你的骨髓诊断意见是什么? 建议做哪些检查?

【案例分析】

1. 血象分析   患者 WBC 数增多、Hb 量减少,案例图 10-1B 箭头所指细胞胞核呈肾形,但染色质较疏松且胞质内未见中性颗粒,故为单核细胞,根据提供的临床资料可知患者单核细胞占27%(图中共有 4 个),并见 5 个幼稚粒细胞(其中案例图 10-1D 为双核),偶见原始细胞(案例图 10-1A 箭头所指),有的粒细胞可见颗粒减少。结合临床,首先考虑慢性粒单核细胞白血病,不过类白血病反应、骨髓增生异常综合征伴感染等也不能完全除外。

2. 骨髓象分析   案例图 10-2 中单核细胞增多(共 10 个),案例图 10-2B、C 箭头所指分别为原始细胞及幼单样细胞,D、E 也各见一个原始细胞,幼稚粒细胞(共 4 个),有的粒细胞可见颗粒减少。有核红细胞不多见,见一个多核幼红细胞(案例图 10-2F),图中红细胞呈小细胞低色素改变,可做个铁染色以除外伴缺铁。

3. 诊断意见及鉴别诊断   患者贫血多年,脾肿大;外周血 WBC 数增多,单核细胞增多(≥1×10⁹/L),还可见幼稚粒细胞、原始细胞及血细胞形态改变;骨髓增生明显活跃,粒系占62%,单核细胞增多,原始细胞及幼稚单核样细胞占6%,红系占8%,血细胞形态改变。故通过骨髓检验可做出"提示或疑为慢性粒单核细胞白血病(CMML-1)骨髓象"诊断意见,建议做染色体、分子生物学及流式细胞学等检查。CMML 需除外伴单核细胞增多的 MPN、其他型 MDS/MPN 及类白血病反应等,CMML 无 Ph 染色体、*BCR-ABL1* 融合基因,无 *JAK2*、*CALR*、*MPL* 基因突变等,类白存在着原发病。

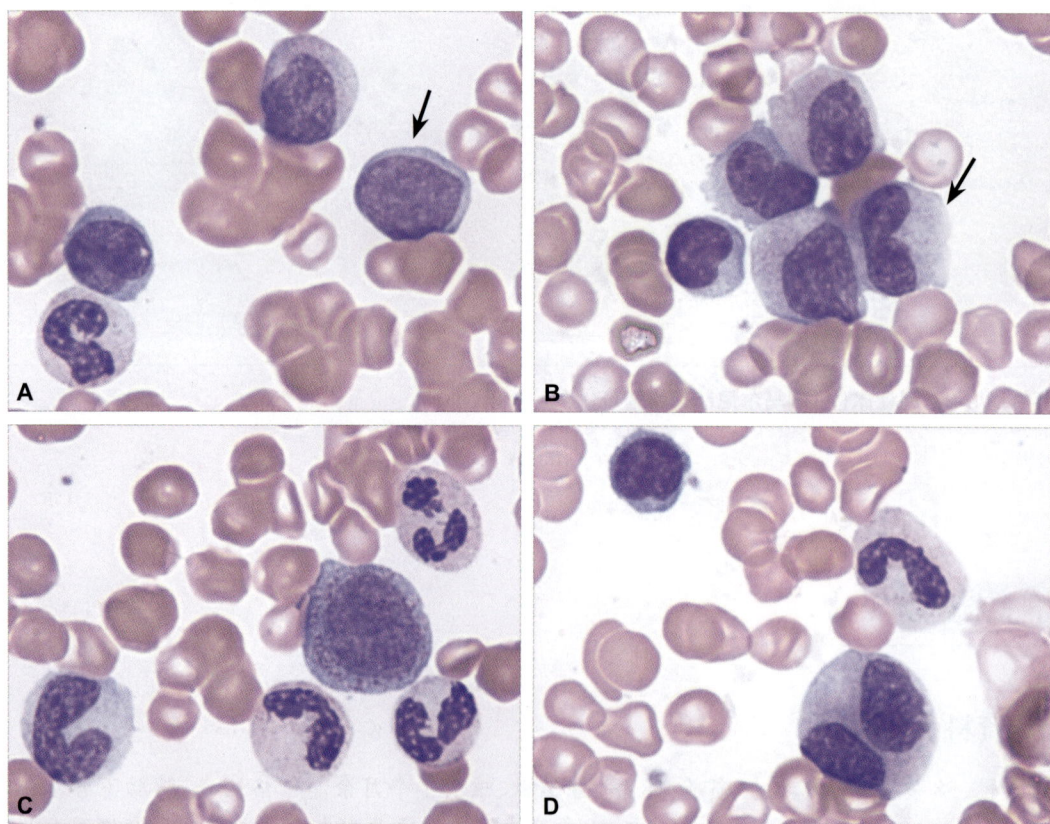

案例图 10-1   临床案例十的血象

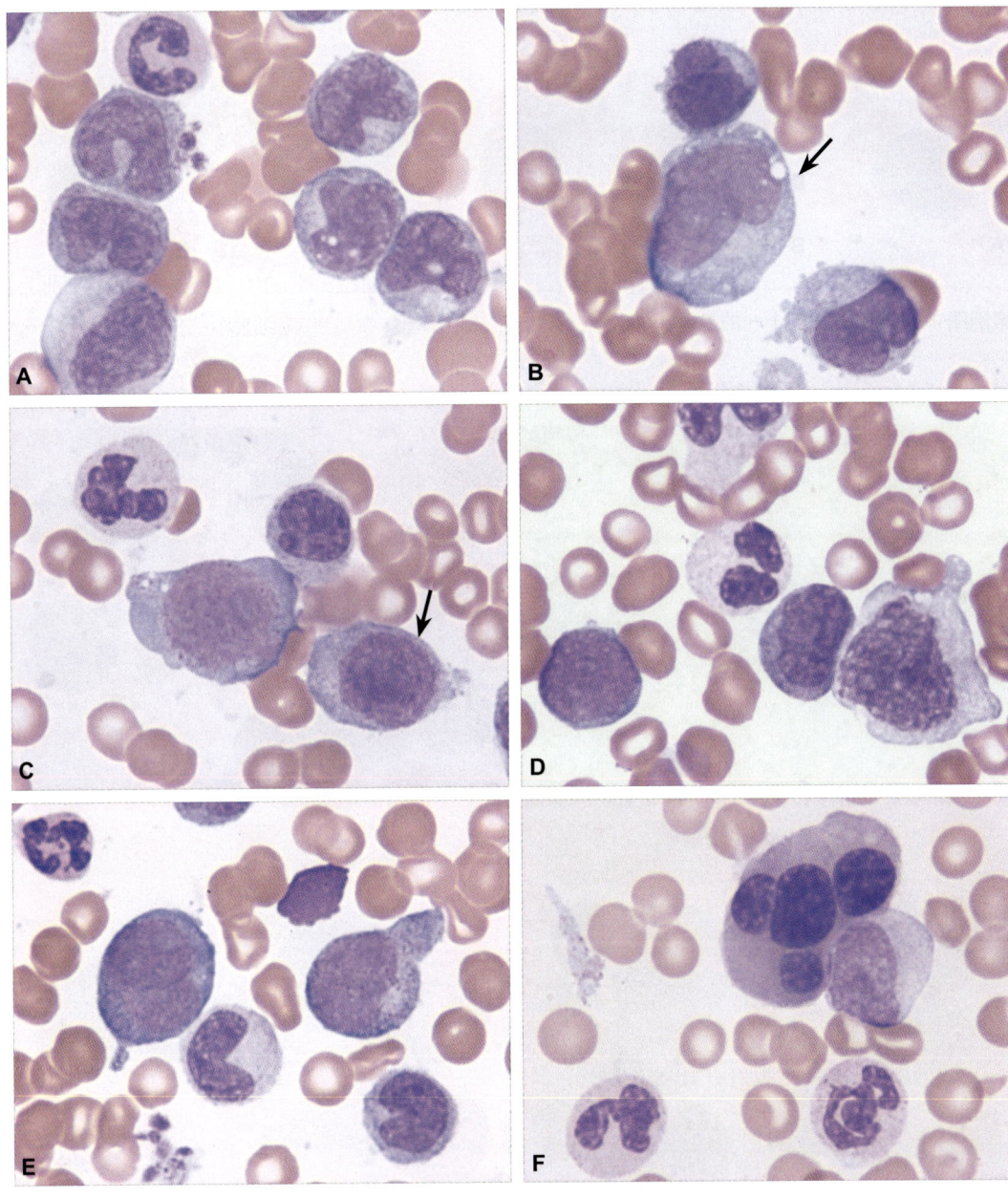

案例图 10-2　临床案例十的骨髓象

（周芙玲）

临床案例十一

【临床资料】

患者男性，60 岁，因"发热伴乏力 5 天"入院。体格检查：无殊。血象：WBC $79.9×10^9/L$，Hb 82g/L，PLT $56×10^9/L$。血象、骨髓象及细胞化学染色的主要形态学特点分别见案例图 11-1 至案例图 11-3，案例图 11-1 中这类细胞占 72%。你的骨髓检验诊断意见是什么？建议做哪些检查？

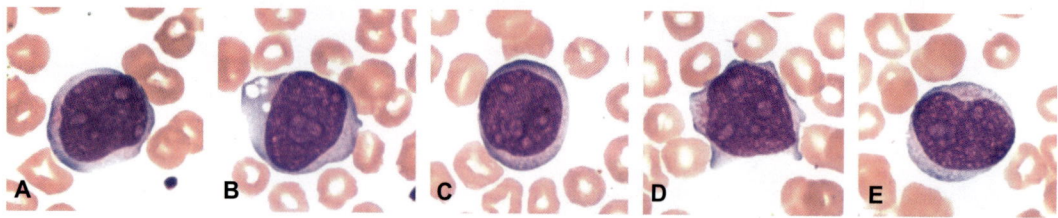

案例图 11-1　临床案例十一的血象

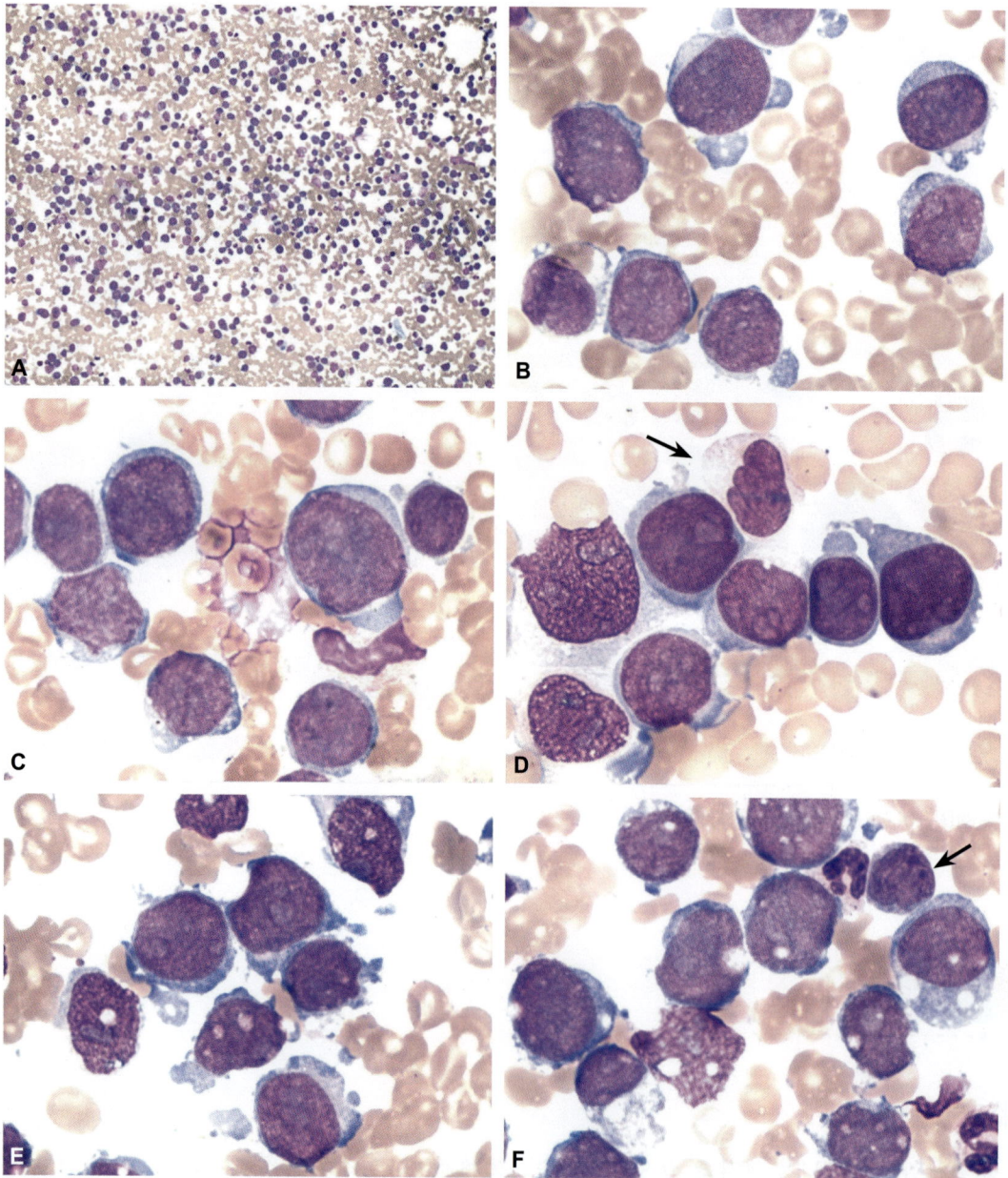

案例图 11-2　临床案例十一的骨髓象（A 为 ×100 视野）

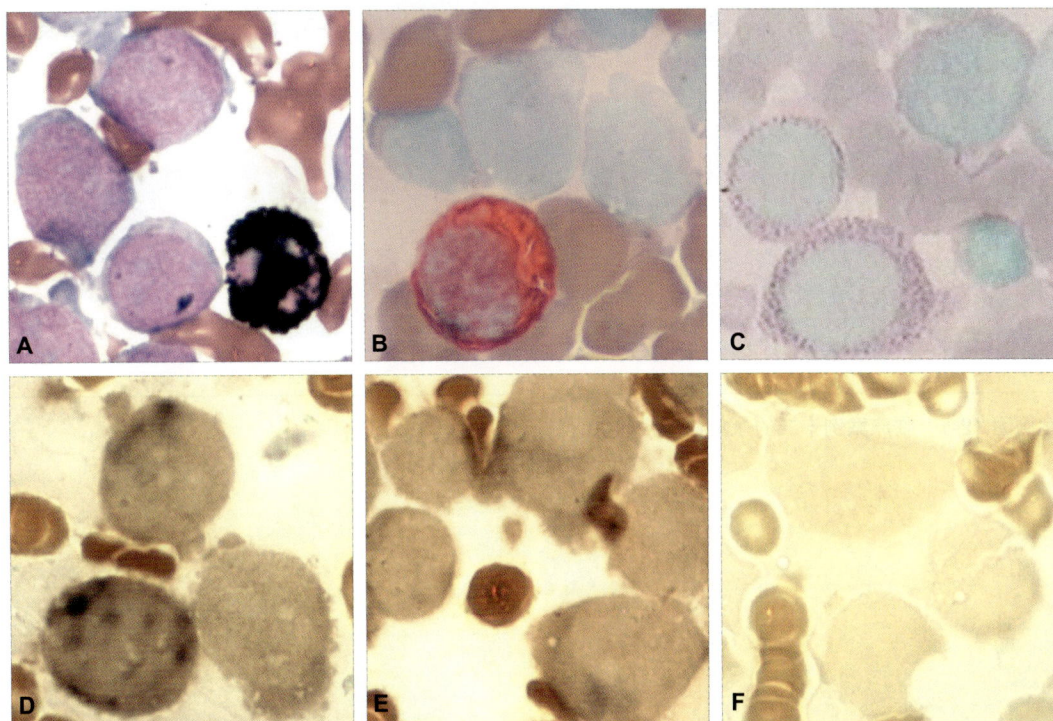

案例图 11-3　临床案例十一的细胞化学染色
A. MPO 染色(复方联苯胺法)。B. NAS-DCE 染色。C. PAS 染色。D、E. α-NAE 染色。F. α-NAE 加 NaF 染色

【案例分析】

1. **血象分析**　患者 WBC 数明显增高而 Hb 量、PLT 数减少,案例图 11-1A~E 均为原始细胞(占 72%),该类细胞胞体较大,部分可见伪足,胞核呈圆形、偶见折叠、染色质疏松、核仁明显,胞质边缘蓝色(呈裙边样)、量中等,多数可见细小的颗粒,案例图 11-1B 可见空泡,棒状小体未见,初步意见为急性白血病(似髓系)。由于这类细胞有裙边样现象,需注意与异淋鉴别,后者染色质粗、常无核仁、胞质更多且更深蓝。

2. **骨髓象分析**　案例图 11-2A 显示骨髓增生极度活跃,原始细胞明显增高(肯定≥20%),而其他细胞很少见,原始形态特点基本同案例图 11-1,但胞质突起、伪足及空泡更明显(案例图 11-2B、E、F),核仁大而明显,胞核较规则,染色质疏松、有起伏感,同时可见少量成熟单核细胞(案例图 11-2D、F 箭头所指)。所以为急性白血病,首先考虑 M5,但急粒、急淋不能排除。

3. **细胞化学染色分析**　原始细胞 MPO 染色、NAS-DCE 染色均阴性;α-NAE 染色均阳性,加 NaF 后明显抑制;PAS 染色呈细颗粒状阳性,细胞化学染色结果支持该类原始细胞为单系。

4. **诊断意见及鉴别诊断**　通过骨髓检验可做出"急性白血病(提示急性单核细胞白血病)骨髓象"诊断意见,并建议做流式细胞学、染色体及分子生物学等检查。由于 MPO 染色呈阴性,需注意与 M1、ALL 等鉴别,但结合细胞形态、细胞化学染色等结果通常可与这两者进行鉴别。

(张　宏)

临床案例十二

【临床资料】

患者男性,42 岁,发热、血尿 2 天求诊。血象:WBC 26×10^9/L,Hb 63g/L,PLT 10×10^9/L。血象、骨髓

象及细胞化学染色的主要形态学特点分别见案例图 12-1 至案例图 12-3,案例图 12-1 中的这类细胞约占 35%。你的骨髓检验诊断意见是什么？建议做哪些检查？

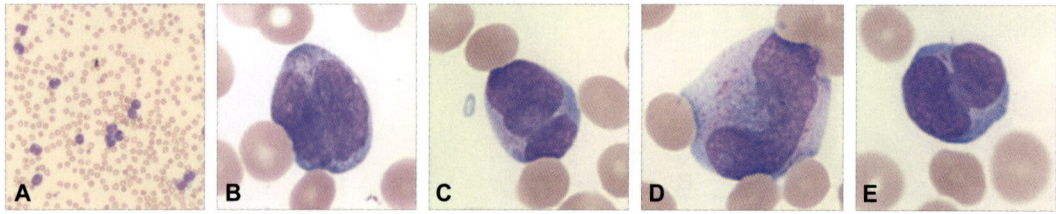

案例图 12-1　临床案例十二的血象（A 为 ×100 视野）

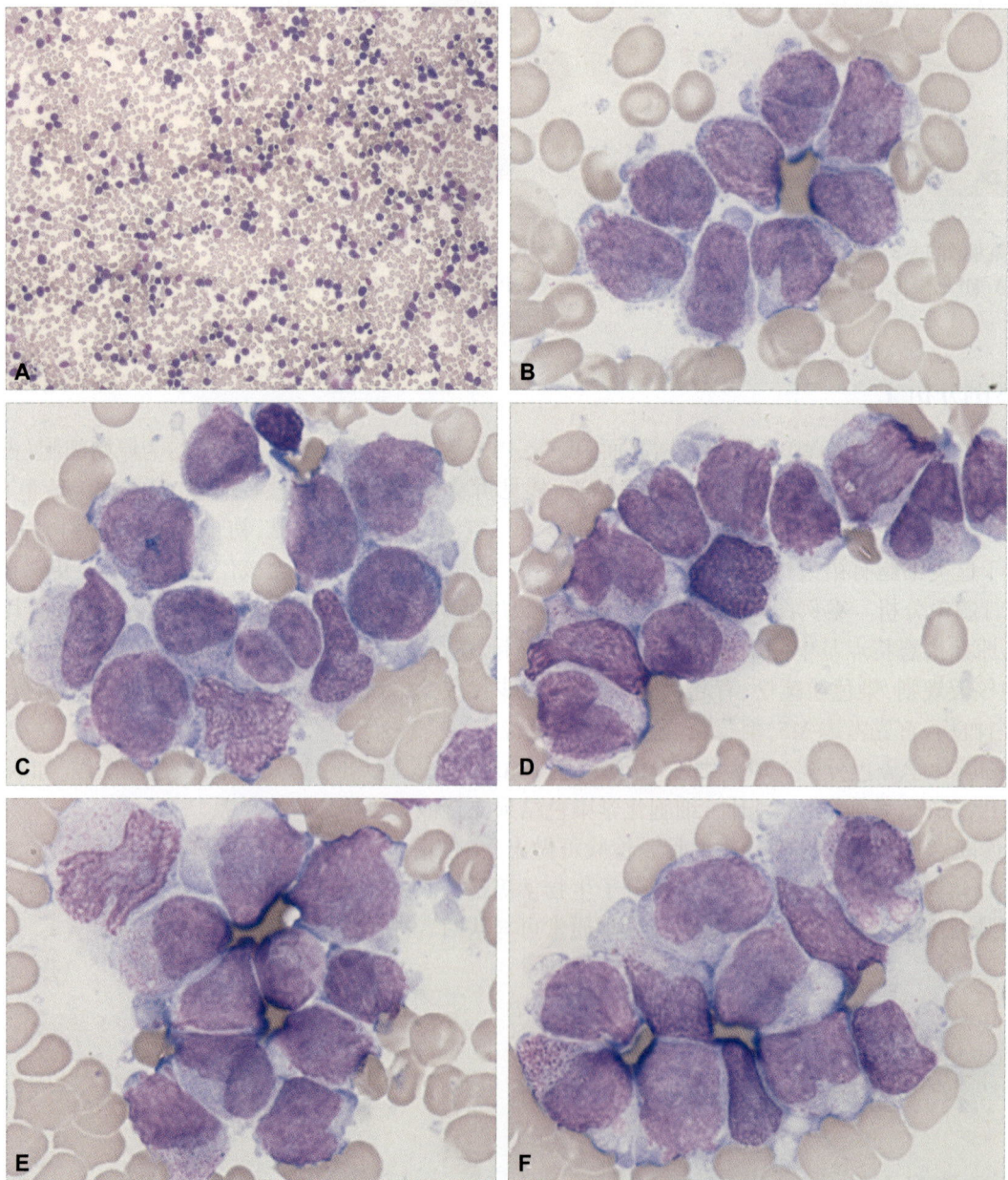

案例图 12-2　临床案例十二的骨髓象（A 为 ×100 视野）

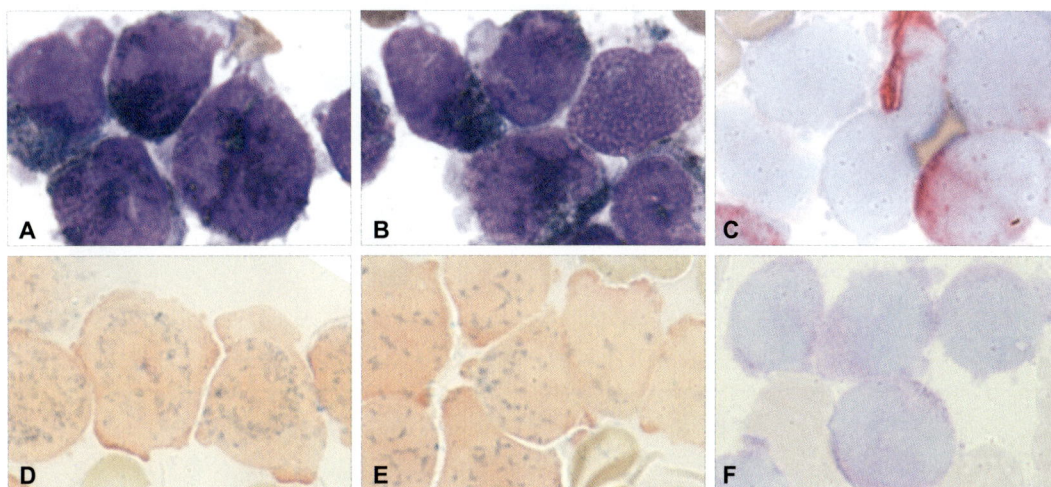

案例图 12-3　临床案例十二的细胞化学染色

A、B. MPO 染色(复方联苯胺法)。C. NAS-DCE 染色。D. NAS-DAE 染色。E. NAS-DAE 加 NaF 染色。
F. PAS 染色

【案例分析】

1. 血象分析　患者 WBC 数增多而 Hb 量、PLT 数减少,案例图 12-1B~E 均为幼稚细胞(似单系),其胞体中等至较大,胞核不规则、染色质细致,有的可见核仁,胞质较蓝色、量较多,多数可见少许、较细小的颗粒,案例图 12-1E 可见棒状小体,所以初步意见为急性髓细胞白血病(M5?)。

2. 骨髓象分析　案例图 12-2 显示骨髓增生极度活跃,幼稚细胞异常增生(≥20%),形态特点基本同案例图 12-1。但仔细观察,胞质突起较明显且突起胞质内无颗粒,少数细胞颗粒较多、较粗(尤其是案例图 12-2F 的左下细胞),所以考虑 M3v 或 M5,案例图 12-2E 中央似有一个柴捆细胞,支持 M3。

3. 细胞化学染色分析　MPO 染色均阳性,多数(+)-(++),也说明是 AML;NAS-DCE 染色部分呈阳性且强弱不一,呈颗粒状阳性;NAS-DAE 染色均阳性,加氟化钠后未见明显抑制;PAS 染色均呈弥散阳性。这些结果均支持粒系。由于 M3v 的细胞化学染色通常比 M3a、M3b 弱些,故细胞化学染色结果符合 M3v。

4. 诊断意见及鉴别诊断　通过骨髓检验可做出"急性髓细胞白血病(提示或疑为急性早幼粒细胞白血病变异型)骨髓象"诊断意见,并可建议做流式细胞学、染色体及 *PML-RARA* 融合基因等检查。该病主要与 M5 鉴别,后者常无内、外胞质现象,胞质内颗粒较细小、少,MPO 常阴性或弱阳性,NAS-DCE 染色常阴性或呈弥散弱阳性,NAS-DAE 染色加氟化钠抑制,PAS 染色呈细颗粒状等。

(王霄霞)

临床案例十三

【临床资料】

患者女性,25 岁,急性淋巴细胞白血病(ALL)复查。血象:WBC $3.4×10^9$/L,Hb 98g/L,PLT $136×10^9$/L;血象及骨髓象的主要形态学特点分别见案例图 13-1、案例图 13-2,骨髓中粒系、红系分别占 45%、26%,偶见箭头所指细胞,巨核细胞 90 个 / 全片。你的骨髓检验诊断意见是什么?建议做哪些检查?

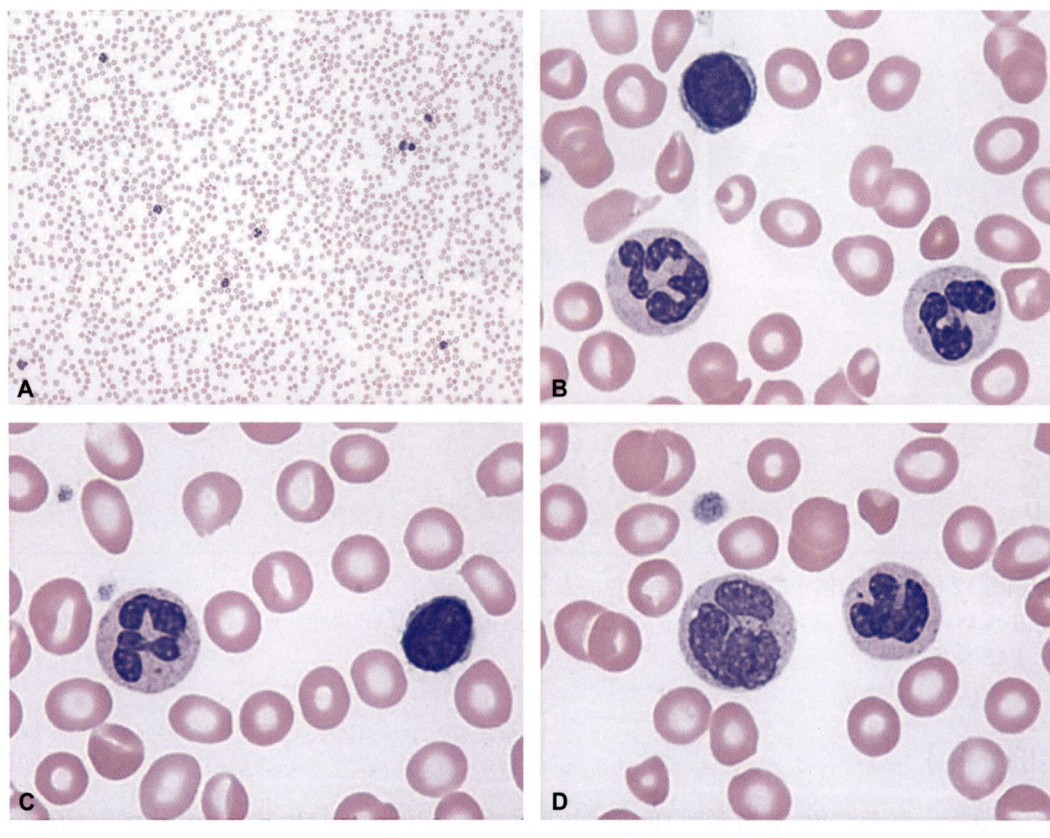

案例图 13-1   临床病例十三的血象（A 为 ×100 视野）

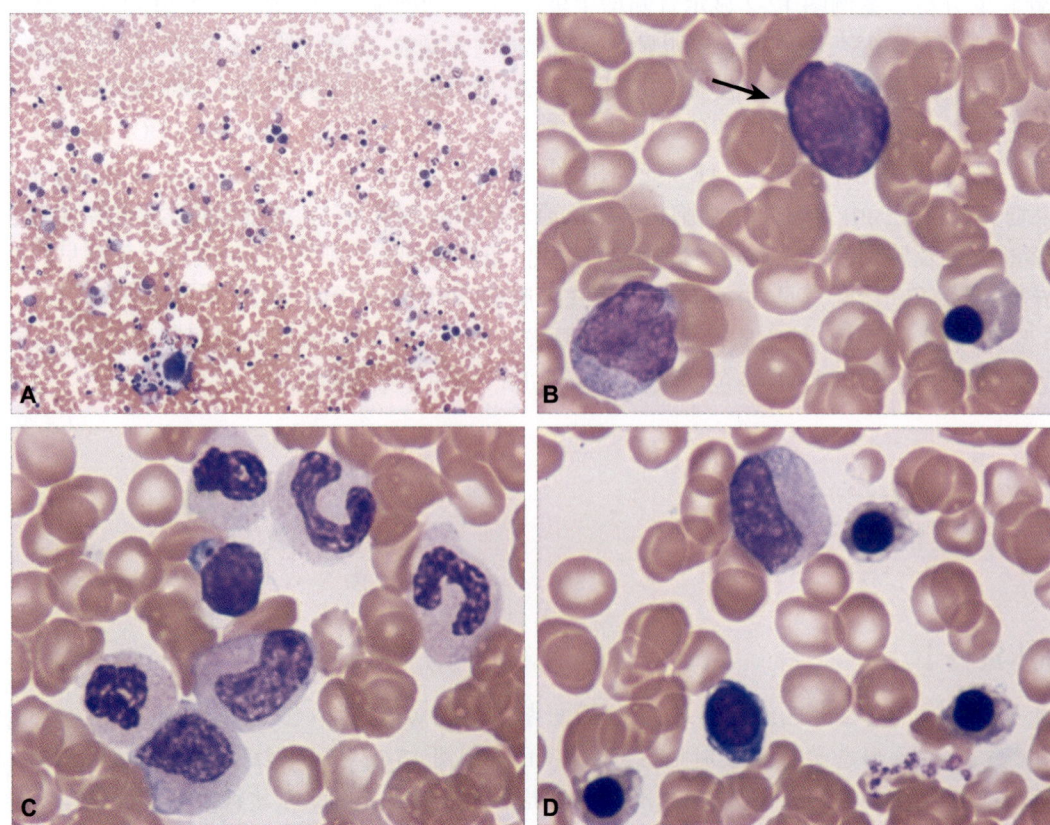

案例图 13-2   临床病例十三的骨髓象（A 为 ×100 视野）

【案例分析】

1. **血象分析**　患者 WBC 数及 Hb 量偏低,PLT 数正常。案例图 13-1 中均为正常白细胞(淋巴细胞、中性分叶核粒细胞及单核细胞),且未见原始及幼稚细胞,故为缓解血象。

2. **骨髓象分析**　案例图 13-2 显示,骨髓增生活跃,粒系、红系比例及形态大致正常,巨核细胞较易见,血小板呈簇分布,偶见幼稚淋巴样细胞(案例图 13-2B 箭头所示),由此可见,骨髓象大致正常。

3. **诊断意见及鉴别诊断**　结合病史,通过骨髓检验可做出"急性淋巴细胞白血病完全缓解骨髓象"诊断意见。对于 ALL 复查患者,如有明确的病史,一般不需鉴别诊断,但需要与上一次骨髓进行比较,做出完全缓解(原始及幼稚淋巴细胞 <5%)、部分缓解(原始及幼稚淋巴细胞 5%~19%)、未缓解(原始及幼稚淋巴细胞≥20%)、退步、复发等诊断意见。

(林满华　姜朝新)

临床案例十四

【临床资料】

患者男性,38 岁,3 天前出现头痛、畏寒发热,咽部疼痛,体温 38.7℃。体格检查:咽部充血水肿,双侧扁桃体Ⅲ度肿大,见白色脓点,双颌下可扪及数颗淋巴结且有压痛。血象:WBC $39.3×10^9$/L,Hb 143g/L,PLT $236×10^9$/L。血象、骨髓象及细胞化学染色的主要形态学特点分别见案例图 14-1 至案例图 14-3;骨髓中粒系占 81.5%,红系 10.5%,巨核细胞全片 75 个,以颗粒型及产血小板型为主。你的骨髓检验诊断意见是什么? 建议做哪些检查?

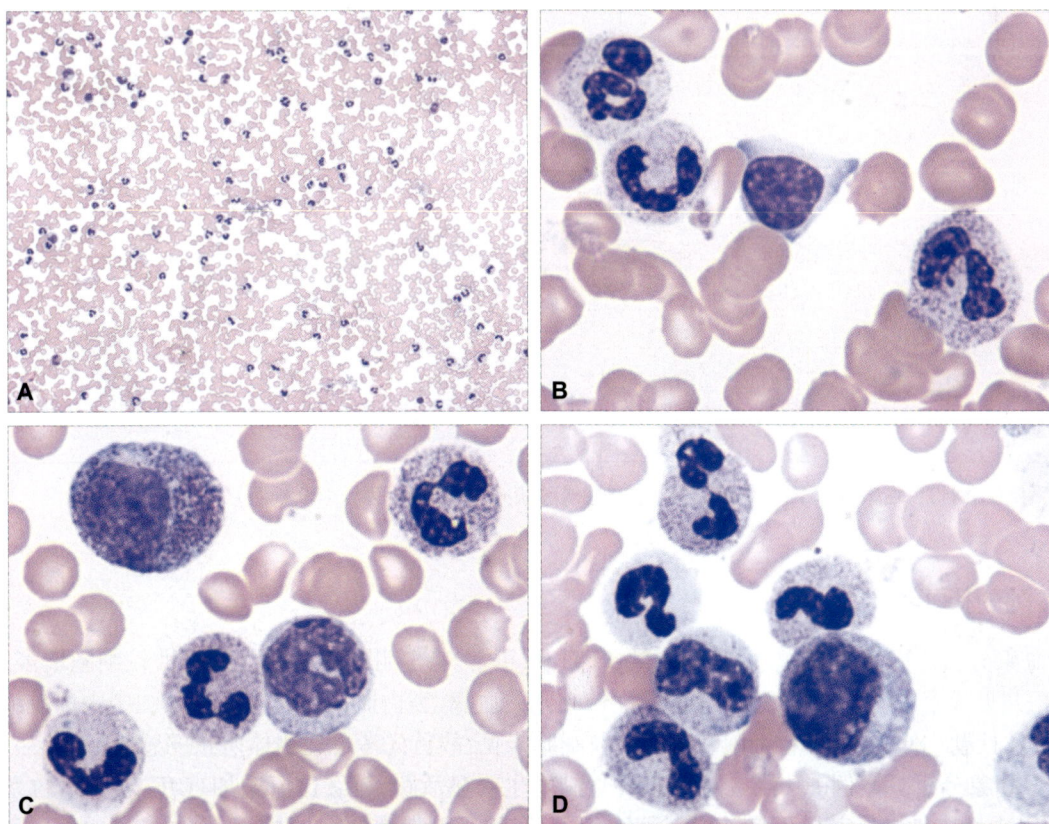

案例图 14-1　临床案例十四的血象(A 为 ×100 视野)

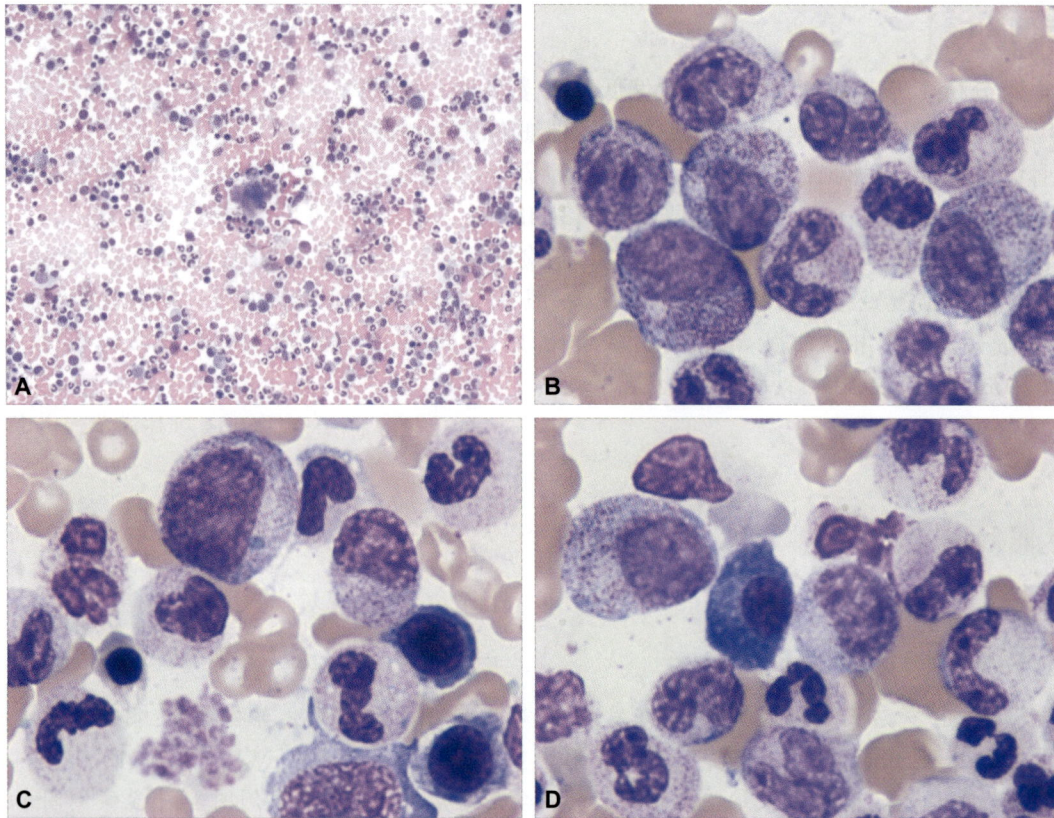

案例图 14-2   临床案例十四的骨髓象（A 为 ×100 视野）

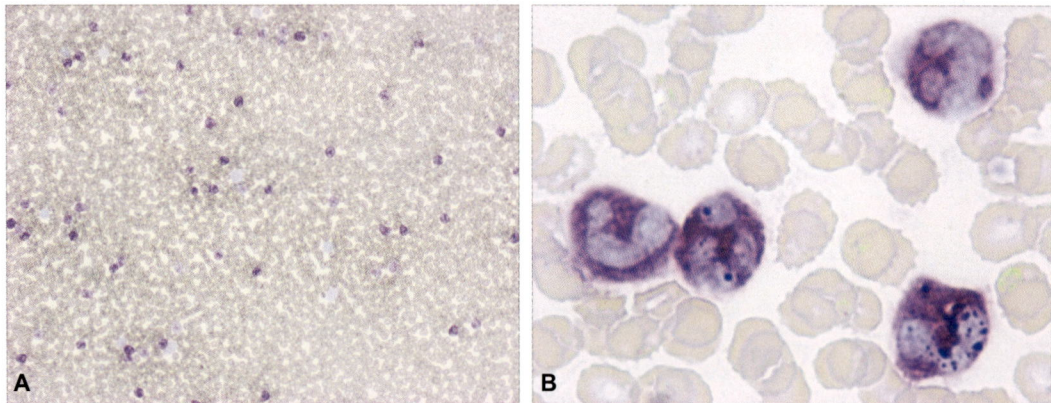

案例图 14-3   临床案例十四的中性粒细胞碱性磷酸酶染色结果（A 为 ×100 视野）

【案例分析】

1. 血象分析   患者 WBC 数增多，Hb 量、PTL 数正常。案例图 14-1 中可见中性粒细胞增多，案例图 14-1C、D 共见 3 个中性幼稚粒细胞，考虑慢性粒细胞白血病、类白血病反应等。由于图中中性粒细胞可见中毒颗粒及杜勒小体，嗜碱性粒细胞和嗜酸性粒细胞未见，故首先考虑扁桃体所致的感染。

2. 骨髓象分析   案例图 14-2A 显示患者骨髓增生明显活跃，粒红比值增加（G/E 为 7.8），粒系增生明显活跃，以中性中幼粒及其以下各阶段粒细胞为主，有的可见中毒颗粒，原始细胞不多见；红系、巨系基本正常，红系减少（占 10.5%）应该是粒系增生导致的比例相对下降。故骨髓也符合感染骨髓象。

3. 细胞化学染色分析　案例图 14-3 可见中性粒细胞碱性磷酸酶(NAP)染色阳性率及积分显著增高,进一步支持细菌性感染引起的类白血病反应,因病毒感染引起者其 NAP 积分正常或降低,慢性粒细胞白血病 NAP 积分明显下降或为零分。

4. 诊断意见及鉴别诊断　根据外周血及骨髓检验的特点,再结合临床感染表现(扁桃体肿大并见脓点),通过骨髓检验可做出"提示类白血病反应骨髓象"等诊断意见。该病如不典型,应注意与慢性粒细胞白血病、慢性中性粒细胞白血病等鉴别。类白血病反应有原发病因,去除后血象恢复正常,且类白血小板数、血红蛋白量也常正常;而慢性粒细胞白血病虽与其相似,但常有嗜碱性和(或)嗜酸性粒细胞增多,NAP积分明显下降甚至为零分;慢性中性粒细胞白血病的外周血以中性粒细胞为主,幼稚粒细胞少见,且无原发病。

(周迎春)

临床案例十五

【临床资料】

患者男性,48 岁,乏力、低热数月余就诊。体格检查:无浅表淋巴结肿大,肝、脾均未触及。血象:WBC 155×10^9/L,Hb 104g/L,PLT 325×10^9/L。血象、骨髓象(包括细胞化学染色)的主要形态学特点分别见案例图 15-1、案例图 15-2;骨髓中粒系占 81%,红系占 13%,全片可见巨核细胞 93 个,以颗粒型巨核细胞为主。你的骨髓检验诊断意见是什么? 建议做哪些检查?

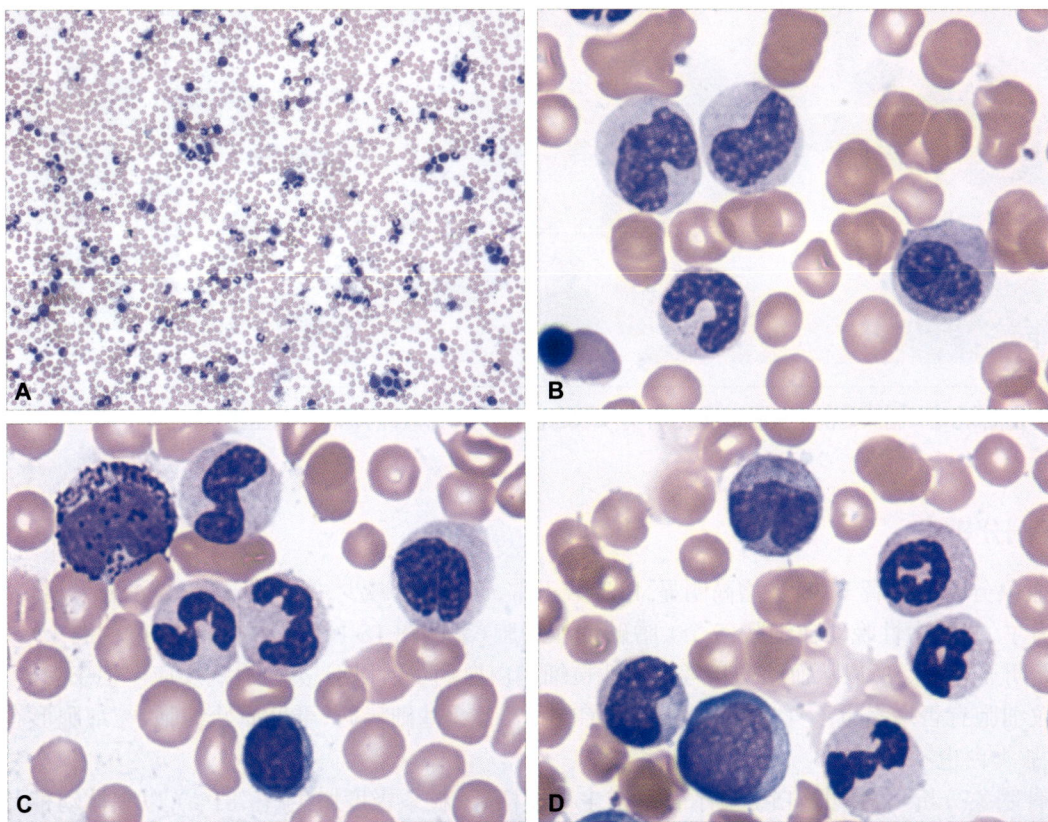

案例图 15-1　临床案例十五的血象(A 为 ×100 视野)

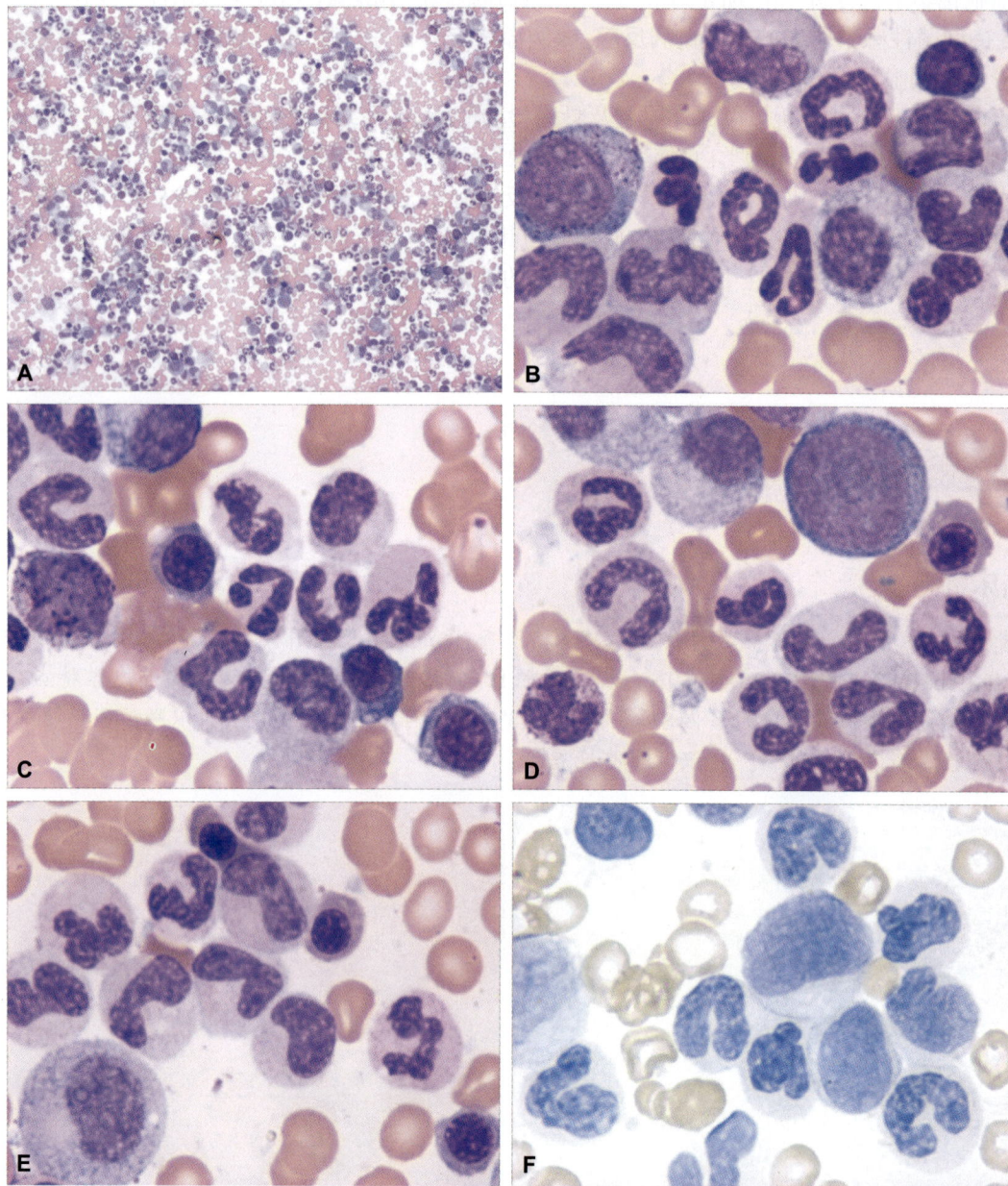

案例图 15-2　临床案例十五的骨髓象（A 为 ×100 视野，F 为血涂片 NAP 染色结果）

【案例分析】

1. 血象分析　患者 WBC 数增高明显，PLT 数正常，而 Hb 量减少，案例图 15-1 显示粒系增多，以中性粒细胞为主，并见中性晚幼粒细胞（5 个）、嗜碱性粒细胞（案例图 15-1C）及原始细胞（案例图 15-1D），粒细胞形态无明显异常。所以从血象初步考虑慢性粒细胞白血病（慢性期）、类白血病反应。但患者无脾肿大、嗜碱性粒细胞有否增多也不详，故不像典型的 CML；患者无基础疾病、可见原始细胞、粒细胞形态也无明显异常，故类白也不像。

2. 骨髓象分析　案例图 15-2 显示骨髓增生极度活跃，粒系极度增生（占 81%），以中性幼稚及成熟粒细胞为主，嗜碱性粒细胞偏多（2 个，案例图 15-2C、D），原始细胞不多见，粒细胞形态无明显异常；红系减少，占 13%。患者虽脾无肿大，但仍首先考虑慢性粒细胞白血病（慢性期）。

3. 细胞化学染色分析　案例图 15-2F 显示 NAP 积分明显下降，也支持慢粒。

4. 诊断意见及鉴别诊断　虽然患者无脾肿大、骨髓红系减少不明显，但根据外周血白细胞数明显增多，以粒系为主并易见幼稚粒细胞；骨髓增生极度活跃，以中性中幼粒及其以下细胞为主，嗜碱性粒细胞偏多；NAP 积分明显下降；这些都支持 CML。故通过上述检查可做出"提示慢性粒细胞白血病（慢性期）骨髓象"诊断意见，并可建议做 Ph 染色体、*BCR-ABL1* 融合基因检查。该病主要需与骨髓纤维化、类白血病反应及慢性中性粒细胞白血病等鉴别，后者 Ph 染色体、*BCR-ABL1* 融合基因均阴性。

（管洪在）

临床案例十六

【临床资料】

患者女性，57 岁，2 年前诊断为 *BCR-ABL1*[+] 慢性粒细胞白血病（慢性期），一直服用伊马替尼（400mg/qd）治疗，期间血象恢复正常，1 周前因持续发热来复诊。体格检查：脾肋下 2cm。血象：WBC 71×10^9/L，Hb 94g/L，PLT 43×10^9/L。血象、骨髓象及细胞化学染色的主要形态学特点分别见案例图 16-1 至案例图 16-3。你的骨髓检验诊断意见是什么？建议做哪些检查？

【案例分析】

1. 血象分析　患者 WBC 数增高，而 Hb 量、PLT 数均减少，案例图 16-1 显示血涂片中可见大量原始及幼稚细胞（≥20%），故结合病史提示 CML 急变期。这些原始细胞胞体较小至中等大小、胞体及胞核较规则、染色质较细致，有的可见核仁，胞质少至中等，棒状小体未见，其淋系、髓系均有可能。

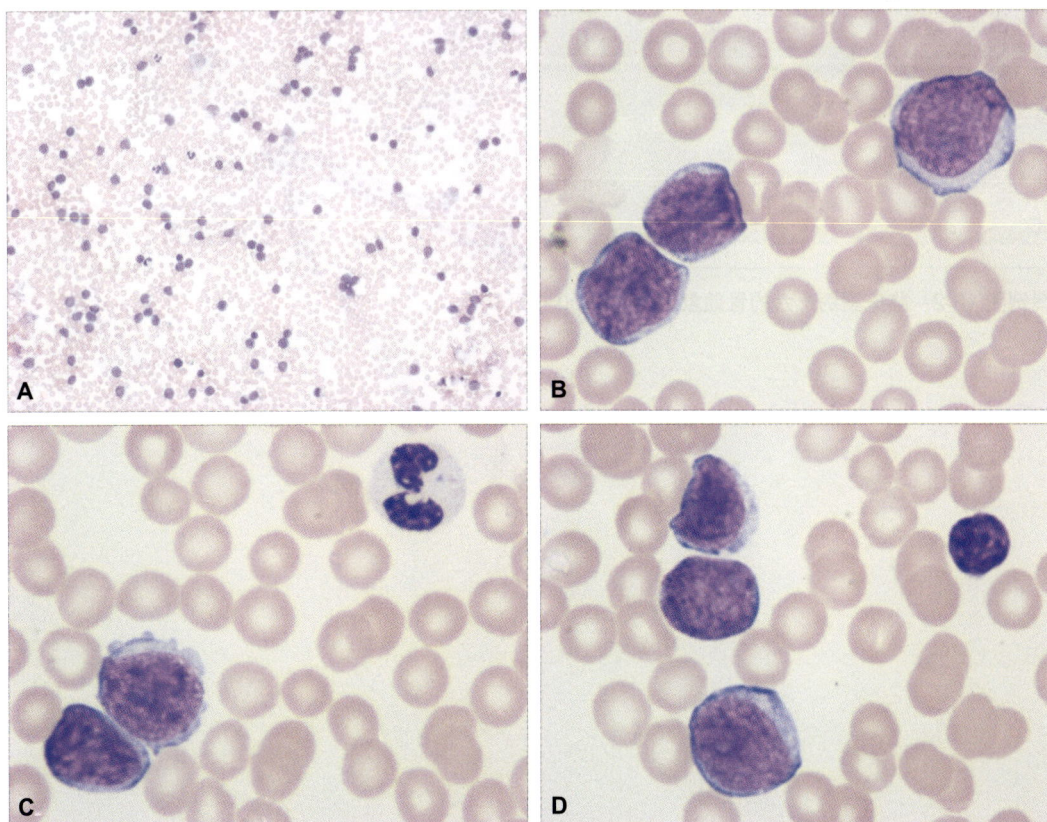

案例图 16-1　临床案例十六的血象（A 为 ×100 视野）

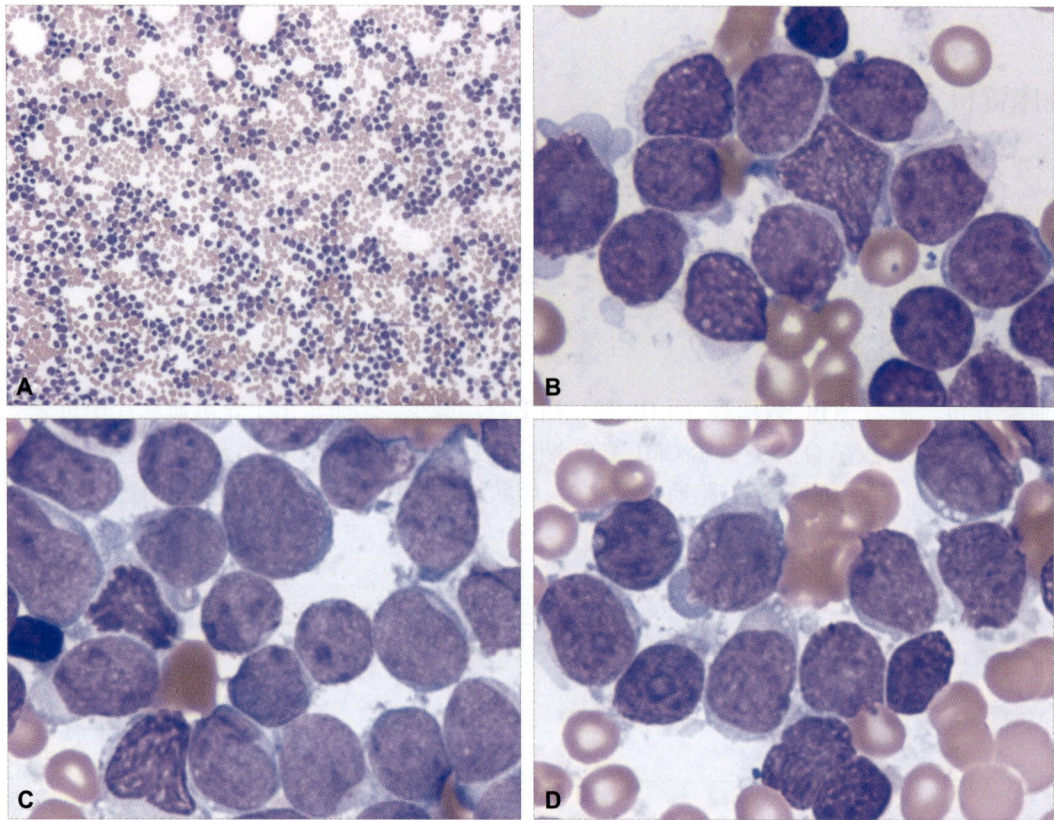

案例图 16-2　临床案例十六的骨髓象（A 为 ×100 视野）

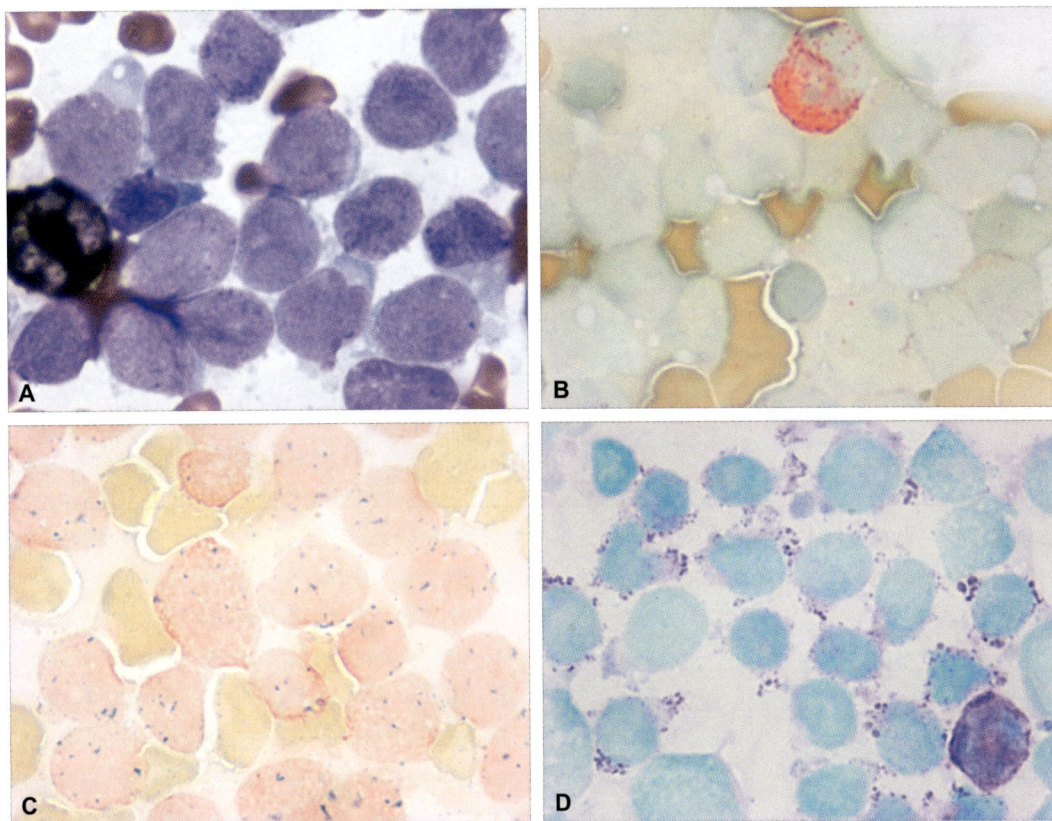

案例图 16-3　临床案例十六的细胞化学染色
A. MPO 染色(复方联苯胺法)。B. NAS-DCE 染色。C. NAS-DAE 染色(加 NaF 后结果类似)。D. PAS 染色

2. 骨髓象分析　案例图 16-2A 显示骨髓增生极度活跃。图 16-2B~D 以原始及幼稚细胞为主(≥20%),其胞质可见突起,其他形态基本同血涂片。由于仅根据常规无法判断细胞系列。但结合患者以前诊断为 CML,所以为 CML 急变期骨髓象。

3. 细胞化学染色分析　案例图 16-3A 的 MPO 染色显示白血病细胞呈阴性;案例图 16-3B 的 NAS-DCE 染色显示白血病细胞呈阴性;案例图 16-3C 的 NAS-DAE 染色显示白血病细胞呈弱阳性(加氟化钠也不抑制);案例图 16-3D 的 PAS 染色显示白血病细胞均呈阳性,为粗、细颗粒状,故支持这些细胞为淋系细胞。

4. 诊断意见及鉴别诊断　通过上述检查可做出"慢性粒细胞白血病急变期骨髓象(提示或疑为急淋变)"诊断意见,并建议做染色体、流式细胞学等检查,因为部分加速期和急变期患者可出现 Ph 染色体以外的克隆性染色体异常,常见存在双 Ph、+8、i(17q)等。

(管洪在)

临床案例十七

【临床资料】

患者女性,53 岁,不明原因乏力就诊。体格检查:脾肋下 2cm,余无殊。血象:WBC 9.73×10^9/L,Hb 113g/L,PLT 274×10^9/L。血象及骨髓象的主要形态学特点分别见案例图 17-1、案例图 17-2。血涂片中以案例图 17-1 中细胞为主,占 72%;骨髓象中,箭头所指细胞占 43%。你的骨髓检验诊断意见是什么? 建议做哪些检查?

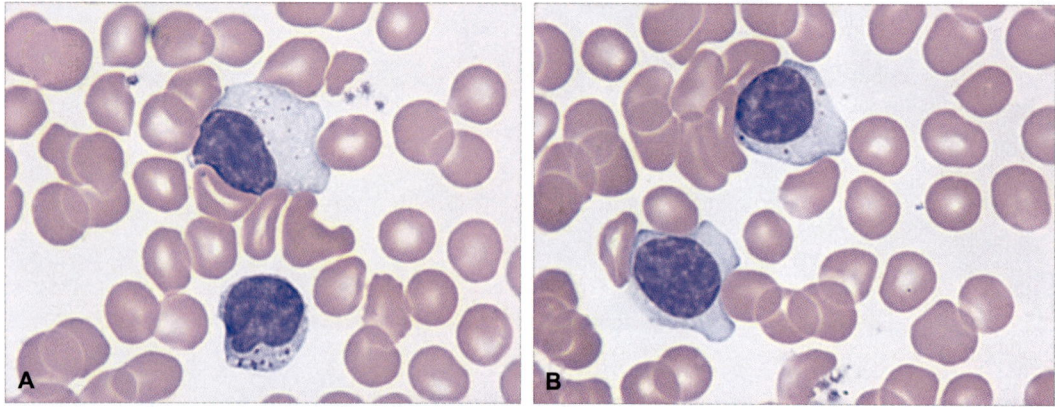

案例图 17-1　临床案例十七的血象

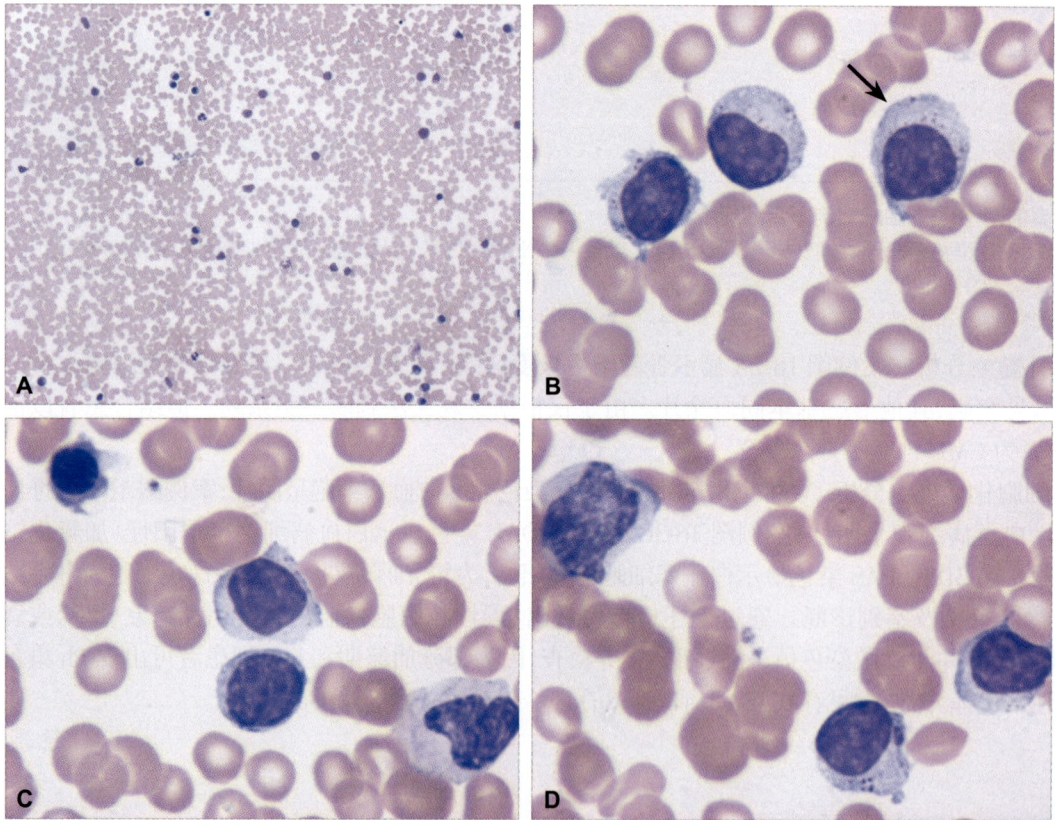

案例图 17-2　临床案例十七的骨髓象（A 为 ×100 视野）

【案例分析】

1. 血象分析　案例图 17-1 中的这类细胞胞体不大,胞体及胞核较规则,染色质较粗,胞质较多、淡蓝色,并见紫红色颗粒,故均为成熟淋巴细胞(多数为大颗粒淋巴细胞,即 LGL),且这类淋巴细胞占 72%,见于大颗粒淋巴细胞白血病(LGLL)、病毒感染等。

2. 骨髓象分析　案例图 17-2A 显示骨髓增生活跃,案例图 17-2B 箭头所指的这类细胞与案例图 17-1 细胞相似,案例图 17-2 中共见 7 个这类细胞,占 43%。红系、粒系减少,故支持大颗粒淋巴细胞白血病。

3. 诊断意见及鉴别诊断　患者外周血白细胞数虽正常,但大颗粒淋巴细胞增多(占 72%);骨髓增生活跃,大颗粒淋巴细胞也增生,占 43%,故首先考虑 LGLL,做出"提示慢性淋巴增殖性疾病(疑为大颗粒淋巴细胞白血病)"等诊断意见,建议做流式细胞学、分子生物学等检查。LGLL 主要与继发性 LGL 增多鉴别,后者常见于病毒感染、自身免疫性疾病及造血干细胞移植后,其为一过性,病因去除后 LGL 数目可恢复正常,其 LGL 为多克隆性,且常同时可见异型淋巴细胞、常无脾肿大等。

(张式鸿)

临床案例十八

【临床资料】

患者男性,56 岁,因乏力 1 个月,低热 2 周入院。体格检查:脾肋下 4cm,肝肋下未及,浅表淋巴结无肿大。血象:WBC 15.52×10^9/L,Hb 66g/L,PLT 52×10^9/L。血象、骨髓象的主要形态学特点分别见案例图 18-1、案例图 18-2。外周血白细胞分类结果:NEU 28%、LYM 38%、MON 4%、箭头所指这类细胞约占 30%;骨髓涂片中骨髓小粒较易见,箭头所指这类细胞占 50%。你的骨髓检验诊断意见是什么? 建议做哪些检查?

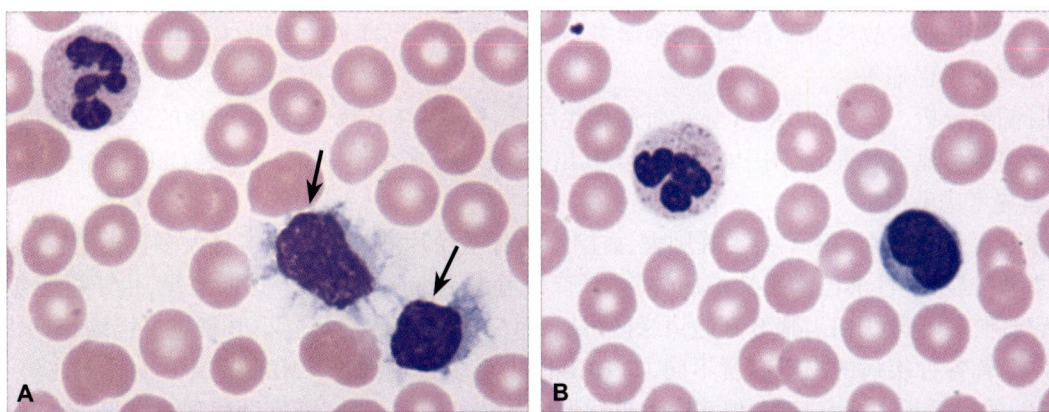

案例图 18-1　临床案例十八的血象

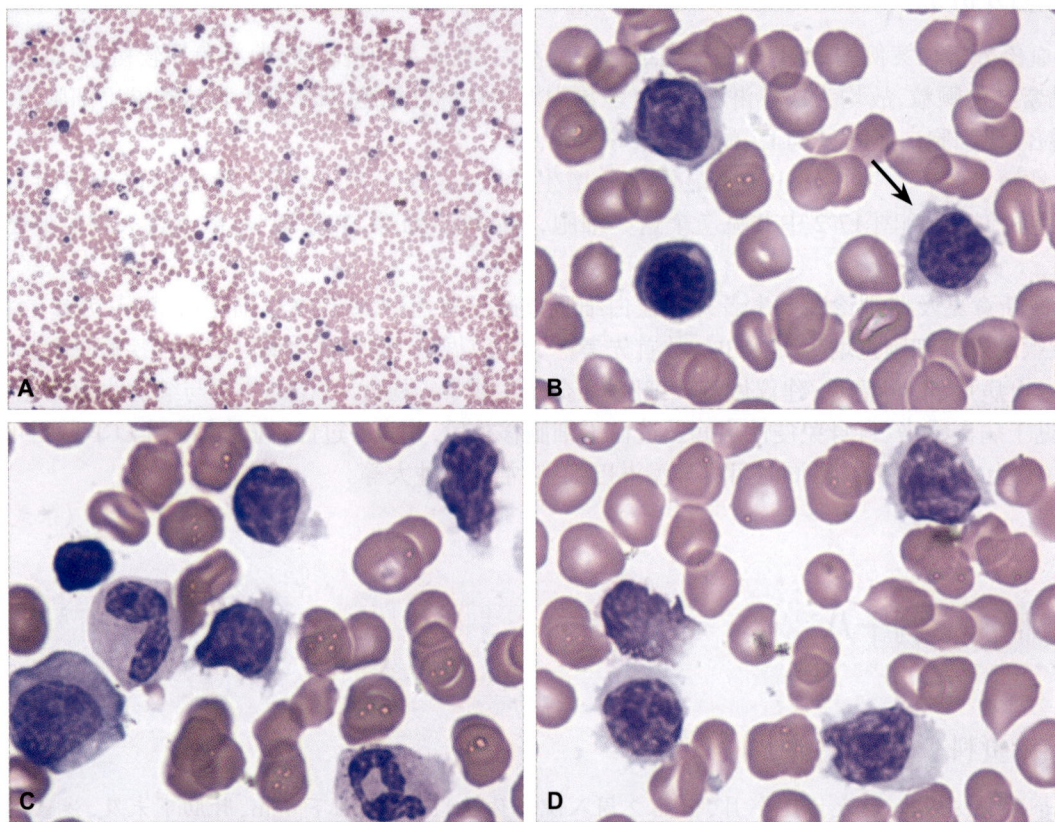

案例图 18-2   临床案例 18 的骨髓象（A 为 ×100 视野）

【案例分析】

1. 血象分析   患者白细胞数增多,案例图 18-1 显示箭头所指为淋巴细胞且胞质可见出毛(似毛细胞),这类细胞占 30%,故说明患者淋巴细胞增多,需排除慢性淋巴增殖性疾病(CLPD)可能性,如毛细胞白血病、脾边缘区淋巴瘤等。

2. 骨髓象分析   案例图 18-2A 显示骨髓增生活跃,粒系、红系减少,箭头所指的这类是淋巴细胞(占50%)且大多数可见毛状突起(图中共见 8 个),其出毛的长短、多少不一,故也考虑 CLPD,由于出毛明显且典型,故首先考虑毛白。

3. 诊断意见及鉴别诊断   患者脾肿大、血涂片及骨髓涂片淋巴细胞增多且大多数出毛,故通过骨髓检验可做出"提示慢性淋巴增殖性疾病骨髓象(首先考虑毛细胞白血病)"诊断意见,由于淋巴细胞出毛多见于毛细胞白血病(HCL)、脾 B 细胞边缘区淋巴瘤(SMZL)、脾弥漫红髓小 B 细胞淋巴瘤(SDRPSBCL),虽形态典型者各种疾病的出毛有所不同,如 HCL 的出毛多且较细长,SMZL 的出毛少且往往位于一端,SDRPSBCL 的出毛长、大、宽基底,但实际上单凭形态学往往很难区分,需借助病理组织学、流式细胞学及基因方面检查,故应建议做这些检查,患者最后确诊为 HCL。

(胡志坚)

临床案例十九

【临床资料】

患者男性,3岁,因发热3天、咳嗽2天入院。体格检查:咽部充血,扁桃体Ⅱ° 肿大,双侧颈部可及数颗质软、边界清楚、压痛的淋巴结,最大约1cm×1cm。血象:WBC 22.1×10^9/L,Hb 111g/L,PLT 190×10^9/L。血象、骨髓象的主要形态学特点分别见案例图19-1、案例图19-2。外周血中 NEU 18%,LYM 45%,MON 10%,案例图19-1B箭头所指这类细胞27%;骨髓增生活跃,粒红比值正常,偶见案例图19-2C箭头所指细胞。你的骨髓检验诊断意见是什么? 建议做哪些检查?

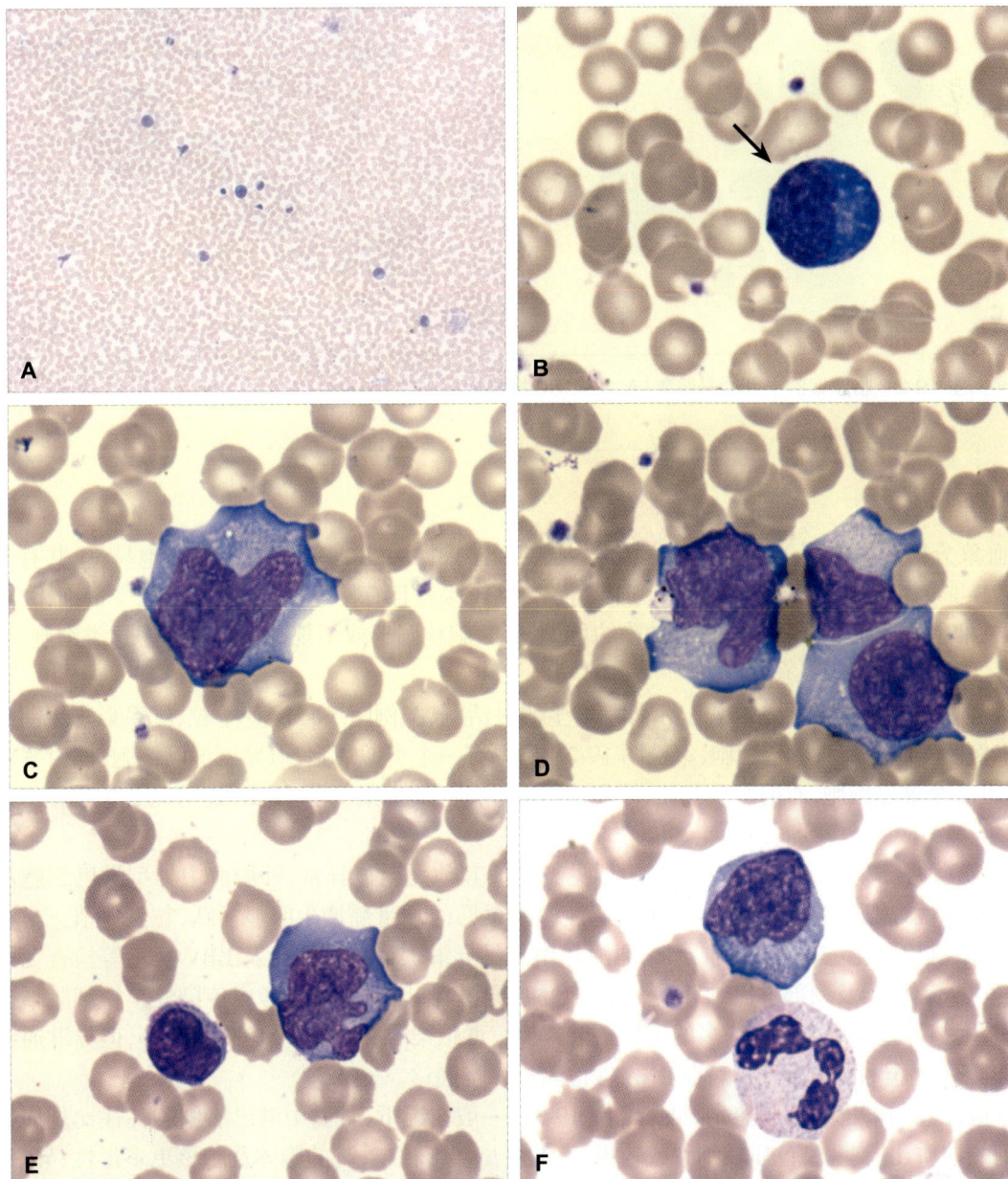

案例图 19-1　临床案例十九的血象(A 为 ×100 视野)

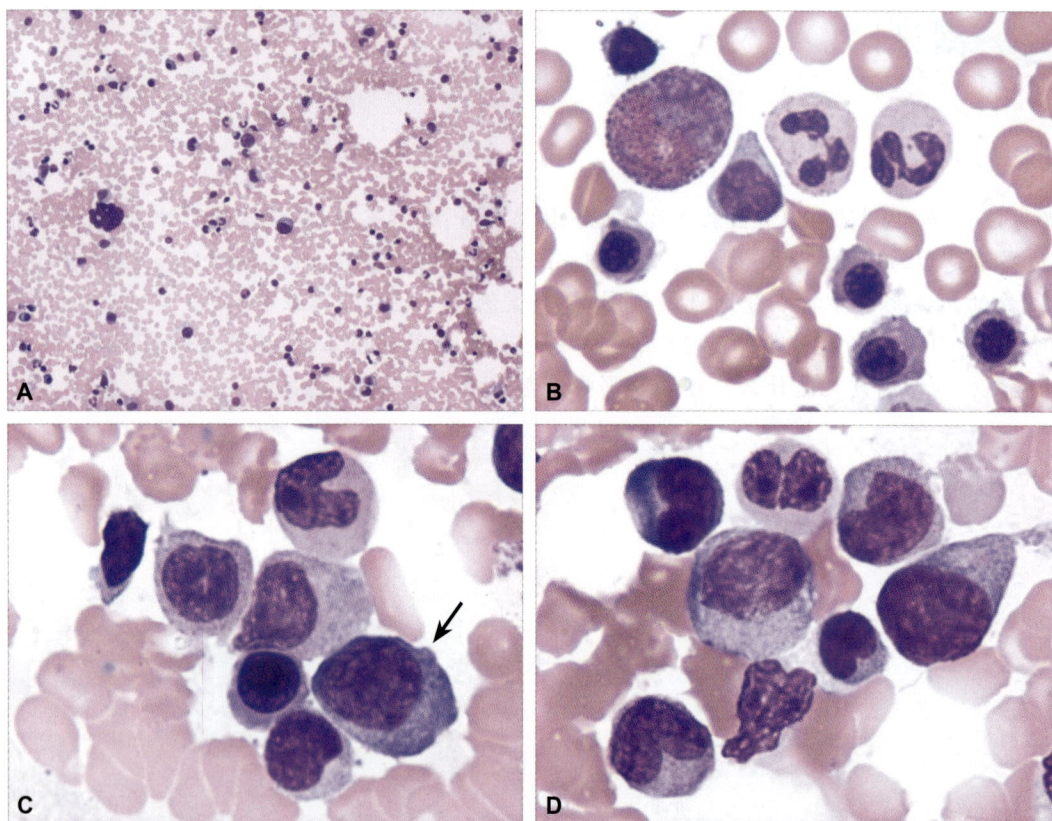

案例图 19-2　临床案例十九的骨髓象（A 为 ×100 视野）

【案例分析】

1. 血象分析　案例图 19-1A 显示 WBC 数增多，案例图 19-1B 箭头所指这类细胞易见，共有 7 个（案例图 19-1B~F），其胞体大，不规则或较规则；浆量丰富、较深蓝且有裙边现象，部分可见少量细小空泡及嗜天青颗粒；染色质较粗、排列较疏松，有的隐约可见核仁，胞核圆形或不规则。初步考虑这类细胞是异型淋巴细胞。

2. 骨髓象分析　案例图 19-2A 显示骨髓增生明显活跃，案例图 19-2B~D 中粒、红系形态无明显异常；但偶见案例图 19-2C 箭头所指细胞，案例图 19-2D 右侧有一个类似细胞，似异型淋巴细胞；同时案例图 19-2C、D 各见 2 个淋巴细胞，有的胞质偏蓝、偏多，似刺激淋巴细胞；案例图 19-2D 还可见 2 个单核细胞，其他未见明显异常。

3. 诊断意见及鉴别诊断　患者骨髓中偶见异淋而其他无明显异常，外周血中异型淋巴细胞占 27%，由于缺乏特异性，故通过骨髓检验可做出描述性诊断意见，如"骨髓增生明显活跃，粒红比值正常，偶见异淋，并见刺激淋巴细胞，其他无明显异常；血涂片中易见异淋。请结合临床及 EBV 病毒等检查"。结合患者年龄、发热、扁桃体及颈部淋巴结肿大、外周血易见异淋，临床上应首先考虑传染性单核细胞增多症，但不能确诊，因为导致外周血异淋增多的还可见于其他病毒感染、细菌感染及免疫刺激等，但异淋通常 <5%，故需结合 EBV 特异性抗体及 EB 病毒 DNA 等检测进一步确诊。

异淋应注意与淋巴瘤细胞鉴别，见案例图 19-3。一般情况下，骨髓中淋巴瘤细胞往往比外周血高，淋巴瘤细胞的核质比大些，染色质较细致或较粗，有的可见清晰核仁，有的胞体及胞核更多形性；异淋主要出现外周血而骨髓中少见或偶见，核质比小些，染色质粗些。但有时两者确实难以区别，必须结合临床、流式细胞学及病理组织学等检查。

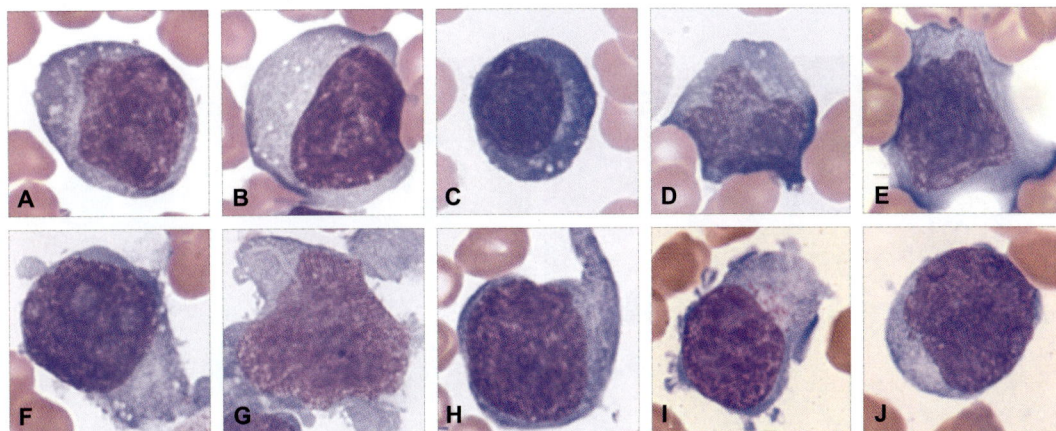

案例图 19-3　异型淋巴细胞与淋巴瘤细胞
A~E. 为异型淋巴细胞。F~J. 为形态各异的淋巴瘤细胞

（杨军军）

临床案例二十

【临床资料】

患者男性,35 岁,无明显诱因出现低热伴皮肤出血点一周、神志不清 1 天求诊。体格检查:多处皮肤瘀斑,皮肤及巩膜黄染,肝、脾及淋巴结未触及。血象:WBC $27×10^9/L$,Hb 74g/L,PLT $31×10^9/L$。血象、骨髓象及细胞化学染色的主要形态学特点分别见案例图 20-1 至案例图 20-3;骨髓中粒系 45%,红系 40%,巨核细胞约 300 个,其中幼巨 30%、颗粒巨 60%、产板巨 4%(产少许血小板)、裸核巨 6%。你的骨髓检验诊断意见是什么? 建议做哪些检查?

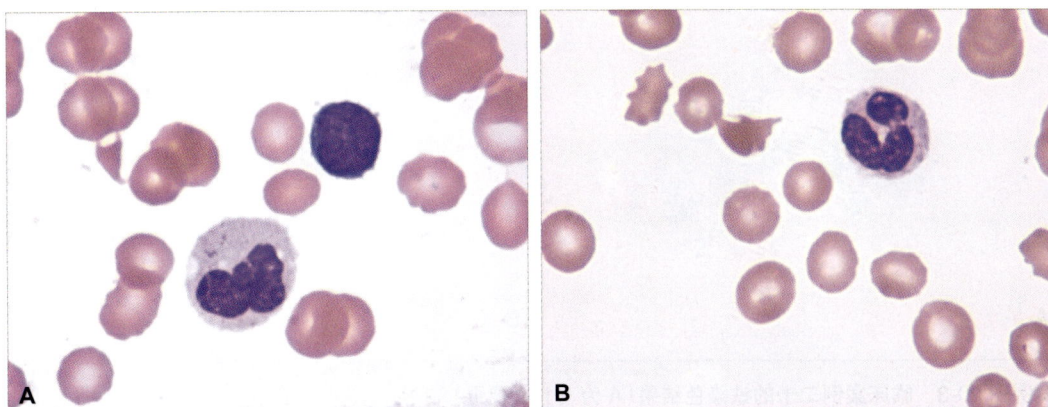

案例图 20-1　临床案例二十的血象

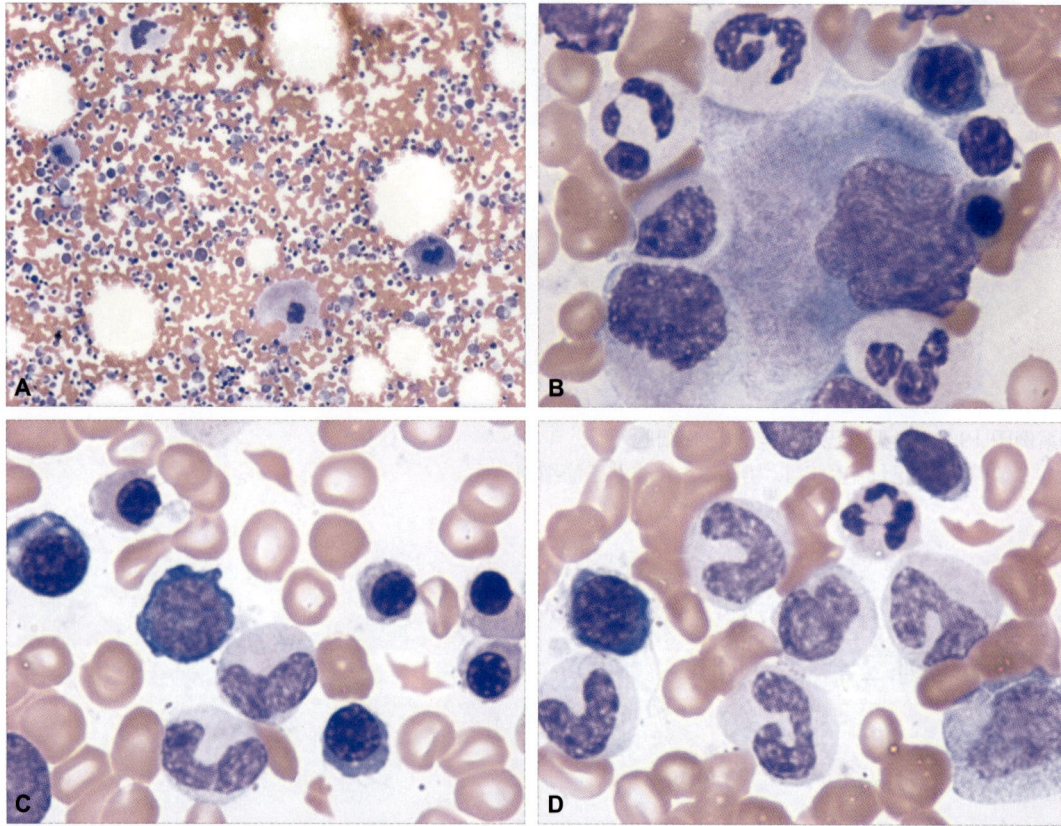

案例图 20-2　临床案例二十的骨髓象（A 为 ×100 视野）

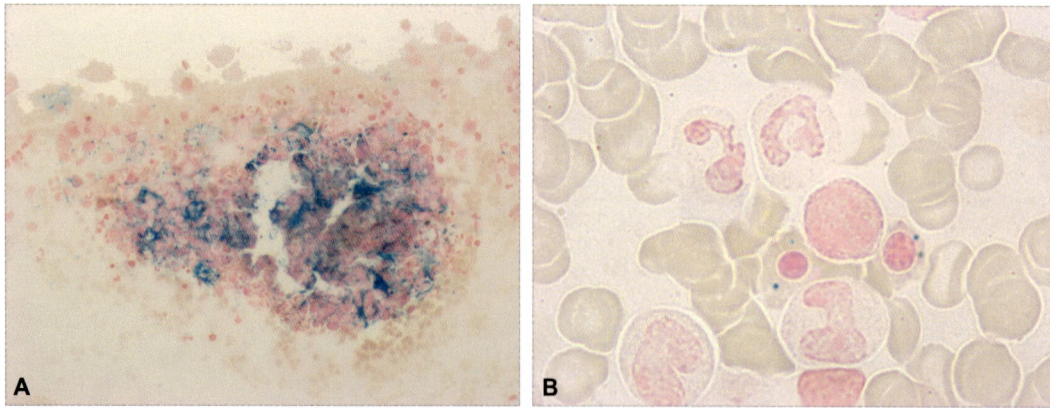

案例图 20-3　临床案例二十的铁染色结果（A 为 ×100 视野）

【案例分析】

1. 血象分析　患者 WBC 数增多,Hb 量、PLT 数减少,案例图 20-1 中白细胞无明显异常,血小板未见,但可见 2 个裂片红细胞。由于患者主要表现为血小板减少、神志不清伴低热,所以需除外血栓性血小板减少性紫癜(TTP)的可能性。

2. 骨髓象分析　案例图 20-2A 显示骨髓增生明显活跃,巨系增生(可见 4 个巨核细胞)。案例图 20-2B~D 均可见粒、红系增生,粒系形态未见明显异常;案例图 20-2B 还可见幼稚巨核细胞;案例图 20-2C、D 共见 5 个裂片红细胞;案例图 20-2C 中红系呈缺铁样改变,有的中晚幼红细胞胞体小、胞质少,红细胞也较小且中央淡染区扩大,故红系可能存在缺铁。此外患者巨核细胞增生,以颗粒巨核细胞为主,产板巨及血小板少见,故存在巨系成熟障碍,说明患者骨髓中确实存在血小板减少。

3. 细胞化学染色分析　案例图 20-3 显示,细胞外铁(++)、细胞内铁正常,故患者不存在缺铁。

4. 诊断意见及鉴别诊断　由于患者有血小板减少、皮肤及巩膜黄染(溶贫可能)、意识障碍、低热,符合 TTP 五联症中的四项,故临床首先考虑 TTP。虽血涂片及骨髓涂片的裂片红细胞增多是 TTP 的主要形态学特征,但缺乏特异性,故做描述性诊断意见,如"骨髓增生明显活跃,粒红比值下降,巨系增生伴成熟障碍,外周血、骨髓中裂片红细胞较易见"等,并建议做 ADAMTS13 等检查。

（韩　峰）

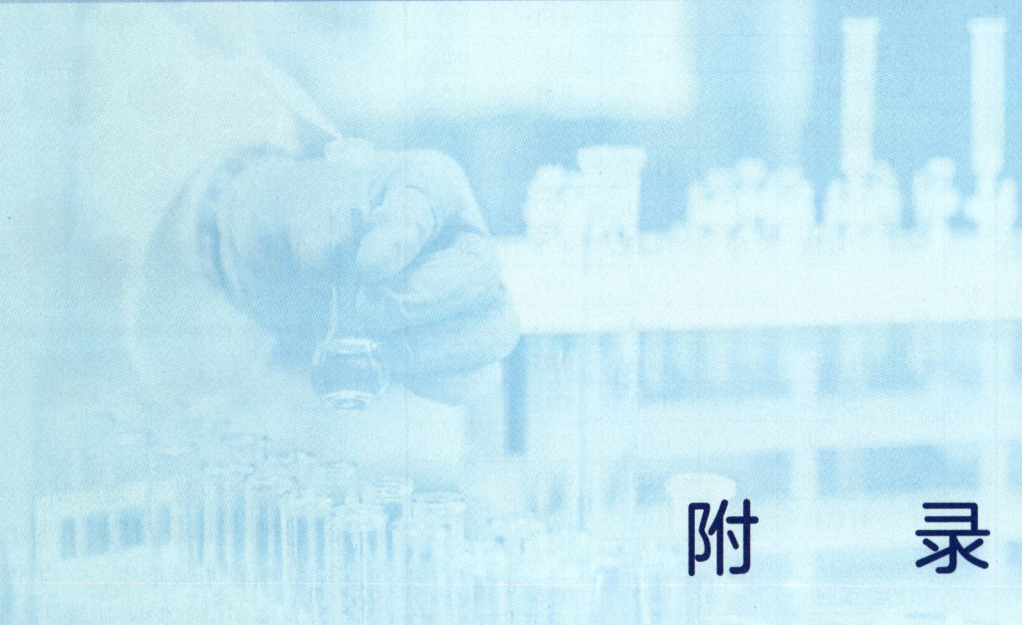

附　录

附录一　骨髓细胞检验报告单样本

骨髓细胞检验形态学图文报告单(样本 01)

姓名___×××___　年龄___33___　性别___女___　科别___血液内科___　病区_____　床号_____　住院号_____
采取日期___×年×月×日___　采取部位___右髂后上棘___　临床诊断___贫血待查___　涂片号___20170125BMT005___

细胞名称		血片	骨髓片		
		%	$\bar{x}$	±SD	%
粒系	原始粒细胞		0.42	0.42	0.5
	早幼粒细胞		1.27	0.81	1.5
	中性 中 幼		7.23	2.77	6
	中性 晚 幼		11.36	2.93	8.5
	中性 杆状核	1	20.01	4.47	8.5
	中性 分叶核	60	12.85	4.38	9.5
	嗜酸性 中 幼		0.50	0.49	
	嗜酸性 晚 幼		0.80	0.64	
	嗜酸性 杆状核		1.06	0.95	
	嗜酸性 分叶核	1	1.90	1.48	1
	嗜碱性 中 幼		0.01	0.03	
	嗜碱性 晚 幼		0.02	0.03	
	嗜碱性 杆状核		0.03	0.07	
	嗜碱性 分叶核	1	0.16	0.24	
红系	原始红细胞		0.37	0.36	0.5
	早幼红细胞		1.34	0.88	2.5
	中幼红细胞		9.45	3.33	23.5
	晚幼红细胞		9.64	3.50	18
	巨原始红细胞				
	巨早幼红细胞				
	巨中幼红细胞				
	巨晚幼红细胞				
淋系	原始淋巴细胞		0.01	0.01	
	幼稚淋巴细胞		0.08	0.15	
	淋巴细胞	35	18.90	5.46	16.5
浆系	原始浆细胞		0.002	0.01	
	幼稚浆细胞		0.03	0.07	
	浆细胞		0.54	0.38	0.5
单系	原始单核细胞		0.01	0.02	
	幼稚单核细胞		0.06	0.07	
	单核细胞	2	1.45	0.88	3
其他	组织细胞		0.16	0.20	
	内皮细胞		0.01	0.04	
	肥大细胞		0.02	0.03	
	吞噬细胞		0.18	0.19	
	分类不明细胞		0.02	0.04	
	异型淋巴细胞				
共数有核细胞数		100	200		

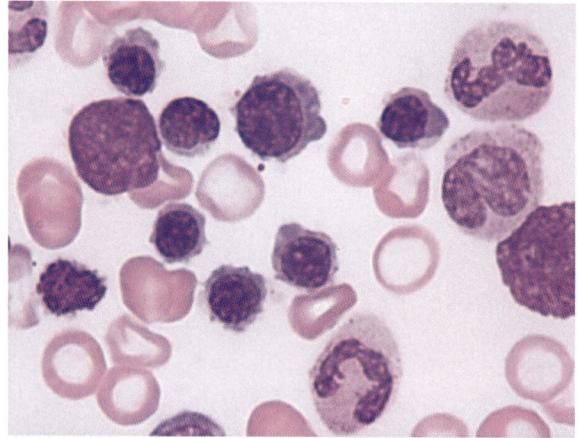

[骨髓片]

1. 骨髓小粒易见、血膜制备良好、染色良好。
2. 骨髓增生明显活跃,G/E=0.80∶1。
3. 红系较明显增生,占44.5%,以中、晚幼红细胞为主,其胞体小、边缘不规则,胞质少、偏蓝;多数红细胞较小、中央淡染区明显扩大;分裂象细胞较易见,其他形态无明显异常。
4. 粒系相对下降,占35.5%,以中性中幼粒及以下细胞为主,形态无明显异常。
5. 淋巴细胞比例无明显增减。
6. 单核细胞比例正常。
7. 全片巨核细胞约180个。血小板较易见,呈成堆分布。
8. 全片未见其他明显异常细胞。

[血片]

　　有核细胞数量无明显增减,红细胞形态同骨髓片,血小板易见,其他无明显异常。

[细胞化学染色]

　　铁染色:外铁(−),内铁阳性率为0%。

[诊断意见及建议]

　　提示缺铁性贫血骨髓象,建议做血清铁、铁蛋白等检测。

检验日期___×年×月×日___　　检验者___×××___　　审核者___×××___

骨髓细胞检验形态学图文报告单(样本 02)

姓名　×××　年龄　42　性别　男　科别　血液内科　病区　　　床号　　　住院号　　
采取日期　×年×月×日　采取部位　左髂后上棘　临床诊断　全血细胞减少　涂片号　20161215BMT031

细胞名称		血片	骨髓片		
		%	$\bar{x}$	± SD	%
粒系	原始粒细胞		0.42	0.42	0.5
	早幼粒细胞		1.27	0.81	0.5
中性	中　幼		7.23	2.77	7.0
	晚　幼		11.36	2.93	7.5
	杆状核	4	20.01	4.47	9.5
	分叶核	53	12.85	4.38	6.5
嗜酸性	中　幼		0.50	0.49	
	晚　幼		0.80	0.64	1.5
	杆状核		1.06	0.95	0.5
	分叶核	2	1.90	1.48	1.5
嗜碱性	中　幼		0.01	0.03	
	晚　幼		0.02	0.03	
	杆状核		0.03	0.07	
	分叶核	1	0.16	0.24	
红系	原始红细胞		0.37	0.36	1
	早幼红细胞		1.34	0.88	3.5
	中幼红细胞		9.45	3.33	1.5
	晚幼红细胞		9.64	3.50	3.5
	巨原始红细胞				1.5
	巨早幼红细胞				7
	巨中幼红细胞				23
	巨晚幼红细胞				14
淋系	原始淋巴细胞		0.01	0.01	
	幼稚淋巴细胞		0.08	0.15	
	淋巴细胞	37	18.90	5.46	8.5
浆系	原始浆细胞		0.002	0.02	
	幼稚浆细胞		0.03	0.07	
	浆细胞		0.54	0.88	0.5
单系	原始单核细胞		0.01	0.01	
	幼稚单核细胞		0.06	0.07	
	单核细胞	3	1.45	0.38	2
其他	组织细胞		0.16	0.20	
	内皮细胞		0.01	0.04	
	肥大细胞		0.02	0.03	
	吞噬细胞		0.18	0.19	
	分类不明细胞		0.02	0.04	
	异型淋巴细胞				
共数有核细胞数		100	200		

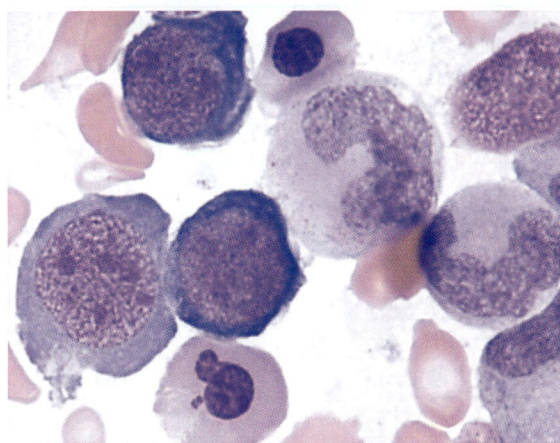

[骨髓片]

1. 骨髓小粒易见、血膜制备良好、染色良好。
2. 骨髓增生明显活跃,G/E=0.64：1。
3. 红系较明显增生,占55%,其中巨幼红细胞占45.5%,其胞体及胞核大、染色质疏松,胞质丰富,核碎裂、嗜碱性点彩、豪-焦小体、大红细胞及分裂象较易见,其他形态无明显异常。
4. 粒系相对减少,占35%,以中性中幼粒及以下细胞为主,巨型中性晚幼粒及杆状核粒细胞较易见,其他形态无明显异常。
5. 淋巴细胞比例减少。
6. 单核细胞比例正常。
7. 全片巨核细胞约190个,可见巨核细胞分叶过度。血小板较少,呈小堆分布。
8. 全片未见其他明显异常细胞。

[血片]

有核细胞数量偏少,以中性粒细胞及淋巴细胞为主,偶见中性粒细胞分叶过度及巨型杆状核粒细胞,红细胞大小不一,大红细胞较易见,血小板偏少,其他无明显异常。

[细胞化学染色]

1. 铁染色:外铁(+),内铁阳性率44%(其中Ⅰ型35%、Ⅱ型9%)。
2. PAS染色:有核红细胞阳性率0%。

[诊断意见及建议]

提示巨幼细胞贫血骨髓象,建议做血清叶酸、维生素 B_{12} 检测。

检验日期　×年×月×日　　检验者　×××　　审核者　×××

骨髓细胞检验形态学图文报告单(样本 03)

姓名　×××　　年龄　18　性别　女　科别　血液内科　病区　481　床号　16　住院号　78185738
采取日期　×年×月×日　采取部位　右髂后上棘　临床诊断　三系减少待查　涂片号　20180116BMT011

细胞名称		血片	骨髓片		
		%	$\bar{x}$	±SD	%
粒系	原始粒细胞		0.42	0.42	
	早幼粒细胞		1.27	0.81	
	中性 中 幼		7.23	2.77	1
	中性 晚 幼		11.36	2.93	0.5
	中性 杆状核	1	20.01	4.47	0.5
	中性 分叶核	17	12.85	4.38	4.5
	嗜酸性 中 幼		0.50	0.49	
	嗜酸性 晚 幼		0.80	0.64	
	嗜酸性 杆状核		1.06	0.95	
	嗜酸性 分叶核	2	1.90	1.48	0.5
	嗜碱性 中 幼		0.01	0.03	
	嗜碱性 晚 幼		0.02	0.03	
	嗜碱性 杆状核		0.03	0.07	
	嗜碱性 分叶核		0.16	0.24	
红系	原始红细胞		0.37	0.36	
	早幼红细胞		1.34	0.88	
	中幼红细胞		9.45	3.33	1
	晚幼红细胞		9.64	3.50	2.5
	巨原红细胞				
	巨早幼红细胞				
	巨中幼红细胞				
	巨晚幼红细胞				
淋系	原始淋巴细胞		0.01	0.01	
	幼稚淋巴细胞		0.08	0.15	
	淋巴细胞	76	18.90	5.46	85
浆系	原始浆细胞		0.002	0.01	
	幼稚浆细胞		0.03	0.07	
	浆细胞		0.54	0.38	2.5
单系	原始单核细胞		0.01	0.02	
	幼稚单核细胞		0.06	0.07	
	单核细胞	4	1.45	0.88	1
其他	组织细胞		0.16	0.20	0.5
	内皮细胞		0.01	0.04	
	肥大细胞		0.02	0.03	0.5
	吞噬细胞		0.18	0.19	
	分类不明细胞		0.02	0.04	
	异型淋巴细胞				
共数有核细胞数		100	200		

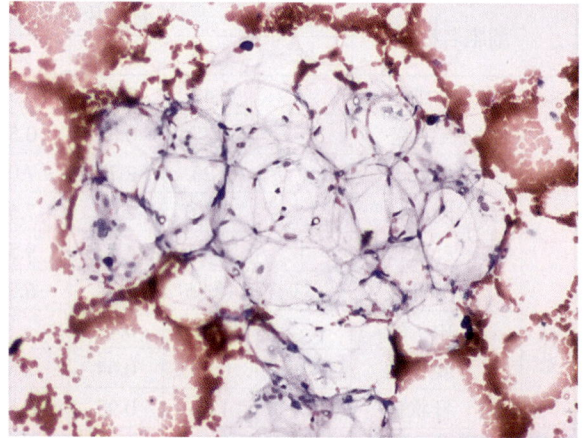

[骨髓片]

1. 骨髓小粒较易见,血膜制备欠佳,染色良好。
2. 骨髓增生减低,G/E=2∶1。
3. 粒系明显减少,占 7%,以中性分叶核粒细胞为多见,可见少许中毒颗粒及杜勒小体,其他形态无明显异常。
4. 红系明显减少,占 3.5%,为中、晚幼红细胞,形态无明显异常。
5. 淋巴细胞比例明显增加,占 85%;浆细胞偏多,约占 2.5%;形态均无明显异常。
6. 单核细胞比例正常。
7. 全片巨核细胞 2 个,为颗粒巨。血小板少见,呈散在分布。
8. 全片可见成骨细胞、破骨细胞及肥大细胞。骨髓小粒呈空网状,其中油滴明显增多,有核细胞减少,以网状细胞、淋巴细胞为主,肥大细胞及浆细胞也较易见。全片油滴明显增多,未见其他明显异常细胞。

[血片]

　　有核细胞数量明显减少,以淋巴细胞为主,占 76%,部分中性粒细胞可见少许中毒颗粒,血小板少见,其他无明显异常。

[细胞化学染色]

1. NAP 染色:阳性率 80%,积分为 186 分。
2. 铁染色:外铁(++),内铁阳性率 39%(其中Ⅰ型 29%,Ⅱ型 10%)。

[诊断意见及建议]

　　提示再生障碍性贫血骨髓象,建议做骨髓活检。

检验日期　×年×月×日　　　　检验者　×××　　　　审核者　×××

骨髓细胞检验形态学图文报告单(样本 04)

姓名　×××　年龄　28　性别　女　科别　血液内科　病区＿＿＿　床号＿＿＿＿　住院号＿＿＿＿＿＿＿＿
采取日期　×年×月×日　采取部位　右髂后上棘　临床诊断　溶血性贫血　涂片号　20180403BMT065

细胞名称		血片	骨髓片		
		%	$\bar{x}$	±SD	%
粒系	原始粒细胞		0.42	0.42	
	早幼粒细胞		1.27	0.81	1
	中性 中　幼		7.23	2.77	5.5
	中性 晚　幼		11.36	2.93	7
	中性 杆状核	2	20.01	4.47	11
	中性 分叶核	59	12.85	4.38	6.5
	嗜酸性 中　幼		0.50	0.49	
	嗜酸性 晚　幼		0.80	0.64	
	嗜酸性 杆状核		1.06	0.95	
	嗜酸性 分叶核		1.90	1.48	1
	嗜碱性 中　幼		0.01	0.03	
	嗜碱性 晚　幼		0.02	0.03	
	嗜碱性 杆状核		0.03	0.07	
	嗜碱性 分叶核		0.16	0.24	
红系	原始红细胞		0.37	0.36	0.5
	早幼红细胞		1.34	0.88	2.5
	中幼红细胞		9.45	3.33	27
	晚幼红细胞		9.64	3.50	22
	巨原始红细胞				
	巨早幼红细胞				
	巨中幼红细胞				
	巨晚幼红细胞				
淋系	原始淋巴细胞		0.01	0.01	
	幼稚淋巴细胞		0.08	0.15	
	淋巴细胞	38	18.90	5.46	13
浆系	原始浆细胞		0.002	0.01	
	幼稚浆细胞		0.03	0.07	
	浆细胞		0.54	0.38	0.5
单系	原始单核细胞		0.01	0.02	
	幼稚单核细胞		0.06	0.07	
	单核细胞	1	1.45	0.88	2.5
其他	组织细胞		0.16	0.20	
	内皮细胞		0.01	0.04	
	肥大细胞		0.02	0.03	
	吞噬细胞		0.18	0.19	
	分类不明细胞		0.02	0.04	
	异型淋巴细胞				
共数有核细胞数		100	200		

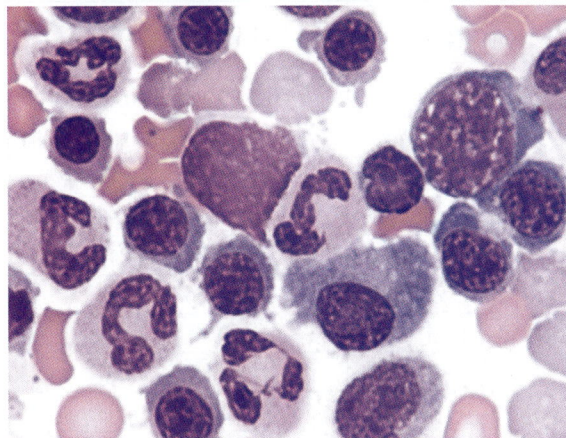

［骨髓片］

1. 骨髓小粒较易见、血膜制备良好、染色良好。
2. 骨髓增生明显活跃,G/E=0.62：1。
3. 红系较明显增生,占 52%,以中、晚幼红细胞为主,嗜多色性红细胞及分裂象细胞易见,并见少许点彩及豪 - 焦小体,其他形态未见明显异常。
4. 粒系相对减少,占 32%,以中性中幼粒及以下细胞为主,形态无明显异常。
5. 淋巴细胞比例无明显增减。
6. 单核细胞比例正常。
7. 全片共见巨核细胞约 510 个。血小板较易见,呈成堆分布。
8. 全片未见明显异常细胞。

［血片］

　　有核细胞数量无明显增减,以中性粒细胞及淋巴细胞为主,偶见晚幼红细胞,嗜多色性红细胞较易见,其他未见明显异常。

［细胞化学染色］

1. 铁染色:外铁(+),内铁阳性率为 52%(其中 I 型 40%,II 型 12%)。
2. PAS 染色:有核红细胞阳性率 0%。

［诊断意见及建议］

　　符合溶血性贫血骨髓象,请结合临床并建议做溶贫相关检查。

检验日期＿＿×年×月×日＿＿　　检验者＿×××＿　　审核者＿×××＿

骨髓细胞检验形态学图文报告单(样本05)

姓名 ×××　年龄 30　性别 男　科别 血液内科　病区 482　床号 33　住院号 56789321
采取日期 ×年×月×日　采取部位 右髂后上棘　临床诊断 三系减少待查　涂片号 20160827BMT038

细胞名称		血片	骨髓片		
		%	$\bar{x}$	± SD	%
粒系	原始粒细胞		0.42	0.42	
	早幼粒细胞	23	1.27	0.81	84.5
	中性 中 幼		7.23	2.77	1
	中性 晚 幼		11.36	2.93	0.5
	中性 杆状核	2	20.01	4.47	0.5
	中性 分叶核	46	12.85	4.38	
	嗜酸性 中 幼		0.50	0.49	
	嗜酸性 晚 幼		0.80	0.64	
	嗜酸性 杆状核		1.06	0.95	
	嗜酸性 分叶核		1.90	1.48	
	嗜碱性 中 幼		0.01	0.03	
	嗜碱性 晚 幼		0.02	0.03	
	嗜碱性 杆状核		0.03	0.07	
	嗜碱性 分叶核		0.16	0.24	
红系	原始红细胞		0.37	0.36	
	早幼红细胞		1.34	0.88	
	中幼红细胞		9.45	3.33	1
	晚幼红细胞		9.64	3.50	1.5
	巨原始红细胞				
	巨早幼红细胞				
	巨中幼红细胞				
	巨晚幼红细胞				
淋系	原始淋巴细胞		0.01	0.01	
	幼稚淋巴细胞		0.08	0.15	
	淋巴细胞	24	18.90	5.46	11
浆系	原始浆细胞		0.002	0.01	
	幼稚浆细胞		0.03	0.07	
	浆细胞		0.54	0.38	
单系	原始单核细胞		0.01	0.02	
	幼稚单核细胞		0.06	0.07	
	单核细胞	5	1.45	0.88	
其他	组织细胞		0.16	0.20	
	内皮细胞		0.01	0.04	
	肥大细胞		0.02	0.03	
	吞噬细胞		0.18	0.19	
	分类不明细胞		0.02	0.04	
	异型淋巴细胞				
共数有核细胞数		100	200		

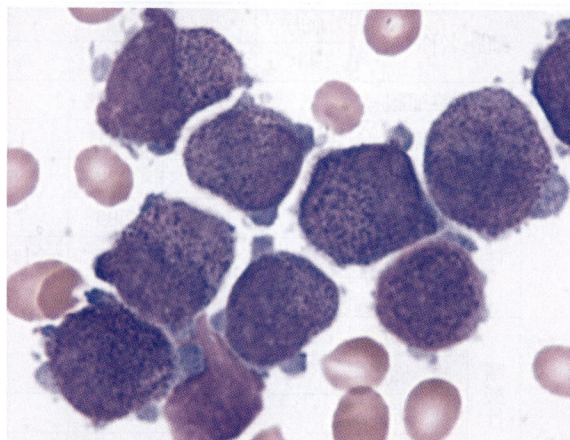

[骨髓片]
1. 骨髓小粒易见、血膜制备良好、染色良好。
2. 骨髓增生极度活跃,G/E=34.6∶1。
3. 粒系极度增生,占86.5%,以异常早幼粒细胞为主,占84.5%。其胞体大小不一,多数较大,胞体不规则;多数胞核不规则,扭曲、折叠,染色质细致,部分可见核仁;胞质较多,蓝色,含丰富的较粗大颗粒,可见内、外胞质分明现象。Auer小体及柴捆细胞较易见。
4. 红系明显减少,占2.5%,为中、晚幼红细胞,形态无明显异常。
5. 淋巴细胞比例减少。
6. 单核细胞比例正常。
7. 全片巨核细胞1个,血小板少见,呈散在分布。

[血片]
　　有核细胞数量减少,以中性粒细胞为主,并见占23%异常早幼粒细胞,偶见柴捆细胞、有核红细胞及中性幼稚粒细胞,血小板少见。

[细胞化学染色]
1. MPO染色:阳性率100%,呈强阳性。
2. NAS-DCE染色:阳性率100%,呈强阳性。
3. NAS-DAE染色:阳性率100%,呈强阳性,加NaF不抑制。
4. PAS染色:阳性率100%,呈弥散阳性。

[诊断意见及建议]
　　急性早幼粒细胞白血病(粗颗粒型)骨髓象,请结合 PML-RARA 融合基因等检查。

检验日期 ×年×月×日　　检验者 ×××　　审核者 ×××

骨髓细胞检验形态学图文报告单（样本 06）

姓名　×××　年龄 23　性别 女　科别 血液内科　病区＿＿　床号＿＿　住院号＿＿＿
采取日期　×年×月×日　采取部位 右髂后上棘　临床诊断 牙龈出血,发烧待查　涂片号 20180814BMT002

细胞名称		血片 %	骨髓片 $\bar{x}$	±SD	%
粒系	原始粒细胞		0.42	0.42	
	早幼粒细胞		1.27	0.81	1
中性	中 幼	1	7.23	2.77	2.5
	晚 幼	2	11.36	2.93	1.5
	杆状核	4	20.01	4.47	1
	分叶核	6	12.85	4.38	1
嗜酸性	中 幼		0.50	0.49	
	晚 幼		0.80	0.64	
	杆状核		1.06	0.95	
	分叶核	1	1.90	1.48	1
嗜碱性	中 幼		0.01	0.03	
	晚 幼		0.02	0.03	
	杆状核		0.03	0.07	
	分叶核		0.16	0.24	
红系	原始红细胞		0.37	0.36	
	早幼红细胞		1.34	0.88	
	中幼红细胞		9.45	3.33	1
	晚幼红细胞		9.64	3.50	2.5
	巨原始红细胞				
	巨早幼红细胞				
	巨中幼红细胞				
	巨晚幼红细胞				
淋系	原始淋巴细胞		0.01	0.01	
	幼稚淋巴细胞		0.08	0.15	
	淋巴细胞	8	18.90	5.46	10
浆系	原始浆细胞		0.002	0.01	
	幼稚浆细胞		0.03	0.07	
	浆细胞		0.54	0.38	1
单系	原始单核细胞	30	0.01	0.02	53
	幼稚单核细胞	41	0.06	0.07	20
	单核细胞	7	1.45	0.88	4.5
其他	组织细胞		0.16	0.20	
	内皮细胞		0.01	0.04	
	肥大细胞		0.02	0.03	
	吞噬细胞		0.18	0.19	
	分类不明细胞		0.02	0.04	
	异型淋巴细胞				
共数有核细胞数		100	200		

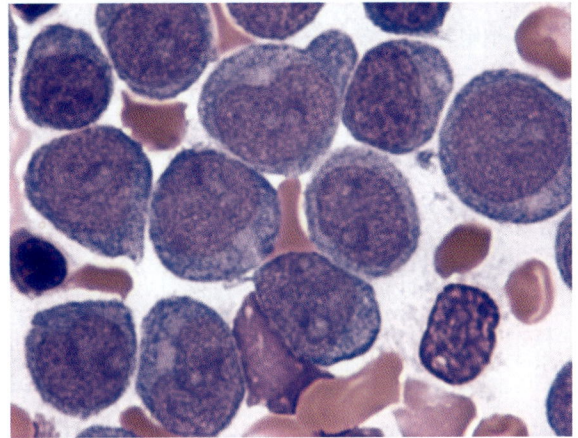

［骨髓片］
1. 骨髓小粒易见、血膜制备良好、染色良好。
2. 骨髓增生极度活跃,G/E=2.29：1。
3. 原始及幼稚细胞(似单系)异常增生,分别占53%、20%。其胞体大小不一,多数较大,部分可见突起;胞核不规则或类圆形,染色质细致,多数可见1个、大而清楚核仁;胞质较多、灰蓝色,少数可见细小颗粒,Auer小体未见。
4. 粒系、红系明显减少,分别占8%、3.5%,形态无明显异常。
5. 淋巴细胞比例减少,浆细胞可见。
6. 全片巨核细胞约60个,血小板少见,呈散在分布。

［血片］
　　有核细胞数量偏多,以原始及幼稚细胞(似单系)为主,占71%,形态基本同骨髓片;并见少许幼稚粒细胞,血小板少见。

［细胞化学染色］
1. MPO染色:阳性率15%,其中14%(±),1%(+)。
2. NAS-DCE染色:阳性率0%。
3. NAS-DAE染色:阳性率100%,多数呈强阳性,加NaF抑制。
4. PAS染色:阳性率75%,呈细颗粒弥散状。

［诊断意见及建议］
　　急性髓细胞白血病骨髓象(提示急性单核细胞白血病成熟型),请结合流式细胞学等检查。

检验日期　×年×月×日　　检验者　×××　　审核者　×××

骨髓细胞检验形态学图文报告单(样本 07)

姓名___×××___　年龄__6__　性别__男__　科别__儿童内科__　病区__322__　床号__7__　住院号___56432157___

采取日期__×年×月×日__　采取部位__左髂后上棘__　临床诊断___急性白血病?___　涂片号___20180526BMT031___

细胞名称		血片	骨髓片		
		%	$\bar{x}$	±SD	%
粒系	原始粒细胞		0.42	0.42	
	早幼粒细胞		1.27	0.81	
中性	中　幼		7.23	2.77	
	晚　幼	1	11.36	2.93	0.5
	杆状核	2	20.01	4.47	1
	分叶核	15	12.85	4.38	1.5
嗜酸性	中　幼		0.50	0.49	
	晚　幼		0.80	0.64	
	杆状核		1.06	0.95	
	分叶核	2	1.90	1.48	
嗜碱性	中　幼		0.01	0.03	
	晚　幼		0.02	0.03	
	杆状核		0.03	0.07	
	分叶核		0.16	0.24	
红系	原始红细胞		0.37	0.36	
	早幼红细胞		1.34	0.88	
	中幼红细胞		9.45	3.33	
	晚幼红细胞		9.64	3.50	3
	巨原始红细胞				
	巨早幼红细胞				
	巨中幼红细胞				
	巨晚幼红细胞				
淋系	原始淋巴细胞	50	0.01	0.01	62
	幼稚淋巴细胞	23	0.08	0.15	29
	淋巴细胞	4	18.90	5.46	2.5
浆系	原始浆细胞		0.002	0.01	
	幼稚浆细胞		0.03	0.07	
	浆细胞		0.54	0.38	
单系	原始单核细胞		0.01	0.02	
	幼稚单核细胞		0.06	0.07	
	单核细胞	3	1.45	0.88	0.5
其他	组织细胞		0.16	0.20	
	内皮细胞		0.01	0.04	
	肥大细胞		0.02	0.03	
	吞噬细胞		0.18	0.19	
	分类不明细胞		0.02	0.04	
	异型淋巴细胞				
共数有核细胞数		100	200		

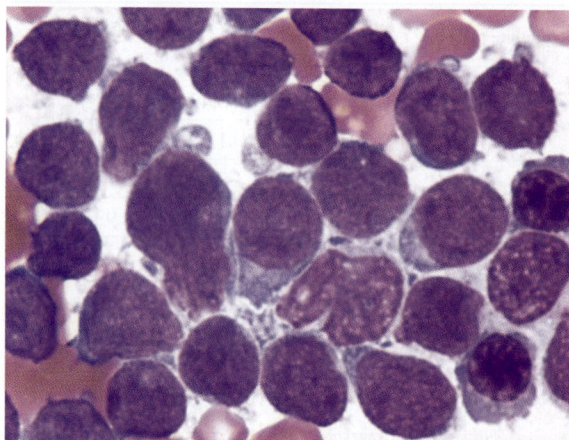

[**骨髓片**]

1. 骨髓小粒较易见、血膜制备偏厚、染色良好。
2. 骨髓增生极度活跃,G/E=1∶1。
3. 原始及幼稚细胞(似淋系)极度增生,分别占62%、29%。其胞体大小不一,多数较小,部分可见突起;胞质较少、蓝色,少数可见空泡,棒状小体未见;胞核规则至不规则,染色质较细致,多数可见数个较小核仁。
4. 粒系、红系明显减少,各占3%,部分红系巨幼样变,其他形态无明显异常。
5. 单核细胞比例正常。
6. 全片巨核细胞未见,血小板少见,呈散在分布。
7. 全片涂抹细胞易见。

[**血片**]

　　有核细胞数量明显增多,以原始及幼稚细胞(似淋系)为主,占73%,形态基本同骨髓片。全片偶见幼稚粒细胞及晚幼红细胞,血小板少见。

[**细胞化学染色**]

1. MPO 染色:阳性率0%。
2. NAS-DCE 染色:阳性率0%。
3. NAS-DAE 染色:阳性率80%,多数(+),加 NaF 无抑制。
4. PAS 染色:阳性率55%,呈细、粗颗粒状。

[**诊断意见及建议**]

　　急性白血病骨髓象(提示急性淋巴细胞白血病),请结合流式细胞学等检查。

检验日期__×年×月×日__　　　检验者___×××___　　　审核者___×××___

骨髓细胞检验形态学图文报告单(样本 08)

姓名　×××　　年龄　35　　性别　男　科别　血液内科　病区　482　床号　10　住院号　56789122

采取日期　×年×月×日　采取部位　右髂后上棘　临床诊断　白血病?　涂片号　20180107BMT022

细胞名称		血片	骨髓片		
		%	$\bar{x}$	± SD	%
粒系	原始粒细胞	1	0.42	0.42	3
	早幼粒细胞	3	1.27	0.81	3.5
	中性　中　幼	10	7.23	2.77	20
	中性　晚　幼	21	11.36	2.93	17.5
	中性　杆状核	22	20.01	4.47	23
	中性　分叶核	28	12.85	4.38	13
	嗜酸性　中　幼	2	0.50	0.49	1
	嗜酸性　晚　幼	1	0.80	0.64	1
	嗜酸性　杆状核	1	1.06	0.95	1
	嗜酸性　分叶核	1	1.90	1.48	1
	嗜碱性　中　幼		0.01	0.03	
	嗜碱性　晚　幼		0.02	0.03	
	嗜碱性　杆状核		0.03	0.07	
	嗜碱性　分叶核	4	0.16	0.24	3
红系	原始红细胞		0.37	0.36	
	早幼红细胞		1.34	0.88	0.5
	中幼红细胞		9.45	3.33	3
	晚幼红细胞	2	9.64	3.50	3.5
	巨原始红细胞				
	巨早幼红细胞				
	巨中幼红细胞				
	巨晚幼红细胞				
淋系	原始淋巴细胞		0.01	0.01	
	幼稚淋巴细胞		0.08	0.15	
	淋巴细胞	3	18.90	5.46	4
浆系	原始浆细胞		0.002	0.01	
	幼稚浆细胞		0.03	0.07	
	浆细胞		0.54	0.38	
单系	原始单核细胞		0.01	0.02	
	幼稚单核细胞		0.06	0.07	
	单核细胞	1	1.45	0.88	2
其他	组织细胞		0.16	0.20	
	内皮细胞		0.01	0.04	
	肥大细胞		0.02	0.03	
	吞噬细胞		0.18	0.19	
	分类不明细胞		0.02	0.04	
	异型淋巴细胞				
共数有核细胞数		100	200		

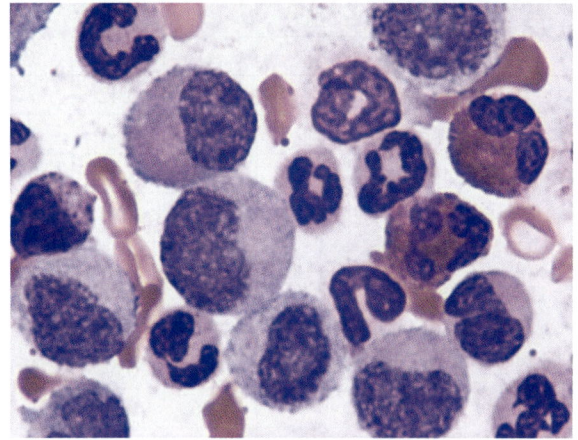

[骨髓片]

1. 骨髓小粒易见、血膜制备偏厚、染色良好。
2. 骨髓增生极度活跃,G/E=12.4∶1。
3. 粒系极度增生,占87%,以中性中幼粒及以下细胞为主,原始粒细胞占3%,嗜酸性及嗜碱性粒细胞较易见,粒细胞形态无明显异常。
4. 红系减少,占7%,以中、晚幼红细胞为主,形态无明显异常。
5. 淋巴细胞比例明显减少。
6. 单核细胞比例正常。
7. 全片巨核细胞约700个,可见少许病态巨核细胞(如双圆核及小巨核细胞)。血小板易见,呈大堆分布。
8. 全片退化细胞较易见,并可见戈谢样吞噬细胞。

[血片]

　　有核细胞数量明显增多,以中性中幼粒以下细胞为主,占81%,原始粒细胞不多见,嗜酸性及嗜碱性粒细胞较易见,并见少许晚幼红细胞,血小板易见,血细胞形态无明显异常。

[细胞化学染色]

　　NAP染色:阳性率为0%,积分为0分。

[诊断意见及建议]

　　提示慢性髓细胞白血病(慢性期)骨髓象,请结合染色体及 *BCR-ABL1* 融合基因等检查。

检验日期　×年×月×日　　　　检验者　×××　　　　审核者　×××

骨髓细胞检验形态学图文报告单(样本 09)

姓名　×××　　年龄　70　性别　男　科别　血液内科　病区　　　　床号　　　　　住院号
采取日期　×年×月×日　采取部位　右髂后上棘　临床诊断　淋巴结肿大待查　涂片号　20170826BMT045

细胞名称		血片	骨髓片		
		%	$\bar{x}$	± SD	%
粒系	原始粒细胞		0.42	0.42	
	早幼粒细胞		1.27	0.81	
	中性 中 幼		7.23	2.77	0.5
	中性 晚 幼		11.36	2.93	0.5
	中性 杆状核		20.01	4.47	1
	中性 分叶核	8	12.85	4.38	1
	嗜酸性 中 幼		0.50	0.49	
	嗜酸性 晚 幼		0.80	0.64	
	嗜酸性 杆状核		1.06	0.95	
	嗜酸性 分叶核		1.90	1.48	
	嗜碱性 中 幼		0.01	0.03	
	嗜碱性 晚 幼		0.02	0.03	
	嗜碱性 杆状核		0.03	0.07	
	嗜碱性 分叶核		0.16	0.24	
红系	原始红细胞		0.37	0.36	
	早幼红细胞		1.34	0.88	0.5
	中幼红细胞		9.45	3.33	3.5
	晚幼红细胞		9.64	3.50	4
	巨原始红细胞				
	巨早幼红细胞				
	巨中幼红细胞				
	巨晚幼红细胞				
淋系	原始淋巴细胞		0.01	0.01	1
	幼稚淋巴细胞	2	0.08	0.15	3
	淋巴细胞	90	18.90	5.46	85
浆系	原始浆细胞		0.002	0.01	
	幼稚浆细胞		0.03	0.07	
	浆细胞		0.54	0.38	
单系	原始单核细胞		0.01	0.02	
	幼稚单核细胞		0.06	0.07	
	单核细胞		1.45	0.88	
其他	组织细胞		0.16	0.20	
	内皮细胞		0.01	0.04	
	肥大细胞		0.02	0.03	
	吞噬细胞		0.18	0.19	
	分类不明细胞		0.02	0.04	
	异型淋巴细胞				
共数有核细胞数		100	200		

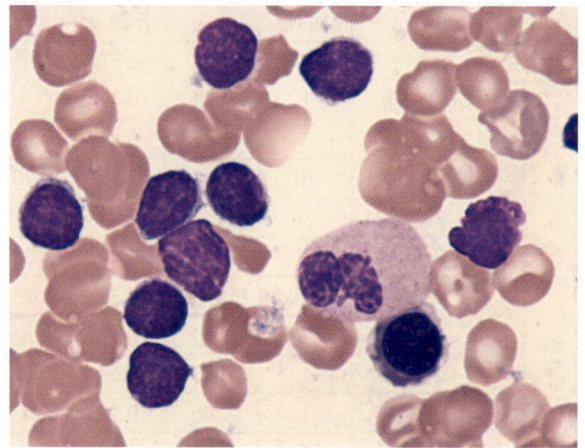

[骨髓片]

1. 骨髓小粒较少见、血膜制备良好、染色良好。
2. 骨髓增生明显活跃,G/E=0.38∶1。
3. 淋系异常增生,占89%,以成熟淋巴细胞为主,原始及幼稚淋巴样细胞不多,成熟淋巴细胞形态无明显异常。
4. 粒系明显减少,占3%,为中性中幼粒及以下细胞,偶见巨幼样变,其他形态无明显异常。
5. 红系减少,占8%,以中、晚幼红细胞为主,形态无明显异常。
6. 单核细胞比例正常。
7. 全片巨核细胞约7个,血小板少见,呈散在分布。
8. 全片涂抹细胞易见。

[血片]

有核细胞数量明显增多,以成熟淋巴细胞为主,占90%,并见少许幼淋样细胞,成熟淋巴细胞形态无明显异常.血小板较少见,涂抹细胞易见。

[诊断意见及建议]

慢性淋巴增殖性疾病骨髓象(首先考虑 CLL/SLL),请结合流式细胞学、组织病理等检查。

检验日期　×年×月×日　　　　检验者　×××　　　　审核者　×××

骨髓细胞检验形态学图文报告单(样本10)

姓名 ×××　　年龄 68　　性别 男　　科别 血液内科　　病区 ____　　床号 ____　　住院号 ____

采取日期 ×年×月×日　　采取部位 左髂前上棘　　临床诊断 骨痛待查　　涂片号 20170820BMT010

细胞名称		血片	骨髓片		
		%	$\bar{x}$	± SD	%
粒系	原始粒细胞		0.42	0.42	
	早幼粒细胞		1.27	0.81	0.5
	中性 中 幼		7.23	2.77	1
	中性 晚 幼		11.36	2.93	2.5
	中性 杆状核	2	20.01	4.47	4
	中性 分叶核	54	12.85	4.38	4.5
	嗜酸性 中 幼		0.50	0.49	
	嗜酸性 晚 幼		0.80	0.64	
	嗜酸性 杆状核		1.06	0.95	
	嗜酸性 分叶核	2	1.90	1.48	1
	嗜碱性 中 幼		0.01	0.03	
	嗜碱性 晚 幼		0.02	0.03	
	嗜碱性 杆状核		0.03	0.07	
	嗜碱性 分叶核		0.16	0.24	
红系	原始红细胞		0.37	0.36	
	早幼红细胞		1.34	0.88	
	中幼红细胞		9.45	3.33	9
	晚幼红细胞		9.64	3.50	13.5
	巨原始红细胞				
	巨早幼红细胞				
	巨中幼红细胞				
	巨晚幼红细胞				
淋系	原始淋巴细胞		0.01	0.01	
	幼稚淋巴细胞		0.08	0.15	
	淋巴细胞	38	18.90	5.46	9.5
浆系	原始浆细胞		0.002	0.01	25
	幼稚浆细胞		0.03	0.07	25.5
	浆细胞		0.54	0.38	1
单系	原始单核细胞		0.01	0.02	
	幼稚单核细胞		0.06	0.07	
	单核细胞	4	1.45	0.88	3
其他	组织细胞		0.16	0.20	
	内皮细胞		0.01	0.04	
	肥大细胞		0.02	0.03	
	吞噬细胞		0.18	0.19	
	分类不明细胞		0.02	0.04	
	异型淋巴细胞				
共数有核细胞数		100	200		

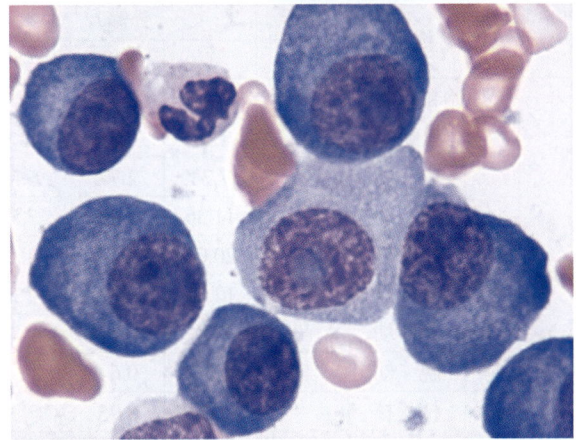

[骨髓片]

1. 骨髓小粒易见、血膜制备良好、染色良好。
2. 骨髓增生活跃至明显活跃,G/E=0.6∶1。
3. 浆系增生,占51.5%,以原始及幼稚浆细胞为主。其胞体大小不一,多数较大、较规则;胞核圆形、偏位,染色质较细致,部分可见核仁,少数双核、多核;胞质丰富、深蓝色、泡沫浆,并见核旁淡染区。
4. 粒系减少,占13.5%,为各阶段粒细胞,形态无明显异常。
5. 红系较增生,占22.5%,中、晚幼红细胞为主,红细胞呈串钱状排列,其他形态无明显异常。
6. 淋巴细胞比例减少。
7. 单核细胞比例正常。
8. 全片巨核细胞20个,血小板偏少,呈小堆分布。

[血片]

　　有核细胞数量无明显增减,以中性粒细胞及淋巴细胞为主,全片偶见浆细胞,红细胞呈缗钱状排列,血小板偏少,其他无明显异常。

[诊断意见及建议]

　　多发性骨髓瘤骨髓象,请结合临床及流式细胞学等检查。

检验日期 ×年×月×日　　　检验者 ×××　　　审核者 ×××

骨髓细胞检验形态学图文报告单(样本 11)

姓名　　×××　　年龄　21　性别　女　科别　血液内科　病区　483　床号　13　住院号　　56734892　
采取日期　×年×月×日　采取部位　左髂后上棘　临床诊断　血小板减少待查　涂片号　20180219BMT004

细胞名称		血片	骨髓片		
		%	$\bar{x}$	± SD	%
粒系	原始粒细胞		0.42	0.42	
	早幼粒细胞		1.27	0.81	3
	中性 中　幼		7.23	2.77	6.5
	中性 晚　幼		11.36	2.93	7.5
	中性 杆状核	3	20.01	4.47	17
	中性 分叶核	54	12.85	4.38	13
	嗜酸性 中　幼		0.50	0.49	
	嗜酸性 晚　幼		0.80	0.64	
	嗜酸性 杆状核		1.06	0.95	1
	嗜酸性 分叶核	2	1.90	1.48	1
	嗜碱性 中　幼		0.01	0.03	
	嗜碱性 晚　幼		0.02	0.03	
	嗜碱性 杆状核		0.03	0.07	
	嗜碱性 分叶核		0.16	0.24	
红系	原始红细胞		0.37	0.36	
	早幼红细胞		1.34	0.88	3.5
	中幼红细胞		9.45	3.33	16
	晚幼红细胞		9.64	3.50	23
	巨原始红细胞				
	巨早幼红细胞				
	巨中幼红细胞				
	巨晚幼红细胞				
淋系	原始淋巴细胞		0.01	0.01	
	幼稚淋巴细胞		0.08	0.15	
	淋巴细胞	39	18.90	5.46	4.5
浆系	原始浆细胞		0.002	0.01	
	幼稚浆细胞		0.03	0.07	
	浆细胞		0.54	0.38	1
单系	原始单核细胞		0.01	0.02	
	幼稚单核细胞		0.06	0.07	
	单核细胞	2	1.45	0.88	3
其他	组织细胞		0.16	0.20	
	内皮细胞		0.01	0.04	
	肥大细胞		0.02	0.03	
	吞噬细胞		0.18	0.19	
	分类不明细胞		0.02	0.04	
	异型淋巴细胞				
共数有核细胞数		100	200		

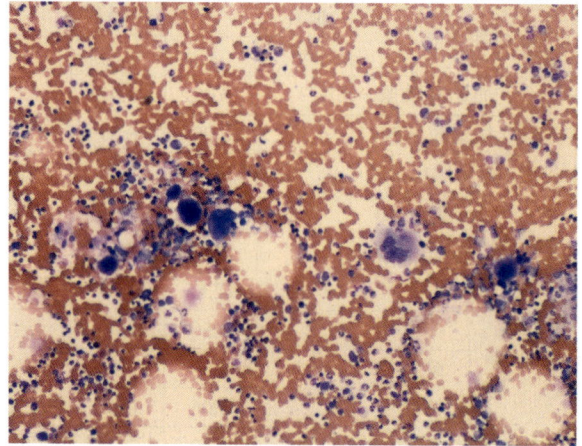

[骨髓片]

1. 骨髓小粒易见、血膜制备良好、染色良好。
2. 骨髓增生明显活跃,G/E=1.15：1。
3. 粒系增生,占49%,以中性中幼粒及以下细胞为主,形态无明显异常。
4. 红系较明显增生,占42.5%,以中、晚幼红细胞为主,嗜多色性红细胞较易见,其他形态无明显异常。
5. 淋巴细胞比例减少。
6. 单核细胞比例正常。
7. 全片巨核细胞 >1000 个。分类50个,其中原巨1个、幼巨15个、颗粒巨28个、产板巨2个(产少许血小板)、裸核巨4个。血小板少见,呈散在分布。
8. 全片未见明显异常细胞。

[血片]

　　有核细胞数量无明显增减,以中性粒细胞及淋巴细胞为主,偶见异型淋巴细胞,嗜多色性红细胞偏多,血小板少见,其他无明显异常。

[诊断意见及建议]

　　骨髓增生明显活跃,粒红比下降,巨系明显增生伴成熟障碍,嗜多色性红细胞较易见,其他未见明显异常。请结合临床及其他检查。

检验日期　×年×月×日　　　　检验者　×××　　　　审核者　×××

骨髓细胞检验形态学图文报告单(样本 12)

姓名　×××　　年龄　62　性别　男　科别　血液内科　病区　　　　床号　　　　住院号
采取日期　×年×月×日　采取部位　右髂后上棘　临床诊断　两系下降待查　涂片号　20171128BMT018

细胞名称		血片 %	骨髓片 $\bar{x}$	± SD	%
粒系	原始粒细胞	1	0.42	0.42	14
	早幼粒细胞		1.27	0.81	8
	中性 中　幼		7.23	2.77	5.5
	中性 晚　幼	1	11.36	2.93	13.5
	中性 杆状核	3	20.01	4.47	8
	中性 分叶核	15	12.85	4.38	7
	嗜酸性 中　幼		0.50	0.49	
	嗜酸性 晚　幼		0.80	0.64	
	嗜酸性 杆状核		1.06	0.95	
	嗜酸性 分叶核	2	1.90	1.48	1.5
	嗜碱性 中　幼		0.01	0.03	
	嗜碱性 晚　幼		0.02	0.03	
	嗜碱性 杆状核		0.03	0.07	
	嗜碱性 分叶核		0.16	0.24	
红系	原始红细胞		0.37	0.36	2.5
	早幼红细胞		1.34	0.88	5.5
	中幼红细胞		9.45	3.33	10
	晚幼红细胞	1	9.64	3.50	9
	巨原始红细胞				
	巨早幼红细胞				
	巨中幼红细胞				
	巨晚幼红细胞				
淋系	原始淋巴细胞		0.01	0.01	
	幼稚淋巴细胞		0.08	0.15	
	淋巴细胞	68	18.90	5.46	11.5
浆系	原始浆细胞		0.002	0.01	
	幼稚浆细胞		0.03	0.07	
	浆细胞		0.54	0.38	1
单系	原始单核细胞		0.01	0.02	
	幼稚单核细胞		0.06	0.07	
	单核细胞	9	1.45	0.88	3
其他	组织细胞		0.16	0.20	
	内皮细胞		0.01	0.04	
	肥大细胞		0.02	0.03	
	吞噬细胞		0.18	0.19	
	分类不明细胞		0.02	0.04	
	异型淋巴细胞				
共数有核细胞数		100	200		

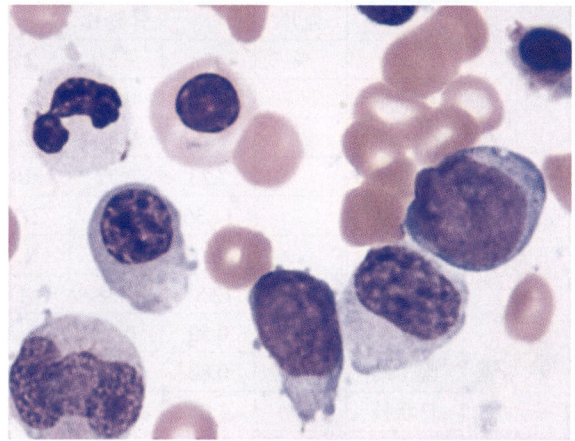

[骨髓片]

1. 骨髓小粒可见、血膜制备良好、染色良好。
2. 骨髓增生明显活跃至活跃,G/E=2.13∶1。
3. 粒系增生,占 57.5%,原始细胞增多,约占 14%,其他为各期粒细胞。粒细胞巨幼样变、颗粒减少较易见,并见双核、分叶过少,其他形态无明显异常。
4. 红系较明显增生,占 27%,为早幼红及以下细胞,多数巨幼样变,并可见多核、分叶核、畸形核、豪 - 焦小体及大红细胞,其他无明显异常。
5. 淋巴细胞比例下降。
6. 单核细胞比例正常。
7. 全片巨核细胞 17 个,可见巨核细胞分叶过度,偶见小巨核细胞。血小板少见,呈散在分布。
8. 全片未见其他明显异常细胞。

[血片]

　　有核细胞数量减少,以淋巴细胞为主,偶见原始细胞、幼稚粒细胞及晚幼红细胞,可见中性粒细胞颗粒减少及大红细胞,血小板少见,其他无明显异常。

[细胞化学染色]

1. 铁染色:外铁(+++),内铁阳性率为 56%(其中 Ⅰ 型 16%,Ⅱ 型 29%,Ⅲ 型 11%)。
2. PAS 染色:有核红细胞阳性率 15%,呈强阳性至弱阳性。

[诊断意见及建议]

　　提示骨髓增生异常综合征(MDS-EB-2)骨髓象,请结合染色体、流式细胞学及分子生物学等检查。

检验日期　×年×月×日　　　　检验者　×××　　　　审核者　×××

骨髓细胞检验形态学图文报告单(样本 13)

姓名　×××　　年龄　32　性别　男　科别　血液内科　病区　482　床号　25　住院号　56879231

采取日期　×年×月×日　　采取部位　右髂后上棘　临床诊断　淋巴结肿大、发烧待查　涂片号　20170125BMT005

细胞名称			血片	骨髓片		
			%	$\bar{x}$	± SD	%
粒系		原始粒细胞		0.42	0.42	
		早幼粒细胞		1.27	0.81	2
	中性	中　幼		7.23	2.77	18
		晚　幼		11.36	2.93	22.5
		杆状核		20.01	4.47	12
		分叶核		12.85	4.38	1
	嗜酸性	中　幼		0.50	0.49	
		晚　幼		0.80	0.64	
		杆状核		1.06	0.95	1
		分叶核		1.90	1.48	3.5
	嗜碱性	中　幼		0.01	0.03	
		晚　幼		0.02	0.03	
		杆状核		0.03	0.07	
		分叶核		0.16	0.24	0.5
红系		原始红细胞		0.37	0.36	
		早幼红细胞		1.34	0.88	1
		中幼红细胞		9.45	3.33	5
		晚幼红细胞		9.64	3.50	9.5
		巨原始红细胞				
		巨早幼红细胞				
		巨中幼红细胞				
		巨晚幼红细胞				
淋系		原始淋巴细胞		0.01	0.01	
		幼稚淋巴细胞		0.08	0.15	
		淋巴细胞		18.90	5.46	17
浆系		原始浆细胞		0.002	0.01	
		幼稚浆细胞		0.03	0.07	
		浆细胞		0.54	0.38	1.5
单系		原始单核细胞		0.01	0.02	
		幼稚单核细胞		0.06	0.07	
		单核细胞		1.45	0.88	3.5
其他		组织细胞		0.16	0.20	0.5
		内皮细胞		0.01	0.04	
		肥大细胞		0.02	0.03	
		吞噬细胞		0.18	0.19	0.5
		分类不明细胞		0.02	0.04	1
		异型淋巴细胞				
共数有核细胞数				200		

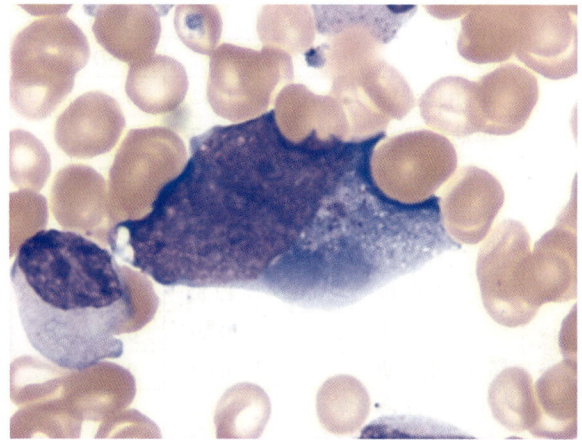

[骨髓片]

1. 骨髓小粒未见、血膜制备良好、染色良好。

2. 骨髓增生活跃,G/E=3.87∶1。

3. 粒系较增生,占60%,以中性中幼、晚幼及杆状核粒细胞为主,中性分叶核粒细胞明显减少,部分粒细胞可见少许中毒颗粒和空泡,偶见双核,其他形态无明显异常。

4. 红系偏少,占15.5%,以中、晚幼红细胞为主,形态无明显异常。

5. 淋巴细胞比例无明显增减。

6. 单核细胞比例正常。

7. 全片巨核细胞50个。血小板较少见,呈散在、小堆分布。

8. 全片可见少许分类不明细胞,约占1%。其胞体约较大、不规则;胞核大,不规则至类圆形,可见双核,核染色质粗网状,核仁多个而清楚;胞质量较多,深蓝色,多数可见较粗大的紫红色颗粒。吞噬细胞偏多,偶见吞噬少许血细胞。

[血片](无)

[诊断意见及建议]

疑为淋巴瘤侵犯骨髓象,请结合淋巴结活检等检查。

检验日期　×年×月×日　　　检验者　×××　　　审核者　×××

骨髓细胞检验形态学图文报告单(样本 14)

姓名　×××　　年龄　42　性别　女　科别　血液内科　病区＿＿＿　床号＿＿＿　住院号＿＿＿

采取日期　×年×月×日　采取部位　右髂后上棘　临床诊断　ALL(CR1)复查　涂片号　20180223BMT007

细胞名称		血片	骨髓片		
		%	$\bar{x}$	± SD	%
粒系	原始粒细胞		0.42	0.42	1.5
	早幼粒细胞		1.27	0.81	3
	中性 中 幼		7.23	2.77	7
	中性 晚 幼		11.36	2.93	14.5
	中性 杆状核		20.01	4.47	22.5
	中性 分叶核		12.85	4.38	8
	嗜酸性 中 幼		0.50	0.49	
	嗜酸性 晚 幼		0.80	0.64	
	嗜酸性 杆状核		1.06	0.95	1
	嗜酸性 分叶核		1.90	1.48	1
	嗜碱性 中 幼		0.01	0.03	
	嗜碱性 晚 幼		0.02	0.03	
	嗜碱性 杆状核		0.03	0.07	
	嗜碱性 分叶核		0.16	0.24	
红系	原始红细胞		0.37	0.36	
	早幼红细胞		1.34	0.88	2
	中幼红细胞		9.45	3.33	15.5
	晚幼红细胞		9.64	3.50	10
	巨原始红细胞				
	巨早幼红细胞				
	巨中幼红细胞				
	巨晚幼红细胞				
淋系	原始淋巴细胞		0.01	0.01	
	幼稚淋巴细胞		0.08	0.15	
	淋巴细胞		18.90	5.46	12.5
浆系	原始浆细胞		0.002	0.01	
	幼稚浆细胞		0.03	0.07	
	浆细胞		0.54	0.38	1
单系	原始单核细胞		0.01	0.02	
	幼稚单核细胞		0.06	0.07	
	单核细胞		1.45	0.88	3
其他	组织细胞		0.16	0.20	
	内皮细胞		0.01	0.04	
	肥大细胞		0.02	0.03	
	吞噬细胞		0.18	0.19	0.5
	分类不明细胞		0.02	0.04	
	异型淋巴细胞				
共数有核细胞数			200		

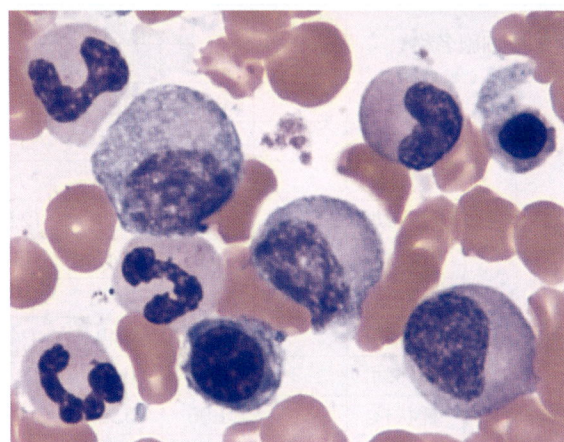

[骨髓片]

1. 骨髓小粒易见、血膜制备良好、染色良好。
2. 骨髓增生明显活跃,G/E=2.13∶1。
3. 粒系增生,占 58.5%,以中性中幼粒及以下细胞为主,形态无明显异常。
4. 红系增生,占 27.5%,以中、晚幼红细胞为主,形态无明显异常。
5. 淋巴细胞比例减少。
6. 单核细胞比例正常。
7. 全片巨核细胞约 210 个,血小板较易见,成堆分布。

[血片](无)

[诊断意见及建议]

　　与上次骨髓片比较:急性淋巴细胞白血病仍缓解骨髓象,请结合其他检查。

检验日期　×年×月×日　　　　检验者＿×××＿　　　　审核者＿×××＿

骨髓细胞检验形态学图文报告单(样本 15)

姓名　×××　　年龄　男　性别　62　科别　血液内科　病区　　　　床号　　　　住院号　　　　　
采取日期　×年×月×日　采取部位　右髂后上棘　临床诊断　AML-M5(CR2)复查　涂片号　20170918BMT032

细胞名称		血片	骨髓片		
		%	$\bar{x}$	± SD	%
粒系	原始粒细胞		0.42	0.42	
	早幼粒细胞		1.27	0.81	1
	中性 中　幼		7.23	2.77	7
	中性 晚　幼		11.36	2.93	12.5
	中性 杆状核		20.01	4.47	13
	中性 分叶核		12.85	4.38	8
	嗜酸性 中　幼		0.50	0.49	
	嗜酸性 晚　幼		0.80	0.64	
	嗜酸性 杆状核		1.06	0.95	1
	嗜酸性 分叶核		1.90	1.48	1
	嗜碱性 中　幼		0.01	0.03	
	嗜碱性 晚　幼		0.02	0.03	
	嗜碱性 杆状核		0.03	0.07	
	嗜碱性 分叶核		0.16	0.24	0.5
红系	原始红细胞		0.37	0.36	
	早幼红细胞		1.34	0.88	1.5
	中幼红细胞		9.45	3.33	7
	晚幼红细胞		9.64	3.50	10
	巨原始红细胞				
	巨早幼红细胞				
	巨中幼红细胞				
	巨晚幼红细胞				
淋系	原始淋巴细胞		0.01	0.01	
	幼稚淋巴细胞		0.08	0.15	
	淋巴细胞		18.90	5.46	10
浆系	原始浆细胞		0.002	0.01	
	幼稚浆细胞		0.03	0.07	
	浆细胞		0.54	0.38	
单系	原始单核细胞		0.01	0.02	14.5
	幼稚单核细胞		0.06	0.07	10
	单核细胞		1.45	0.88	2.5
其他	组织细胞		0.16	0.20	0.5
	内皮细胞		0.01	0.04	
	肥大细胞		0.02	0.03	
	吞噬细胞		0.18	0.19	
	分类不明细胞		0.02	0.04	
	异型淋巴细胞				
共数有核细胞数		100	200		

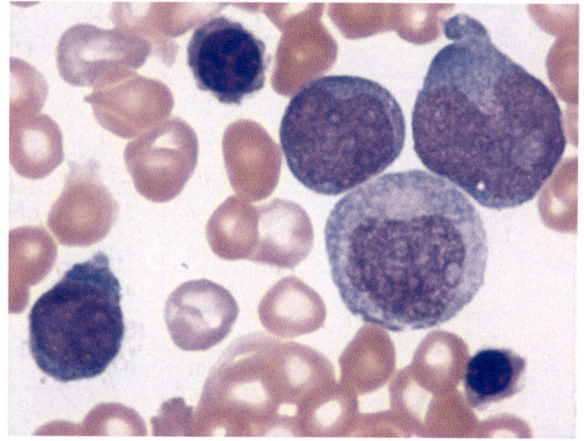

[骨髓片]

1. 骨髓小粒少见、血膜制备良好、染色良好。

2. 骨髓增生明显活跃,G/E=2.38:1。

3. 原始及幼稚单核细胞增多,共占 24.5%。

4. 粒系增生,占 44%,以中性中幼粒及以下细胞为主,形态无明显异常。

5. 红系增生,占 18.5%,以中、晚幼红细胞为主,偶见巨幼样变,其他形态无明显异常。

6. 淋巴细胞比例减少。

7. 全片巨核细胞约 70 个。血小板偏少,呈小堆分布。

[血片](无)

[诊断意见及建议]

　　与上次骨髓片比较:急性单核细胞白血病复发骨髓象,请结合其他检查。

检验日期　×年×月×日　　　检验者　×××　　　审核者　×××

骨髓细胞检验形态学图文报告单(样本 16)

姓名　×××　　年龄　72　　性别　男　科别　感染内科　　病区　532　　床号　16　　住院号　56644789

采取日期　×年×月×日　　采取部位　右髂后上棘　　临床诊断　腹部肿块、发烧　　涂片号　20171227BMT026

细胞名称		血片	骨髓片		
		%	$\bar{x}$	± SD	%
粒系	原始粒细胞		0.42	0.42	0.5
	早幼粒细胞		1.27	0.81	1
	中性 中 幼		7.23	2.77	11
	中性 晚 幼	1	11.36	2.93	14.5
	中性 杆状核	52	20.01	4.47	29
	中性 分叶核	25	12.85	4.38	12
	嗜酸性 中 幼		0.50	0.49	1
	嗜酸性 晚 幼		0.80	0.64	1
	嗜酸性 杆状核		1.06	0.95	
	嗜酸性 分叶核	14	1.90	1.48	5.5
	嗜碱性 中 幼		0.01	0.03	
	嗜碱性 晚 幼		0.02	0.03	
	嗜碱性 杆状核		0.03	0.07	
	嗜碱性 分叶核		0.16	0.24	
红系	原始红细胞		0.37	0.36	
	早幼红细胞		1.34	0.88	
	中幼红细胞		9.45	3.33	5
	晚幼红细胞		9.64	3.50	4
	巨原始红细胞				
	巨早幼红细胞				
	巨中幼红细胞				
	巨晚幼红细胞				
淋系	原始淋巴细胞		0.01	0.01	
	幼稚淋巴细胞		0.08	0.15	
	淋巴细胞	4	18.90	5.46	9
浆系	原始浆细胞		0.002	0.01	
	幼稚浆细胞		0.03	0.07	
	浆细胞		0.54	0.38	1
单系	原始单核细胞		0.01	0.02	
	幼稚单核细胞		0.06	0.07	
	单核细胞	4	1.45	0.88	5.5
其他	组织细胞		0.16	0.20	
	内皮细胞		0.01	0.04	
	肥大细胞		0.02	0.03	
	吞噬细胞		0.18	0.19	
	分类不明细胞		0.02	0.04	
	异型淋巴细胞				
共数有核细胞数		100	200		

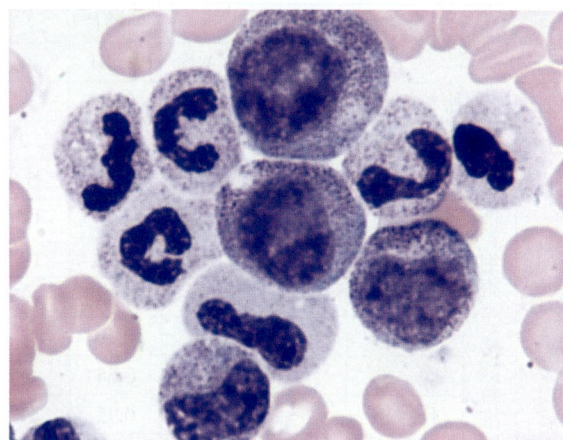

[骨髓片]

1. 骨髓小粒易见、血膜制备良好、染色良好。
2. 骨髓增生明显活跃,G/E=8.39∶1。
3. 粒系较明显增生,占 75.5%,以中性中幼粒及以下细胞为主,嗜酸性粒细胞偏多。中性粒细胞中毒颗粒明显,并易见空泡及杜勒小体,其他形态无明显异常。
4. 红系减少,占 9%,以中、晚幼红细胞为主,形态无明显异常。
5. 淋巴细胞比例减少。
6. 单核细胞比例略增加。
7. 全片巨核细胞约 80 个,血小板较易见,呈成堆分布。
8. 全片未见明显异常细胞。

[血片]

　　有核细胞数量较明显增加,以中性粒细胞为主,占 77%,伴明显核左移;嗜酸性粒细胞也较易见,占 14%。粒细胞毒性改变明显,全片偶见幼稚粒细胞及异型淋巴细胞,未见其他明显异常。

[细胞化学染色]

　　NAP 染色:阳性率 99%。积分 305 分。

[诊断意见及建议]

　　提示类白血病反应骨髓象,请结合临床及其他检查。

检验日期　×年×月×日　　　　检验者　×××　　　　审核者　×××

骨髓细胞检验形态学图文报告单(样本 17)

姓名　×××　　年龄　8　性别　男　科别　儿童内科　病区　321　床号　12　住院号　25478187
采取日期　×年×月×日　采取部位　右髂后上棘　临床诊断　淋巴结肿大、发烧　涂片号　20171016BMT016

细胞名称		血片 %	骨髓片 $\bar{x}$	± SD	骨髓片 %
粒系	原始粒细胞		0.42	0.42	
	早幼粒细胞		1.27	0.81	2
中性粒细胞	中 幼		7.23	2.77	5.0
	晚 幼		11.36	2.93	14.0
	杆状核	5	20.01	4.47	10.5
	分叶核	17	12.85	4.38	3.5
嗜酸粒细胞	中 幼		0.50	0.49	
	晚 幼		0.80	0.64	
	杆状核		1.06	0.95	1.0
	分叶核		1.90	1.48	1.5
嗜碱粒细胞	中 幼		0.01	0.03	
	晚 幼		0.02	0.03	
	杆状核		0.03	0.07	
	分叶核		0.16	0.24	
红系	原始红细胞		0.37	0.36	
	早幼红细胞		1.34	0.88	1.5
	中幼红细胞		9.45	3.33	13.0
	晚幼红细胞		9.64	3.50	7.5
	巨原始红细胞				
	巨早幼红细胞				
	巨中幼红细胞				
	巨晚幼红细胞				
淋系	原始淋巴细胞		0.01	0.01	
	幼稚淋巴细胞		0.08	0.15	0.5
	淋巴细胞	53	18.90	5.46	35.0
浆系	原始浆细胞		0.002	0.02	
	幼稚浆细胞		0.03	0.07	
	浆细胞		0.54	0.88	1.0
单系	原始单核细胞		0.01	0.01	
	幼稚单核细胞		0.06	0.07	
	单核细胞	3	1.45	0.38	2.5
其他	组织细胞		0.16	0.20	
	内皮细胞		0.01	0.04	
	肥大细胞		0.02	0.03	
	吞噬细胞		0.18	0.19	
	分类不明细胞		0.02	0.04	
	异型淋巴细胞	22			1.5
共数有核细胞数		100	200		

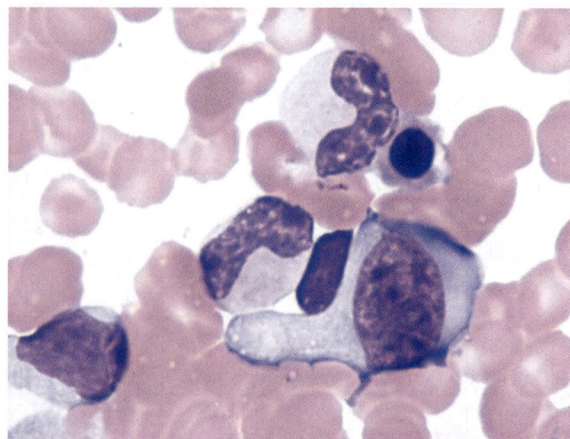

[骨髓片]
1. 骨髓小粒可见、血膜制备良好、染色良好。
2. 骨髓增生明显活跃至活跃,G/E=1.70∶1。
3. 粒系较增生,占 37.5%,以中性晚幼及杆状核粒细胞为主,中性分叶核粒细胞偏少,形态无明显异常。
4. 红系增生,占 22%,以中、晚幼红细胞为主,形态无明显异常。
5. 淋巴细胞比例增加,占 35%,部分胞质偏蓝、偏多,并见 1.5% 异淋,偶见幼淋样细胞。
6. 单核细胞比例正常.
7. 全片巨核细胞约 120 个。血小板较易见,呈成堆存在。
8. 全片未见其他明显异常细胞。
[血片]
　有核细胞数量偏少,以淋巴细胞为主,部分胞质偏蓝、偏多;异淋易见,约占 22%;其他无明显异常。
[诊断意见及建议]
　骨髓增生明显活跃至活跃,粒红比下降,中性分叶核粒细胞偏少,可见少许异淋,其他未见明显异常。血片中以淋巴细胞为主,并易见异淋。请结合临床及 EBV 等检查,并建议随访。

检验日期　×年×月×日　　检验者　×××　　审核者　×××

骨髓细胞检验形态学图文报告单(样本18)

姓名 ×××　　年龄 72　　性别 男　　科别 血液内科　　病区 ____　　床号 ____　　住院号 ____
采取日期 ×年×月×日　　采取部位 左髂后上棘　　临床诊断 骨痛待查　　涂片号 20170125BMT005

细胞名称		血片	骨髓片		
		%	$\bar{x}$	± SD	%
粒系	原始粒细胞		0.42	0.42	
	早幼粒细胞		1.27	0.81	
	中性 中幼		7.23	2.77	1.5
	中性 晚幼		11.36	2.93	4
	中性 杆状核		20.01	4.47	16.5
	中性 分叶核		12.85	4.38	36
	嗜酸性 中幼		0.50	0.49	
	嗜酸性 晚幼		0.80	0.64	
	嗜酸性 杆状核		1.06	0.95	
	嗜酸性 分叶核		1.90	1.48	1
	嗜碱性 中幼		0.01	0.03	
	嗜碱性 晚幼		0.02	0.03	
	嗜碱性 杆状核		0.03	0.07	
	嗜碱性 分叶核		0.16	0.24	0.5
红系	原始红细胞		0.37	0.36	
	早幼红细胞		1.34	0.88	
	中幼红细胞		9.45	3.33	
	晚幼红细胞		9.64	3.50	
	巨原始红细胞				
	巨早幼红细胞				
	巨中幼红细胞				
	巨晚幼红细胞				
淋系	原始淋巴细胞		0.01	0.01	
	幼稚淋巴细胞		0.08	0.15	
	淋巴细胞		18.90	5.46	31
浆系	原始浆细胞		0.002	0.01	
	幼稚浆细胞		0.03	0.07	
	浆细胞		0.54	0.38	0.5
单系	原始单核细胞		0.01	0.02	
	幼稚单核细胞		0.06	0.07	
	单核细胞		1.45	0.88	8.5
其他	组织细胞		0.16	0.20	
	内皮细胞		0.01	0.04	
	肥大细胞		0.02	0.03	
	吞噬细胞		0.18	0.19	0.5
	分类不明细胞		0.02	0.04	
	异型淋巴细胞				
共数有核细胞数		100	200		

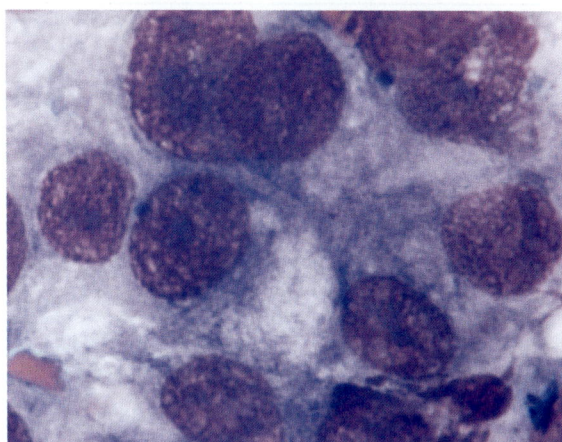

[骨髓片]
1. 骨髓小粒未见、血膜制备欠佳、染色良好。
2. 骨髓增生减低。
3. 粒系减少,占59.5%,以中性成熟粒细胞为主,形态无明显异常。
4. 有核红细胞未见,红细胞形态无明显异常。
5. 淋巴细胞比例增加,占31%,形态无明显异常。
6. 单核细胞比例增加,占8.5%,形态无明显异常。
7. 全片巨核细胞19个,血小板少见,散在分布。
8. 全片可见成堆分布的分类不明细胞,偶见散在分布。其胞体较大、大小不一,边界不清;胞核椭圆形、类圆形,染色质细致并可见大而清晰核仁;胞质较丰富、蓝色、相互融合在一起。

[血片](无)

[诊断意见及建议]
　　转移癌骨髓象,请结合临床及其他检查。

检验日期 ×年×月×日　　　　检验者 ×××　　　　审核者 ×××

骨髓细胞检验形态学图文报告单(样本 19)

姓名　×××　　年龄　78　性别　女　科别　血液内科　病区　　　　床号　　　　住院号　　　　　　
采取日期　×年×月×日　采取部位　左髂后上棘　临床诊断　三系减少待查　涂片号　20180415BMT016

细胞名称		血片	骨髓片		
		%	$\bar{x}$	±SD	%
粒系	原始粒细胞		0.42	0.42	
	早幼粒细胞		1.27	0.81	
	中性 中幼		7.23	2.77	
	中性 晚幼		11.36	2.93	
	中性 杆状核	5	20.01	4.47	3.5
	中性 分叶核	50	12.85	4.38	53
	嗜酸性 中幼		0.50	0.49	
	嗜酸性 晚幼		0.80	0.64	
	嗜酸性 杆状核		1.06	0.95	
	嗜酸性 分叶核	1	1.90	1.48	2.5
	嗜碱性 中幼		0.01	0.03	
	嗜碱性 晚幼		0.02	0.03	
	嗜碱性 杆状核		0.03	0.07	
	嗜碱性 分叶核	1	0.16	0.24	0.5
红系	原始红细胞		0.37	0.36	
	早幼红细胞		1.34	0.88	
	中幼红细胞		9.45	3.33	
	晚幼红细胞		9.64	3.50	
	巨原始红细胞				
	巨早幼红细胞				
	巨中幼红细胞				
	巨晚幼红细胞				
淋系	原始淋巴细胞		0.01	0.01	
	幼稚淋巴细胞		0.08	0.15	
	淋巴细胞	40	18.90	5.46	35.5
浆系	原始浆细胞		0.002	0.01	
	幼稚浆细胞		0.03	0.07	
	浆细胞		0.54	0.38	
单系	原始单核细胞		0.01	0.02	
	幼稚单核细胞		0.06	0.07	
	单核细胞	3	1.45	0.88	5
其他	组织细胞		0.16	0.20	
	内皮细胞		0.01	0.04	
	肥大细胞		0.02	0.03	
	吞噬细胞		0.18	0.19	
	分类不明细胞		0.02	0.04	
	异型淋巴细胞				
共数有核细胞数		100	200		

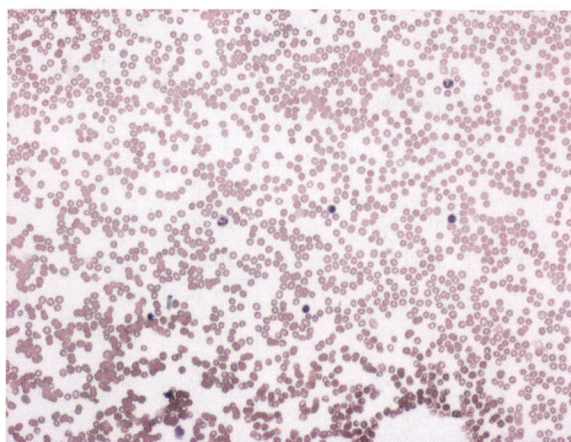

[骨髓片]

1. 骨髓小粒未见、血膜制备良好、染色明显偏碱性。
2. 骨髓增生极度减低。
3. 粒系减少,占 59.5%,为成熟的中性粒细胞,幼稚粒细胞未见,形态无明显异常。
4. 有核红细胞未见,红细胞形态无明显异常。
5. 淋巴细胞比例增加,占 35.5%,形态无明显异常。
6. 单核细胞比例正常。
7. 全片巨核细胞未见,血小板少见,呈散在、小堆分布。
8. 全片未见明显异常细胞。

[血片]

有核细胞数量减少,以中性粒细胞及淋巴细胞为主,血小板少见,呈散在分布,其他无明显异常。

[诊断意见及建议]

完全稀释骨髓象,建议复查。

检验日期　×年×月×日　　　　检验者　×××　　　　　审核者　×××

骨髓细胞检验形态学图文报告单(样本20)

姓名 ×××　年龄 68　性别 女　科别 血液内科　病区_____　床号_____　住院号_____
采取日期 ×年×月×日　采取部位 右髂后上棘　临床诊断 白细胞减少待查　涂片号 20170125BMT005

细胞名称		血片	骨髓片		
		%	$\bar{x}$	± SD	%
粒系	原始粒细胞		0.42	0.42	
	早幼粒细胞		1.27	0.81	0.5
	中性 中 幼		7.23	2.77	1
	中性 晚 幼		11.36	2.93	2.5
	中性 杆状核	2	20.01	4.47	12
	中性 分叶核	45	12.85	4.38	29
	嗜酸性 中 幼		0.50	0.49	
	嗜酸性 晚 幼		0.80	0.64	
	嗜酸性 杆状核		1.06	0.95	
	嗜酸性 分叶核	1	1.90	1.48	1.5
	嗜碱性 中 幼		0.01	0.03	
	嗜碱性 晚 幼		0.02	0.03	
	嗜碱性 杆状核		0.03	0.07	
	嗜碱性 分叶核		0.16	0.24	0.5
红系	原始红细胞		0.37	0.36	
	早幼红细胞		1.34	0.88	
	中幼红细胞		9.45	3.33	2
	晚幼红细胞		9.64	3.50	2.5
	巨原始红细胞				
	巨早幼红细胞				
	巨中幼红细胞				
	巨晚幼红细胞				
淋系	原始淋巴细胞		0.01	0.01	
	幼稚淋巴细胞		0.08	0.15	
	淋巴细胞	49	18.90	5.46	45
浆系	原始浆细胞		0.002	0.01	
	幼稚浆细胞		0.03	0.07	
	浆细胞		0.54	0.38	
单系	原始单核细胞		0.01	0.02	
	幼稚单核细胞		0.06	0.07	
	单核细胞	3	1.45	0.88	3
其他	组织细胞		0.16	0.20	
	内皮细胞		0.01	0.04	
	肥大细胞		0.02	0.03	
	吞噬细胞		0.18	0.19	0.5
	分类不明细胞		0.02	0.04	
	异型淋巴细胞				
共数有核细胞数		100	200		

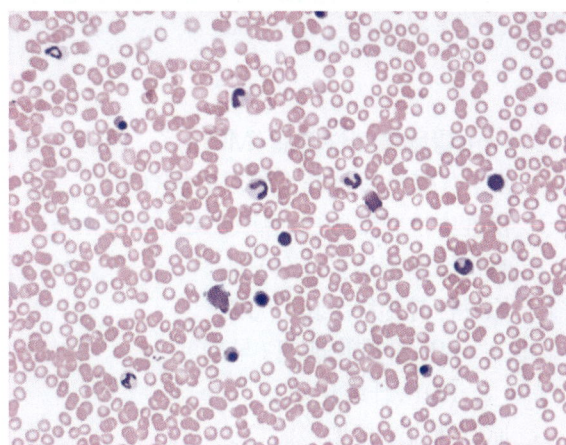

[骨髓片]

1. 骨髓小粒未见、血膜制备良好、染色良好。
2. 骨髓增生减低,G/E=10.2:1。
3. 粒系减少,占47%,以中性粒细胞为主,幼稚粒细胞不多见,形态无明显异常。
4. 红系减少,占4.5%,为中、晚幼红细胞,形态无明显异常细胞。
5. 淋巴细胞比例增加,占45%,形态无明显异常。
6. 单核细胞比例正常。
7. 全片巨核细胞3个。血小板较易见,呈成堆分布。
8. 全片未见明显异常细胞。

[血片]

　　有核细胞数量偏少,分类及形态无明显异常。

[诊断意见及建议]

　　部分稀释骨髓象,请结合其他检查并建议复查。

检验日期 ×年×月×日　　　检验者 ×××　　　审核者 ×××

附录二 髓系肿瘤及急性白血病（WHO，2016）

(一) 骨髓增殖性肿瘤（MPN）

BCR-ABL1⁺ 慢性髓细胞白血病（CML）

慢性中性粒细胞白血病（CNL），*BCR-ABL1*⁻

真性红细胞增多症（PV）

原发性骨髓纤维化（PMF）

　　MF，纤维化前期 / 早期

　　PMF，纤维化期

原发性血小板增多症（ET）

慢性嗜酸性粒细胞白血病，非特指型（CEL，NOS）

骨髓增殖性肿瘤，未分类型（MDS-U）

(二) 肥大细胞增多症

皮肤肥大细胞增多症（CM）

系统性肥大细胞增多症（SM）

　　惰性系统性肥大细胞增多症（ISM）

　　冒烟性系统性肥大细胞增多症（SSM）

　　系统性肥大细胞增多症伴相关血液肿瘤（SM-AHN）

　　侵袭性系统性肥大细胞增多症（ASM）

　　肥大细胞白血病（MCL）

肥大细胞肉瘤（MCS）

(三) 伴 EOS 增多及 *PDGFRA*、*PDGFRB* 或 *FGFR1* 重排，或 *PCM1-JAK2* 的髓系 / 淋系肿瘤

伴 *PDGFRA* 重排的髓系 / 淋系肿瘤

伴 *PDGFRB* 重排的髓系 / 淋系肿瘤

伴 *FGFR1* 重排的髓系 / 淋系肿瘤

暂定类型：伴 *PCM1-JAK2* 的髓系 / 淋系肿瘤

(四) 骨髓增生异常 / 骨髓增殖性肿瘤（MDS/MPN）

不典型慢性髓细胞白血病（aCML）

慢性粒单核细胞白血病（CMML）

幼年型粒单核细胞白血病（JMML）

MDS/MPN 伴环铁粒幼细胞及血小板增多（MDS/MPN-RS-T）

骨髓增生异常 / 骨髓增殖性肿瘤，未分类型（MDS/MPN，U）

(五) 骨髓增生异常综合征（MDS）

MDS 伴单系病态造血（MDS-SLD）

MDS 伴多系病态造血（MDS-MLD）

MDS 伴环形铁粒幼细胞（MDS-RS）

　　MDS-RS 伴单系病态造血（MDS-RS-SLD）

　　MDS-RS 伴多系病态造血（MDS-RS-MLD）

MDS 伴原始细胞过多（MDS-EB）

　　MDS 伴原始细胞过多 -1（MDS-EB-1）

MDS 伴原始细胞过多 -2（MDS-EB-2）

MDS 伴孤立（5q-）

MDS，未分类型（MDS-U）

儿童难治性血细胞减少（RCC）（暂定类型）

（六）遗传易感性髓系肿瘤

既往无疾病或器官功能障碍的遗传易感性髓系肿瘤

 伴遗传性 *CEBPA* 基因突变的急性髓细胞白血病

 伴遗传性 *DDX41* 基因突变的髓系肿瘤

既往有血小板疾病的遗传易感性髓系肿瘤

 伴遗传性 *RUNX1* 基因突变的髓系肿瘤

 伴遗传性 *ANKRD26* 基因突变的髓系肿瘤

 伴遗传性 *ETV6* 基因突变的髓系肿瘤

其他器官功能障碍的遗传易感性髓系肿瘤

 伴遗传性 *GATA2* 基因突变的髓系肿瘤

 与骨髓衰竭综合征相关的髓系肿瘤

 与端粒酶生物学紊乱相关的髓系肿瘤

 与神经纤维瘤病、Noonan 综合征或 Noonan 综合征样疾病相关的 JMML

 与唐氏综合征相关的髓系肿瘤

（七）急性髓细胞白血病（AML）及相关肿瘤

AML 伴重现性遗传学异常

 AML 伴 t(8;21)(q22;q22.1);*RUNX1-RUNX1T1*

 AML 伴 inv(16)(p13.1;q22)或 t(16;16)(p13.1;q22);*CBFβ-MYH11*

 APL 伴 *PML-RARA*

 AML 伴 t(9;11)(p21.3;q23.3);*MLLT3-KMT2A*

 AML 伴 t(6;9)(p23;q34.1);*DEK-NUP214*

 AML 伴 inv(3)(q21.3;q26.2)或 t(3;3)(q21.3;q26.2);*GATA,MECOM*

 AML（原始巨核细胞型）伴 t(1;22)(p13.3;q13.3);*RBM15-MKL1*

 AML 伴 *NPM1* 基因突变

 AML 伴 *CEBPA* 双等位基因突变

 AML 伴 *BCR-ABL1*（暂定类型）

 AML 伴 *RUNX1* 基因突变（暂定类型）

AML 伴 MDS 相关改变（AML-MRC）

治疗相关的髓系肿瘤

AML，非特指型（AML, NOS）

 AML 微分化型

 AML 未成熟型

 AML 成熟型

 急性粒单核细胞白血病

 急性原始单核细胞 / 单核细胞白血病

 纯红血病

 急性巨核细胞白血病

 急性嗜碱性粒细胞白血病

 急性全髓增殖症伴骨髓纤维化

髓系肉瘤

唐氏综合征相关的髓系增殖

　　短暂性异常骨髓增殖（TAM）

　　唐氏综合征相关的髓系白血病

（八）母细胞性浆细胞样树突细胞肿瘤（BPDCN）

（九）系列不明急性细胞白血病（ALAL）

急性未分化型白血病（AUL）

混合表型急性白血病（MPAL）伴 t(9;22)(q34.1;q11.2);*BCR-ABL1*

MPAL 伴 t(v;11q23.3);*KMT2A* 重排

MPAL，B/ 髓系，NOS

MPAL，T/ 髓系，NOS

（十）B 淋巴母细胞白血病 / 淋巴瘤（B-ALL/LBL）

B 淋巴母细胞白血病 / 淋巴瘤,非特指型（B-ALL，NOS）

伴重现性遗传学异常的 B 淋巴母细胞白血病 / 淋巴瘤

　　B 淋巴母细胞白血病 / 淋巴瘤伴 t(9;22)(q34.1;q11.2);*BCR-ABL1*

　　B 淋巴母细胞白血病 / 淋巴瘤伴 t(v;11q23.3);*KMT2A* 重排

　　B 淋巴母细胞白血病 / 淋巴瘤伴 t(12;21)(p13.2;q22.1);*ETV6-RUNX1*

　　B 淋巴母细胞白血病 / 淋巴瘤伴超二倍体核型染色体

　　B 淋巴母细胞白血病 / 淋巴瘤伴亚二倍体核型染色体

　　B 淋巴母细胞白血病 / 淋巴瘤伴 t(5;14)(q31.1;q32.3);*IL3-IGH*

　　B 淋巴母细胞白血病 / 淋巴瘤伴 t(1;19)(q23;p13.3);*TCF3-PBX1*

　　B 淋巴母细胞白血病 / 淋巴瘤,*BCR-ABL1* 样（暂定类型）

　　B 淋巴母细胞白血病 / 淋巴瘤伴 *iAMP21*（暂定类型）

（十一）T 淋巴母细胞白血病 / 淋巴瘤（T-ALL/LBL）

早期 T 前体细胞淋巴母细胞白血病（ETP-ALL）（暂定类型）

NK 细胞淋巴母细胞白血病 / 淋巴瘤（暂定类型）

附录三 成熟淋巴细胞肿瘤、组织细胞及树突细胞肿瘤（WHO,2016）

（一）成熟 B 细胞肿瘤

慢性淋巴细胞白血病 / 小淋巴细胞淋巴瘤（CLL/SLL）

单克隆 B 淋巴细胞增多症（MBL）

B 幼淋巴细胞白血病（B-PLL）

脾脏边缘区淋巴瘤（SMZL）

毛细胞白血病（HCL）

脾脏 B 细胞淋巴瘤 / 白血病，未分类

  脾脏弥漫红髓小 B 细胞淋巴瘤（SDRPSBCL）

  毛细胞白血病变异型（HCLv）

淋巴浆细胞淋巴瘤（LPL）

  WaldenstrÖm 巨球蛋白血症（WM）

意义未明的单克隆球蛋白病，IgM 型

μ 重链病

γ 重链病

α 重链病

意义未明的单克隆球蛋白病，IgG/A 型

浆细胞骨髓瘤（PCM）

孤立性骨浆细胞瘤（SPB）

骨外浆细胞瘤（EOP）

单克隆免疫球蛋白沉积病（MIDD）

黏膜相关组织结外边缘区淋巴瘤（MALT 淋巴瘤）

淋巴结边缘区淋巴瘤（NMZL）

  儿童淋巴结边缘区淋巴瘤（PNMZL）

滤泡淋巴瘤（FL）

  原位滤泡恶性肿瘤

  十二指肠型滤泡淋巴瘤

儿童滤泡淋巴瘤

伴 IRF4 重排的大 B 细胞淋巴瘤

原发皮肤滤泡中心淋巴瘤

套细胞淋巴瘤（MCL）

  原位套细胞恶性肿瘤

弥漫大 B 细胞淋巴瘤，非特指型（DLBCL, NOS）

  生发中心 B 细胞型（GCB 型）

  活化 B 细胞型（ABC 型）

富含 T 细胞 / 组织细胞的大 B 细胞淋巴瘤

原发中枢神经系统的 DLBCL

原发皮肤的 DLBCL,腿型

EBV⁺DLBCL, NOS

EBV⁺ 皮肤黏膜溃疡

与慢性炎症相关的 DLBCL

淋巴瘤样肉芽肿病(LYG)

原发纵隔(胸腺)大 B 细胞淋巴瘤(PMBCL)

血管内大 B 细胞淋巴瘤

ALK⁺ 大 B 细胞淋巴瘤

浆母细胞淋巴瘤(PBL)

原发渗出性淋巴瘤(PEL)

HHV8⁺DLBCL,NOS

伯基特淋巴瘤(BL)

伴 11q 异常的伯基特样淋巴瘤

伴 MYC 及 BCL2 和(或)BCL6 重排的高级别 B 细胞淋巴瘤(HGBL)

高级别 B 细胞淋巴瘤,非特指型(HGBL, NOS)

B 细胞淋巴瘤,未分类型,介于 DLBCL 与 CHL 之间的特征

(二) 成熟 T 及 NK 细胞肿瘤

T 幼淋细胞白血病(T-PLL)

T 大颗粒淋巴细胞白血病(T-LGLL)

慢性 NK 细胞淋巴增殖性疾病(CLPD-NK)

侵袭性 NK 细胞白血病(ANKL)

儿童系统性 EBV⁺T 细胞淋巴瘤

水泡种豆样淋巴增殖性疾病

成人 T 细胞白血病 / 淋巴瘤(ATLL)

结外 NK/T 淋巴瘤(ENKTCL),鼻型

肠道病相关 T 细胞淋巴瘤(EATL)

单形性嗜上皮细胞肠道 T 细胞淋巴瘤

胃肠道惰性 T 细胞淋巴增殖性疾病

肝脾 T 细胞淋巴瘤(HSTCL)

皮下脂膜炎样 T 细胞淋巴瘤(SPTCL)

蕈样真菌病(MF)

Sèzary 综合征(SS)

原发皮肤 CD30⁺T 淋巴细胞增殖性疾病

　　淋巴瘤样丘疹病

　　　原发皮肤间变性大细胞淋巴瘤

原发皮肤 γδT 细胞淋巴瘤

原发皮肤 CD8⁺ 侵袭性嗜表皮毒性 T 细胞淋巴瘤

原发皮肤肢端 CD8⁺T 细胞淋巴瘤

原发皮肤 CD4⁺ 小 / 中 T 细胞淋巴增殖性疾病

外周 T 细胞淋巴瘤,非特指型(PTCL, NOS)

血管免疫母细胞性 T 细胞淋巴瘤(AITL)

滤泡 T 细胞淋巴瘤

伴 TFH 表型的结内外周 T 细胞淋巴瘤

间变性大细胞淋巴瘤(ALCL),ALK⁺

间变性大细胞淋巴瘤（ALCL），ALK⁻

乳腺植入相关的间变性大细胞淋巴瘤

（三）霍奇金淋巴瘤（HL）

结节性淋巴细胞为主型霍奇金淋巴瘤（NLPHL）

经典型霍奇金淋巴瘤（CHL）

　　　结节硬化型经典型霍奇金淋巴瘤（CHL-NS）

　　　淋巴细胞丰富型经典型霍奇金淋巴瘤（CHL-LR）

　　　混合细胞型经典型霍奇金淋巴瘤（CHL-MC）

　　　淋巴细胞消减型经典型霍奇金淋巴瘤（CHL-LD）

（四）移植后淋巴细胞增殖性疾病（PTLD）

浆细胞增生型 PTLD

传染性单核细胞增多性 PTLD

滤泡增生型 PTLD

多形性 PTLD

单型性 PTLD（B 及 T/NK 细胞型）

经典型霍奇金淋巴瘤型 PTLD

（五）组织细胞及树突细胞恶性肿瘤

组织细胞肉瘤

朗格汉斯细胞组织细胞增生症

朗格汉斯细胞肉瘤

未定型树突细胞肿瘤

指突状树突状细胞肉瘤

滤泡树突状细胞肉瘤

成成纤维细胞网状细胞肿瘤

播散性幼年黄色肉芽肿

Erdheim-Chester 病

附录四 骨髓增生异常综合征的分型及 诊断标准（WHO,2016）

WHO 分型（2016）将骨髓增生异常综合征（MDS）分为以下亚型：MDS 伴一系发育异常（MDS-SLD）、MDS 伴多系发育异常（MDS-MLD）、MDS 伴环形铁粒幼细胞增多（MDS-RS）、MDS 伴原始细胞增多（MDS-EB）、MDS 伴孤立 del（5q）、MDS 未分类（MDS-U）、儿童难治性血细胞减少症（RCC），MDS-RS 又分为 MDS-RS-SLD、MDS-RS-MLD，MDS-EB 分为 MDS-EB-1、MDS-EB-2。各亚型的诊断标准见表 1。

表 1　骨髓增生异常综合征分型及诊断标准（WHO,2016）

MDS 亚型	发育异常系统	血细胞减少系统 *	环形铁粒幼细胞（占红系）	PB 和 BM 原始细胞比例	染色体异常
MDS-SLD	1	1 或 2	<15% 或 <5%**	PB<1%,BM<5% 无棒状小体	除 del(5q) 外任何核型
MDS-MLD	2 或 3	1~3	<15% 或 <5%**	PB<1%,BM<5% 无棒状小体	除 del(5q) 外任何核型
MDS-RS					
MDS-RS-SLD	1	1 或 2	≥15% 或 ≥5%**	PB<1%,BM<5% 无棒状小体	除 del(5q) 外任何核型
MDS-RS-MLD	2 或 3	1~3	≥15% 或 ≥5%**	PB<1%,BM<5% 无棒状小体	除 del(5q) 外任何核型
MDS 伴孤立 del(5q)	1~3	1~2	无或任何比例	PB<1%,BM<5% 无棒状小体	仅有 del(5q) 或伴有 1 个除 -7 或 del(7q) 以外的异常核型
MDS-EB					
MDS-EB-1	0~3	1~3	无或任何比例	2%≤PB≤4% 或 5%≤BM≤9%，无棒状小体	任何核型
MDS-EB-2	0~3	1~3	无或任何比例	5%≤PB≤19% 或 10%≤BM≤19% 或有棒状小体	任何核型
MDS-U					
PB 有 1% 的原始细胞	1~3	1~3	无或任何比例	PB=1%***,BM<5%,无棒状小体	任何核型
单系病态造血并三系减少	1	3	无或任何比例	PB<1%,BM<5%,无棒状小体	任何核型
细胞遗传学异常	0	1~3	<15%****	PB<1%,BM<5%,无棒状小体	有 MDS 的核型异常
RCC	1~3	1~3	无	PB<2%,BM<5%	任何核型

* 血细胞减少的定义为 Hb<100g/L,PLT<100×10⁹/L,中性粒细胞绝对值 <1.8×10⁹/L;少数情况下 MDS 可以是高于上述数值的轻度贫血或血小板减少。外周血单核细胞必须 <1.0×10⁹/L。

** 若存在 SF3B1 突变。

*** 至少 2 次以上的外周血涂片检查见 1% 原始细胞。

**** 环状铁粒幼细胞≥15% 且有显著红系病态造血者应归于 MDS-RS-SLD。

附录五　急性白血病分型及标准（FAB 及我国形态学分型）

英美法协作组（FAB 协作组）于 1976 年、1985 年先后提出了 AML 形态学分型及修改意见,1991 年有增补了 AML 微分化型。我国于 1980 年、1986 年也分别在苏州、天津会议上,在 FAB 分型基础上提出了国内 AML 的形态学分型及标准等。

（一）急性髓细胞白血病分型及标准（FAB 分型）

M0（急性髓细胞白血病微分化型）　骨髓中原始细胞≥90%（NEC）,形态为:但胞质大多数透亮或中度嗜碱,无嗜天青颗粒及棒状小体,核仁明显,类似 ALL-L2 型;MPO 及 SBB 染色阳性率 <3%;免疫表型髓系标志 CD33 或（和）CD13 可阳性,淋系 CD 阴性但可有 CD7+、TdT+;电镜 MPO 阳性。

M1（急性粒细胞白血病未成熟型）　骨髓中原始粒细胞≥90%（NEC）,其中原始粒细胞 MPO 或 SBB 阳性率≥3%,早幼粒以下细胞或单核细胞 <10%。

M2（急性粒细胞白血病成熟型）　骨髓中原始粒细胞 30%~90%（NEC）,早幼粒以下细胞 >10%,单核细胞 <20%。如有的早期粒细胞形态特点即不像原始粒细胞,也不像早幼粒细胞（正常的或多颗粒型）,染色质很细致,有 1~2 个核仁,胞质丰富,嗜碱性,有不等量颗粒,有时颗粒聚集,这类细胞 >10% 时,也属于此型。

M3（急性早幼粒细胞白血病）　骨髓中以颗粒增多的异常早幼粒细胞为主。

M4（急性粒单核细胞白血病）　有下列五种情况。

（1）骨髓原始细胞 >30%。原始粒细胞加早幼粒细胞、中性中幼及其他中性粒细胞占 30%~80%,单系细胞（常为幼稚及成熟单核细胞）>20%。

（2）骨髓象如上述,外周血中单系细胞≥5×10^9/L。

（3）骨髓象如上述,外周血中单系细胞 <5×10^9/L,而血清溶菌酶及细胞化学染色支持单系细胞显著者。

（4）骨髓象类似 M2,而单系细胞 >20%,或血清溶菌酶超过正常（11.5mg/L±4mg/L）的 3 倍,或尿溶菌酶超过正常（2.5mg/L）的 3 倍。

（5）骨髓象类似 M2,而外周血中单系细胞≥5×10^9/L 时也可划分为 M4。

M4Eo（急性粒单核细胞白血病伴 EOS 增多）:除具上述 M4 各型特点外,骨髓中 EOS>5%（NEC）,其形态除有典型嗜酸性颗粒外,还有大而不成熟的嗜碱颗粒,胞核常不分叶,细胞化学染色 NAS-DAE 及 PAS 染色明显阳性。

M5（急性单核细胞白血病）　分为两种亚型。

（1）M5a（急性单核细胞白血病未成熟型）:骨髓中原始单核细胞≥80%（NEC）。

（2）M5b（急性单核细胞白血病成熟型）:骨髓中原始单核细胞 <80%（NEC）,其余为幼稚及成熟单核细胞等。

M6（红白血病）　骨髓红系≥50%,原始细胞（原始粒细胞或原始单核细胞）≥30%（NEC）。

M7（急性巨核细胞白血病）　骨髓中原始巨核细胞≥30%,如原始细胞呈未分化型,形态不能确定时,应做电镜血小板 PPO 活性检查或用血小板膜 GPⅡb/Ⅲa 或Ⅲa 或Ⅷ R:Ag 以证明其为巨核细胞。如骨髓干抽,有骨髓纤维化,则需做骨髓活体组织检查,用免疫酶标技术证实有原始巨核细胞增多。

说明:原始粒细胞按形态分为Ⅰ、Ⅱ型。Ⅰ型指典型原始粒细胞,胞质中无颗粒;Ⅱ型有原始粒细胞特征,胞质量较少,有少量细小颗粒。原始单核细胞、原始淋巴细胞也分Ⅰ、Ⅱ型,分型标准与原始粒细胞类似。

（二）急性髓细胞白血病分型及标准（1986 年天津会议标准）

1. 急性粒细胞白血病未分化型（M1）　骨髓中原始粒细胞≥90%（NEC）,早幼粒细胞很少,中幼粒以下各阶段细胞不见或罕见。

2. 急性粒细胞白血病部分分化型（M2） 分为两种亚型。

（1）M2a：骨髓中原始粒细胞 30%~89%（NEC），早幼粒细以下细胞 >10%，单核细胞 <20%。

（2）M2b：骨髓中原始粒细胞及早幼粒细胞明显增多，以异常的中性中幼粒细胞增生为主，≥30%，其胞核常有核仁，有明显的核质发育不平衡。

3. 急性早幼粒细胞白血病（M3） 分为两种亚型。骨髓中以颗粒增多的异常早幼粒细胞增生为主，≥30%（NEC），其胞核大小不一，胞质中颗粒大小不一。

（1）M3a（粗颗粒型）：嗜苯胺蓝颗粒粗大，密集甚至融合。

（2）M3b（细颗粒型）：嗜苯胺蓝颗粒密集而细小。

4. 急性粒单核细胞白血病（M4） 按粒、单系形态不同，分为四型。

M4a：以原始及早幼粒细胞增生为主，各阶段单核细胞≥20%（NEC）。

M4b：以原始及幼稚单核细胞增生为主，原始及早幼粒细胞 >20%（NEC）。

M4c：原始细胞既具有粒系特征又具有单系特征者≥30%（NEC）。

M4Eo：除上述特点外，还有粗大而圆的嗜酸性颗粒及着色较深的嗜碱颗粒，EOS 占 5%~30%（NEC）。

5. 急性单核细胞白血病（M5） 分为两种亚型。

（1）M5a（急性单核细胞白血病未分化型）：骨髓中原始单核细胞≥80%（NEC）。

（2）M5b（急性单核细胞白血病部分分化型）：骨髓中原始单核细胞和幼稚单核细胞≥30%（NEC），其中原始单核细胞 <80%。

6. 红白血病（M6） 骨髓中红系≥50%，且有形态异常，原始粒细胞或原始单核细胞加幼稚单核细胞≥30%（NEC）；若外周血原始粒细胞或原始单核细胞≥5%，骨髓中原始粒细胞或原始单核细胞加幼稚单核细胞≥20%（NEC）。

7. 急性巨核细胞白血病（M7） 外周血中有原始巨核（小巨核）细胞；骨髓中原始巨核细胞≥30%，该原始巨核细胞应有电镜或单克隆抗体证实；骨髓细胞少，往往干抽，活检有原始和巨核细胞增多，网状纤维增加。

说明：原始粒细胞按形态分为Ⅰ、Ⅱ型。Ⅰ型指典型原始粒细胞，胞质中无颗粒；Ⅱ型有原始粒细胞特征，胞质量较少，有少量细小颗粒。原始单核细胞、原始淋巴细胞也分Ⅰ、Ⅱ型，分型标准与原始粒细胞类似。

（三）急性淋巴细胞白血病分型及标准（FAB 分型）

FAB 协作组于 1976 年根据细胞形态学特征（细胞大小、染色质、核形、核仁、胞质量、胞质嗜碱性及胞质空泡）将 ALL 分为三型，详见表 1。

表 1　急性淋巴细胞白血病各亚型细胞特征

细胞学特征	ALL1	ALL2	ALL3
细胞大小	小细胞为主	大细胞为主	大细胞为主，大小一致
染色质	较粗，结构一致	细至粗，结构不一致	细点状，结构一致
核形	规则 偶尔有凹陷、折叠	不规则 常有凹陷、折叠	规则 圆形、卵圆形
核仁	无或小不清楚	一个或多个，大清楚	一个或多个，小泡状，清楚
胞质量	少	不定，常较多	较多
胞质嗜碱性	轻至中度，偶见强	不定，有些深蓝	深蓝
胞质	不定	不定	常明显，呈蜂窝状

（四）急性淋巴细胞白血病分型及标准（1980 年苏州会议标准）

1. L1　原始及幼稚淋巴细胞以小细胞为主（直径 <12μm），胞核圆形偶有凹陷、折叠，染色质较粗，结

构较一致,核仁少而小,不清楚;胞质少,轻度嗜碱性,原始细胞的 MPO 或 SB 染色阳性率一般不超过 3%。

2. L2　原始及幼稚淋巴细胞以大细胞为主(直径大于正常小淋巴细胞 2 倍以上,>12μm 为主),胞核不规则,可见凹陷、折叠,染色质较疏松,结构不一致,核仁 1 个或多个,较清楚;胞质常较多,轻中度嗜碱性,有些细胞深染。

3. L3　似 Burkitt 型,原始及幼稚淋巴细胞以大细胞为主,大小较一致,胞核较规则,染色质呈均匀细点状,核仁 1 个或多个、明显,呈小泡状;胞质较多,深蓝色,空泡明显呈蜂窝状。

附录六 急性白血病疗效判断标准
(1986 年天津会议的疗效标准)

(一) 缓解标准

1. 完全缓解(CR)

(1) 临床:无白血病细胞浸润所致的症状和体征,生活正常或接近正常。

(2) 血象:Hb≥100g/L(男性)或≥90g/L(女性及儿童);中性粒细胞绝对值≥1.5×10^9/L,血小板≥100×10^9/L。外周血白血病分类无白血病细胞。

(3) 骨髓象原始粒细胞Ⅰ型+Ⅱ型(原始单核细胞+幼稚单核细胞或原始淋巴细胞+幼稚淋巴细胞)≤5%,红、巨系正常。

M2b 型:原始粒细胞(Ⅰ型+Ⅱ型)≤5%,中性中幼粒细胞比例在正常范围。

M3 型:原始粒细胞(Ⅰ型+Ⅱ型)+早幼粒细胞≤5%。

M4 型:原始粒细胞(Ⅰ型+Ⅱ型)+原始单核细胞及幼稚单核细胞≤5%。

M5 型:原始单核细胞(Ⅰ型+Ⅱ型)+幼稚单核细胞≤5%。

M6 型:原始粒细胞(Ⅰ型+Ⅱ型)≤5%,原始红细胞及幼稚红细胞比例基本正常。

M7 型:粒、红系比例正常,原始巨核细胞+幼稚巨核细胞基本消失。

急性淋巴细胞白血病:原始淋巴细胞+幼稚淋巴细胞≤5%。

2. 部分缓解(PR) 原始粒细胞Ⅰ型+Ⅱ型(原始单核细胞+幼稚单核细胞或原始淋巴细胞+幼稚淋巴细胞)>5%~≤20% 或临床、血象中有一项未达到完全缓解标准者。

(二) 复发

经治疗或完全缓解后出现下列三者之一者,称之为。

1. 骨髓中原始粒细胞Ⅰ型+Ⅱ型(原始单核细胞+幼稚单核细胞或原始淋巴细胞+幼稚淋巴细胞)>5% 且 <20%,经过有效的抗白血病治疗一个疗程后仍未达到骨髓完全缓解标准者。

2. 骨髓中原始粒细胞Ⅰ型+Ⅱ型(原始单核细胞+幼稚单核细胞或原始淋巴细胞+幼稚淋巴细胞)≥20% 者。

3. 骨髓外白血病细胞浸润者。

(三) 持续完全缓解

指从治疗后完全缓解之日起计算,期间无白血病复发达 3~5 年以上者。

(四) 长期存活

急性白血病确诊之日起,存活时间(包括无病或带病生存)≥5 年者。

(五) 临床治愈

指停止化疗 5 年或无病生存达(DFS)10 年者。

说明:凡统计生存率时,应包括诱导治疗不足 1 疗程者;诱导治疗满 1 疗程及其以上的病例应归入疗效统计范围。

附录七　中国多发性骨髓瘤诊治指南(2017 年修订)

(一) 有症状(活动性)多发性骨髓瘤诊断标准

需满足第 1、2 条,加上第 3 条中任何 1 项

1. 骨髓单克隆浆细胞比例≥10% 或 / 和组织活检证明有浆细胞瘤。

2. 血清和(或)尿出现大量 M 蛋白。

3. 骨髓瘤引起的相关表现

(1) 靶器官损害表现(CRAB)

[C]校正血清钙 >2.75mmol/L。

[R]肾功能损害(肌酐 >177mmol/L 或肌酐清除率 <40ml/min)。

[A]贫血(血红蛋白低于正常下限 20g/L 或 <100g/L)。

[B]溶骨性破坏,通过影像学检查(X 线片、CT 或 PET-CT)显示 1 处或多处溶骨性病变

(2) 无靶器官损害表现,但出现以下≥1 项指标异常(SLiM)

[S]骨髓单克隆浆细胞≥60%。

[Li]受累 / 非受累血清游离轻链比≥100。

[M]MPI 检查出现 >1 处 5mm 以上局灶性骨质破坏。

(二) 无症状(冒烟型)骨髓瘤诊断标准

需满足第 3 条 + 第 1 条 / 第 2 条。

1. 骨髓单克隆浆细胞比例 10%~60%。

2. 血清单克隆 M 蛋白≥30u/L,或 24 尿轻链≥0.5g。

3. 无相关器官及组织损害(无 SLiM、CRAB 等终末器官损害表现)。

附录八　骨髓增殖性肿瘤的分型及诊断标准（WHO,2016）

WHO 分型（2016）将骨髓增殖性肿瘤（MPN）分为以下几型：① *BCR-ABL1*⁺ 慢性粒细胞白血病（CML）；②慢性中性粒细胞白血病（CNL）；③真性红细胞增多症（PV）；④原发性血小板增多症（ET）；⑤原发性骨髓纤维化（PMF）；⑥慢性嗜酸性粒细胞白血病,非特指型（CEL,NOS）；⑦骨髓增殖性肿瘤,不能分类型（MPN-U）。

（一）*BCR-ABL1*⁺ 慢性粒细胞白血病（CML）的诊断标准

1. CML 慢性期（CML-CP）的诊断标准

CML 慢性期（CML-CP）的诊断需符合以下两项条件：①典型的临床表现、Ph 染色体和（或）*BCR-ABL1* 阳性；②不符合 CML-AP 或 CML-BP 标准。

2. CML 加速期（CML-AP）的诊断标准

CML 加速期（CML-AP）的诊断需符合下列 ≥1 项血液学 / 细胞遗传学标准或对 TKI 反应标准。

（1）对治疗不起反应的白细胞持续或逐渐增加（>10×10⁹/L）。

（2）对治疗不起反应的脾脏持续或逐渐增大。

（3）对治疗不起反应的血小板持续增多（>1000×10⁹/L）。

（4）与治疗无关的血小板持续减少（<100×10⁹/L）。

（5）外周血嗜碱性粒细胞占 ≥20%。

（6）外周血和（或）骨髓中原始细胞占 10%~19%。

（7）在诊断时 Ph+ 细胞中出现其他克隆性染色体异常,包括"主干"异常（双 Ph、+8、17q 单体、+19）、复杂核型或 3q26.2 异常。

（8）在治疗期间 Ph+ 细胞中出现任何新的克隆性染色体异常。

（9）首次 TKI 治疗未能达到完全血液学缓解；或连续 2 个 TKI 疗程,血液学、细胞遗传学或分子学检查中,至少有一项显示抵抗；或 TKI 治疗过程中发生两种或多种 *BCR-ABL1* 突变。

3. CML 急变期（CML-BP）的诊断标准

CML 急变期（CML-BP）的诊断需符合以下 3 项中的任何 1 项。①外周血或骨髓中原始细胞 ≥20%；②髓外原始细胞增殖；③骨髓切片原始细胞呈大的局灶性或簇状增生。

（二）慢性中性粒细胞白血病（CNL）的诊断标准

1. 外周血白细胞 ≥25×10⁹/L；中性分叶核和杆状核粒细胞 ≥80%,幼稚粒细胞（包括早幼粒细胞、中性中幼和晚幼粒细胞）<10%,原始粒细胞罕见；单核细胞 <1×10⁹/L,无病态造血粒细胞。

2. 骨髓有核细胞增生；中性粒细胞增多、成熟正常；原始粒细胞 <5%。

3. 不符合 *BCR-ABL1*⁺CML、PV、ET,或 PMF 的 WHO 诊断标准。

4. 无 *PDGFRA*,*PDGFRB* 或 *FGFR1* 重排,或 *PCM1-JAK2*。

5. 存在 *CSF3R* T618I 或其他 *CSF3R* 突变。或无 *CSF3R* 突变时,需要符合中性粒细胞持续增高（至少 3 个月）、脾肿大、无法解释的反应性中性粒细胞增多（包括不存在浆细胞肿瘤）,或存在髓系细胞克隆性的细胞遗传学或分子学检查证据。

（三）真性红细胞增多症（PV）的诊断标准

PV 的诊断需符合所有 3 条主要标准,或者符合主要标准的前 2 条和次要标准。

1. 主要标准

（1）血红蛋白 >165g/L（男性）、>160g/L（女性）；或血细胞比容 >49%（男性）、>48%（女性）；或红细胞总量增加（> 平均正常预测值 25%）。

（2）骨髓活检显示与患者年龄不符的三系增生（包括红、粒、巨系）,伴多形性成熟巨核细胞。

(3) 存在 $JAK2V617F$ 或 $JAK2$ 外显子 12 突变。

2. 次要标准

血清红细胞生成素水平低于正常。

(四) 原发性血小板增多症(ET)的诊断标准

ET 的诊断需满足 4 条主要标准,或前 3 条主要标准和次要标准。

1. 主要标准

(1) 血小板 $\geqslant 450 \times 10^9$/L。

(2) 骨髓活检显示以巨系增殖为主,成熟巨核细胞变大、分叶过多;中性粒细胞或红细胞无明显增生或左移,网状纤维少量增加(1 级,即 MF-1)。

(3) 不符合 $BCR\text{-}ABL1^+$CML、PV、PMF、MDS 或其他髓系肿瘤的 WHO 诊断标准。

(4) 存在 $JAK2V617F$、$CALR$ 或 MPL 突变。

2. 次要标准

存在克隆性标记物或无反应性血小板增多的证据。

(五) 原发性骨髓纤维化(PMF)的诊断标准

原发性骨髓纤维化(PMF)分为纤维化前期(prePMF)、纤维化期(overtPMF)。

1. 原发性骨髓纤维化前期(prePMF)的诊断标准

prePMF 的诊断需满足所有 3 个主要标准和至少一个次要标准。

(1) 主要标准

1) 巨核细胞增殖和异型巨核细胞,无 >1 级的网状纤维化,骨髓增生程度年龄调整后呈增生,粒系增生而红系常减少。

2) 不符合 $BCR\text{-}ABL1$ 阳性 CML、PV、ET、MDS 或其他髓系肿瘤的 WHO 标准。

3) 存在 $JAK2V617F$、$CALR$ 或 MPL 突变;或无这些突变时,需有另一个克隆性标记物或无轻度反应性骨髓网状纤维增加。

(2) 次要标准:连续 2 次检查证实,至少存在以下几项中的一项。

1) 非并发症导致的贫血。

2) 白细胞 $\geqslant 11 \times 10^9$/L。

3) 可扪及的脾肿大。

4) LDH 高于参考区间上限。

2. 原发性骨髓纤维化期(overtPMF)的诊断标准

诊断 overtPMF 需满足所有 3 项主要标准和至少 1 项次要标准。

(1) 主要标准

1) 巨核细胞增殖和异型巨核细胞,伴网状和(或)胶原纤维化 2 级或 3 级。

2) 不符合 ET、PV、$BCR\text{-}ABL1^+$CML、MDS 或其他髓系肿瘤的 WHO 诊断标准。

3) 存在 $JAK2$、$CALR$ 或 MPL 突变;或无这些突变时,需有另一个克隆性标记物或无反应性骨髓纤维化。

(2) 次要标准:连续 2 次检查证实,至少存在以下几项中的一项。

1) 非并发症导致的贫血。

2) 白细胞 $\geqslant 11 \times 10^9$/L。

3) 可扪及的脾肿大。

4) LDH 高于参考区间上限。

5) 幼红幼粒细胞性贫血。

(六) 慢性嗜酸性粒细胞白血病,非特指型(CEL,NOS)的诊断标准

1. 嗜酸性粒细胞增多($\geqslant 1.5 \times 10^9$/L)

2. 无 Ph 染色体、$BCR\text{-}ABL1$ 或者 MPN 的其他类型(PV、ET、PMF)或 MDS/MPN(CMML、aCML)。

3. 无 t(5;12)(q31~35;p13)或其他重排,如 $PDGFRB$。

4. 无 *FIP1L1-PDGFRA* 或其他重排,如 *PDGFRA*。

5. 无 *FGFR1* 重排。

6. 无 *PCM1-JAK2* 融合基因。

7. 外周血和骨髓中原始细胞 <20%,且无 inv(16)(p13q22)或 t(16;16)(p13;q22)或者其他 AML 的诊断性特征。

8. 有克隆性细胞遗传学或分子学异常,或者外周血原始细胞 >2% 或骨髓中 >5%。

附录九　骨髓增生异常／骨髓增殖性肿瘤的分型及诊断标准（WHO,2016）

WHO 分型(2016)将骨髓增生异常／骨髓增殖性肿瘤(MDS/MPN)分为以下亚型;*BCR-ABL1*⁻不典型慢性髓细胞白血病(aCML)、慢性粒单核细胞白血病(CMML)、幼年型粒单核细胞白血病(JMML)、MDS/MPN伴环形铁粒幼细胞和血小板增多(MDS/MPN-RS-T)和不能分类型(MDS/MPN,U)。

(一) 不典型慢性髓细胞白血病(aCML)的诊断标准

1. 外周血白细胞增多(由于中性粒细胞增多),幼稚粒细胞≥10%。

2. 粒系病态造血,包括染色体质异常凝集。

3. 嗜碱性粒细胞绝对值不增加或略增加,嗜碱性粒细胞常 <2%。

4. 单核细胞绝对值不增加或略增加,单核细胞常 <10%。

5. 骨髓有核细胞增多伴粒细胞增生和病态造血,伴或不伴红、巨系病态造血。

6. 外周血和骨髓中原始细胞 <20%,无 Ph 染色体或 *BCR-ABL1* 融合基因。

7. 无 *PDGFRA*、*PDGFRB*,或 *FGFR1* 重排,或 *PCM1-JAK2*。

8. 不符合 WHO 规定的 *ABL-BCR1*⁺CML、PMF、PV 或 ET 诊断标准。

(二) 慢性粒单细胞白血病(CMML)的诊断标准

1. 外周血单核细胞绝对值持续性增加(≥1×10^9/L),单核细胞≥10%。

2. 不符合 WHO 规定的 *BCR-ABL1*⁺CML、PMF、PV 或 ET 诊断标准。

3. 无 *PDGFRA*、*PDGFRB*,或 *FGFR1* 重排,或 *PCM1-JAK2*(在嗜酸性粒细胞增多病例中应予以排除)。

4. 外周血和骨髓中原始细胞 <20%。

5. 存在一系或多系髓系病态造血。无或轻微病态造血时,如符合以下标准仍可诊断 CMML。

(1) 血细胞存在获得性细胞遗传学或分子生物学异常。

(2) 外周血单核细胞增多(定义如前)持续 3 个月以上,并除外其他原因导致的单核细胞增多。

(三) 幼年型粒单核细胞白血病(JMML)的诊断标准

1. 临床及血液学特征(需满足以下 4 项)

(1) 外周血:单核细胞≥1×10^9/L。

(2) 骨髓和外周血:原始细胞(包括幼稚单核细胞)<20%。

(3) 脾肿大。

(4) Ph(*BCR-ABL1* 重排)阴性。

2. 遗传学特征(满足 1 项即可)

(1) *PTPN11* 或 *KRAS* 或 *NRAS* 基因的体细胞突变。

(2) 出现 *NF1* 或 *NF1* 基因突变的临床诊断。

(3) 基因胚系突变和 *CBL* 基因杂合性缺失。

3. 无遗传学特征者,除了满足上述 1 临床和血液学特征(所有 4 项)外,必须满足以下标准(7 单体或任何其他染色体异常,或至少满足以下条件中的 2 项):

(1) HbF 升高(相对年龄而言)。

(2) 外周血中有不成熟髓细胞、幼红细胞。

(3) 克隆性分析发现 GM-CSF 高敏感性。

(4) STAT5 的过度磷酸化。

（四）MDS/MPN 伴环形铁粒幼细胞和血小板增多（MDS/MPN-RS-T）的诊断标准

1. 与红系病态造血相关的贫血，伴或不伴多系病态造血，环形铁粒幼细胞≥15%，外周血原始细胞<1%，骨髓原始细胞<5%。

2. 血小板持续增多（≥450×10^9/L）。

3. 存在 SF3B1 突变；或无 SF3B1 突变时，无法用最近细胞毒或生长因子治疗。

4. 无 *ABL-BCR1* 融合基因，无 *PDGFRA*、*PDGFRB*，或 *FGFR1* 重排；或无 *PCM1-JAK2*；无（3；3）（q21；q26），inv（3）（q21；q26），del（5q）。

1. 沈悌，赵永强. 血液病诊断及疗效标准. 第4版. 北京：科学出版社，2018.

2. Arber DA，Orazi A，Hasserjia R，et al. The 2016 revision of the World Health Organization classification of myeloid neoplasms and acute leukemia. Blood，127：2391-2405.

3. Swerdlow SH，Caampo E，Pileri SA，et al. The 2016 revision of the World Health Organization classification of lymphoid neoplasms，Blood，127：2375-2387.

4. Kenneth Kaushansky. Williams hematology（the 9th edition）. 北京：北京联合出版公司；后浪出版公司，2016.

5. 王霄霞. 外周血细胞形态学检查技术. 北京：人民卫生出版社，2010.

6. 王霄霞，俞康. 血液系统疾病的检验诊断. 第2版. 北京：人民卫生出版社，2015.

7. 夏薇，陈婷梅. 临床血液学检验技术. 北京：人民卫生出版社，2015.

8. 陈婷梅. 临床血液学检验技术实验指导. 北京：人民卫生出版社，2015.

9. 王建中. 临床检验诊断学图谱（上册）. 北京：人民卫生出版社，2012.

10. 尚红，王毓三，申子瑜. 全国临床检验操作规程. 第4版. 北京：人民卫生出版社，2015.

11. 新浪微博昵称"王霄霞 - 血液学检验教师"，专业介绍血细胞的平台。

中英文对照索引

C

D

E

F

X

Y

Z